AF566571

J.-P. Barral

Osteopathische Behandlung des Gehirns

Jean-Pierre Barral

Osteopathische Behandlung des Gehirns

1. Auflage

Übersetzt von: Gudrun Meddeb, Tunis/Tunesien

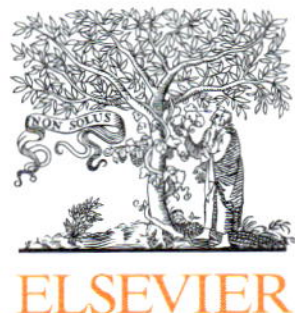
ELSEVIER

Elsevier GmbH, Bernhard-Wicki-Str. 5, 80636 München, Deutschland
Wir freuen uns über Ihr Feedback und Ihre Anregungen an kundendienst@elsevier.com

Approche ostéopathique du cerveau
© 2021 Elsevier Masson SAS
ISBN: 978-2-294-77366-2
e-ISBN: 978-2-294-77398-3

This translation of Approche ostéopathique du cerveau, 1st edition by Jean-Pierre Barral was undertaken by Elsevier GmbH and is published by arrangement with Elsevier Masson SAS.

Diese Übersetzung von Approche ostéopathique du cerveau, 1. Auflage, von Jean-Pierre Barral wird durch die Elsevier GmbH ausgeführt und in Absprache mit Elsevier Masson SAS veröffentlicht.

Osteopathische Behandlung des Gehirns, 1. Auflage, von Jean-Pierre Barral
© 2023 Elsevier GmbH Deutschland

ISBN 978-3-437-55187-1
eISBN 978-3-437-06120-2

Wichtiger Hinweis

Die Übersetzung wurde von der Elsevier GmbH eigenverantwortlich ausgeführt. Ärzte/Praktiker und Forscher müssen sich bei der Bewertung und Anwendung aller hier beschriebenen Informationen, Methoden, Wirkstoffe oder Experimente stets auf ihre eigenen Erfahrungen und Kenntnisse verlassen. Bedingt durch den schnellen Wissenszuwachs insbesondere in den medizinischen Wissenschaften sollte eine unabhängige Überprüfung von Diagnosen und Arzneimitteldosierungen erfolgen. Im größtmöglichen Umfang des Gesetzes wird von Elsevier, den Autoren, Redakteuren oder Beitragenden keinerlei Haftung in Bezug auf die Übersetzung oder für jegliche Verletzung und/oder Schäden an Personen oder Eigentum, im Rahmen von Produkthaftung, Fahrlässigkeit oder anderweitig, übernommen. Dies gilt gleichermaßen für jegliche Anwendung oder Bedienung der in diesem Werk aufgeführten Methoden, Produkte, Anweisungen oder Konzepte.

Für die Vollständigkeit und Auswahl der aufgeführten Medikamente übernimmt der Verlag keine Gewähr.
Geschützte Warennamen (Warenzeichen) werden in der Regel besonders kenntlich gemacht (®). Aus dem Fehlen eines solchen Hinweises kann jedoch nicht automatisch geschlossen werden, dass es sich um einen freien Warennamen handelt. Hinweise zu Diagnose und Therapie können sich von den in Deutschland üblichen Standards unterscheiden. Achtung: Die bei den genannten Arzneimitteln angegebenen Dosierungen und Anwendungshinweise können von der deutschen Zulassung abweichen.

Bibliografische Information der Deutschen Nationalbibliothek
Die Deutsche Nationalbibliothek verzeichnet diese Publikation in der Deutschen Nationalbibliografie; detaillierte bibliografische Daten sind im Internet über https://www.dnb.de abrufbar.

23 24 25 26 27 5 4 3 2 1

In ihren Veröffentlichungen verfolgt die Elsevier GmbH das Ziel, genderneutrale Formulierungen für Personengruppen zu verwenden. Um jedoch den Textfluss nicht zu stören sowie die gestalterische Freiheit nicht einzuschränken, wurden bisweilen Kompromisse eingegangen. Selbstverständlich sind **immer alle Geschlechter** gemeint.

Planung: Celina Schmid-Zeller, München; Laura Eichhorn, München
Projektmanagement: Annekathrin Sichling, München
Redaktion: Barbara Buchter, extratour - Büro für Verlage, Freiburg
Rechteklärung: Andrea Ispan, München
Herstellung: Steffen Zimmermann, SZ Publishing Support, München
Satz: STRAIVE, Puducherry/Indien
Druck und Bindung: Drukarnia Dimograf Sp. z o. o., Bielsko-Biała/Polen
Fotos: alle Fotos stammen von Jean-Pierre Barral/Frankreich

Umschlaggestaltung: SpieszDesign, Neu-Ulm
Titelfotografie: Gehirn: © SciePro - stock.adobe.com

Aktuelle Informationen finden Sie im Internet unter www.elsevier.de

Vorwort

Sie haben ein außergewöhnliches Buch vor sich. Es wird Ihre Hände auf einer Reise durch ein wenig zugängliches Territorium begleiten: das Gehirn. Einen manuellen Ansatz für das Gehirn präsentieren zu wollen, ist ohne Zweifel ein ungewöhnliches – manche mögen auch sagen, ein unsinniges – Unterfangen. Tatsächlich wird dieses Organ fest vom Schädel umschlossen und scheint sich damit jedem manuellen Zugriff zu entziehen – mit Ausnahme der Trepanation.

Wenn ein Therapeut also vorgibt, mit seinen Händen auf Ihr Gehirn einwirken zu können, ist Zweifel durchaus angebracht. Anspruch und Realität sind oft zwei sehr unterschiedliche Dinge. Wenn dieser Therapeut Ihnen dann noch erklärt, dass er Ihnen zeigen wird, wie Sie dies selbst an Ihren Patienten tun können, sollten Sie erst recht vorsichtig sein! Aber genau das schlägt Jean-Pierre Barral in diesem Buch vor. Dank seiner Erklärungen und seiner Methodik werden Sie sich diesem Bereich schrittweise annähern und den großen Unterschied zwischen der Unmöglichkeit, das Gehirn zu palpieren, und der Fähigkeit, die Aktivität bestimmter Gehirnzonen zu spüren, erfahren.

Ein langer Weg

Jean-Pierre Barral und ich haben uns vor fast 40 Jahren kennengelernt. In all diesen Jahren habe ich ihn immer wieder sagen hören: „Man sollte sich nicht so sehr auf den Schädel konzentrieren, sondern sich vielmehr mit seinem Inhalt befassen". Für Jean-Pierre Barral liegt der Schlüssel für zahlreiche Behandlungen seit langem im Inneren der Schädelhöhle, die für ihn nur von begrenztem Interesse ist. Unsere gemeinsamen Arbeiten über die Mechanik der Nerven zeigen, dass wir uns schon lange für dieses Thema interessieren.

Jean-Pierre Barral ist ein großzügiger Mensch, im Leben wie bei seiner Arbeit. Er ist vor allem von einem Wunsch beseelt: Menschen Gutes zu tun. Ich glaube behaupten zu können, dass dies immer die wichtigste Motivation für seinen Erfindungsreichtum und seine große Kreativität bei der Entwicklung neuer Techniken war. Die vielen Neuerungen, die er zur Osteopathie beigetragen hat, zeugen davon. Seine Forschungen hatten immer präzise Ziele, er suchte immer nach praktischen, durchführbaren Lösungen. Oftmals behalf er sich mit einfachen Mitteln, ging ausschließlich empirisch, aber auch immer so gründlich wie möglich vor. Seine „Entdeckungsreise" ins Gehirn ist Teil dieser Forschungen.

Jean-Pierre Barral hat mehr als 45 Jahre Praxiserfahrung, er ist ein unermüdlicher Arbeiter und es ist nicht leicht, sein Wissen und seine Kompetenz zu kommentieren, ohne sich der Anbiederung schuldig zu machen. Da er jede Form von Schmeichelei ablehnt, sagen wir einfach, dass sein Ruf und seine Ausstrahlung sehr viele Patienten mit immer schwierigeren neurologischen Pathologien angezogen haben. Da er sich nicht gerne geschlagen gibt, haben ihn diese Herausforderungen stimuliert. Sein oberster Anspruch, konkrete Ergebnisse erzielen zu wollen, veranlasste ihn immer wieder, neue Herausforderung anzunehmen und sich an die Arbeit nach Lösungen zu machen. Damit erweiterte er kontinuierlich die Grenzen seines therapeutischen Handelns.

Schritt für Schritt dehnte er seine Arbeit aus und erzielte Ergebnisse. In seinem Buch „The croissant inside the brain" beschreibt Dr. Peter Schwind, wie Jean-Pierre Barral vor einer Gruppe erstaunter Studenten eine fast wundersame Wirkung bei einem seit vielen Jahren an Aphasie leidenden Patienten erzielte, den er im Rahmen eines Kurses in Deutschland behandelte.

Natürlich sind wir hier weit von den Kriterien der evidenzbasierten Medizin entfernt, dennoch sprechen die Realität der Praxis und die Ergebnisse für sich. Wie der Heilige Augustinus sagte: Wunder stehen nicht im Gegensatz zu den Gesetzen der Natur, sondern zu dem, was wir über diese Gesetze wissen.

Die Neuroplastizität birgt noch viele Geheimnisse und Jean-Pierre Barral hat eine Möglichkeit gefunden, diesen Geheimnissen manuell auf die Spur zu kommen.

Ein persönlicher Ansatz

Auch diesmal hat Jean-Pierre Barral niemanden kopiert: Er präsentiert seine eigenen Erfahrungen. Alles, was er entwickelt, ist das Ergebnis einer intensiven und fleißigen klinischen Arbeit. Er untersuchte, beobachtete und behandelte eine große Anzahl von Patienten. Dieser zeitlich umfangreichen und quantitativen Erfahrung folgte eine intensive persönliche Reflexion, die durch geduldiges Forschen auf der Suche nach Antworten auf bestimmte Probleme begleitet wurde. Ein derartiger Einsatz kann nur Bewunderung hervorrufen.

Und das kraniale Konzept?

Dieses Buch wird viele Gewissheiten der kranialen Osteopathie ins Wanken bringen. Wie schon Mark Twain sagte: „*What get's us into trouble is not what we don't know. It's what we know for sure that just ain't so.*" (Nicht das, was du nicht weißt, bringt dich in Schwierigkeiten, sondern das, was du sicher zu wissen glaubst, obwohl es gar nicht wahr ist). Dies gilt wahrscheinlich auch für die theoretischen und konzeptuellen Aspekte der kranialen Techniken. Wir sind überzeugt, dass die Praxis des kranialen Ansatzes für Patienten nützlich ist. Allerdings sollten die Erklärungen und deren Nachweise, die damit verbunden sind, neu überdacht werden. Dass es schwierig ist, diesen Ansatz durch wissenschaftliche Methoden zu untermauern, sollte uns animieren, in diese Richtung weiterzuforschen.

Dr. Sutherland entwickelte sein Konzept vom Beginn seiner Tätigkeit bis zu seinem Lebensende schrittweise weiter. Im Laufe der Zeit wandelte sich seine ursprünglich *mechanistische* Sichtweise hin zu mehr *vitalistischen* Überlegungen, mit der er die primäre Atembewegung zu erklären versuchte. Die aktuelle Ausbildung der kranialen Osteopathie und die Forschung in diesem Bereich basieren jedoch weiterhin auf seinem ursprünglichen Konzept und beziehen diese Entwicklung nicht mit ein.

Ein Déjà-vu ... 40 Jahre später!

Jean Pierre Barral war immer ein Pionier. Sein Interesse galt den Wechselwirkungen des menschlichen Körpers und er trug viel zur Klärung der mechanischen Einflüsse zwischen dem Körper und seinem Inhalt bei. Diesem Weg verfolgte er schon vor 45 Jahren, als er die innovative Systematisierung seiner viszeralen Manipulationen in Angriff nahm.

Heute ermöglicht es seine empirische klinische Vorgehensweise, uns einen weiteren Weg aufzuzeigen. Wieder teilt er mit uns seine persönlichen Recherchen, die große Sensibilität seiner Hände und seine Wahrnehmung des Patienten in seiner Ganzheit, wodurch jeder sich den Manipulationen des Gehirns annähern kann.

Vermutlich werden die Techniken zur Behandlung des Gehirns, die er in diesem Buch präsentiert, in 40 Jahren genauso populär sein wie seine viszeralen Manipulationen heute. Wir sind ihm dankbar, dass er die Grenzen unserer manuellen Tätigkeit erneut erweitert hat.

In tiefer Freundschaft
Alain Croibier, D. O. MRO (F)

Einleitung

Ist es Überheblichkeit oder Anmaßung, ein Buch über das Gehirn schreiben zu wollen? Nein, im Gegenteil, angesichts dieses Wunderwerks fühlt man sich noch bescheidener, lässt es uns doch erkennen, wie gering unser Wissen ist.

Das Gehirn ist der wertvollste Teil des Menschen, ihm verdankt er seine Fähigkeit zu sprechen, zu denken und zu abstrahieren.

Stellen wir eines klar: Das ist kein Buch über das Gehirn, sondern über einen manuellen Therapieansatz in Bezug auf das Gehirn und das Ergebnis eines empirischen und pragmatischen Denkprozesses. Und es ist das Ergebnis von 45 Jahren Praxis.

Wir haben die Anatomie und die Physiologie vereinfacht, da zu viele Informationen die manuelle Behandlung beeinträchtigen könnten. Unser bevorzugtes Leitmotiv ist: „Zuerst spüren, dann denken."

Es ist einfach, hier und da – in Büchern und im Internet – Informationen zu sammeln und daraus therapeutische Theorien zu entwickeln. Unser Ausgangspunkt war jedoch das, was wir mit unseren Händen spürten. Erst danach haben wir die verschiedenen Gehirnareale studiert, zu denen uns unsere Hände hingezogen hatten.

Wir haben viel experimentiert, zunächst über die Lokalisation von Gehirnläsionen. So haben wir bei Patienten zunächst versucht, manuell die betroffenen Zonen zu erspüren, und diese Informationen anschließend mit den Befunden der verschiedenen objektiven Untersuchungsmethoden verglichen. Ich kann ohne Übertreibung sagen, dass es tatsächlich eine topografische Übereinstimmung gab.

Die Hand täuscht sich beim Ecoute-Test (Listening) nur selten und kann eine Läsion ziemlich gut lokalisieren. Viel schwieriger ist es, das Gespürte zu interpretieren. In diesem Bereich spielen die bildgebenden Verfahren eine wichtige Rolle.

Die Hand macht keinen Unterschied zwischen einer gutartigen oder bösartigen Läsion, hier liegen die Grenzen unseres Tuns.

In der manuellen Medizin fehlt es an Beweisen, aber müssen wir diese mit der Methodologie der klassischen Medizin suchen? Der Mangel an objektivierbaren Beweisen darf uns nicht daran hindern, unseren Patienten zu helfen.

Wir können das Leben von Patienten, die an Gehirnläsionen leiden, dort verbessern, wo es keine echte Linderung und Verbesserung zu geben scheint.

Das vorliegende Buch besteht aus zwei Teilen. Der erste Teil befasst sich mit den konkreten Techniken an den Flüssigkeits- und Drucksystemen: Arterien, Venen, Liquor cerebrospinalis, Glia, Sinus, Ventrikel, Dura mater, Muskeln und Faszien. Der zweite Teil beschäftigt sich mit den funktionellen Kriterien und basiert auf dem, was wir mit unseren Händen spüren. Beim Lauschen kann die Hand bestimmte dysfunktionelle Gehirnzonen erkennen und sie positiv beeinflussen.

Das Gehirn ist unsere Vergangenheit, unsere Gegenwart und unsere Zukunft. Es entwickelt sich ständig weiter. Auch wenn die Forschung Fortschritte macht, wird ein großer Teil immer ein Geheimnis bleiben und das ist auch gut so!

Vergessen wir nicht, dass ein Gehirn ohne Körper und ein Körper ohne Gehirn nichts sind.

Das osteopathische Konzept basiert auf einer ganzheitlichen Sicht des Menschen. Ob Fuß, Leber, Nerven, Kranium oder Gehirn, alle Teile des Körpers wirken sich lokal oder generell auf den Körper aus und verlangen von uns die gleiche Aufmerksamkeit und die gleiche Geschicklichkeit.

Fehler gefunden?

https://else4.de/978-3-437-55187-1

An unsere Inhalte haben wir sehr hohe Ansprüche. Trotz aller Sorgfalt kann es jedoch passieren, dass sich ein Fehler einschleicht oder fachlich-inhaltliche Aktualisierungen notwendig geworden sind.

Sobald ein relevanter Fehler entdeckt wird, stellen wir eine Korrektur zur Verfügung. Mit diesem QR-Code gelingt der schnelle Zugriff.

Wir sind dankbar für jeden Hinweis, der uns hilft, dieses Werk zu verbessern. Bitte richten Sie Ihre Anregungen, Lob und Kritik an folgende E-Mail-Adresse: kundendienst@elsevier.com

Inhaltsverzeichnis

KAPITEL

1 Topografie von Kranium und Gehirn

1.1 Referenzpunkte des Kraniums

Bevor wir die Referenzpunkte für das Gehirn beschreiben, betrachten wir zunächst die Referenzpunkte am Kranium (➤ Abb. 1.1).

- *Calvaria:* Die Schädelkalotte besteht aus Os parietale, Os frontale, Os temporale, Ala major ossis sphenoidalis und Os occipitale. In der Medizin wird die Calvaria oft auf den oberen Schädelbereich beschränkt.
- *Vertex:* höchster Punkt des Schädeldachs, nicht zu verwechseln mit dem Bregma, das sich etwas weiter anterior befindet.
- *Bregma:* Kreuzungspunkt von Sutura coronalis und Sutura metopica. Hier befindet sich die große Fontanelle (Fonticulus anterior), die sich zwischen dem 9. und 24. Monat schließt. Über diese Zone werden die Kollisionskräfte verteilt. Bregma liegt etwas posterior von Pterion.
- *Pterion:* Kreuzungszone zwischen Os frontale, Os parietale, Os sphenoidale und Os temporale; der Punkt
  - liegt 3–4 cm oberhalb des Zygion,
  - im anterioren Anteil der Fossa temporalis,
  - ist Zugangspunkt zum Circulus arteriosus cerebri.
- *Zygion:* medialer Teil des Processus zygomaticus, 3 cm posterior des Processus frontalis.
- *Porion:* höchster Punkt am seitlichen Rand des Porus acusticus externus.
- *Porus acusticus externus:* äußere Öffnung des Gehörgangs.
- *Glabella:* Punkt in der Mitte zwischen den beiden Arcus superciliares des Os frontale.
- *Nasion:* am weitesten anterior liegender Punkt der Sutura frontonasalis.
- *Euryon:* bezeichnet die Protuberantia parietalis.
- *Asterion:* Kreuzungszone von Os temporale, Os occipitale und Os parietale.
- *Opisthocranion:* höchster und um weitesten posterior liegende Punkt am Os occipitale.
- *Inion:* entspricht der Protuberantia occipitalis externa.
- *Opisthion:* posteriorer Rand des Foramen magnum.
- *Basion:* anteriorer Rand des Foramen magnum.
- *Sella turcica:* Sitz der Hypophyse, liegt ca. 6 cm posterior der Glabella.
- *Bulbus olfactorius:* liegt ca. 1,5 cm posterior der Glabella.

1.2 Gewicht und Abmessungen des knöchernen Schädels und des Gehirns

1.2.1 Knöcherner Schädel

Nachstehend einige Angaben über die Abmessungen des Kraniums, die abhängig von Geschlecht, Alter und Morphologie von Mensch zu Mensch variieren:

- Gewicht: etwa 600 g, der gesamte Kopf wiegt zwischen 3 und 4 kg.
- Länge: 15 bis 17 cm vom Nasion zum Inion.
- Höhe: 13,5 cm von Porion zu Bregma.
- Breite: 8 bis 12 cm im Bereich Os frontale, 10 cm zwischen den beiden Pterion.

1.2.2 Gehirn

Die Abmessungen des Gehirns (Mittelwerte) (➤ Abb. 1.2):

- Volumen: 1.450 cm^3, 4-mal größer als das Gehirn von Lucy, die vor 3 Millionen Jahren lebte.

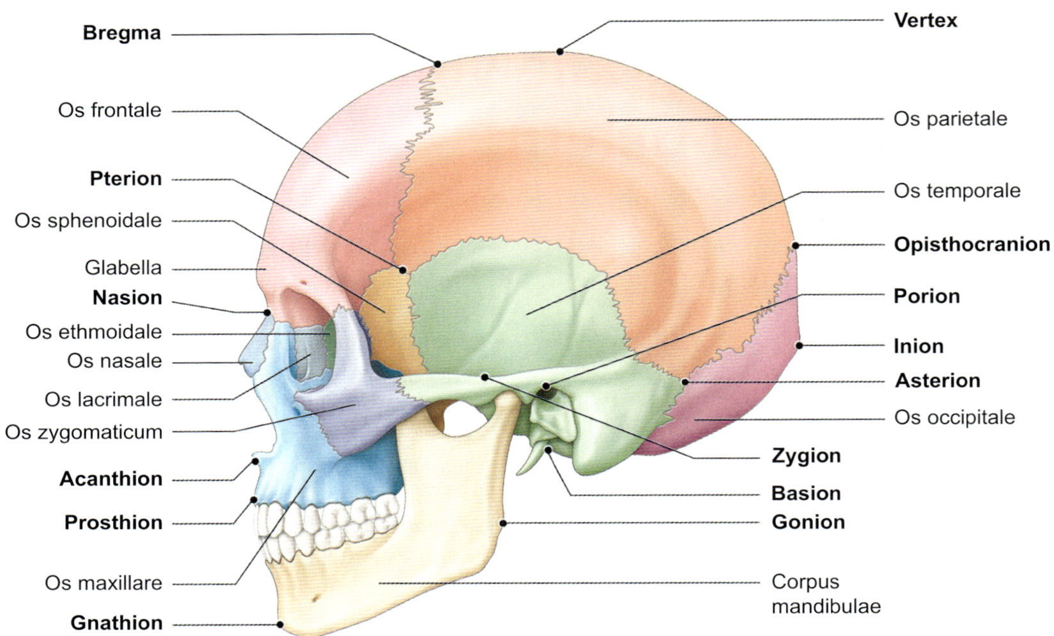

Abb. 1.1 Referenzpunkte am Kranium
Quelle: Cyrille Martinet

Abb. 1.2 Abmessungen des knöchernen Schädels
Quelle: Cyrille Martinet

- Gewicht: 1,4 kg oder 2 % des Körpergewichts einer 70 kg schweren Person.

Die Abmessungen des Gehirns sind aufgrund von Kopfhaut, Knochen, Periost und Hirnhäuten kleiner als die des Schädels.

Die Abmessungen sind:

- Länge: 15 bis 17 cm.
- Breite: 12 bis 14 cm – 8 cm auf Höhe der Orbita, 10 cm auf Höhe des Pterion, 11 cm im Bereich der Squama temporalis.
- Höhe: 12 bis 13,5 cm.

1.3 Referenzpunkte des Gehirns

1.3.1 Oberrand

Der Oberrand des Gehirns folgt der Linie zwischen Glabella und Inion und entspricht dem Sinus sagittalis superior und den oberen Begrenzungen der Hemisphären.

1.3.2 Unterrand

Der Unterrand ist unregelmäßig, der frontale Rand folgt einer schräg verlaufenden Linie zwischen Glabella und Inion und umfasst Frontal-, Temporal- und Okzipitallappen.

Der frontale Rand beginnt am Angulus frontonasalis. Der temporale Rand liegt 1,5 cm posterior des Processus orbitalis, er berührt den Oberrand des Arcus zygomaticus auf Höhe der Fossa mandibularis der Articulatio temporomandibularis. Er liegt 0,5 bis 1 cm oberhalb des Porus acusticus externus. Er verläuft zum Asterion und weiter zur Squama occipitalis (voluminösester Teil).

1.3.3 Sulcus centralis cerebri, Sulcus lateralis cerebri und Fissura longitudinalis cerebri

Diese Furchen bilden wichtige Referenzpunkte des Gehirns, die uns helfen, die Grenzen sowie die Position und die Tiefe der Gehirnlappen präzise zu lokalisieren.

Sulcus centralis cerebri

Diese Furche verläuft schräg von posterior nach anterior und von superior nach inferior (➤ Abb. 1.3). Sie beginnt

- superior etwa 4 cm posterior von Bregma,
- anterior zwischen Processus zygomaticus und der kleinen Vertiefung vor dem Ohr.

Der Sulcus centralis verläuft an der Außenseite der beiden Hemisphären und trennt Frontal- und Parietallappen. Er dringt nur geringfügig in die mediale Fläche des Gehirns ein.

Er hat keinen Kontakt zum Sulcus lateralis cerebri.

Sulcus lateralis cerebri

Der Sulcus lateralis verläuft an der Außenfläche des Gehirns (➤ Abb. 1.3).

Er beginnt an der Unterseite des Gehirns 3 cm posterior des Processus frontalis maxillae und verläuft leicht schräg von anterior nach posterior und von inferior nach superior. Er verläuft in einem Abstand von 5 cm parallel zum Arcus zygomaticus.

Dieser tiefe Sulcus trennt anterior den Frontallappen vom Temporallappen.

Die Bifurkation zwischen Sulcus centralis und Sulcus lateralis markiert die Grenze zwischen dem Parietallappen und dem Temporallappen. Der Sulcus lateralis teilt sich an seinem posterioren Ende in zwei Sulci. Er nimmt die A. cerebri media auf.

Fissura longitudinalis cerebri

Diese Furche teilt das Großhirn in zwei Hemisphären und hat eine Länge von etwa 14 cm.

In der Fissura verläuft die Falx cerebri, die bis zum Corpus callosum, der die beiden Hemisphären verbindet, in die Tiefe reicht. Das Corpus callosum ist die wichtigste Kommissur des Großhirns.

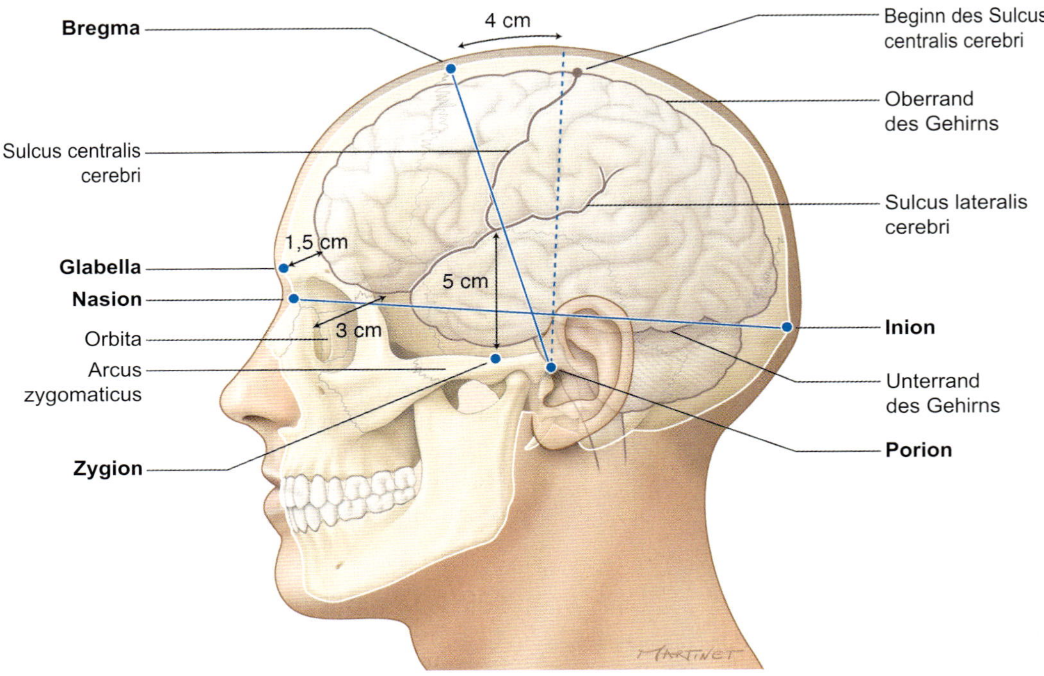

Abb. 1.3 Sulcus centralis cerebri, Sulcus lateralis cerebri und die Abmessungen des Gehirns
Quelle: Cyrille Martinet

KAPITEL

2 Das Gehirn

2.1 Einleitung

Das Gehirn (Encephalon) bezeichnet den in der Schädelhöhle liegenden Teil des Zentralnervensystems und das komplexeste Organ des menschlichen Körpers. Alle, die sich mit der Erforschung des Gehirns beschäftigen, sind daher meist äußerst bescheiden. Auch wenn sich unser Wissen über das Gehirn kontinuierlich erweitert, sind viele Funktionen immer noch rätselhaft. Besonders im Hinblick auf die Untersuchungsmethoden hat die Wissenschaft jedoch große Fortschritte gemacht. Heute kann man Gehirnareale stimulieren und auf dem Bildschirm beobachten, wie die entsprechende Zone aktiviert wird. Trotzdem reagiert das Gehirn eines Menschen nicht notwendigerweise so wie das eines anderen.

Überraschenderweise können wir feststellen, dass Forschungsergebnisse von vor 10 Jahren heute bereits wieder in Frage gestellt werden.

Das Gehirn ist im Laufe seiner Entwicklung außerdem größer geworden. In drei Millionen Jahren hat sich seine Größe verdreifacht oder gar vervierfacht und es entwickelt sich kontinuierlich weiter!

Was den Begriff der Hyperspezialisierung des Gehirns betrifft, können wir sagen, dass er heute als überholt gilt. Das Gehirn reagiert immer als globale Einheit, als ein Ganzes. Es bedarf sehr detaillierter Anatomiekenntnisse, um die aktivierten funktionellen Zonen lokalisieren zu können, die manchmal auf den gleichen Stimulus unterschiedlich reagieren.

2.2 Merkmale des Gehirns

2.2.1 Gewicht und Volumen

Das Gehirn zeichnet sich durch folgende Merkmale aus:

- Gewicht:
  - Das Gehirn wiegt zwischen 1,3 und 1,4 kg, das entspricht 2 % des Körpergewichts, gleichzeitig finden 20 % der Blutzirkulation im Gehirn statt. Es braucht eine gute Blutversorgung, da es keine Sauerstoff- oder Glukosereserven besitzt.
  - Bei der Geburt wiegt es 400 g, im Alter von 5 Jahren hat es fast das Gewicht eines Erwachsenen erreicht, wobei es sich je nach Aktivität und Lebensweise funktionell weiterentwickelt.
- Die Schädelhöhle hat ein Volumen von 1.500 cm^3, würde man das Gehirn ausbreiten, würde es eine Fläche von 1,5 bis 2 m^2 bedecken.
- Das Gehirn besitzt 100 Milliarden Neuronen.
- Es verfügt über 100 Millionen Milliarden Verbindungen, eine unvorstellbare Zahl.

2.2.2 Neurozerebrale Plastizität

Das Gehirn besitzt die Fähigkeit, Nervenbahnen zu bilden, zu zerstören oder neu zu organisieren. Es verändert sich das ganze Leben lang und wird dabei davon beeinflusst, was wir tun, was wir lernen und unter welchen Krankheiten wir leiden.

Diese Plastizität des Gehirns bleibt unser gesamtes Leben lang erhalten. Sie ist bei jungen Menschen stärker ausgebildet, geht aber auch im Alter, abhängig von Aktivität und Lebensweise, nicht verloren.

Erlernen von Fähigkeiten

Der Mensch verfügt, wie alle Arten, über eine genetische Grundausstattung. Das Erlernen neuer Fähigkeiten verändert die Neuronen, organisiert ihre Synapsen neu, eliminiert manchmal sogar welche und ermöglicht es uns, neue Eigenschaften zu erwerben.

Abhängig von unseren Aktivitäten entwickeln sich Neuronen oder bilden sich zurück. Je weniger wir tun, umso mehr Neuronen bilden sich zurück. Wenn wir lesen lernen, ist das anfänglich ein schwieriger und mühsamer Prozess. Wir lernen zunächst einzelne Buchstaben zu erkennen, dann Wörter und schließlich Sätze und die Feinheiten der Sprache.

Erhalt von erworbenen Fähigkeiten

Hat man etwas gelernt, muss man es erhalten und pflegen. Die Aktivierung eines neuronalen Netzes ermöglicht es, Erlebtes wiederzufinden und zu verstärken. Es ist dieser Prozess, der uns unsere Intelligenz verleiht.

Dank der neuronalen Plastizität und der Entwicklung neuer Netzwerke entsteht unser Gedächtnis.

Sehbehinderte Menschen zeigen uns diese neuronale Plastizität. Ihr visueller Kortex übernimmt andere Aufgaben, wie etwa das Lesen der Blindenschrift oder den Tastsinn.

2.3 Graue und weiße Substanz

Das Zentralnervensystem lässt sich nach seiner Farbe in graue und weiße Substanz unterschieden (➤ Abb. 2.1).

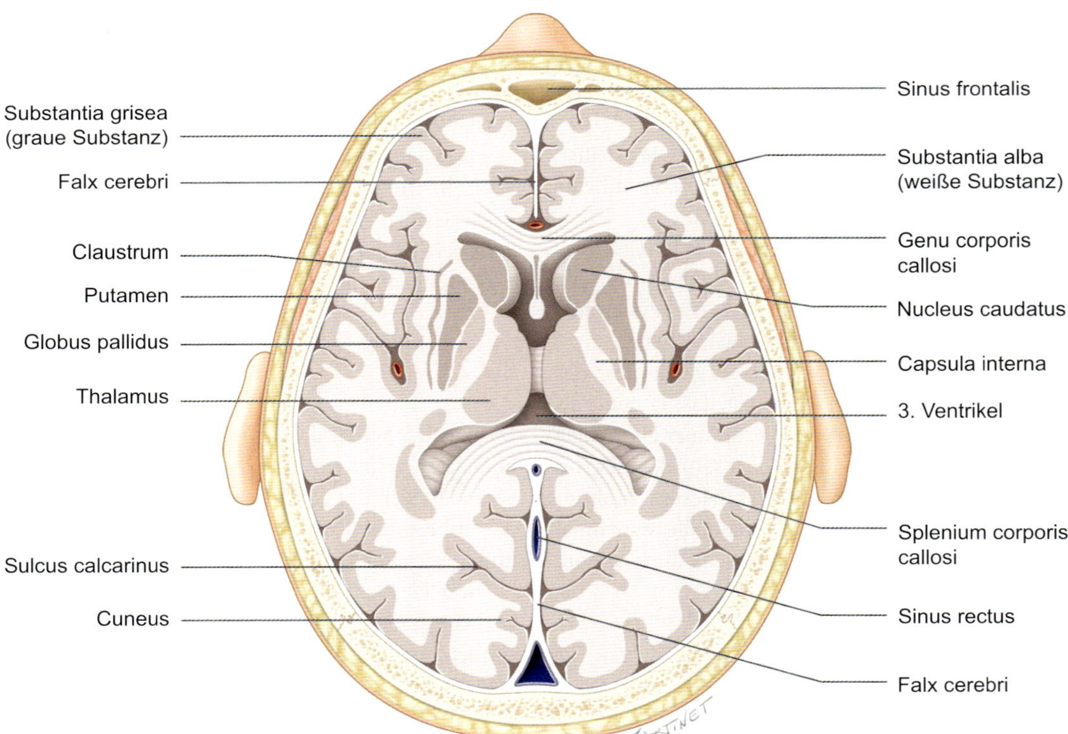

Abb. 2.1 Graue und weiße Substanz
Quelle: Cyrille Martinet

2.3.1 Graue Substanz

Großhirnrinde

Die Oberfläche des Cortex cerebri beträgt 2.600 cm^2, sie ist grau, weil die Zellkörper nicht myelinisiert sind. Die Großhirnrinde bedeckt beide Hemisphären und setzt sich entlang der Furchen fort. Ihre Dicke variiert zwischen 1 und 4,5 mm und wird oft in 3 bis 6 Schichten unterteilt. Sie enthält hauptsächlich die Zellkörper und Dendriten von Neuronen und Gliazellen. Die graue Substanz umfasst etwa 20 Milliarden der mehr als 100 Milliarden Neuronen des Gehirns.

Anatomie

Zwei Drittel des Kortex sind gefaltet, denn nur so findet der Kortex in der Schädelhöhle Platz. Diese Falten werden durch Furchen (Sulci) und Vorwölbungen oder Windungen (Gyri) gebildet.

Funktionen

Die Oberfläche des menschlichen Kortex ist 10-mal größer als der Kortex von Primaten.

Die Großhirnrinde reguliert die bewusste Aktivität des Gehirns, sie ermöglicht:

- Wahrnehmung
- Analyse
- Erinnerung
- Entscheidung

Sie unterstützt unser Bewusstsein und erlaubt es uns zu denken, Schlussfolgerungen zu ziehen, zu urteilen, sich etwas vorzustellen, abstrakt zu denken.

Wie die Großhirnrinde genau funktioniert, ist immer noch ein Rätsel. Sie reagiert blitzschnell und kann innerhalb weniger Milliardstel Sekunden analysieren, was sie wahrnimmt.

Andere aus grauer Substanz bestehende Zonen

Dazu zählen

- die Basalganglien, zu denen auch der Thalamus gehört,
- bestimmte Teile des Hirnstamms einschließlich der Hirnnervenkerne sowie
- die Kleinhirnrinde.

2.3.2 Weiße Substanz

Die weiße Substanz nimmt den Raum zwischen der Großhirnrinde und den Basalganglien ein. Ihre weiße Farbe verdankt sie der die Nervenfasern umgebenden Myelinschicht. Sie verbindet die verschiedenen Bereiche der grauen Substanz, die die Zellkörper der Neuronen enthält. Die weiße Substanz besteht aus:

- Projektionsfasern, die den Kortex mit den subkortikalen Zentren verbinden,
- Kommissurenfasern, die die beiden Großhirnhemisphären verknüpfen,
- Assoziationsfasern, die verschiedene Hirnrindenareale innerhalb einer Hemisphäre miteinander verbinden,
- Capsula externa und Capsula interna. Dabei handelt es sich um einen dünnen Streifen weißer Substanz zwischen Claustrum und Putamen (Capsula externa) und Faserverbindungen zwischen Großhirnrinde und subkortikalen Zentren (Capsula interna). Letztere wird begrenzt von Nucleus caudatus, Thalamus, Putamen und Pallidum. Die Capsulae bilden Schichten weißer Substanz zwischen Anteilen grauer Substanz.

2.3.3 Gliazellen

Dabei handelt es sich um Zellen, die die Neuronen umgeben. Sie wurden lange Zeit vernachlässigt, da man davon ausging, dass sie nur die Räume zwischen den Neuronen füllen. Dieses Konzept wurde von der Wissenschaft mittlerweile revidiert.

Rolle der Gliazellen

- Stützgewebe der Neuronen und ihrer Verbindung zum Gefäßsystem.
- Die Gliazellen nehmen 50 % des Gehirnvolumens und der Gehirnzellen ein.
- Ursprünglich wurde angenommen, ihre Anzahl entspräche der Anzahl der Neuronen. Heute weiß

man, dass sie um das 10 bis 50-fache zahlreicher sind.

- Die Gliazellen versorgen die Neuronen mit essenziellen Nährstoffen und sichern die Homöostase der Neuronen.
- Im Gegensatz zu den Neuronen können sich Gliazellen vermehren.
- Die Gliazellen erzeugen das Myelin.
- Sie beeinflusst die Erregungsleitung.

Die wichtigsten Zelltypen der Glia

Astrozyten

Astrozyten bilden die zahlenmäßig häufigsten Zellen des Gehirns. Diese Stützzellen sichern die Homöostase und die Synthese der wichtigsten Bestandteile des Nervensystems. Sie scheinen nicht direkt an der Übertragung der Nervenimpulse beteiligt zu sein.

Sie haben direkten Kontakt zu den Wänden der Arterien und Venen des Gehirns, ein Aspekt, der im Zusammenhang mit dem glymphatischen System noch behandelt wird.

Die Astrozyten sind Bestandteile der Blut-Hirn-Schranke und schützen das Gehirn vor schädlichen Substanzen, die über das Blut ins Hirn gelangen könnten.

Oligodendrozyten

Diese Zellen bilden die Myelinscheide der Axone und beschleunigen damit die Erregungsleitung.

Ependymozyten

Diese Zellen kleiden die Ventrikel und den Rückenmarkskanal mit einer Zellschicht, dem Ependym, aus und sind an der Sekretion und der Resorption des Liquor cerebrospinalis sowie durch Kinozilien an der Zirkulation des Liquors beteiligt. Die Physiologie der Ependymozyten wird in ➤ Kapitel 9 im Detail erläutert.

ANMERKUNG

- Die Gliazellen dürften aufgrund von fehlgeleiteten Immunreaktionen an neurodegenerativen Erkrankungen beteiligt sein.
- Hypertrophe Astrozyten dürften bei Epilepsie eine der Ursachen für die Entzündungsreaktion sein.

2.4 Die Theorie der drei Gehirne

Bevor wir uns der Anatomie des Gehirns widmen, befassen wir uns kurz mit der Theorie der drei Gehirne.

Die vom Neurologen Paul D. MacLean vorgeschlagene Unterteilung des Gehirns in drei Einheiten ist heute umstritten, denn das Gehirn ist ein unteilbares Ganzes. Dennoch bleibt sie insofern interessant, als er uns daran erinnert, dass unser animalischer Anteil immer noch in uns vorhanden ist.

MacLean unterscheidet folgende Bereiche:

- Reptiliengehirn, das erste existierende Gehirn,
- Limbisches System, das über dem Reptiliengehirn liegt,
- Neokortex, der entwicklungsgeschichtlich jüngste Teil des Gehirns.

2.4.1 Reptiliengehirn

Das Reptiliengehirn oder Stammhirn umfasst jenen Teil des Nervensystems, der nur dazu dient, das Leben und Überleben der Spezies zu erhalten und zu schützen.

Es zeichnet sich durch folgende Merkmale aus:

- Es reagiert immer gleich auf Stimuli.
- Es hat ein kurzes Gedächtnis.
- Es verfügt über geringe Anpassungsfähigkeit.
- Es regelt instinktives Verhalten wie atmen, schlafen, trinken, essen, fliehen, angreifen und sich fortpflanzen.
- Bei niedrigen Säugetieren, Reptilien und Fische, umfasst es fast das gesamte Gehirn.

2.4.2 Limbisches System

Dieser Teil des Gehirns ist verantwortlich für unsere Triebe, Emotionen, unser Verhalten, und unsere Erinnerungen, er lenkt die Auswahl von Informationen, das affektive Verhalten usw.

Höhere Säugetiere wie Hunde und Katzen besitzen natürlich ein limbisches System, aber auch einen stärker entwickelten Kortex.

2.4.3 Neokortex

Der Mensch verfügt über den am stärksten entwickelten Kortex. Das Gehirn des Menschen ist dreimal größer als das der Primaten. Es ist das Zentrum der Intelligenz, des abstrakten Denkens, des Urteilsvermögens, der Logik, der Vernunft und des nichtinstinktiven Verhaltens usw.

2.5 Organisation des Gehirns

Das Gehirn besteht aus zwei Hemisphären, die durch die Fissura longitudinalis cerebri getrennt werden, und ungefähr zwölf Gehirnlappen – wobei deren genaue Anzahl je nach Autor variiert.

Das Großhirn (Telencephalon) besteht aus Frontal-, Parietal-, Temporal- und Okzipitallappen, der Insula (Lobus insularis) sowie dem Lobus limbicus, der den Cortex cingularis (Gyrus cinguli) und den Gyrus parahippocampalis einschließt und einen Bogen um den Thalamus bildet.

Die Sulci sind tiefe Furchen, die bei der Lokalisation des Gehirns in der Schädelhöhle als Orientierungspunkte dienen. Die tiefsten Furchen teilen das Gehirn in verschiedene Lappen und Abschnitte. Die wichtigsten Furchen sind:

- Sulcus centralis cerebri (Rolando-Furche)
- Sulcus lateralis cerebri (Sulcus Sylvii)
- Sulcus parietooccipitalis

2.6 Äußeres Erscheinungsbild des Gehirns

Um die manuell ertastbaren Zonen des Gehirns lokalisieren zu können, ist es sehr wichtig, das äußere Erscheinungsbild des Gehirns zu kennen.

2.6.1 Facies superior

An der Oberseite lassen sich zu beiden Seiten der Fissura longitudinalis cerebri die Frontal-, Parietal- und Okzipitallappen sowie im lateralen Abschnitt ein kleiner Teil der Temporallappen erkennen (➤ Abb. 2.2).

2.6.2 Facies laterales

Seitlich besteht das Großhirn aus Frontal-, Parietal-, Okzipital- und Temporallappen. Sie werden durch den Sulcus centralis cerebri, den Sulcus lateralis cerebri und den Sulcus parietooccipitalis getrennt.

2.6.3 Facies mediales

Im oberen Teil der medialen Seite findet man einen kleinen Teil des Frontal-, des Parietal- und des Okzipitallappens. Weiter kaudal liegen der Cortex cingularis, das Corpus callosum und der Thalamus. Bemerkenswert ist der breite und tiefe Sulcus calcarinus des Okzipitallappens.

2.6.4 Facies inferior

An der Unterseite findet man wieder die Frontal-, Temporal- und Okzipitallappen, nicht jedoch den Parietallappen. Zu beachten ist hier der Sulcus collateralis, der den Gyrus occipitotemporalis lateralis (Gyrus fusiformis) vom Gyrus occipitotemporalis medialis trennt.

2.6.5 Facies posterior

An der Rückseite findet man die Okzipital-, Temporal- und Parietallappen und tiefer und weiter anterior das Kleinhirn und den Hirnstamm.

2.6.6 Insula

Die Insula ist nicht direkt sichtbar, da sie von den anderen Lappen überdeckt wird und in der Tiefe des Sulcus lateralis liegt. Da sie schwer zugänglich ist, wurde sie auch erst sehr spät entdeckt.

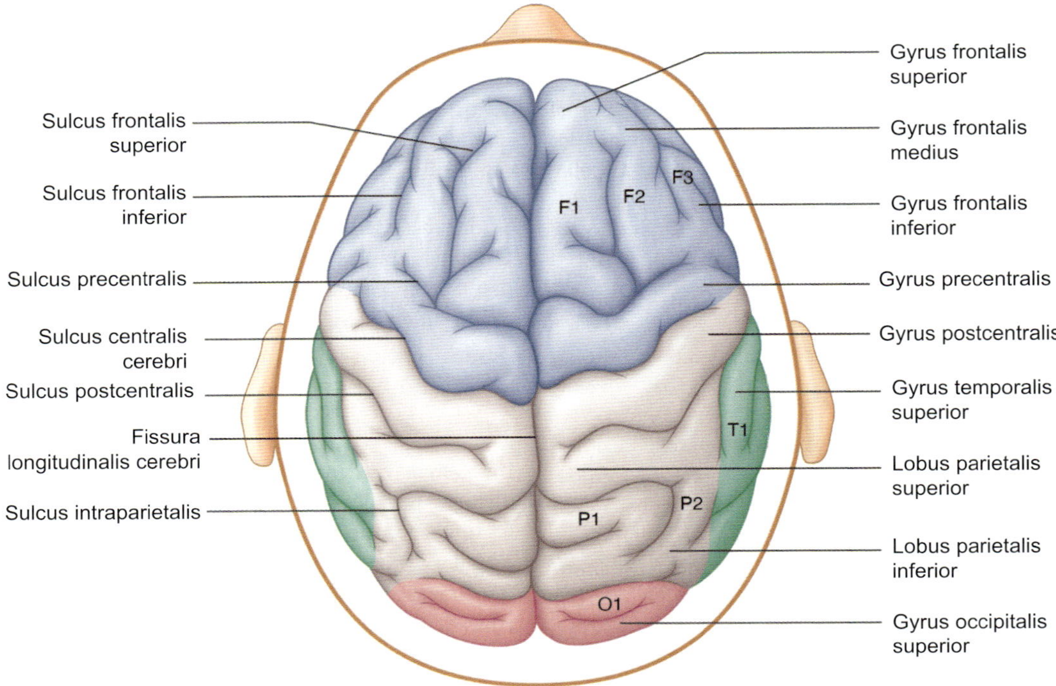

Abb. 2.2 Gehirn, Facies superior
Quelle: Cyrille Martinet

2.7 Anatomische und funktionelle Unterteilungen

Das Gehirn ist in verschiedene Windungen (Gyri) unterteilt, die durch Furchen (Sulci) voneinander getrennt werden. Diese einfache, sichtbare und allein auf der Anatomie beruhende Unterteilung war lange Zeit die einzige Grundlage zur Erklärung der verschiedenen Gehirnfunktionen. Dieser anatomische Ansatz ist heute nicht mehr relevant, man sollte ihn jedoch kennen, da er gute Orientierungspunkte liefert.

2.7.1 Funktionelle Unterteilung

Die verschiedenen Funktionen des Gehirns beziehen immer mehrere seiner Teile ein, es gibt keine isolierten Bereiche. Eine einfache Handbewegung beschränkt sich beispielsweise nicht auf den motorischen Kortex, sondern umfasst auch den parietalen, temporalen und okzipitalen Assoziationskortex sowie das Kleinhirn usw.

Die Einteilung der Großhirnrinde nach den Brodmann-Arealen ist zwar auch weiterhin interessant, wird jedoch von Neurologen in dieser Form nicht mehr verwendet.

2.7.2 Osteopathische Sichtweise

Natürlich betrachten wir das Gehirn als eine untrennbare anatomische und funktionelle Einheit. Für den anatomischen Aspekt bedarf es profunder Kenntnisse der klassischen Anatomie. Auf funktioneller Ebene verlassen wir uns darauf, was wir unter unseren Händen spüren.

2.8 Inhalt des Gehirns

In einem Buch, das sich mit dem manuellen Zugang zum Gehirn befasst, beschränken wir uns auf die Beschreibung der Strukturen, die man am häufigsten auch mit der Hand spüren kann (➤ Abb. 2.3).

Bei Zonen, deren genaue Begrenzung schwierig ist und an denen keine spezifischen Manipulationen durchgeführt werden, fügen wir im Folgenden die Funktionen hinzu. Die Funktionen der anderen Zonen werden in den betreffenden Kapiteln im Detail behandelt.

2.8.1 Großhirn

Das Großhirn oder Telencephalon besteht aus Lobus frontalis, Lobus parietalis, Lobus temporalis, Lobus occipitalis, Insula und Lobus limbicus.

Frontallappen

Der Frontallappen bildet ein Drittel des Gehirnvolumens und macht 40 % seines Gewichts aus. Er befindet sich anterior des Sulcus centralis cerebri und lässt sich in verschiedene Kortexareale, die Teil des Motorkortex sind, unterteilen:

- Primär-motorischer Kortex für die Ausführung von Bewegungen.
- Sekundär-motorischer Kortex, innerhalb des Gyrus precentralis, zur Organisation der Bewegungen der proximalen Muskeln und der Rumpfmuskulatur.
- Supplementär-motorischer Kortex (SMA) nimmt v. a. die Facies medialis der Hemisphäre oberhalb und vor dem sekundär motorischen Kortex ein, dient der Koordinierung und der Planung der Bewegungen der Extremitäten (s. ➤ Kap. 19).
- Frontaler Assoziationskortex.

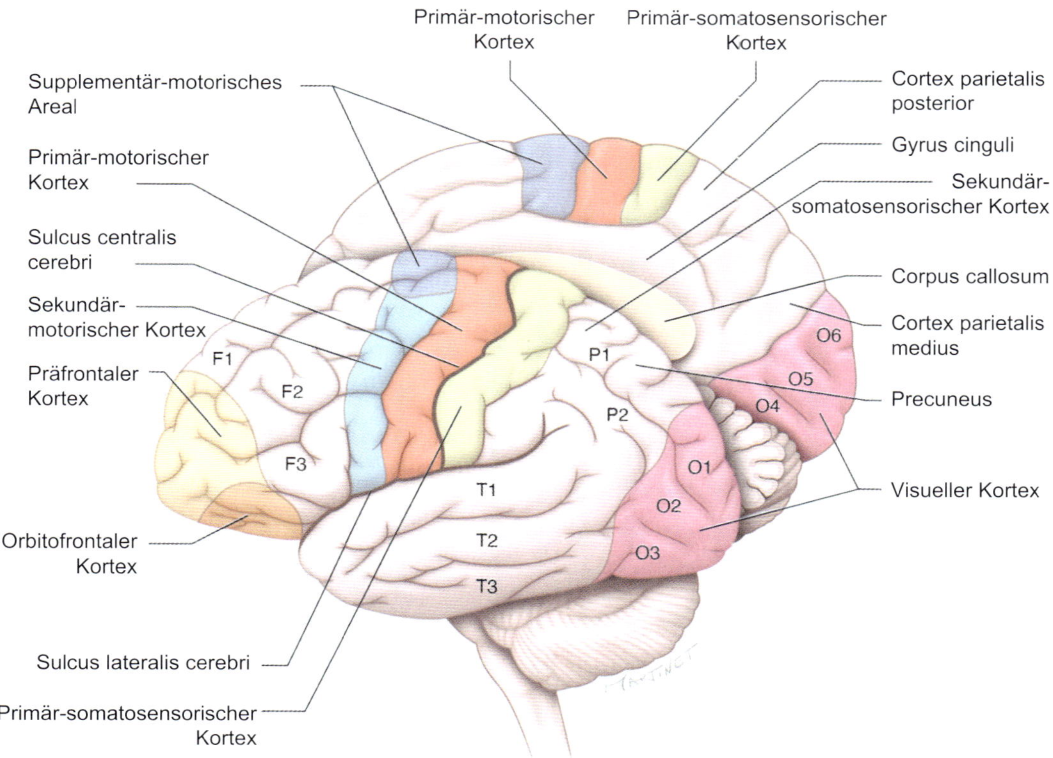

Abb. 2.3 Gehirn, laterale und mediale Ansicht
Quelle: Cyrille Martinet

Der Frontallappen liegt anterior der prämotorischen Rindenfelder und ist der Sitz der kognitiven Funktionen wie etwa der Sprache. Er liefert eine verhaltensbezogene und soziale Antwort auf die verschiedenen vom Kortex ausgesendeten Reize. Er dämpft bestimmte instinktive, uns überwältigende Reaktionen, etwa beim Empfinden einer irrationalen Angst.

Man bezeichnet den Frontallappen auch als den „großen Weisen", der analysiert und Schlussfolgerungen zieht. Er spielt auch eine Rolle beim Lernen, bei ausführenden Funktionen und bei der Planung.

Er lässt sich weiter in folgende Areale unterteilen:

- Der dorsofrontale Kortex befindet sich auf der Lateralseite des Frontallappens, auf Ebene der Gyri frontales superior und medius. Er ist für ausführende Funktionen verantwortlich.
- Der ventrolaterale Kortex entspricht in etwa der motorischen Sprachregion (Broca-Areal), da Verletzungen dieses Areals zu motorischer Aphasie führen. Hier liegt auch das Zentrum für willkürliche Bewegung, für nützliches Verhalten. Dies erklärt, warum uns ein leeres Blatt zum Schreiben anregt.
- Der orbitofrontale Kortex oberhalb der Augenhöhle lenkt einen Großteil unserer Beziehungen zu anderen Menschen und zur Gesellschaft, unsere Selbstkontrolle und unsere Stimmung.
- Das frontale Augenfeld (*frontal eye field, FEF*) ist ein kleiner Bereich hinter dem dorsolateralen Kortex, der während der willkürlichen Augenbewegungen aktiviert wird, die zur Fixierung des Blicks erforderlich sind.
- Der mediale Frontalkortex wird mit dem Cortex cingularis visualisiert. Er ist an der Planung und Ausführung von Bewegung und ihrer Motivation mit Bezug zum limbischen System beteiligt.

Parietallappen

Der Parietallappen liegt zwischen dem Sulcus centralis cerebri und dem Sulcus postcentralis und zu beiden Seiten des Sulcus lateralis cerebri. Er wird durch die Sulcus parietooccipitalis vom Okzipitallappen getrennt. In ➤ Kapitel 20 befassen wir uns mit dem primär- und sekundär-somatosensorischen Kortex.

Posteriorer Parietalkortex

Der Cortex parietalis posterior liegt zwischen dem Gyrus postcentralis anterior und dem Lobus occipitalis posterior und zu beiden Seiten des Sulcus parietalis. Er ist gemeinsam mit dem Hippocampus an der Steuerung der räumlichen Wahrnehmung sowie an den mit dem Sehen verbundenen Greifbewegungen beteiligt. Nach einer Verletzung des posterioren Parietalkortex werden die Bewegungen der oberen Extremitäten unbeholfen und sind der Situation nicht angepasst. Dieser Teil des Kortex ist auch an ruckartigen Augenbewegungen beteiligt.

Medialer Parietalkortex

Der Cortex parietalis medialis und der Precuneus liegen zwischen dem Sulcus marginalis und dem Sulcus parietooccipitalis. Interessant ist auch der Sulcus callosomarginalis (aufsteigender Ast des Sulcus cingularis). Es besteht aus Sulcus cingularis und Sulcus marginalis und liegt an der medialen Seite des Gehirns. Der Sulcus cingularis begrenzt den Gyrus cingularis und setzt sich nach oben über den Sulcus marginalis fort, der in den Lobus parietalis eintritt.

Funktionen des Parietallappen

Der Parietallappen ist ein Assoziationskortex, der verschiedene somatosensorische sowie visuelle, auditive, propriozeptive, aber auch räumliche und mit der visuellen Steuerung von Bewegung verbundene Informationen integriert (➤ Abb. 2.4).

Er steht mit dem Wernicke-Areal, das mit der semantischen Verarbeitung von Sprache (Sprechen/Lesen) assoziiert wird und sich im Temporallappen befindet, in Verbindung.

Temporallappen

Der Temporallappen ist an zahlreichen kognitiven Prozessen wie dem Hören, dem Riechen, der Angst, der Gesichtserkennung beteiligt. Er beantwortet die Frage: „Was?". Bestimmte Teile des Temporallappens sind in den Okzipital- und den Parietallappen integriert.

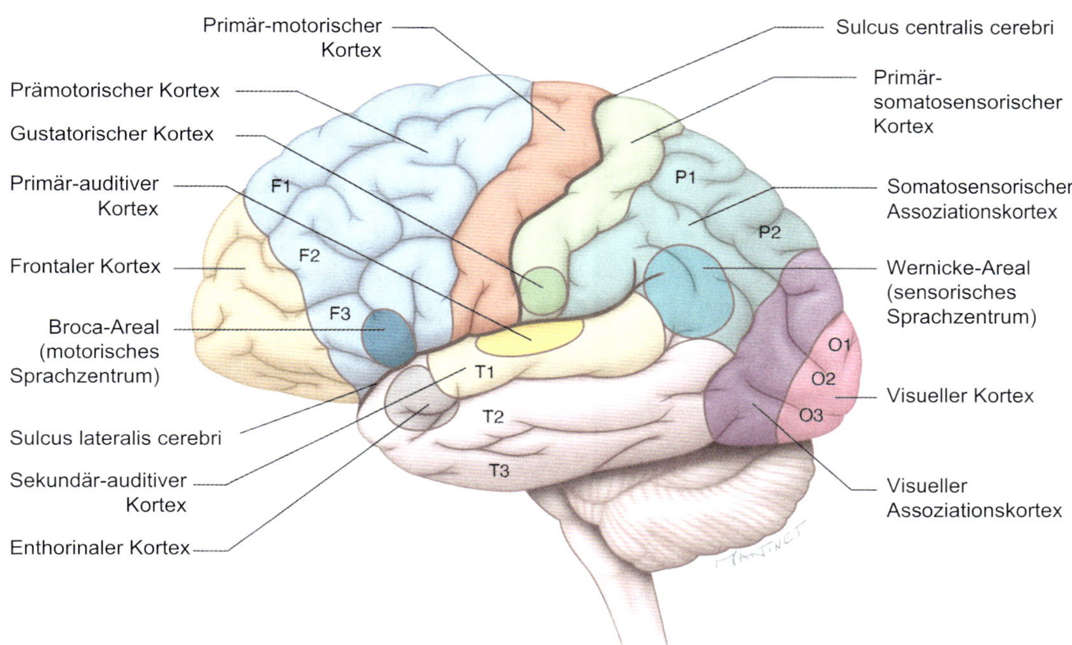

Abb. 2.4 Die funktionellen Areale der Gehirnlappen
Quelle: Cyrille Martinet

Lage

Der Temporallappen befindet sich

- hinter dem Frontallappen und unter dem Parietallappen und wird von diesen durch den Sulcus lateralis cerebri getrennt,
- vor dem Okzipitallappen, von dem er durch den Sulcus occipitotemporalis getrennt wird.

Gehirnwindungen des Temporallappens

Man unterscheidet zwischen:

- Gyrus temporalis superior (T1): zwischen dem Sulcus lateralis cerebri und dem Sulcus temporalis superior
- Gyrus temporalis medius (T2): zwischen dem Sulcus temporalis superior und dem Sulcus temporalis inferior
- Gyrus temporalis inferior (T3): unterhalb des Sulcus temporalis inferior
- Gyrus fusiformis (T4): an der inferomedialen Seite des Temporallappens, zwischen dem Sulcus collateralis und dem Sulcus occipitotemporalis
- Gyrus parahippocampalis (T5): läuft anterior in einem Häkchen (Uncus) aus

Lobus temporalis rostralis

Der vorderste Anteil des Temporallappens ist in den Cortex olfactorius und den Lobus limbicus integriert.

Lobus temporalis medialis

Der innerste Teil des Temporallappens umfasst den limbischen und paralimbischen Bereich, Amygdala, Hippocampus und die angrenzenden Hirnrinden.

Posteriorer Anteil

In diesem Anteil liegt v. a. das Wernicke-Areal im kaudalen Teil des linken Gyrus temporalis superior, an der Verbindung zwischen Temporal- und Parietallappen und nahe dem primär-auditiven Kortex.

Superiorer Anteil

An der Oberseite des Gyrus temporalis superior liegt das Planum temporale, das am Sprachverständnis beteiligt ist. Einige Neurologen zählen diesen Teil zum Wernicke-Areal, das in den Parietallappen hineinreicht.

Medialer und inferiorer Anteil

Dieser Teil bildet die Fortsetzung des Okzipitallappens und des Gyrus fusiformis. Er ermöglicht

- die Analyse von visuellen Informationen; wird dieser Teil verletzt, sieht der Patient, kann das Gesehene aber nicht mehr interpretieren;
- das Erkennen von Formen, Farben und Gesichtern;
- die langfristige Speicherung im Gedächtnis in Verbindung mit dem Hippocampus;
- das emotionale Gedächtnis in Verbindung mit der Amygdala;
- das deklarative Gedächtnis (verbal).

Entorhinaler Kortex

Der Cortex entorhinalis liegt ebenfalls im mittleren Temporallappen unterhalb des Hippocampus. Er verarbeitet zunächst die Informationen des olfaktorischen Kortex, konsolidiert das deklarative Gedächtnis und ist an der Vorstellung der Vergangenheit beteiligt.

Interessant ist, dass die bei Morbus Alzheimer auftretenden Amyloid-Plaques hauptsächlich im entorhinalen Kortex und im Hippocampus zu finden sind.

Primäre Hörrinde

Der primär-auditive Kortex befindet sich tief unter dem Sulcus lateralis cerebri an der Oberseite des Temporallappens. Er analysiert die akustischen Informationen.

Sekundäre Hörrinde

Der sekundär-auditive Kortex umgibt den primär-auditiven Kortex hufeisenförmig; hier erfolgt die interpretative Verarbeitung der akustischen Informationen. Dieser Kortexanteil erhält sensorische Informationen aus dem Thalamus und dem Wernicke-Areal und ermöglicht das Verstehen und Speichern von Wörtern, Sprache und Gelesenem.

Okzipitallappen

Der Lobus occipitalis liegt hinter den Temporal- und Parietallappen. Er dient fast ausschließlich dem Sehen. Folgende Furchen trennen ihn von den anderen Hirnlappen:

- Sulcus occipitotemporalis,
- Sulcus parietooccipitalis, wenig ausgeprägt,
- Sulcus calcarinus, unterhalb des Okzipitallappens,
- Sulcus occipitalis transversus, an der Außenseite des Okzipitallappens,
- Cuneus, keilförmiges Areal des Okzipitallappens, wird durch den Sulcus parietooccipitalis und den Sulcus calcarinus begrenzt.

Gehirnwindungen des Okzipitallappens

Der Okzipitallappen hat folgende Gyri:

- Gyrus occipitalis superior (O1), setzt sich anterior im Gyrus parietalis superior fort.
- Gyrus occipitalis medialis (O2), setzt sich im Gyrus angularis fort.
- Gyrus occipitalis inferior (O3), verbindet sich anterior mit den Gyri temporales medialis und inferior.
- Gyrus fusiformis (O4) an der Unterseite des Gehirns.
- Gyrus lingualis (O5), an der inferomedialen Seite des Lobus occipitalis. Er wird durch den Sulcus calcarinus vom Cuneus und durch den Sulcus collateralis vom Gyrus fusiformis getrennt.
- Cuneus (O6) an der superomedialen Seite des Okzipitallappens. Er wird anterior durch den Sulcus parietooccipitalis und inferior durch den Sulcus calcarinus begrenzt.

Visuelle Neuronen

Die menschliche Sehrinde umfasst mit etwa 5 Milliarden Neuronen 20 bis 25 % des Kortex.

Primäre Sehrinde

Der primär-visuelle Kortex befindet sich an der Medialseite des Okzipitallappens, in der Tiefe des breiten Sulcus calcarinus, der zum posterioren Abschnitt des Corpus callosum, dem Splenium, zieht.

Sekundäre Sehrinde

Der sekundär-visuelle Kortex übermittelt visuelle Informationen über Formen, Farben, Bewegungen und Raumbelegung an den Temporallappen.

Insula

Die Insula ist immer noch ein geheimnisvoller Bereich des Gehirns. Sie wurde, wohl aufgrund ihrer sehr tiefen und nicht sichtbaren Lage, lange vernachlässigt. Aktuell ist sie Gegenstand zahlreicher Forschungsarbeiten.

Die Insula wird durch die Opercula (lat. Deckel) frontale, parietale und temporale überdeckt (➤ Abb. 2.5).

Sie liegt in der Tiefe, im medialen Bereich des Sulcus lateralis cerebri und damit lateral der Basalganglien.

Man unterscheidet einen anterioren und einen posterioren Anteil der Insula:

- Anteriore Insula: Dieser breite Anteil ist Teil des prämotorischen Kortex und spielt eine Rolle bei der Produktion und Artikulation der Sprache.
- Posteriore Insula: Sie umfasst die sekundären somatosensorischen Areale.

Über *efferente Bahnen* wird die Insula mit Amygdala, Thalamus und dem somatosensorischen Kortex verbunden.

Die *afferenten Bahnen* erhalten Neuronen aus dem Striatum, dem Septum frontale, der Hirnstammkerne, des orbitofrontalen Kortex und der Area piriformis (olfaktorischer Kortex).

Funktionen

All diese Verbindungsbahnen lassen die komplexen Funktionen der Insula erkennen:

- Aufrechterhaltung des homöostatischen Gleichgewichts gegenüber dem Hypothalamus. Die Insula erhält Informationen vom sympathischen und parasympathischen Nervensystem.
- Interozeptives Bewusstsein. Sie nimmt Informationen der Organe und ihrer Aktivitäten und Dysfunktionen auf, z. B. die mechanische Spannung einer vollen Blase, die Herzfrequenz und den Blutdruck nach Belastung. Dieses viszerale Zentrum integriert auch die mechanischen, neuroendokrinen und emotionalen Informationen, die durch unsere viszeralen Manipulationen erzeugt werden.
- Schmerz, Abhängigkeit und Ekel.
- Motorische Kontrolle der Extremitäten, der Augen, der Sprache, der Atmung.

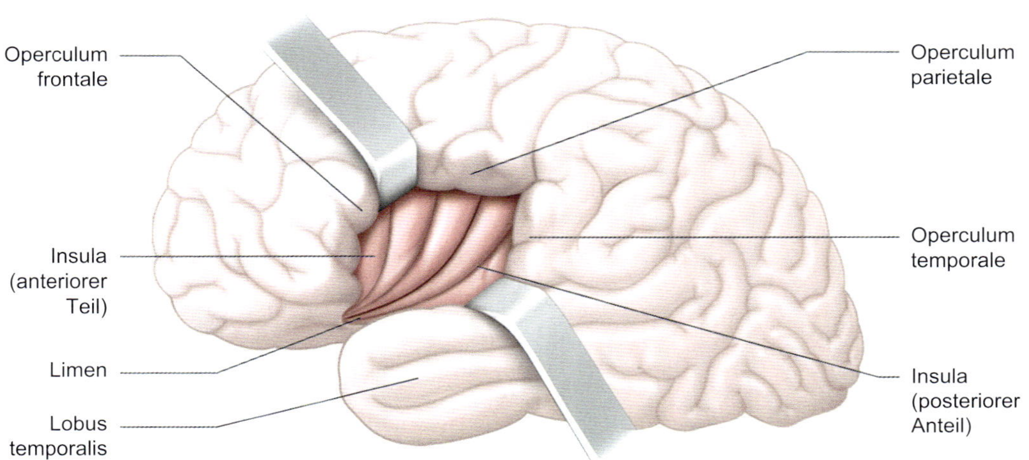

Abb. 2.5 Insula
Quelle: Cyrille Martinet

- Kognitive Informationen über unser eigenes Bewusstsein, unseren Körper, unser Handeln und unsere Empathie.
- Emotionales Leben. Die Insula kontrolliert Angst, Wut, Traurigkeit, Freude, Geruch, Sehkraft und Abhängigkeit.
- Immunabwehr. Neben der physiologischen Immunaktivität steuern unsere emotionalen Zustände – über die Insula – auch unsere Immunabwehr.

Der anteriore Anteil der Insula ist mit dem prämotorischen Kortex verbunden, beeinflusst also die Motrizität der Augen, der Hände und der Sprache.

Der posteriore Anteil hat Verbindung zu den somatosensorischen Arealen, dem primär-viszerosensorischen Kortex.

ANMERKUNG

Die rechte Insula ist stärker entwickelt als die linke, was zum Teil erklärt, warum das emotionale Gedächtnis auf der rechten Seite stärker ausgeprägt ist.

Lobus limbicus

Das limbische System umfasst viele Teile des Gehirns; man könnte fast sagen, dass das gesamte Gehirn limbisch ist. Wissenschaftler sind sich bis heute noch nicht einig, aus welchen Strukturen das limbische System tatsächlich besteht. Aus didaktischen Gründen vereinfachen wir die Organisation des limbischen Systems. Wir konzentrieren uns dabei auf jene Gehirnstrukturen, bei denen man am häufigsten Läsionen findet.

Der Lobus limbicus besteht aus Teilen der Frontal-, Parietal- und Temporallappen (➤ Abb. 2.6) sowie aus den nachfolgend angeführten Strukturen.

Olfaktorisches System

Die Verbindung zwischen Geruchsinn und Emotionen ist wohl bekannt. Der Bulbus olfactorius bildet einen integralen Bestandteil des Gehirns und steht mit der Amygdala, dem Cortex cingularis, dem Hippocampus und dem Frontalkortex in Verbindung.

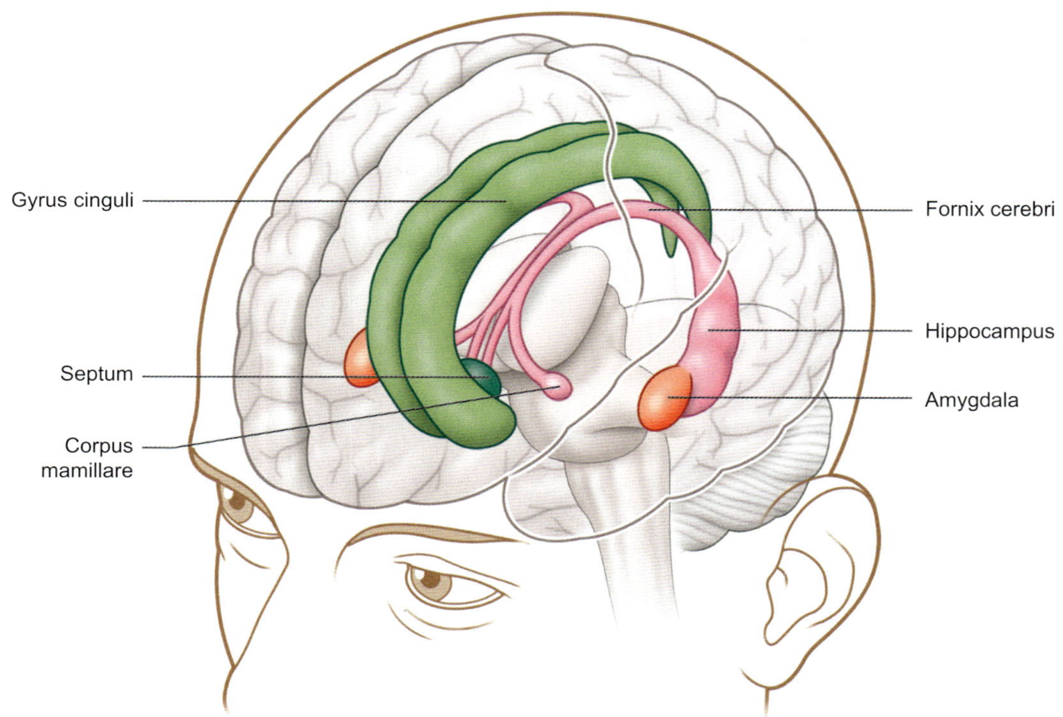

Abb. 2.6 Lobus limbicus
Quelle: Cyrille Martinet

Das olfaktorische System verläuft nicht über den Thalamus, sondern hat direkte Verbindungen zu anderen Strukturen des Gehirns wie etwa der Area entorhinalis, die den Geruchsinn mit dem Gedächtnis verbindet.

Cortex cingularis

Der Cortex cingularis liegt an der medialen Seite der Hemisphären oberhalb des Corpus callosum. Er wird durch den Sulcus cinguli vom Gyrus frontalis superior getrennt.

Man unterscheidet vier Abschnitte:

- Area cingularis anterior (anteriorer cingulärer Cortex):
  - reguliert affektive Zustände, das affektive Erkennen von Personen und die Empathie,
  - ist an der Regulation des autonomen Nervensystems und insbesondere des Herzrhythmus und des Blutdrucks beteiligt.
- Area subcallosa, ist an der Wahl der Reaktionen auf bestimmte Situationen beteiligt.
- Area retrosplenialis, umgibt das Splenium des Corpus callosum. Sie ist beteiligt an:
  - der visuell-räumlichen Aufmerksamkeit, gemeinsam mit dem Hippocampus,
  - an der Kontrolle und der Bewertung unserer emotionalen Reaktionen.
- Area cingularis posterior, sie ist beteiligt an:
  - räumlichem und allgemeinem Gedächtnis,
  - Lernprozessen,
  - autobiografischer Erinnerung,
  - Bewertung der Schmerzen,
  - Kontext und Bewertung emotionaler Zustände, gemeinsam mit der Pars retrosplenialis.

2.8.2 Hippocampus

Dabei handelt es sich um eine paarige kortikale Struktur, deren beide Teile über die Commissura hippocampi im Bereich des Fornix verbunden sind. Der Hippocampus ist Teil des limbischen Systems. An seinem Ende befinden sich beidseits die Amygdalae.

Der Hippocampus besteht aus drei Teilen: Subiculum (kaudal), Cornu ammonis (Ammonshorn) und Gyrus dentatus.

Er ist eine für die Gedächtnisbildung und die räumliche Navigation wichtige Struktur.

Lage

Der Hippocampus liegt im medialen Temporallappen über dem 5. Gyrus temporalis.

Wichtigste Funktionen

Der Fall Henri Molaison stellt die Rolle des Hippocampus gut dar. Dem an Epilepsie leidenden Patienten wurde ein Herd im Bereich des Hippocampus entfernt. In der Folge konnte er zwar immer noch auf Erinnerungen aus der Zeit vor der Operation zurückgreifen, konnte aber keine neuen Erinnerungen bilden. Jedes Mal, wenn er seinem Chirurgen begegnete, war es für ihn, als sehe er ihn zum ersten Mal.

Die wichtigsten Funktionen des Hippocampus:

- Allgemeine Gedächtnisbildung und räumliche Navigation
- Aufmerksamkeit und Wachsamkeit
- Inhibition von Verhalten

Besonderheiten

Der Hippocampus besitzt die Fähigkeit der Neurogenese, insbesondere um neue Erinnerungen mit Bezug zu beruflichen Aktivitäten zu bilden. Eine der ersten Strukturen, die bei Morbus Alzheimer geschädigt wird, ist der Hippocampus.

2.8.3 Corpus callosum

Dabei handelt es sich um die wichtigste Kommissur des Gehirns (➤ Abb. 2.7). Eine Kommissur besteht aus Fasern weißer Substanz, die verschiedene Teile des Gehirns verbindet. Das Corpus callosum verbindet die beiden Hemisphären.

Es liegt unterhalb des Cortex cingularis und umfasst 200 bis 300 Millionen Nervenfasern, die die Koordination und die Übertragung von Informationen zwischen den Gehirnlappen ermöglichen.

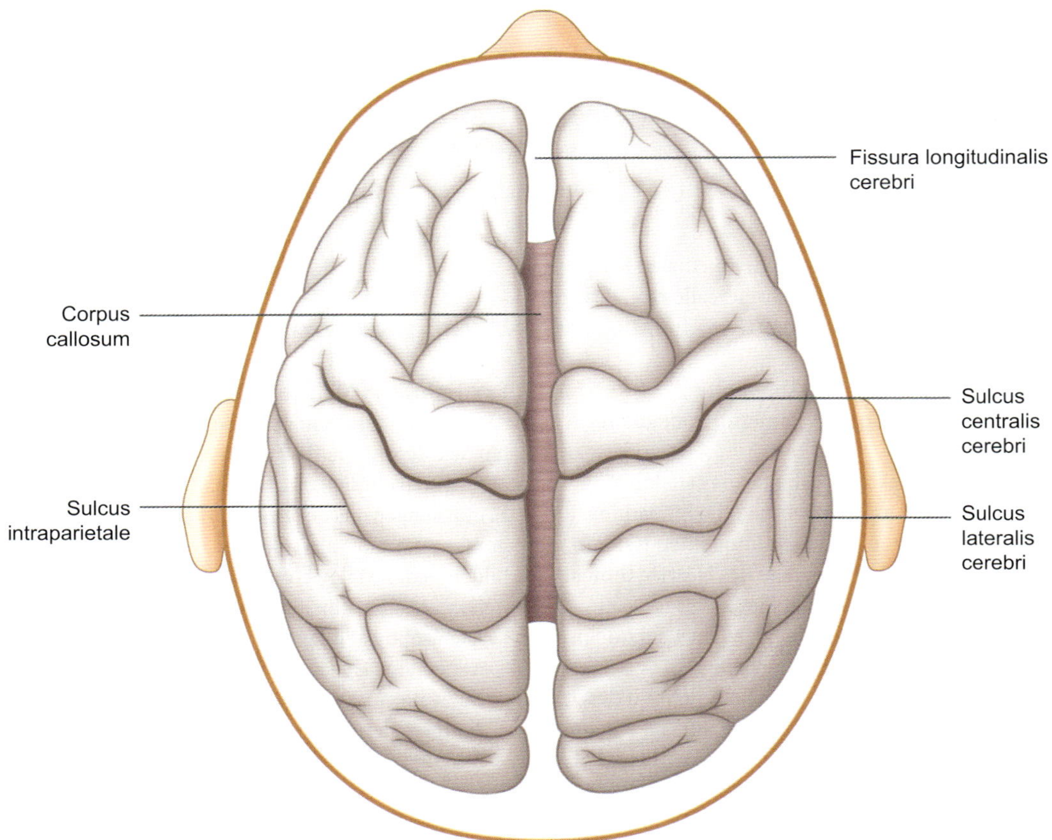

Abb. 2.7 Corpus callosum
Quelle: Cyrille Martinet

Man unterscheidet drei Abschnitte:

- Anterior: Rostrum und Genu, die die beiden Frontallappen verbinden.
- In der Mitte: Truncus, der die Parietallappen verbindet.
- Posterior: Splenium, das die Okzipitallappen verbindet.

Wichtige Lagebeziehungen des Corpus callosum sind:

- Superior: Falx cerebri.
- Kaudal: Seitenventrikel, deren Wölbung er bildet.
- Anterior: Os frontale, auf dem sich das dünne und gebogene Genu abstützt.
- Posterior: Okzipitallappen.

Das Corpus callosum hat folgende Funktionen: Übertragung von Informationen zwischen den beiden Hemisphären, die v. a. die Erinnerung, das Lernen, die intellektuelle Konzentration und den Sehsinn betreffen.

Männer verfügen über mehr myelinisierte Axone im Corpus callosum als Frauen. Bei Musikern, Linkshändern und Beidhändern ist das Rostrum stärker entwickelt.

2.8.4 Fornix cerebri

Dabei handelt es sich um bogenförmig angeordneten Fasern mit kaudaler Konkavität. Der Fornix liegt im Zentrum des Gehirns, unter dem Corpus callosum und reicht beidseits vom Hippocampus zum Corpus mamillare. Er enthält Nervenfasern des Hippocampus und spielt eine wichtige Rolle bei der Gedächtnisbildung.

2.8.5 Amygdala

Diese paarige Struktur befindet sich im anterioren Anteil des Temporallappens, nahe am Hippocampus, im Bereich des Uncus (anteriorer Teil des Gyrus parahippocampalis).

Die Amygdala ist eine wichtige Struktur des limbischen Systems. Sie besteht aus einer Ansammlung von Nervenkernen, die mit der Medulla oblongata, dem Riechhirn, den Basalganglien, den sensorischen Assoziationsfeldern, dem Hirnstamm und dem Hypothalamus verbunden sind.

Die Amygdala wird durch Emotionen und insbesondere durch Angst und Gefahr aktiviert. Die Beschreibung der Amygdala erfolgt in ➤ Kapitel 28.

2.8.6 Basalganglien

Dabei handelt es sich um eine Gruppe von Kerngebieten des Großhirnmarklagers mit engen Verbindungen zum Gehirn (➤ Abb. 2.8).

Zu diesen Basalganglien im engeren anatomischen Sinn zählen:

- Nucleus caudatus
- Nucleus lentiformis (Putamen und Globus pallidus)

Funktionell werden auch folgende Kerngebiete zu den Basalganglien gezählt:

- Nucleus accumbens
- Substantia nigra
- Nucleus subthalamicus

Für manche Autoren werden auch der Nucleus pedunculopontinus und die Area tegmentalis ventralis aufgrund ihrer Funktionen den Basalganglien zugerechnet.

Nucleus caudatus

Der Nucleus caudatus hat die Form eines Hufeisens, das den oberen Teil des Thalamus umschließt.

Sein großes anteriores Ende liegt vor dem Thalamus und verläuft entlang des Seitenventrikels. Das

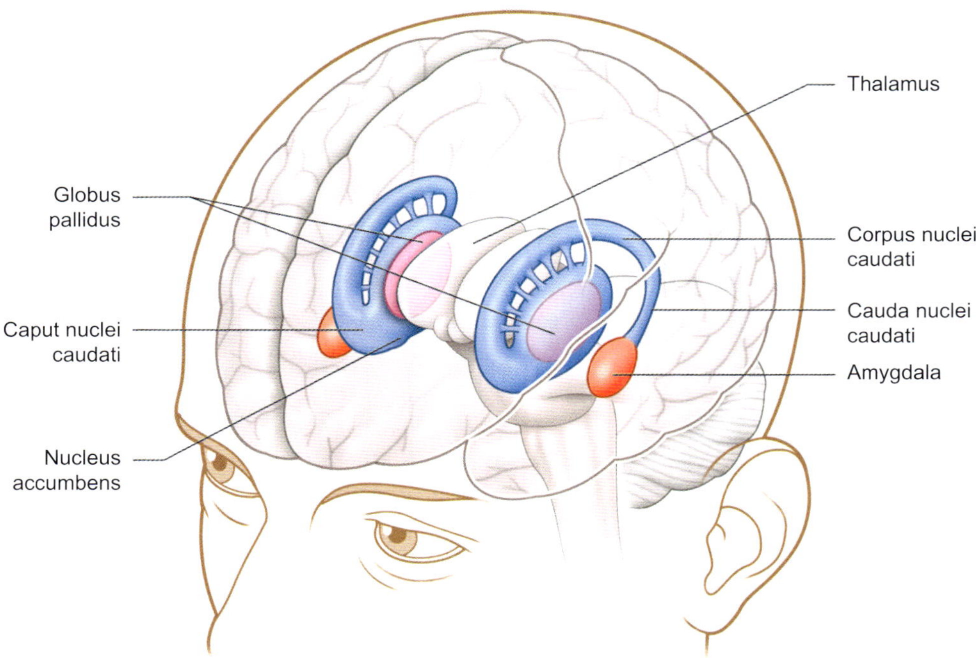

Abb. 2.8 Basalganglien
Quelle: Cyrille Martinet

Corpus liegt über dem Thalamus. Sein Schwanz reicht in den Temporallappen.

Nucleus lentiformis

Der Nucleus lentiformis liegt lateral des Nucleus caudatus. Er umfasst lateral das Putamen und medial den Globus pallidus. Er hat die Form einer Pyramide, deren Spitze zum Foramen interventriculare (Foramen Monroi) zeigt.

Corpus striatum

Das Striatum umfasst den lateralen Teil des Nucleus lentiformis, das Putamen, den Nucleus caudatus und das ventrale Striatum. Striatum heißt es aufgrund der gestreiften Form von Putamen und Nucleus caudatus.

Die beiden verbleibenden Teile des Nucleus lentiformis setzen sich aus dem Globus pallidus lateralis und medialis zusammen.

Striatum und Globus pallidus entstammen dem Großhirn, der Nucleus subthalamicus dem Diencephalon und die Substantia nigra dem Mesencephalon.

Funktionen der Basalganglien

Motorische Funktionen

Die Basalganglien lösen Bewegungen nicht aus, sondern ermöglichen

- die Programmierung und die Initiierung von Bewegung,
- die Regulation der Bewegung während der Ausführung,
- die Richtung der Bewegung,
- die Kontrolle der Bewegung, indem sie einen ungeeigneten Teil einer bewussten Bewegung eliminieren oder auswählen,
- sie verhindern damit mögliche Konflikte zwischen verschiedenen Bewegungen.

Funktionen des Striatum

Das Striatum ist beteiligt an

- willkürlichen automatischen Bewegungen,
- Appetenz- und Aversionsverhalten,
- Ernährungs- und Sexualmotivationen,
- Nozizeption,
- Vernarbung und Neurogenese bestimmter Neuronen wie etwa den Neuronen des Geruchsinns.

ANMERKUNG

Bei Morbus Parkinson verlieren die Basalganglien ihre Funktion. Bewegungen werden langsamer, weniger gut begonnen und ausgeführt, es kommt zu Zittern und mangelnder emotionaler Kontrolle.

2.8.7 Diencephalon

Das Zwischenhirn (➤ Abb. 2.9) umfasst:

- Thalamus
- Hypothalamus
- Epithalamus
- Subthalamus

Es verbinden die Hemisphären mit dem Hirnstamm.

Thalamus

Der Thalamus besteht aus zwei Hälften, die jeweils in einer Hemisphäre liegen und über eine Kommissur miteinander verbunden sind. Er umfasst 80 % des Diencephalon.

Lagebeziehungen

Der Thalamus liegt vor dem Epithalamus, oberhalb des Hypothalamus und unterhalb des Nucleus caudatus.

Zwischen den beiden Thalamushälften befindet sich der 3. Ventrikel. Seine lateralen Wände werden über die Capsula interna vom Nucleus lentiformis (Putamen und Globus pallidus) getrennt. Kaudal befinden sich die Zona incerta, der Nucleus subthalamicus und die Substantia nigra.

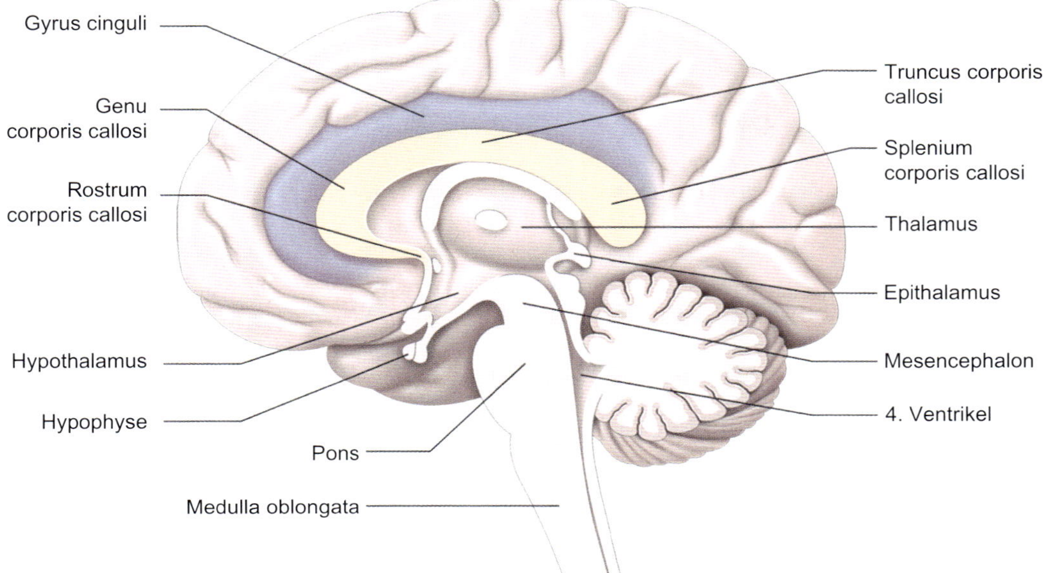

Abb. 2.9 Diencephalon
Quelle: Cyrille Martinet

Orientierung

Die beiden eiförmigen Strukturen liegen auf einer schrägen Achse, die nach anterior und medial verläuft und einen Winkel von ca. 60° hat. Das voluminösere posteriore Ende wird als Pulvinar bezeichnet.

Abmessungen

Der Thalamus hat folgende Größe:

- Länge: 3 bis 4 cm
- Breite: 2 cm
- Höhe: 2,2 cm

Struktur

Die beiden Thalamus-Anteile umfassen ungefähr 30 Nervenkerne mit Verbindungen

- zum Cortex cerebri und
- zu anderen Strukturen des Diencephalon und des Hirnstamms.

Vaskularisation

Aufgrund seiner vielfältigen Aktivitäten braucht der Thalamus eine gute Blutversorgung, die über folgende Arterien sichergestellt wird:

- A. communicans posterior (Endast der A. carotis interna)
- A. cerebri posterior (aus der A. basilaris)
- A. choroidea anterior (aus der A. carotis interna)

Funktionen

Filter

Der Thalamus hat vor allem eine Filterfunktion. Fast alle sensorischen Informationen, mit Ausnahme der Riechfunktion, laufen über den Thalamus. Das Gehirn erhält eine riesige Menge an Informationen, es braucht einen Filter, um nicht überfordert zu werden.

Schaltstelle

Der Thalamus ist eine Schaltstelle:

- für sensorische und sensible Impulse, die zu den verschiedenen kortikalen Zentren weitergeleitet werden,
- für motorische Impulse der Basalganglien und der kortikalen Nervenkerne des Kleinhirns, die an die motorischen Areale weitergeleitet werden.

Schlaf

Während der Tiefschlafphase unterbricht der Thalamus die Verbindung des Kortex zu den sensorischen Stimuli und konsolidiert die Erinnerungen.

Emotionen

Der Thalamus bildet eine Schaltstelle aller aus dem limbischen System weitergeleiteten Informationen.

Gesichtssinn

Die Retina übermittelt über den N. opticus Informationen an den Thalamus. Die Signale werden an das Corpus geniculatum laterale des Thalamus und weiter zum visuellen Kortex geleitet. Der Thalamus ist nicht nur eine Schaltstelle für visuelle Informationen, er ist auch an deren Verarbeitung beteiligt.

Hörsinn

Das Corpus geniculatum mediale empfängt und verarbeitet auditive Reize.

Dysfunktionen des Thalamus

Um die Dysfunktionen des Thalamus besser kennenzulernen, betrachten wir das nach einem Schlaganfall auftretende Thalamussyndrom. Die Symptome sind sehr schwer und unterstreichen damit die herausragende Rolle des Thalamus.

Folgende Symptome treten auf:

- Motorische Ausfälle, Muskelkontraktionen
- Synkinese (unwillkürliche zusätzliche Bewegungen im Rahmen komplexer Bewegungsabläufe)
- Astasie-Abasie (Unfähigkeit, zu stehen oder zu gehen)
- Myoklinien (unwillkürliche ruckartige Bewegungen)
- Allodynie (Schmerzen, die durch normalerweise nicht schmerzhafte Reize ausgelöst werden)
- Probleme mit dem räumlichen Sehen
- Aphasie oder verminderter Redefluss

Ursachen für das Thalamussyndrom sind: Schädeltraumata, Schlaganfälle, Tumorerkrankungen oder neurodegenerative Krankheiten.

Hypothalamus

Manche Autoren vergleichen den Hypothalamus mit einem Dirigenten und die Hypophyse mit der ersten Geige. Tatsächlich ist der Hypothalamus für eine gute Homöostase unerlässlich. In ➤ Kapitel 31 gehen wir genauer auf den Hypothalamus ein.

Größe und Gewicht

Der Hypothalamus ist größer als die Hypophyse, er hat die Größe einer Mandel und ein Gewicht von 4 g, das entspricht 1 % des Gehirnvolumens. Der Hypothalamus ist damit 350-mal leichter als das Gehirn! Er besteht aus 12 unabhängigen Nervenkernen.

Lage

Der Hypothalamus liegt

- unterhalb des Thalamus, woraus sich auch sein Name ableitet,
- oberhalb der Hypophyse, mit der er über das Infundibulum verbunden ist, eine sehr fragile Struktur, die bei einem Schädeltraum durchtrennt werden kann. Über das Infundibulum erfolgt die Hormonzirkulation vom Hypothalamus zur Hypophyse.

Anterior befindet sich das Chiasma opticum, das durch Probleme im Bereich des Infundibulum oder des Hypothalamus beeinträchtigt werden kann.

Die verschiedenen Nervenfaserbündel

- Tractus hypothalamohypophysialis (Tractus tuberoinfundibularis)
- Fasciculus telencephalicus medialis
- Fasciculus longitudinalis medialis
- Fasciculus mamillothalamicus und Fasciculus mamillotegmentalis

Vaskularisation

Das arterielle hypophysäre Pfortadersystem verbindet die Gefäße von Hypothalamus und Hypophyse und leitet die hormonellen Informationen ohne Umweg über den allgemeinen Blutkreislauf und damit ohne Verdünnung vom Hypothalamus an die Hypophyse.

Corpus mamillare

Dabei handelt es sich um zwei kleine, aus grauer Substanz bestehende Nervenkerne von der Größe einer Erbse, die Teil des Hypothalamus sind. Sie befinden sich im anterioren Teil des Fornix. Das Corpus mamillare ist auch Teil des limbischen Systems und sichert einen großen Teil des emotionalen Gedächtnisses.

Epithalamus

Der Epithalamus liegt hinter dem Diencephalon. Er setzt sich zusammen aus Epiphyse, Nuclei habenulares und Stria medullaris.

Epiphyse

Die Zirbeldrüse ist eine endokrine Drüse von weniger als 1 cm Größe.

Lage

Die Epiphyse liegt hinter dem 3. Ventrikel, zwischen den beiden Teilen des Thalamus und oberhalb der Pedunculi cerebri (Colliculi superiores).

Funktionen

Der Epiphyse wurden lange Zeit geheimnisvolle Fähigkeiten zugeschrieben. Sie ist immer noch eine wenig bekannte Drüse. Für Decartes war sie der Sitz der Seele.

Die wichtigsten Funktionen und Merkmale der Epiphyse sind:

- Melatoninsynthese, als Ausgangstoff dient Serotonin.
- Regulation des zirkadianen und des saisonalen Rhythmus.
- Aktivierung von Melatonin während der Nacht: Die Melatoninproduktion steht in Verbindung mit dem Nervensystem, das die Retina über die Epiphyse und das Ganglion cervicale superius mit dem Hypothalamus verbindet.

Bei Jugendlichen findet die höchste Ausschüttung von Melatonin später statt als bei Erwachsenen, was erklärt, warum sie oft spät einschlafen und sehr spät aufwachen, ihr Schlaf-Wach-Rhythmus ist verschoben.

Nuclei habenulares

Dabei handelt es sich um zwei winzige Nervenkerne von etwa 3 mm Größe, die oberhalb und posterior des Mesencephalon liegen und bei Depression und Suchtverhalten eine Rolle zu spielen scheinen.

Stria medullaris

Diese Nervenfasern verbinden den Thalamus mit den Nuclei habenulares.

Subthalamus

Als Subthalamus bezeichnet man den vordersten Teil des Diencephalon zwischen Thalamus und Mesencephalon. Der Subthalamus ist an der Integration der somatisch-motorischen Funktionen beteiligt.

2.8.8 Und die Hypophyse?

Interessanterweise wird sie nur selten dem Diencephalon zugerechnet und das, obwohl sie embryologisch zu einem großen Teil daraus entsteht. Die Hypophyse wird in ➤ Kapitel 31 ausführlich behandelt.

2.8.9 Hirnstamm

Eine ausführliche Beschreibung des Hirnstamms würde viele Seiten füllen und den Rahmen dieses Buches sprengen. Der Truncus cerebri befindet sich oberhalb des Rückenmarks und vor dem Kleinhirn, unter dem Großhirn und in der Fossa cranii posterior.

Er umfasst drei Teile (➤ Abb. 2.10):

- Medulla oblongata
- Pons
- Mesencephalon und Pedunculi cerebri

Im Hirnstamm nehmen die Hirnnerven – mit Ausnahme des N. olfactorius (HN I) und des N. opticus (HN II) – ihren Ursprung.

Der Hirnstamm hat eine schräge, nach superior und anterior verlaufende Ausrichtung. Dieser Aspekt hat für uns Bedeutung, da der Hirnstamm fast die gleiche Schräge wie das Ventrikelsystem aufweist.

Medulla oblongata

Die Medulla oblongata beginnt kaudal vor dem Abgang des ersten Spinalnervs und endet mit dem Sulcus bulbopontinus (Sulcus pontomedullaris).

An der ventralen Oberfläche der Medulla verlaufen die zwei Längswulste der Pyramidenbahn, die durch die Fissura mediana anterior medullae oblongatae getrennt werden.

Lateral jeder Pyramide befindet sich die Vorwölbung der Olive, die u. a. den Nucleus olivaris superior enthält, der eine wichtige Rolle beim Hören, speziell beim Richtungshören, und bei der Entwicklung von Reflexaktivitäten spielt.

Die Olive erhält auditive Informationen über den Nucleus cochlearis, die Nuclei trigeminales und den Nucleus nervi oculomotorius. Die Olive schützt das Ohr vor aggressiven Tönen, indem sie die Verbindung zwischen Trommelfell und Gehörknöchelchen versteift.

Pons

Die Brücke liegt unmittelbar oberhalb der Medulla oblongata und wird anterior durch den Sulcus basilaris der A. basilaris durchzogen.

Lateral und posterior setzt sich der Pons im Pedunculus cerebellaris medius fort. An dieser Stelle tritt der N. trigeminus (V) mit einer sensiblen und einer motorischen Wurzel aus. An seiner posterioren Seite liegt der 4. Ventrikel.

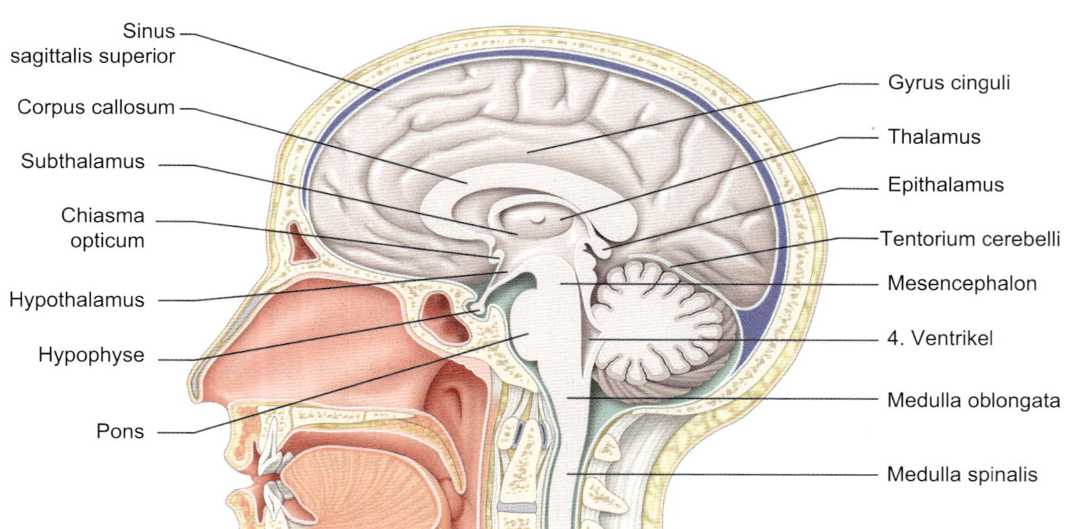

Abb. 2.10 Hirnstamm
Quelle: Cyrille Martinet

Der Pons hat zahlreiche Verbindungen zum Kleinhirn.

Mesencephalon

Das Mittelhirn wird kaudal durch den Sulcus pontopeduncularis und kranial durch den Tractus opticus begrenzt.

Es wird durch die Pedunculi cerebri gebildet, die zwei Reliefe, das Tegmentum mesencephali und das Tectum mesencephali, formen.

Die graue Substanz des Mesencephalon besteht aus folgenden Strukturen:

- Die *Substantia nigra* umfasst zahlreiche dopaminerge Neuronen. Läsionen dieser Struktur werden mit Morbus Parkinson assoziiert. Die schwarze Farbe entsteht durch ihren hohen Gehalt an Neuromelanin.
- Der *Nucleus subthalamicus* liegt anterior und kranial der Substantia nigra.
- Die *Nuclei ruber* liegen posterior der Substantia nigra und sind aufgrund des in ihnen enthaltenen Eisens von rötlicher Farbe. Sie sind am Haltungstonus der Wirbelsäule und der Extremitäten beteiligt.
- Weiters findet man hier die Nervenkerne des *N. oculomotorius* (III) und des *N. trochlearis* (IV).
- Die *Formatio reticularis* ist ein bandartiges Nervengewebe, das ausgehend vom Zervikalmark die gesamte Länge des Hirnstamms überdeckt. Aufgrund ihrer Länge empfängt sie zahlreiche sensible, motorische und emotionale Informationen. Diese werden an Thalamus, Hypothalamus, Großhirnrinde und Kleinhirn weitergeleitet. Die Formatio reticularis ist an der Regulation des autonome Nervensystems beteiligt, da sie die Aktivität der Hirnnervenkerne bei Atmung, Herztätigkeit, Husten, Schlucken, Lautbildung usw. koordiniert.

Vaskularisation des Hirnstamms

Die Blutversorgung ist für unsere Arbeit vor allem deshalb wichtig, weil unsere Techniken für den Hirnstamm hauptsächlich auf die Verbesserung der vertebrobasilären Zirkulation abzielen. Folgende Gefäße sind daran beteiligt:

- A. vertebralis und ihre Äste: Aa. spinales und A. cerebelli posterior inferior für die Medulla oblongata
- A. basilaris und ihre Äste: Aa. pontis, A. cerebelli anterior inferior und A. cerebelli superior für den Pons sowie A. cerebri posterior und A. cerebelli superior für das Mesencephalon

2.8.10 Ventrikelsystem

Das Ventrikelsystem besteht aus mit Ependym ausgekleideten und mit Liquor gefüllten Hohlräumen im Inneren des Zentralnervensystems. Es setzt sich im Zentralkanal des Rückenmarks fort.

Das Ventrikelsystem besteht aus vier Ventrikeln:

- Zwei Seitenventrikel im Telencephalon
- 3. Ventrikel im Diencephalon
- 4. Ventrikel im Hirnstamm

Interventrikuläre Kommunikation

Die Hirnventrikel stehen untereinander in Verbindung und kommunizieren mit dem Subarachnoidalraum:

- Foramen interventriculare (Foramen Monroi) zwischen den Seitenventrikeln und dem 3. Ventrikel
- Aquaeductus mesencephali (Aquaeductus Sylvii) zwischen dem 3. und dem 4. Ventrikel
- Apertura lateralis ventriculi quarti (Foramen Luschkae) zwei laterale Öffnungen in den Subarachnoidalraum
- Apertura mediana ventriculi quarti (Foramen Magendii) kaudal median gelegene Öffnung zum Subarachnoidalraum

Plexus choroidei

Dabei handelt es sich um Gefäßgeflechte aus porösen Kapillaren, die von spezialisierten Ependymzellen umgeben sind und sich im Inneren der Ventrikel befinden.

Sie sezernieren den Liquor cerebrospinalis, indem sie das Plasma filtern. Sie befinden sich hauptsächlich im 3. und 4. Ventrikel und am Übergang zu den Seitenventrikeln.

Granulationes arachnoideales

Die Arachnoidalzotten bilden Granulationen, die mit zunehmendem Alter an Zahl zunehmen und verkalken.

Es handelt sich um kleine Ausstülpungen der Arachnoidea in die Dura mater. Sie dringen in die venösen Blutleiter ein und ermöglichen den Abfluss des Liquor cerebrospinalis über die Blutzirkulation.

2.8.11 Glymphatisches System

Das erst kürzlich entdeckte glymphatische System ist immer noch Gegenstand der Forschung (s. ➤ Kap. 7). Im Gehirn wurden Lymphgefäße zunächst in den Hirnhäuten entdeckt.

In den folgenden Abschnitten geben wir eine kurze Zusammenfassung der medizinischen Literatur zum Thema. Zunächst die Definition: Das glymphatische System ist ein Zirkulationssystem zwischen dem Liquor cerebrospinalis, dem Gehirnparenchym und den Lymphgefäßen der Hirnhäute.

Lymphsystem der Hirnhäute

Sehr feine, die Hirnhäute durchziehende Lymphkanäle leiten die Flüssigkeiten des Zentralnervensystems und ihre Immunzellen zu den tiefen zervikalen Lymphknoten.

Dieses Lymphsystem umfasst die perivaskulären Räume und die Astrozyten, die die interstitiellen Flüssigkeiten zum Liquor drainieren.

Der perivaskuläre Virchow-Robin-Raum ist eine Erweiterung des Subarachnoidalraums. Er umgibt die Gefäße bis zu ihrem Durchtritt durch das Gehirnparenchym. Er bildet eine Art Hülle um die Gefäße und ist mit Liquor cerebrospinalis gefüllt.

Zervikale Lymphknoten

Diese Lymphknoten findet man

- unter der Mandibula,
- um die V. jugularis interna,
- in der Thoraxapertur,
- medial der A. carotis interna.

Sie erfüllen folgende Funktionen:

- Entgiftung der Hirngewebe, v. a. während des Schlafs, wenn der Druck des Liquor cerebrospinalis ansteigt
- Lymphdrainage und Reabsorption
- Immunabwehr

Kreislaufdynamik

Die durch die Herzschläge entlang der Gefäße ausgelöste Bewegung kann den Liquorfluss nur teilweise erklären.

Sicherlich spielen auch die Atemimpulse dabei eine Rolle, dies gilt v. a. für den Hirnstamm. Im Bereich des Kortex sind diese Antriebskräfte weniger klar.

Zu Beginn der Inspiration erfolgt die respiratorische Wirkung zentripedal zum Zentrum des Gehirns, von posterior nach anterior und dann weiter zur Peripherie. Diese zentripetale Antriebskraft scheint sich v. a. auf die perivenösen Räumen nahe des Kortex auszuwirken.

Die langsamen Fluktuationen des vasomotorischen Systems bilden im Kranium sehr langsame Druckwellen, die durch den intrakranialen Druck, die Zirkulation des Liquor cerebrospinalis und die langsamen Wellen der Blutgefäße erzeugt werden. Sie wurden von Fanny und Lundberg entdeckt.

OSTEOPATHISCHE RELEVANZ

Ohne das glymphatische System zu kennen, haben wir immer perivaskuläre Techniken entlang der A. carotis externa und interna und der V. jugularis externa und interna verwendet.

Interessanterweise spürt man nach Abschluss dieser Techniken, dass die Gefäße sich leichter nach kranial dehnen lassen. Es wäre also vorstellbar, dass dieser Effekt teilweise durch die Entspannung der perivaskulären Räume erzeugt wird.

Diese Techniken sollten durch die Behandlung des Lymphsystems und v. a. durch die Mobilisierung der unter der Mandibula, um die Gefäße und hinter der Klavikula liegenden Lymphknoten vervollständigt werden.

2.8.12 Kleinhirn

Es folgt eine sehr kurze anatomische Beschreibung des Kleinhirns, seine Funktionen werden in ➤ Kapitel 7 beschrieben (➤ Abb. 2.11).

Merkmale

- Das Zerebellum hat ein Gewicht von 140 g und umfasst 10 % des Gehirnvolumens.
- Es misst sagittal 5 bis 6 cm und hat einen Durchmesser von 8 bis 10 cm.
- Würde man das Kleinhirn entfalten, entstände eine Fläche von ca. 1.500 cm^2

Lage

Das Kleinhirn befindet sich in der Fossa cranii posterior, es wird vom Tentorium cerebelli geschützt und von dem mit Liquor cerebrospinalis gefüllten Subarachnoidalraum umhüllt, in dem Zisternen ausgebildet werden. Wenn der Druck in den Zisternen durch erhöhten Blutdruck, Tumore oder Traumata ansteigt, kann es zu einer Kompression des Hirnstamms und zum Stillstand lebenswichtiger Funktionen kommen.

Lagebeziehungen

- Die Facies cranialis entspricht dem Großhirn, von dem das Kleinhirn durch das Tentorium cerebelli getrennt wird.
- Die Facies anterior ist zu den Großhirnhemisphären gerichtet. Sie hat Kontakt mit dem Hirnstamm und bildet das Dach des 4. Ventrikels.

Morphologie

Die Oberfläche des Kleinhirns ist von engen Streifen bedeckt, die es klar vom Großhirn unterscheiden. Diese Streifen werden durch den sehr dünnen und in sich gefalteten Cortex cerebelli gebildet.

Der Cortex cerebelli setzt sich zusammen aus

- einem medianen Lappen, dem Vermis, und zwei lateralen Lappen, den beiden Kleinhirnhemisphären,
- einem kleinen Lobus flocculonodularis, dem Archicerebellum.

Vaskularisation

Die Gefäßversorgung des Kleinhirns ist für unsere Arbeit von entscheidender Bedeutung, da wir das Kleinhirn über die im Folgende genannten Gefäße behandeln.

A. vertebralis

Die A. vertebralis liefert die Äste für

- das Rückenmark, den Hirnstamm (Medulla oblongata, Pons und Mesencephalon) und
- das Kleinhirn über die A. cerebelli posterior inferior.

A. basilaris

Die A. basilaris entsteht aus der Vereinigung der beiden Aa. vertebrales. Aus ihr gehen die A. pontis, die A. labyrinthis, die A. cerebelli anterior inferior und die A. cerebelli superior hervor.

V. vertebralis

Die V. vertebralis ist mit dem Plexus venosus des Foramen magnum und den Sinus venosi verbunden. Neben ihrer Kreislauffunktion bilden die beiden Vv. vertebrales auch das Verankerungssystem des Kleinhirns. Venen sind oft für die Kohäsion der Organe, die sie umgeben, verantwortlich.

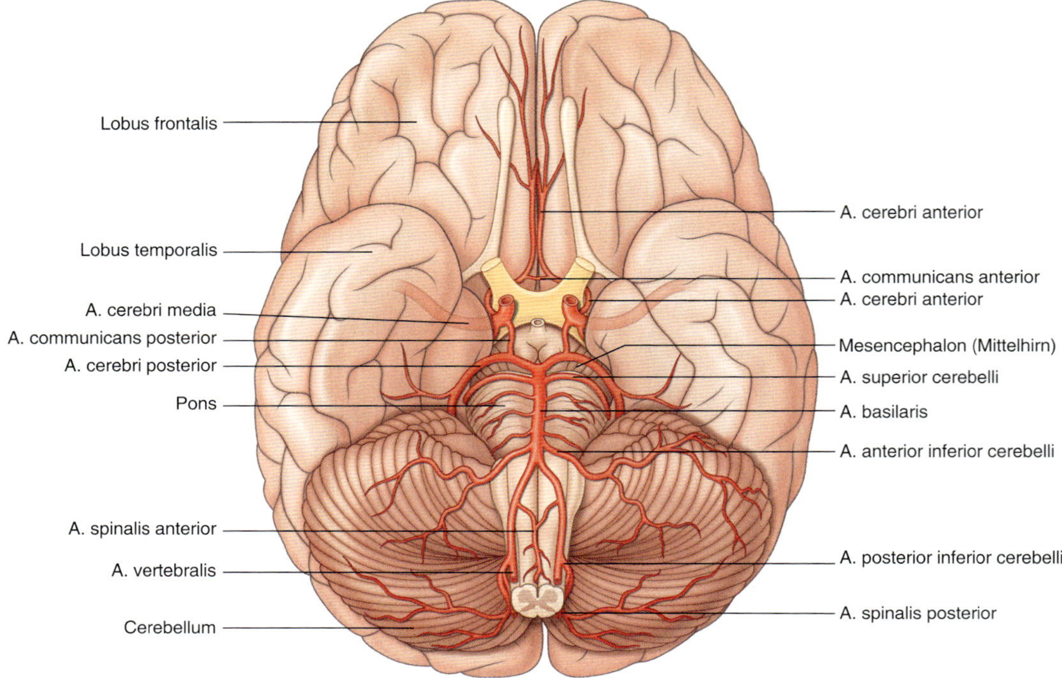

Abb. 2.11 Das Kleinhirn und seine arterielle Versorgung
Quelle: Drake RL, Vogl AW, Mitchell AWM. Gray's Anatomie pour les étudiants. 4e éd. Paris: Elsevier Masson; 2020. Mit Genehmigung der Autoren.

Innervation

Die Innervation des Kleinhirns ist sehr komplex. Das Zerebellum erhält Informationen vom gesamten für die motorischen Funktionen verantwortlichen Nervensystem: Rückenmark, Hirnstamm und Großhirn.

Das Kleinhirn löst Bewegung nicht aus, es kontrolliert die motorische Aktivität der verschiedenen Großhirnareale. Es empfängt propriozeptive, vestibuläre und visuelle Afferenzen.

Begrenzung des Kleinhirns

Das Kleinhirn wird wie folgt begrenzt:

- Anterior durch den Sulcus basilaris und die Rückseite der Pars petrosa
- Kaudal durch die Fossa occipitalis
- Kranial durch das Tentorium cerebelli

Von außen betrachtet, liegt die kaudale Begrenzung des Kleinhirns hinter der Linie, die den kaudalen Anteil des Tragus beider Ohren miteinander verbindet.

KAPITEL

3 Der osteopathische Ansatz für das Gehirn

3.1 Einleitung

Als ich vor mehr als 40 Jahren begann, das Gehirn zu behandeln, konzentrierte sich die kraniale Osteopathie auf die Schädelhöhle und schenkte dem Inhalt nur wenig Beachtung.

Zu jener Zeit organisierten einige Kollegen und ich in Grenoble kostenlose Behandlungen für behinderte Kinder. Wir müssen diesen Kindern dankbar sein, denn sie und ihre leider oftmals schweren Pathologien ermöglichten es uns, Fortschritte auf dem Gebiet des Gehirns zu machen. Ohne vorher einen Blick auf das CT oder MRT zu werfen, lernten wir mit unseren Händen die geschädigten Regionen topografisch zu erkennen.

Da es uns also offensichtlich möglich war, die geschädigten Zonen zu finden, entwickelten wir im Laufe der Zeit Behandlungstechniken, die manchmal zum Erfolg führten, manchmal aber auch erfolglos blieben.

Mit den Jahren haben wir diese Techniken ständig verbessert, um unseren Patienten besser helfen zu können.

3.1.1 Respekt und Bescheidenheit

Es dauerte mehr als 40 Jahre, bis wir es wagten, diesen Ansatz in unseren Kursen zu unterrichten und dieses Buch über das Gehirn zu schreiben.

Das Gehirn ist ein sehr komplexes und rätselhaftes Organ, dem wir großen Respekt entgegenbringen. Angesichts dieses des Denkens fähigen Gewebes fühlt man sich sehr unbedeutend.

Bevor wir die ersten Kurse organisierten und dieses Buch schrieben, haben wir uns mit Ärzten und Wissenschaftlern ausgetauscht. Sie alle zeichnete eine große Bescheidenheit aus. Man hatte den Eindruck, dass sie immer bescheidener und vorsichtiger wurden, je eingehender sie sich mit der Materie beschäftigten. Tatsächlich sind wir noch weit davon entfernt, die Funktionen des Gehirns zu verstehen.

3.1.2 Eine vereinfachte anatomisch-physiologische Studie

Es ist einfach, auf der Grundlage von zahlreichen Forschungsergebnissen viele Seiten zu füllen, um seine vorgebliche Kompetenz unter Beweis zu stellen.

Wir Manualtherapeuten brauchen Klarheit, um genau benennen zu können, was wir unter unseren Händen spüren. Je komplexer die intellektuelle Botschaft, umso weniger finden sich die Hände zurecht. Der Hypothalamus, der die Größe einer Mandel und ein Gewicht von 4 g hat, besteht aus 12 Kernen! Denkt man beim Ecoute-Test an diese 12 Kerne, verliert man sich in den Geweben. Es ist schon schwierig genug, den Hypothalamus zu lokalisieren.

Für unsere Zwecke haben wir das komplexe Thema Gehirn vereinfacht, um seine Physiologie und seine Funktionsstörungen, die Gegenstand zahlreicher Forschungen sind, besser „begreifen" zu können. Dabei mussten wir erfahren, dass Kenntnisse, die vor 10 Jahren als Wahrheit gegolten haben, heutzutage bereits wieder in Frage gestellt werden.

3.1.3 Ein schwieriger Beweis

Wir helfen unseren Patienten und bei manchen erreichen wir echte Verbesserungen. Allerdings sind die Ergebnisse im Bereich des Gehirns nur schwer oder gar nicht beweisbar.

Das Gehirn reagiert gut auf unsere Manipulationen. Um dies nachzuweisen, haben wir einige Forschungen in den Vereinigten Staaten durchgeführt.

Gemeinsam mit Gail Wetzler und Alain Croibier besuchten wir die Klinik des Dr. D.G. Amen (Orange County, Kalifornien), um an 10 Patienten die Wirkung unserer Körpertechniken auf das Gehirn zu demonstrieren.

Mit Hilfe der Hirnperfusionsszintigrafie und dem Kontrastmittel HMPAO untersuchten wir den zerebralen Blutfluss vor und nach der Manipulation, wobei wir nicht zwischen viszeraler, kranialer, struktureller oder emotionaler Behandlung unterschieden.

Tatsächlich war nach der Behandlung eine eindeutige Erhöhung des Blutflusses im Gehirn dieser Patienten erkennbar. Das war einerseits eine Bestätigung, andererseits stellte sich die Frage, inwieweit unsere Techniken einen Placebo-Effekt erzeugten.

3.1.4 Gewebediagnose

Mit einem Ecoute-Test (Definition s. u.) kann man einen Tumor, ein Hämatom oder eine Narbe eindeutig lokalisieren. Wir haben viele Experimente durchgeführt, bei denen wir zuerst eine manuelle Diagnose erstellen und unsere Diagnose anschließend mit den verschiedenen CT- und MRT-Bildern des Patienten verglichen.

Eine Zone, die eine Gewebeschädigung aufweist, ist im CT oder MRT objektivierbar, eine dysfunktionelle Zone dagegen ist mittels MRT nur schwer zu erkennen, obwohl man sie beim funktionellen manuellen Ecoute gut spüren kann.

Eine manuell behandelte Gewebezone verändert sich in der Bildgebung kaum, während klinische Verbesserungen deutlich erkennbar sind!

Die Anmerkung eines Hirnspezialisten auf unser Forschungsprotokoll gefiel uns besonders: „Ich glaube tatsächlich an das, was Sie spüren und machen, allerdings gibt es aktuell kein Gerät, das sensibel genug wäre, dies nachzuweisen."

Der Mangel an objektivierbaren Beweisen darf uns jedoch nicht daran hindern, unseren Patienten zu helfen. Indem wir sie behandeln, tragen wir zur Verbesserung ihres Gesundheitszustands bei, und das ist an sich schon ein beachtliches Ergebnis!

3.2 Betreuung des Patienten

3.2.1 Anamnese

Die Patienten, die uns aufsuchen, haben meist eine umfangreiche Krankenakte. Aber es gibt auch Patienten, die uns direkt konsultieren. In diesen Fällen müssen wir zunächst prüfen, ob wir sie tatsächlich behandeln dürfen.

Wir überlassen es dem Leser, welche Fragen er bei der Anamnese stellt, und befassen uns gleich mit den Kontraindikationen und Indikationen.

3.2.2 Kontraindikationen

Einige Patienten konsultieren uns mit ungewöhnlichen Kopfschmerzen, die manchmal von Nackenschmerzen und anderen nicht sehr auffälligen Krankheitszeichen begleitet werden, die uns zu Vorsicht veranlassen sollten. Es könnte sich um Anzeichen eines Tumors oder eines Schlaganfalls handeln. Im Zweifelsfall sollte der Patient an seinen behandelnden Arzt überwiesen werden.

Folgende Kontraindikationen sind zu beachten:

- Ungewöhnliche, während der Nacht oder am frühen Morgen auftretende Kopfschmerzen
- Sensibilitätsstörungen wie Taubheitsgefühl oder verminderte Sensibilität in einer oder mehreren Extremitäten oder im Gesicht
- Lähmungszeichen in Teilen des Gesichts, an einem Auge, am Mund
- Abnahme oder Verlust des Sehvermögens an einem Auge oder Ausfall einer Hälfte des Gesichtsfeldes (Hemianopsie), kürzlich aufgetretene Doppelsichtigkeit (Diplopie) oder Strabismus
- Sprechschwierigkeiten, Artikulationsprobleme (Dysarthrie)
- Schwierigkeiten beim Schreiben und Lesen
- Verwirrtheit und kurzzeitige Bewusstseinsstörungen
- Störungen des Gleichgewichts und der Wachsamkeit
- Leichtes Zittern

- Singultus, der durch eine Schädigung des Hirnstamms zu erklären wäre
- Amyotrophie und Areflexie eines Muskels

ANMERKUNG

Vorsicht bei Parkinson-Patienten, denen kleine Elektroden im Bereich des Subthalamus implantiert wurden. Diese Elektroden stellen keine Kontraindikation dar, vorausgesetzt man arbeitet nur mit Induktionstechniken.

3.2.3 Indikationen

Zu den Indikationen zählen:
- Schädel-Hirn-Trauma
- Schlaganfall
- Neurodegenerative Erkrankungen
- Neurochirurgie
- Mit der Geburt zusammenhängende Störungen
- Intrauterine Fehllage
- Infektionen (Meningitis, Encephalitis)
- Epilepsie

Weitere Indikationen:
- Mehr oder weniger schwere psychomotorische Störungen
- Psycho-emotionale Probleme
- Depressionen
- Notalgia paraesthetica
- Chronische Schmerzen

3.3 Klinische Untersuchung

3.3.1 Blutdruck

Der Blutdruck sollte an beiden Armen gemessen werden und immer unter einem Wert von 140/90 mmHg liegen.

Besteht beim systolischen Wert zwischen dem rechten und linken Arm eine Differenz von mehr als 20 mmHg, kann dies ein Hinweis auf eine verminderte Durchblutung des Gehirns sein, die oftmals asymptomatisch bleibt. Sie kann mit einem Problem an der Thoraxapertur oder den Thoraxorganen in Zusammenhang stehen.

3.3.2 Puls

Die Pulse folgender Arterien werden überprüft:
- A. carotis
- A. occipitalis
- A. palpebralis
- A. supraorbitalis
- A. supratrochlearis

3.3.3 Adson-Wright-Test

Dieser Test kann auf zwei Arten ausgeführt werden:
- Klassisch in sitzender Position, um eine Kompression der Gefäße in der Thoraxapertur festzustellen.
- In Rückenlage (s. ➤ Kap. 6), um eine vaskuläre Verbindung zwischen der Thoraxapertur und dem Gehirn zu erkennen, da durch die Kompression der A. subclavia eine Zirkulationsstörung in der A. vertebralis entstehen kann.

3.3.4 Allgemeine Untersuchungen

Dazu gehören:
- Augenuntersuchung: Augenbewegung, Nystagmus, Strabismus, Pupillen, Miosis Mydriase, Anisokorie (unterschiedlich große Pupillen).
- Testen der Muskel- und Sehnenreflexe an den Extremitäten.
- Sensibilitätstests, v. a. im Gesicht, zur Austestung der Hirnnerven.
- Analyse des Gangbilds mit offenen und geschlossenen Augen (Romberg-Test). Es gibt hierfür zahlreiche neurologischen Untersuchungen, die hier nicht alle aufgezählt werden können. Bei geringstem Zweifel sollte der Patient an einen Facharzt überwiesen werden.
- Überprüfung der Lymphknoten: Die Lymphknoten am anterioren und posterioren Hals, hinter der Klavikula, in der Achselhöhle und am Arm sollten systematisch palpiert werden, da sie Hinweise auf ein Lymphom liefern können. Entzündete, harte oder empfindliche Lymphknoten deuten auf eine Infektion oder eine Allergie hin, die genauer untersucht werden muss. So kann etwa eine Zahninfektion Symptome in anderen

Regionen, etwa intrakraniale Schmerzen erzeugen, die beim Patienten oft Angst auslösen.

3.4 Manuelle Diagnose

3.4.1 Beurteilung von Veränderungen des intrakranialen Drucks

Manche nennen diese Tests auch die Untersuchung der kranialen Bewegungen, die unserer Meinung nach durch Schwankungen des intrakranialen Drucks verursacht werden. Aus diesem Grund verwenden wir die Begriffe Expansion-Retraktion anstelle von Flexion-Extension. Ob man an die Existenz der kranialen Bewegungen glaubt oder nicht, die Tests bleiben die gleichen: Man beurteilt den Rhythmus und die Intensität der Druckveränderungen.

Diese Druckveränderungen entstehen aufgrund verschiedener Phänomene, die mit der Homöostase zusammenhängen:

- Herzschläge und arteriovenöser Kreislauf
- Atemrhythmus
- Lymphatische und glymphatische Zirkulation
- Motilität des Gehirns
- Vasogener Tonus
- Sekretion und Resorption des Liquor cerebrospinalis durch die Plexus choroidei, das Hirngewebe, die Riechschleimhaut, die Sinus venosi, die Meningen, die Granulationes arachnoideales
- Viszerale Mobilität, insbesondere jener Organe, die große Mengen an venösem Blut speichern wie die Leber, die Lungen und der Darm
- Allgemeine körperliche Aktivität

3.4.2 Manueller Ecoute

Der manuelle Ecoute (engl.: Listening; dt.: Lauschen) bezeichnet die Tatsache, dass eine auf dem Körper liegende Hand durch tissuläre, funktionelle oder emotionale Spannungen angezogen wird.

Der Ecoute-Test ist v. a. eine topografische Untersuchung, die je nach Qualität und Symptomatologie weiter verfeinert werden muss.

Dabei ist es wichtig, dass der Ecoute mit der Handfläche und nicht mit den Fingern ausgeführt wird. Thenar und Hypothenar sind sehr sensibel und ermöglichen eine sehr präzise Evaluierung.

Man sollte während des Ecoute immer einen Abstand von etwa 30 cm zum Patienten aufrechterhalten. Der Therapeut sollte seine Füße gut erden, die Beine leicht spreizen, den Oberkörper und die Schultern aufrecht halten und darauf achten, das Nähe- und Distanzbedürfnis von Patient und Therapeut zu respektieren.

3.4.3 Globaler Ecoute

Der globale Ecoute sollte vor dem lokalen kranialen Ecoute erfolgen, da Symptome im Kopf auch von anderen Körperregionen ausgehen können, insbesondere, wenn sie vaskulären Ursprungs sind.

3.4.4 Kranialer Ecoute

Der Patient liegt auf dem Rücken, seine Arme ruhen neben seinem Körper. Der Therapeut steht am Kopfende der Behandlungsliege. Er legt seine dominante Hand direkt hinter der Sutura coronalis auf den Schädel und seine andere Hand flach unter das Okziput des Patienten. Er beurteilt die Qualität und die Lokalisation des Ecoute auf dreidimensionaler Ebene.

3.4.5 Tissulärer Ecoute

Der Druck der Hand ist etwas höher als das Gewicht der Hand. Die Hand wird eindeutig in eine oberflächliche oder tiefe Körperregion gezogen.

Oberflächlicher Ecoute

Die Handfläche gleitet oberflächlich und präzise in Richtung eines Teils der Kopfhaut, zu bestimmten Knochen oder Suturen und zur unter der Schädelkalotte liegenden Dura.

Die exokranialen Manipulationen sind nicht Gegenstand dieses Buches.

Tiefer Ecoute

Der Ecoute findet auf der Ebene des Gehirns statt. Der tiefe tissuläre Ecoute (*deep tissue listening*) kann:

- präzise, auf einen kleinen Bereich begrenzt und klar umschrieben sein, etwa bei vaskulären oder neuralen Problemen (Thrombose, Neuropathie) oder endokranialen Narben.
- an mehreren Stellen präzise und klar umschrieben sein, etwa bei neurodegenerativen Erkrankungen wie der Multiplen Sklerose oder dem Morbus Parkinson. Die Handfläche bewegt sich in Richtung der am meisten betroffenen Zone und folgt dabei keiner geraden Linie. Bevor sie die endgültige Zone erreicht, begegnet sie anderen, weniger signifikanten Zonen.
- linear und tunnelartig sein. Der lineare Ecoute entsteht oft durch ein vaskuläres Problem oder durch eine Narbe. Er tritt oft bei Läsionen auf, die epileptische Anfälle verursachen. Zunächst folgt der Ecoute einer großen Zone, die sich immer mehr präzisiert, je mehr die Handfläche in die Tiefe eindringt. Es ist eine Art vertikaler Abstieg, der sich am Ende des Ecoute in verschiedene Richtungen teilt.
- breiter, präziser und besser umschrieben sein, wenn es sich um einen gut- oder bösartigen Tumor handelt oder um die Folgen von Blutungen. Ein Meningeom erzeugt zum Beispiel diesen Eindruck.
- breit, ungenau abgegrenzt sein. Das ist das Kennzeichen einer sensorischen Dysfunktion, auf die nach der Beurteilung der Gewebedichte eingegangen wird, oder einer emotionalen Zone.

Beurteilung der Gewebedichte

Tissuläre Kompression-Dekompression

Dabei beurteilt man die Geschwindigkeit, mit der der Widerstand beim Ecoute auftritt, die Präsenz einer Zone von hoher oder niedriger Intensität. Zudem evaluiert man den direkten Widerstand, während man das Gehirn etwas komprimiert. Zunächst spürt man den Widerstand des Kraniums und dann den in der Tiefe erkennbaren Widerstand der intrakranialen Gewebe. Bei der Dekompression achtet man auf die Rückbewegung.

Zonen hoher Dichte

Die Handfläche scheint langsam und mit einer gewissen Schwierigkeit in die Gewebe einzudringen. Dies ist ein Hinweis, dass ein Teil des Gehirns fibrotisch oder ödematös, eventuell auch hyperaktiv ist. Es handelt sich um eine Zone mit großer Viskoelastizität.

Zonen geringer Dichte

Die Handfläche sinkt schnell und leicht in die Gewebe ein, der Widerstand ist weich und flauschig. Diese Empfindung findet man bei Agenesie, Unterfunktion und nach einer Tumorentfernung, die eine Leere zurücklässt.

Funktioneller Ecoute

Der funktionelle Ecoute ist insofern interessant als er dem Therapeuten hilft, jene Zone zu definieren, an der das Gehirn Schwierigkeiten hat, auf eine sensorische oder motorische Aktivität zu reagieren. Dabei zeigt die sensorische oder motorische Stimulation entweder keine Wirkung oder der Verlauf des Ecoute ist unregelmäßig oder unterbrochen.

Betrachten wir beispielsweise den Geruchssinn. Der intrakraniale Verlauf der Riechbahn reicht vom Bulbus olfactorius über den Tractus olfactorius zum Temporallappen. Beim funktionellen Ecoute eines Geruchs folgt die Handfläche dem Verlauf und hält dann an, wobei zunächst unterschieden werden muss, ob der Ecoute gebremst oder unterbrochen wird. An dieser Stelle setzt die Behandlung an.

Druckunterschiede

Es ist möglich, dass in einem geschlossenen Raum Druckunterschiede vorhanden sind, die lokal das Flüssigkeits-, das Nerven- und das viskoelastische System des Gehirns beeinflussen. Dem Thema des intrakranialen Drucks ist ein eigenes Kapitel gewidmet (s. ➤ Kap. 5). Unserer Ansicht nach haben wir auf zerebraler Ebene vor allem eine barometrische Wirkung.

3.4.6 Induktion

Der Begriff Induktion beschreibt die aktive Form des Ecoute. Die Handfläche folgt dem tissulären Ecoute, verstärkt ihn und löst dabei seine Grenzen etwas auf.

Während die Hand beim Ecoute passiv ist und der Richtung, in die sie gezogen wird, folgt, ist sie bei der Induktion aktiv.

3.4.7 Emotionaler Ecoute

Der emotionale Ecoute folgt dem gleichen Konzept und wird ebenfalls in Rückenlage ausgeführt, nur das der Druck der Handfläche nun besonders leicht ist, sodass die Hand fast den Kontakt verliert. Auch in diesem Fall folgt man dem Verlauf und beurteilt ihn.

3.4.8 Ecoute außerhalb des Kraniums

Die Handfläche scheint über den Schädel hinaus – nach anterior oder nach posterior – gezogen zu werden, das ist ein Zeichen, dass das Problem weder exokranial noch endokranial ist.

Ecoute nach anterior

Die Handfläche scheint sich in Richtung Gesicht bewegen zu wollen. Dieser Ecoute kann Probleme in folgenden Bereichen andeuten:

- Nasennebenhöhlen
- Augen
- Trauma
- Zähne
- Kiefergelenk
- Ohrspeicheldrüse usw.

Ecoute nach posterior

In den meisten Fällen handelt es sich um ein HWS-Problem. Der N. occipitalis major (Arnold-Nerv) bildet eine Anastomose mit dem N. trigeminus, die zahlreiche Nackenschmerzen und kraniale Dura-mater-Spannungen in Verbindung mit dem Gesichtsschädel und den Zähnen erklärt.

3.4.9 Manuelle Thermo-Diagnose

Mit der manuellen Thermo-Diagnose lässt sich ein strukturelles Problem oder eine Dysfunktion sehr genau lokalisieren; diese müssen anschließend analysiert werden.

Dabei handelt es sich nicht um das Erkennen eines Wärmeflusses im eigentlichen Sinn, sondern um die Beurteilung des globalen elektromagnetischen Feldes.

3.5 Motilität des Gehirns

Diese Thematik wirft mehr Fragen als Antworten auf. Beginnen wir zunächst mit der Definition der Motilität.

Das Wörterbuch definiert Motilität als die Fähigkeit natürliche Bewegungen spontan oder als Reaktion auf verschiedene Stimuli auszuführen.

In der Osteopathie versteht man unter diesem Begriff die Fähigkeit eines Organs oder einer Struktur, aus sich heraus, inhärent Mikrobewegungen auszuführen. Diese Bewegungen hängen weder von der Muskelaktivität noch vom Diaphragma ab.

3.5.1 Was fühlen die Hände?

Legt man die Hände auf eine lebende Struktur und insbesondere auf ein Organ, spürt man eine sich wiederholende Bewegung, die sich von der Mittellinie oder dem Zentrum des Körpers wegbewegt bzw. wieder hinbewegt. Man spricht von „Inspir", wenn sich das Organ wegbewegt und von „Expir", wenn es sich zur Mittellinie bewegt.

3.5.2 Wie lässt sich die Motilität erklären?

Motilität lässt sich möglicherweise durch folgende Phänomene erklären:

- Aktivität der Gehirnzellen
- Blutzirkulation
- Atemrhythmus

- Lymphatisches und glymphatisches System
- Sekretion und Resorption des Liquor cerebrospinalis

3.5.3 Unterscheidet sich die Motilität von der „kranialen Bewegung"?

Wir glauben nicht, dass sich der knöcherne Schädel ausweitet und wieder zusammenzieht. Dennoch spürt man mit den Händen die Unterschiede im intrakranialen Druck, die diese Illusion der Mobilität des Schädels erzeugt.

3.5.4 Unsere Erfahrungen

Wir haben versucht, die Motilität des Schädels zu spüren, indem wir die A. carotis communis und die A. vertebralis beidseits für einen kurzen Augenblick komprimierten und den Patienten ersuchten, den Atem anzuhalten. Dies löste beim Patienten Angst oder einen anormalen Zustand aus. Unser Experiment war misslungen.

3.5.5 Schlussfolgerung

Die zerebrale Motilität hängt möglicherweise von mehreren Effekten ab, die sich aus der Zirkulation, der Respiration, dem Liquor cerebrospinalis, dem glymphatischen System und der Aktivität der Gehirnzellen zusammensetzen.

Es gilt heute als erwiesen, dass die Produktion des Liquor cerebrospinalis jeweils zur Hälfte durch die Plexus choroidei und das Gehirngewebe erfolgt. Gleichzeitig bestätigen Experten, dass lange noch nicht alle Fragen geklärt sind, deshalb sind Vorbehalte bezüglich der Motilität durchaus angebracht.

3.6 Die beiden Teile dieses Buches

Dieses Buch könnte in zwei Einheiten – einen mehr strukturellen und einen mehr funktionellen Teil – unterteilt werden, auch wenn diese Bereiche eng miteinander verknüpft sind.

3.6.1 Der strukturellere Teil

Das ist der „objektivere" Teil dieses Buches, der sich mit Anatomie und Physiologie befasst und folgende Strukturen betrifft:

- Barometrische Muskeln des Gehirns
- Augenmuskeln
- N. opticus, N. trigeminus und N. vagus
- Nasennebenhöhlen
- Dura mater cranialis
- Ventrikel und das glymphatische System
- Vaskularisation
- Foramina des Os sphenoidale

3.6.2 Der funktionellere Teil

Das ist der Teil, der eher mit dem „Spürbaren" verbunden ist. Die Gehirnaktivität ist sehr schwer zu objektivieren. Mit der funktionellen Magnetresonanztomografie (fMRT) lässt sich die Aktivität des Gehirns gut darstellen, allerdings sind die Untersuchungsbedingungen oft mit dem, was man spontan ohne Geräte spürt, nicht vereinbar. Die fMRT zeigt mehrere aktivierte Zonen, während man manuell nur selten mehrere Zonen wahrnimmt, die Hand wird durch eine dominante Zone angezogen.

Wir haben die durch Stimulation aktivierten sensorischen kortikalen Bereiche so weit wie möglich vereinfacht. Basierend auf den Informationen, die wir durch den manuellen Ecoute gesammelt haben, haben wir die Diagnose und die sich daraus ableitende Behandlung entwickelt.

3.7 Behandlung

3.7.1 Zuerst der knöcherne Schädel

Es ist wichtig sich zunächst mit dem knöchernen Schädel zu befassen und sich erst dann dem Gehirn zuzuwenden. Intraossäre und suturale Spannungen des Schädels sollten zuerst behandelt werden.

Wir lösen die verschiedenen intrakranialen Spannungen, um die Funktionen des Gehirns zu verbessern. Unsere manuelle Behandlung ist vor allem eine mechanische Behandlung, gleichzeitig wissen wir, dass dadurch, dass wir eine Hand auf den Kopf einer Person legen, auch emotionale und elektromagnetische Reaktionen ausgelöst werden. Jedes Lebewesen produziert ein elektromagnetisches Feld, das mit den Feldern anderer Personen interferiert – wir behandeln dieses Phänomen in einem eigenen Kapitel (s. ➤ Kap. 4).

3.7.2 Induktion

Der Ecoute lenkt unsere Hand zu einer präzisen Stelle am Gehirn, die behandelt werden muss. Induktion heißt, der durch den Ecoute angegebenen Richtung zu folgen, sie zu vergrößern oder zu verstärken.

Schließlich überschreitet man das vom Ecoute angegebene Ende ein klein wenig, wobei die Hand weiter der von den Geweben vorgegebenen Richtung folgt. Nicht der Therapeut entscheidet über die Richtung, er verlässt sich dabei vollständig auf die Gewebe, die es viel besser wissen.

3.7.3 Direkte Technik

Bei der direkten Technik arbeitet man gegen die Gewebebarriere. Man folgt dem Ecoute, der die Hand zu einem Hindernis führt, und durchbricht diese Barriere mit viel Feingefühl.

Die direkte Technik wird in verhärteten und fibrösen Zonen verwendet.

3.7.4 Elektromagnetisches Gleichgewicht

Wir haben zahlreiche Forschungen zu den elektromagnetischen Feldern durchgeführt. Diese Felder kombinieren verschiedene Wellen: Radiowellen, Radarwellen, Infrarot, sichtbares Licht, ultraviolette Strahlung und Röntgenstrahlen. Deshalb ist das Studium der elektromagnetischen Felder des Körpers eine so komplexe Angelegenheit.

Wir glauben, dass jedes Lebewesen seine eigene quantitative und qualitative elektromagnetische Identität hat. Wenn die Hand mit dem Körper eines Patienten Kontakt aufnimmt, ist sie nicht neutral. Es entsteht ein Austausch von elektromagnetischen Strömen, die den Organismus durchlaufen.

Zwei Organe erzeugen eine hohe Elektrizität: das Herz und das Gehirn.

Die Forschergruppe RNI CRAM/INRS spricht von einem „Mikrowellen-Klick"-Effekt. Dabei handelt es sich um ein interessantes Phänomen, das mit der thermoelastischen Expansion des Gehirngewebes durch die Wirkung von Mikrowellen zusammenhängt. Die aufgenommene Energie wird in Wärme umgewandelt und erzeugt eine leichte Erhöhung der Temperatur in der Cochlea. Dies gilt als Beweis für die elektromagnetische Sensibilität des Gehirns.

Innerhalb des Körpers können elektrische Phänomene gewisse neuroendokrine Funktionen anregen und regulieren. Alle Zellen haben eine Polarität und die Induktion von Elektrizität kann diese Aktivitäten verändern.

In diesem Zusammenhang haben wir Experimente mit Infrarotkameras durchgeführt. Bestimmte Hirnläsionen weisen eine höhere Wärmestrahlung auf, gleichzeitig ist die Infrarotstrahlung Teil des elektromagnetischen Felds.

3.8 Intensivierungs- und Dissipationstechniken

3.8.1 Intensivierung-Stimulation

Diese Technik wird an bestimmten weniger dichten und weniger viskoelastischen Bereichen des Gehirns, etwa nach einem Trauma, einem chirurgischen Eingriff, einer Infektion, einem Ödem, aber auch zur Stimulation wenig funktioneller Gehirnzonen verwendet.

Technik

Der Therapeut folgt dem Ecoute bis an sein Ende in die Tiefen des Gewebes und verstärkt den Ecoute am Ende seines Verlaufs.

Bei der Rückbewegung spürt er physisch, dass seine Hand die Gewebe zur Oberfläche zieht. Es fühlt sich an, als versuche man die Handfläche von einer klebrigen Oberfläche zu lösen, wobei ein „Saugnapf"-Effekt entsteht.

Nach und nach fühlt der Therapeut, dass mit dem Nachlassen der flüssigen Gewebespannungen seine Handfläche freier wird.

Im Prinzip reichen 5 bis 10 Bewegungen. Man kann diese Technik an jeder fibrösen Körperstelle ausprobieren, z. B. an einem Teil des Abdomens, der operiert wurde.

3.8.2 Dissipation-Inhibition

Diese Technik wird verwendet, um eine funktionell hyperaktive Zone zu entspannen.

Technik

Der Therapeut folgt dem Ecoute und verlängert dabei die entstehende Kompression.

Während der Rückbewegung übt seine Handfläche eine leichte Traktion aus und folgt dabei dem einfachsten Weg. Dabei hat der Therapeut das Gefühl, dass sich die wahrgenommene Spannung unter seiner Hand auflöst. Es ist, als versuche sich die Hand von der aus dem Gehirn kommenden Anziehungskraft zu lösen.

Beispiel

Der Patient erzählt von einem intensiven Augenblick der Angst. Die Hand des Therapeuten bewegt sich auf die Gehirnzone zu, in der die Erinnerung an diese Angst festgehalten wurde, oft liegt diese im Bereich der Amygdala.

Die Hand des Therapeuten bewegt sich mit leichtem Ecoute Richtung Amygdala und kehrt dann mit noch mehr Leichtigkeit in die andere Richtung zurück. Nun hat der Therapeut nicht mehr das Gefühl, dass Klebstoff seine Handfläche zurückhält wie bei der Intensivierung-Stimulation, sondern es scheint ihm, als würde sich seine Hand sanft und langsam, wie durch Watte, von der Zone entfernen, in der die Angst gespeichert war.

Wenn die Technik erfolgreich war, fühlt der Patient, dass ihn die Erwähnung seiner Angst weniger beeinträchtigt.

3.8.3 Watterollen

Watterollen helfen dem Therapeuten, die Wirkung auf das Gehirn genauer zu lokalisieren und zu intensivieren. Dazu ersucht man den Patienten, während man die Technik ausführt, eine Zahnwatterolle (wie sie Zahnärzte verwenden) zwischen den Zähnen festzuhalten.

Die dadurch entstehenden Kräfte ermöglichen eine bessere Diagnose der im Ecoute wahrgenommenen Zonen, sodass sie anschließend mit mehr Präzision durch alternierende Kompression-Dekompression behandelt werden können.

3.8.4 Wattestäbchen

Für endonasale Techniken hat sich die Verwendung von Wattestäbchen bewährt. Sie helfen dem Therapeuten einen neuronalen, barometrischen Effekt sowie eine Wirkung auf den Meatus und die Conchae zu erzielen. Die Nasennebenhöhlen wirken sich auf die intrakranialen Druckverhältnisse aus, vielleicht sogar auf die Resorption der glymphatischen Flüssigkeit.

3.8.5 Dehnung der Gefäße

Das Kreislaufsystem muss stimuliert werden; Arterien und Venen reagieren auf Dehnung. Diese Techniken werden in ➤ Kapitel 6 beschrieben.

Die Gefäßäste werden von gefäßverengenden sympathischen Fasern umgeben. Unsere Techniken wirken sowohl auf die Wände von Arterien und Venen als auch auf das sie umgebende sympathische System.

3.8.6 Entspannung der „barometrischen Muskeln des Gehirns"

Verschiedene Muskeln des Neuro- und Viszerokraniums haben Ansätze an der Dura mater und an Knochen wie dem Os sphenoidale, das über mehr als 20 Foramina verfügt, die von Arterien, Venen und Nerven durchzogen werden und die ihrerseits von einem aus Fettgewebe und Dura bestehenden System umgeben werden. Die Spannung dieser Muskeln – die im Folgenden genauer beschrieben werden – kann den Druck in den Kanälen und den Foramina verändern.

3.8.7 Hirnnerven

Mein Freund Alain Croibier und ich haben den Hirnnerven bereits ein Buch gewidmet (Barral JP, Croibier A. *Manipulation kranialer Nerven*). Innovative Techniken zur Behandlung des N. opticus und des N. vagus werden im Weiteren beschrieben. Dies bedeutet nicht, dass wir den anderen Hirnnerven weniger Bedeutung beimessen, aber diese wurden bereits in dem eben erwähnten Buch beschrieben.

Bei Nervenbehandlungen wird zunächst immer das umliegende Gewebe von Spannungen befreit und erst dann sehr vorsichtig der Nerv selbst. Nerven sollten niemals komprimiert werden, um eine Nervenreizung zu vermeiden.

3.8.8 Motilität

Die Techniken zur Motilität werden in ➤ Kapitel 5 beschrieben. Diese werden normalerweise am Ende der Behandlung eingesetzt, um die verschiedenen Techniken miteinander zu verbinden, zudem erzeugen sie ein allgemeines Wohlgefühl und erhöhen das Energieniveau.

3.8.9 Emotionaler Release

Es besteht ein großer Unterschied zwischen Ecoute-Techniken und Release-Techniken. Bei den Release-Techniken arbeitet man mit sehr leichtem Kontakt. Über welche Prozesse werden die emotionalen Spannungen gelöst? Vielleicht über elektromagnetische Effekte – die schnelle Wirkung der Technik lässt diese Vermutung zu –, auch wenn es dafür keine Beweise gibt.

Es gibt viele Publikationen über die verschiedenen Arten von Gedächtnis und Erinnerung, aber nur wenige, die sich mit der Gedächtnisspur (Engramm) befassen. Es ist bekannt, dass der Hippocampus eine entscheidende Rolle im Erinnerungsprozess spielt, aber auf welchem Weg tut er das?

Das Französische Institut für medizinische Forschung INSERM veröffentlichte eine Forschungsarbeit über das Gedächtnis, in der darauf hingewiesen wird, dass „Erinnerung einer Veränderung der elektrischen Aktivität eines speziellen, aus mehreren Neuronen bestehenden Kreislaufs entspricht". Dabei scheinen die Synapsen, über die Produktion von Proteinen, eine wichtige Rolle zu spielen. Aber wie erklärt man die Speicherung von Erinnerungen, die auch 50 Jahre später noch reaktiviert werden können? In diesem Zusammenhang erinnern wir uns an eine 90-jährige Patientin, die nach einer Behandlung das Gedicht „La mort du loup" von Alfred de Vigny vollständig aufsagte. Dabei wusste sie nicht mal, dass sie sich daran noch erinnern konnte.

3.8.10 Von der Makro- zur Mikrostruktur

Die Diagnose durch Ecoute ermöglicht es dem Therapeuten, zunächst große Strukturen zu erkennen und dann schrittweise präziser zu werden.

Die Behandlung erfolgt zunächst auf tissulärer und in weiterer Folge vor allem auf zellulärer Ebene.

KAPITEL

4 Das elektromagnetische Gehirn

4.1 Das elektrische Gehirn

Das Gehirn ist der größte Generator des Körpers, der weit mehr Elektrizität erzeugt als das Herz (➤ Abb. 4.1). Es dürfte ungefähr 38 Watt pro Stunde erzeugen, das entspricht dem Energieverbrauch einer Glühbirne.

Bereits 1972 begannen wir uns für die elektrischen Impulse des Körpers zu interessieren, leider wurde dieser Bereich seither wenig erforscht. Dennoch sind wir überzeugt, dass die elektrischen Felder des Gehirns für die Informationsverarbeitung entscheidend sind.

Die in diesem Kapitel dargestellten Ausführungen basieren auf dem Buch „*The Edge Effect*" von Dr. Braverman und unseren persönlichen Erfahrungen.

Zwischen der Gehirnfunktion und der Ausbreitung elektrischer Impulse besteht ein Zusammenhang, der auf drei Parametern basiert: elektrische Spannung, Ausbreitungsgeschwindigkeit und Synchronisation.

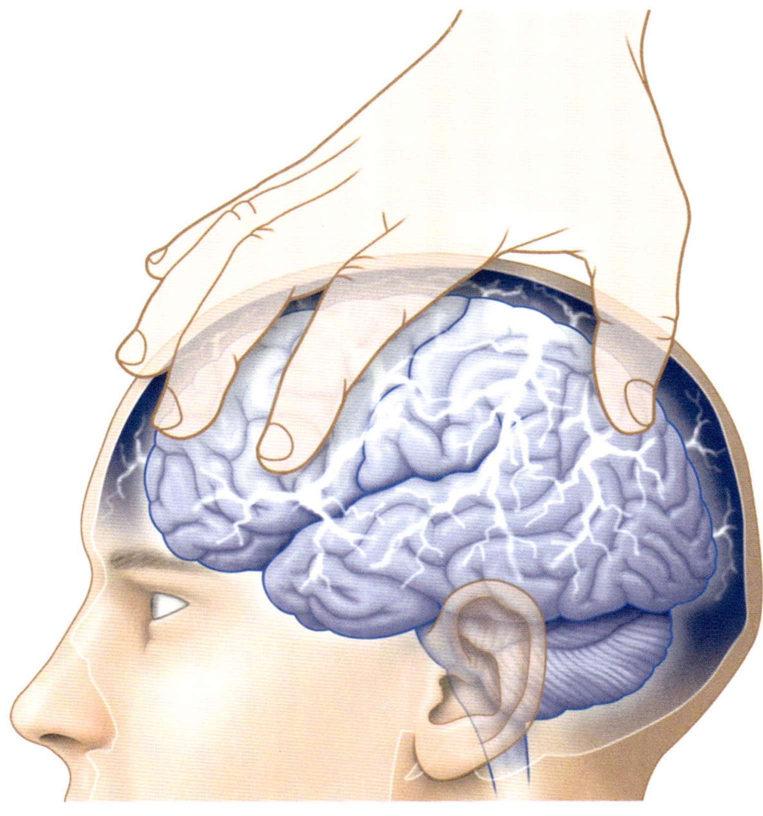

Abb. 4.1 Das elektromagnetische Gehirn
Quelle: Cyrille Martinet

Der Rhythmus des Gehirns basiert auf einer elektromagnetischen Welle, die das Ergebnis der neuronalen Aktivität des Gehirns ist. Diese Welle hat eine geringe Amplitude von wenigen Mikrovolt.

4.1.1 Elektrische Spannung

Die elektrische Spannung beschreibt die Intensität, mit der das Gehirn auf einen Reiz reagiert. Sie entsteht durch die Potentialdifferenz und ist eines der Bestandteile, durch die das Gehirn auf diese Information reagieren kann.

4.1.2 Anzahl und Ausbreitungsgeschwindigkeit der elektrischen Impulse

Pro Sekunde sendet das Gehirn 60 Impulse in den Rest des Körpers. Die Ausbreitungsgeschwindigkeit des elektrischen Impulses variiert je nach Alter und Gesundheit der Person. Im Wasser beträgt sie etwa 226.000 km/s, in einem Kupferkreislauf 200.000 km/s, im Gehirn ist sie viel geringer.

Das Team von Michel Thiebaut von Schotten und das *Institut du cerveau et de la moelle épinière* (Institut für Gehirn und Rückenmark) in Paris sowie die Universität von Padua (Italien) geben folgende Werte an: Der elektrische Nervenimpuls zirkuliert mit einer Geschwindigkeit von 300 km/h (etwa 80 m/s); es dauert somit 550 Millisekunden, also etwa eine halbe Sekunde, bis man einen Nadelstich spürt.

4.1.3 Elektromagnetische Felder

Unter diesem Begriff versteht man die Kopplung eines elektrischen und eines magnetischen Felds. Das elektrische Feld entsteht durch eine Potentialdifferenz zwischen zwei Punkten, dabei muss sich die Ladung nicht bewegen. Magnetfelder werden nur durch bewegte Ladung hervorgerufen.

4.1.4 Gehirnwellen

Man unterscheidet fünf verschiedene Gehirnwellen oder Schwingungen:

- Gammawellen: 30 bis 60 Zyklen/Sekunde. Sie werden in Phasen des Lernens, des kreativen Denkens und des Informationsmanagements aktiviert.
- Betawellen: 15 bis 30 Zyklen/Sekunde. Sie werden in Phasen der Reaktivität, der Wachsamkeit produziert, ihre mentale Ladung ist hoch, aber ruhig.
- Alphawellen: 8 bis 12 Zyklen/Sekunde. Sie werden in Phasen der Kreativität, im Zustand des entspannten Bewusstseins produziert.
- Thetawellen: 4 bis 8 Zyklen/Sekunde. Sie werden im Zustand der Schläfrigkeit produziert und sind bei Kindern und Jugendlichen häufiger.
- Deltawellen: 1 bis 4 Zyklen/Sekunde. Sie werden während der Schlafphase und bei totaler Ruhe aktiviert.

4.1.5 Nervenimpulse und Neurotransmitter

Neuronen kommunizieren miteinander über elektrische Signale, die als Nervenimpulse oder Aktionspotenzial bezeichnet werden. Sie kommunizieren über Synapsen mit anderen Neuronen.

Nervenimpulse werden entlang der in den synaptischen Vesikeln enthaltenen Neurotransmitter weitergeleitet, die ein zweites Neuron aktivieren oder inhibieren können. Man unterscheidet zwischen erregenden Neurotransmittern wie Glutamat, Dopamin, Acetylcholin, Serotonin und inhibitorischen Neurotransmittern wie GABA (Gamma-Amino-Buttersäure).

Dabei setzen weniger als 10 % der Neuronen GABA frei, um eine permanente Inhibition des Gehirns zu verhindern. Bei Babys ist GABA aufgrund des nicht ausgereiften Kontrollsystems ein erregender Neurotransmitter.

4.1.6 Perineurales System und Magnetfelder

Robert O. Becker und Gary Selden beschreiben in ihrem Buch „*The Body Electric*" die Eigenschaften des Perineurium, des die Nervenfasern umgebenden Bindegewebes.

Sowohl die Neuronen als auch das Perineurium besitzen ihre eigene elektrische Aktivität, die das elektromagnetische Feld unterstützt.

Das perineurale System funktioniert mit Gleichstrom niedriger Spannung. Es informiert das Gehirn permanent darüber, was im Körper vor sich geht. Kommt es durch eine Fraktur, einen Schnitt oder eine Dysfunktion zu Läsionen, so wird das Gehirn über einen „Läsionsstrom" informiert und kann die Reparatur dieser Läsionen steuern und sicherstellen.

Das perineurale System reagiert empfindlich auf Magnetfelder, dieses Phänomen wird als „transversaler Hall-Effekt" bezeichnet.

4.1.7 Ausbreitung von Gehirnwellen

Gehirnwellen werden über das Bindegewebe und das Gefäß- und Nervensystem im gesamten Körper verbreitet. Gleiches gilt auch für Herz- und Muskelwellen.

Gehirnwellen führen zu rhythmischen Variationen der lokalen Felder, die jedes Neuron umgeben, wodurch diese mehr oder weniger sensibel und reaktiv werden.

Das Gehirn verfügt über etwa 2.000 km Arterien und Venen. Dieses Gefäßsystem ist ein guter Leiter von Gehirnwellen. Die Gefäße ermöglichen die außergewöhnliche Ausbreitung der Wellen und tragen damit zur unverzichtbaren Einheit des Organismus bei.

Das perineurale elektromagnetische System macht den Körper für geomagnetische Felder viel empfindlicher als man bisher angenommen hatte. Die Variationen der physischen und mentalen Form, die Sensibilität gegenüber Jahreszeiten, Licht, den zirkadianen Rhythmen, Orten und bestimmten Menschen beeinflussen unsere elektromagnetischen Felder und damit unser Verhalten.

4.1.8 Wahrnehmung der Magnetfelder

Der Mensch ist mehr als eine Ansammlung von Muskeln, Sehnen, Gefäßen und Organen.

Wenn wir eine Person sehen oder mit ihr in Kontakt stehen, sendet uns diese Person Informationen, die nicht nur ihren physischen und ästhetischen Zustand und das, was sie sagt, betreffen, sondern eine Art intuitive globale Einschätzung vermitteln, die über das detaillierte Verständnis hinausgeht.

Dadurch lässt sich das Misstrauen, die Sympathie oder die Empathie erklären, die man einer Person gegenüber empfindet, der man zum ersten Mal begegnet. Dieses Gefühl hat sicherlich etwas mit unserer Erziehung, unserer Kultur zu tun, aber auch mit den im Kontakt mit anderen entstehenden elektromagnetischen Feldern.

4.2 Manuelle Sensibilität gegenüber den Magnetfeldern

Die manuelle Sensibilität gegenüber Magnetfeldern kann man trainieren und verfeinern. Die manuelle Praxis erhöht die Sensibilität der Hände gegenüber Magnetfeldern. Das gilt für alle manuellen Berufe.

Diese besondere Sensibilität ist bei Berührung und bei der Palpation präsent, oft ist sie aber bereits vorher da, sodass man Variationen des Magnetfelds bereits spürt, bevor die Hand den Körper berührt.

Daher müssen wir uns davor hüten, den Magier oder das Ausnahmetalent zu spielen, was bei Menschen, die an unsere Arbeit glauben, ein Leichtes wäre. Die Schwierigkeit besteht darin, zu wissen, was man spürt, ein Organ oder eine Dysfunktion zu lokalisieren. Zu sagen: „Ich spüre einen Energiemangel" ist keine Diagnose, sondern eine vage, unbegründete Einschätzung. Man sollte bescheiden bleiben, vor allem wenn es um das Gehirn geht. Man kann auch Mikrovibration wahrnehmen.

4.3 Unser Einfluss auf die elektromagnetischen Felder

Wir haben uns intensiv mit der Wirkung unserer Tätigkeit auf elektromagnetische Felder befasst und uns dabei auf die Infrarotstrahlen konzentriert. Wir haben uns für diese Strahlung entschieden, die ebenso wie die Elektrizität, die Radiowellen, die Radarwellen, die Röntgenstrahlen, das sichtbare Licht und die UV-Strahlen Teil des elektromagnetischen Felds ist, weil sie leicht zu untersuchen ist.

So konnten wir nachweisen, dass eine Läsion oder eine Dysfunktion im Gewebe oder auch eine emotionale Dysfunktion die Temperatur des Körperteils, in dem sie sich befindet, verändert. Die Messungen wurden mit Infrarotkameras und Thermosensoren durchgeführt und zeigten meist einen Temperaturanstieg. Vor der Messung führten wir eine manuelle Thermo-Diagnose durch. Unsere Ergebnisse stimmten mit jenen der Messgeräte überein.

Die Ausbreitung der elektromagnetischen Welle erfolgt

- entlang einer geraden Linie: In einem homogenen isotropen Milieu breitet sich die elektromagnetische Welle entlang einer Geraden aus.
- durch Reflexion: In einem heterogenen Milieu kehrt die elektromagnetische Welle zu ihrem Ursprung zurück.
- durch Brechung und Diffusion: In einem heterogenen Milieu, in dem das Ausbreitungsmilieu geändert wird und das zweite Milieu transparent ist, ändert die Welle ihre Richtung. Wenn die Welle auf ein Atom trifft, diffundiert sie und ändert die Richtung.

4.4 Manuelle thermomagnetische Diagnose

Dabei wird die Hand in einem Abstand von 10 cm über dem zu erforschenden Bereich platziert, dort, wo sie die meiste Wärme wahrnimmt. Wir erinnern daran, dass das Gefühl von Wärme durch die unterschiedlichen Wellenlängen, also durch die Aktionspotenziale (elektrische Impulse) entsteht. Die Hand verharrt einige Momente über der Stelle, um eventuelle Abweichungen der thermischen Ströme zu erspüren. Am Ende der manuellen thermischen Wahrnehmung spürt man kleine Richtungsänderungen.

Wir glauben, dass die Abweichung der thermischen Ströme den elektrischen Strömen entspricht, denen man folgen sollte und die man mit Dissipation-Inhibition behandeln kann.

4.4.1 Behandlung

Für die Behandlung wird die Hand an der Stelle, an der die thermischen Ströme ihre Richtung zu ändern scheinen, sehr leicht mit dem Kranium in Kontakt gebracht.

Zunächst verstärkt man das Gefühl der Abweichung durch Intensivierung-Stimulation, wobei man in die Tiefe geht. Danach führt man oberflächlich eine Dissipation-Inhibition aus.

Diese Technik wird bei strukturellen Veränderungen des Gehirns verwendet, wie Epilepsie, Schädeltrauma und Schlaganfall.

4.4.2 Stromschlag durch Blitz

Wir behandelten vier Patienten, die einen Stromschlag erlitten hatten, zwei von ihnen beim Golfspielen. Die Folgeerscheinungen des Blitzschlags sind schwerwiegend: Herzrhythmusstörungen, Herzflattern, Neuropathie, Seh- und Gehörstörungen, Arterienverschluss usw.

Einer der Patienten erlitt sogar eine Unterarmfraktur durch die heftige Kontraktion der Armmuskulatur.

Neben den Schäden, die durch die Verbrennungen entstehen und die unsere Hand beim Ecoute anziehen, kann man feststellen, dass der gesamte Organismus so stark beeinträchtigt ist, dass es nur schwer gelingt, die Gehirnzone zu finden, die der Läsion entspricht.

Diese Bereiche verändern sich ständig. Manchmal spürt man, dass die elektrische Energie im Körper gehalten wird, so als hindere diese Energie den Patienten daran, ein normales Leben zu führen und effizient behandelt zu werden.

An diesen Patienten konnten wir spüren, wie sich die Störung und die Speicherung der elektrischen Energie auf die verschiedenen Gewebe auswirkte.

KAPITEL

5 Der intrakraniale Druck

5.1 Einleitung

Die Untersuchung der intrakranialen Drücke ist für uns von grundlegender Bedeutung.

Osteopathen behaupteten lange Zeit, dass die Schädelknochen durch Mikrobewegungen bewegt würden. Bei Neugeborenen, Säuglingen und Kleinkindern könnten wir diesem Konzept eventuell zustimmen. Aber wie ist es bei Erwachsenen?

Unsere Zweifel wurden bestätigt, als wir diese Bewegungen bei einem 90-jährigen Patienten im Krankenhaus wahrnahmen. Tatsächlich verspürten wir eine wiederkehrende Expansion und Retraktion des Schädels. Nach dem Ableben des Patienten haben wir selbst die Dissektion des Schädels vorgenommen. Der Schädel wies keine Suturen mehr auf, er war vollkommen starr und unelastisch.

Seit diesem Ereignis, vermuten wir, dass die Bewegungen des Kraniums eher auf Druckschwankungen zurückzuführen sind.

Das Gehirn nimmt 80 % des Volumens der Schädelhöhle ein, die intrakranialen Flüssigkeiten – Blut, Liquor cerebrospinalis und glymphatisches System – die restlichen 20 %.

5.2 Allgemeine Anmerkungen

5.2.1 Die verschiedenen Parameter des intrakranialen Drucks

Zahlreiche Parameter beeinflussen die intrakranialen Drücke.

Auf der Flüssigkeitsebene

- Die Perfusionsdrücke (Unterschied zwischen arteriellem und venösem Druck)
- Der Strömungswiderstand
- Die Windungen der Gefäße
- Die Viskosität des Blutes
- Die Viskosität des Liquor cerebrospinalis
- Der Blutdruck
- Der Zustand des peripheren Gefäßsystems
- Der Gefäßtonus
- Die kapilläre Filtration im Interstitium und im Ependym

Auf struktureller Ebene

- Die knöchernen und suturalen Blockaden des Kraniums
- Die Membranspannungen
- Die Viskoelastizität des Gehirns
- Der Allgemeinzustand des Körpers
- Der intrathorakale und intraabdomino-pelvine Druck
- Der intraviszerale Druck der stark vaskularisierten Organe wie der Leber und der Lungen

5.2.2 Monro-Kellie-Doktrin

Da der Schädel ein starrer Hohlraum ist, müssen die drei intrakranialen Volumenkomponenten – Gehirn (70–80 %), Blut (10–15 %) und Liquor cerebrospinalis (10–15 %) – gleich bleiben, um den intrakranialen Druck konstant zu halten. Erhöht eine der drei Komponenten ihr Volumen, müssen die beiden anderen ihr Volumen reduzieren, da ansonsten der Hirndruck steigt.

5.2.3 Arteriennetz

Das Arteriennetz ist von den Arterien des Gehirns, den Aa. carotides interna und externa sowie der A. vertebralis und der A. basilaris abhängig (s. ➤ Abb. 2.11).

5.2.4 Turgor-Effekt im Gehirn

Unter dem Turgor-Effekt versteht man den Umstand, dass das Gehirn innerhalb der Schädelhöhle den größtmöglichen Raum einnimmt. Ohne Turgor-Effekt würde das Gehirn bei jeder Kopfbewegung gegen das knöcherne Relief gedrückt werden.

Bei älteren Menschen nimmt der Turgor-Effekt ab. Dieser Umstand erklärt teilweise, warum ein Sturz oft zu schwerwiegenden Gehirnverletzungen führt.

5.2.5 Venennetz

Die transversal und sagittal verlaufenden venösen Blutleiter münden in die V. jugularis interna (➤ Abb. 5.1). Diese Vene entspricht dem Druck im rechten Vorhof und damit dem zentralvenösen Druck, der bei einem intrakranialen Druck von 10 bis 15 mmHg einem Wert von 5,9 mmHg (8 cm Wassersäule) entspricht.

Der Druck der Vena jugularis ändert sich mit der Körperposition, er nimmt im aufrechten Stand zu und im Liegen ab.

5.2.6 Barometrischer Effekt der Venen

Der barometrische Effekt ist ein grundlegendes Element des kraniellen Venenkreislaufs. Der negative Druck des Thorax wird über die Hirnvenen übertragen und bewirkt durch seinen Sogeffekt eine Gewichtsreduzierung des Gehirns.

Probleme am und im Thorax beeinträchtigen die venöse und glymphatische Zirkulation im Gehirn. Auf diesen Aspekt wird in ➤ Kapitel 6 genauer Bezug genommen.

5.2.7 Liquor cerebrospinalis

In Seitenlage beträgt der Liquordruck zwischen 5 und 11 mmHg. Um diesen Druck stabil zu halten, muss die Resorptionsrate der Produktionsmenge entsprechen. Zudem gibt es eine Verbindung zum Zentralkanal der Wirbelsäule.

Resorption des Liquor cerebrospinalis

Die Resorption von Liquor ist proportional zur Druckdifferenz zwischen dem Subarachnoidalraum und den Sinus venosi sowie zwischen Pia mater und Arachnoidea.

Der Subarachnoidalraum bildet die Schnittstelle zwischen den Gefäßen und dem Liquor cerebrospinalis. Er ist ein wesentliches Element der Blut-Hirn-Schranke.

Einige Physiologen vertreten die Auffassung, dass es noch weitere Resorptionswege für den Liquor gibt:

- die Bindegewebshülle der Hirn- und Spinalnerven,
- die Lamina cribosa des Os ethmoidale.

In einem weiteren Abschnitt werden wir uns mit der wichtigen Rolle des glymphatischen Systems für die Zirkulation des Liquor cerebrospinalis befassen.

Queckenstedt-Versuch

Dieser Versuch ist insofern interessant, als er die Abhängigkeit des Liquor cerebrospinalis vom venösen System aufzeigt.

Wird die V. jugularis interna beidseits komprimiert, erhöht sich der Liquordruck. Diese Druckveränderungen werden entlang des Subarachnoidalraums (Raum zwischen Arachnoidea und Pia mater) übertragen.

OSTEOPATHISCHE RELEVANZ

Manipulationen des kraniellen Venensystems wirken sich nicht nur auf das 1.300 km lange Venennetzwerk des Gehirns aus, sondern auch auf den Liquordruck.

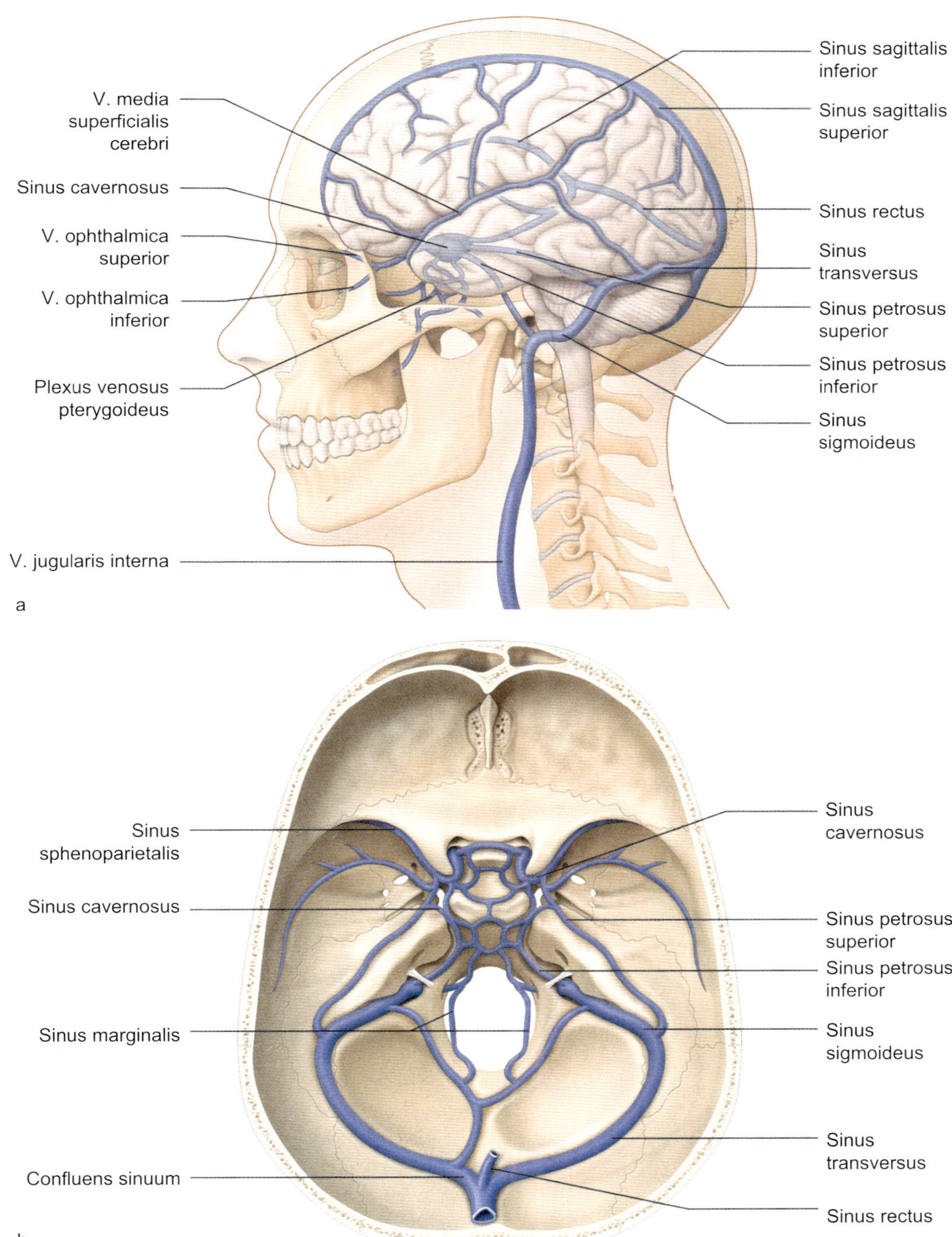

Abb. 5.1 Das Venennetz.
a. laterale Ansicht; b. Ansicht von oben.
Quelle: Cyrille Martinet

5.3 Dynamik des intrakranialen Drucks

Der intrakraniale Druck muss sich anpassen. Seine Druckwellen sind direkt oder indirekt von der Blutzirkulation abhängig.

- Direkt, da die Pulswelle über die Arterien weitergeleitet wird.
- Indirekt, da
  - die Schwankungen des Atemdrucks über die großen Gefäße übertragen werden. Der intrathorakale Druck hat einen erheblichen Einfluss auf den intrakranialen Druck. Zudem ist die Pleura im Bereich der Thoraxapertur an den Gefäßstämmen befestigt, sodass erhöhte Spannung in der Pleura ebenfalls zur Erhöhung des intrakranialen Drucks beiträgt;
  - die vaskulären Wellen der großen Gefäßstämme, im Gegensatz zu den vom Herz erzeugten Wellen, langsame Wellen sind;
  - es Wellen gibt, die mit dem Gefäßtonus verbunden sind.

Außerdem nimmt der intrakraniale Druck während der Inspiration ab und bei der Expiration zu. Seltsamerweise ist das nicht immer das, was wir mit unseren Händen fühlen. Es handelt sich um theoretische Daten, die nicht alle Druckparameter berücksichtigen.

5.3.1 Ausgleich von Schwankungen des intrakranialen Drucks

Dieser Ausgleich sollte schnell und kurz sein. Der Dura-Raum dehnt sich in der Wirbelsäule und insbesondere im Bereich des Conus medullaris aus, ein Parameter, der mit der arteriellen Vasokonstriktion in Verbindung gebracht wird.

Die Resorption des venösen Blutes und die Erweiterung der Granulationes arachnoideales wird aktiviert, um das kraniale Volumen zu verringern.

5.3.2 Ausbreitung des zerebrospinalen Flusses

Während der Systole breitet sich der Fluss in kaudaler Richtung, während der Diastole in kranialer Richtung aus.

5.3.3 Compliance zwischen Volumen und Druck

Jede Veränderung des intrakranialen Volumens führt zu Druckveränderung. Die Veränderung ist vom Schlagvolumen und dem zerebralen Gefäßwiderstand abhängig.

5.3.4 Compliance zwischen zerebraler Dichte und Druck

Beim Ecoute stellen wir im Gehirn Zonen unterschiedlicher Gewebedichte fest, die die Kapillaren und das glymphatische System beeinflussen könnten.

Je nach Aktivität kann es im Gehirn zu Unterschieden in der physiologischen Gehirnperfusion kommen. Manchmal ist dieses System schlecht eingestellt. Mit unseren Techniken können wir versuchen, die Zonen erhöhter Dichte, in denen der Druck höher ist, zu reduzieren.

5.3.5 Regulation des zerebralen Blutflusses

Der intrakraniale Druck wird durch den Druck der Arterien und Venen verändert.

Dabei muss der intrakraniale Druck immer geringer als der Blutdruck sein. Der Venenfluss kann schnell verändert werden und den Anstieg des intrakranialen Drucks ausgleichen.

Die Regulation erfolgt metabolisch und automatisch. Sie ist abhängig vom intrinsischen und durch Neuropeptide gesteuerten Nervensystem.

Metabolische Regulation

Das Kapillarnetz reagiert auf Veränderungen der Blutgase, die mit dem pH-Wert verbunden sind. Besonders der pCO_2 (Kohlendioxidpartialdruck) verursacht Probleme.

Die Erhöhung des pCO_2 führt im Gehirn zu Vasodilatation und im Rest des Körpers zu Vasokonstriktion.

Automatische Regulation

Die Erhöhung des intrakranialen Drucks verursacht eine Vasokonstriktion.

Extrinsische Neuroregulation

Diese Regulation ist abhängig von:

- Ganglion cervicale superius (C2–C3). Die Stimulation dieses Ganglions senkt den Blutfluss im Gehirn um 20 %,
- den parasympathischen Fasern des Ganglion pterygopalatinum und des Ganglion oticum,
- der Aktivität der Neuropeptide. Sie löst eine Vasodilatation aus – Substanz P, CGRP (*Calcitonin Gene Related Peptide*), VIP (*Vasoactive Intestinal Peptide*) usw.

OSTEOPATHISCHE RELEVANZ

Eine Blockade in der Halswirbelsäule oder ein Zahnproblem, das das Ganglion pterygopalatinum irritiert, können über den N. trigeminus und das vaskuläre System die Durchblutung des Gehirns beeinträchtigen und eine Erweiterung der meningealen Gefäße erzeugen.

5.4 Physiologische Schwankungen der zerebralen Durchblutung

Diese Schwankungen haben folgende Ursachen:

- Im *Ruhezustand* ist der anteriore Frontallappen am aktivsten; dabei handelt es sich, vereinfacht gesagt, um die „intellektuellste" Region.
- Während der *Aktivität* nimmt die Durchblutung im posterioren Anteil des Frontallappens und im Parietallappen zu.
- Beim *Aufstehen* nimmt die Durchblutung um 21 % ab, da der arterielle Blutdruck um 20 bis 30 mmHg und der venöse Druck um 7 mmHg sinkt. Beim Wechsel in die aufrechte Position werden ungefähr 500 ml mehr Blut in Richtung Beine geleitet, bei gesunden Menschen kann der Körper diese Veränderung sofort ausgleichen. Die Herzfrequenz wird erhöht und dies führt zu Vasokonstriktion und Kontraktion der unteren Extremitäten und damit zur Kompression der Venen.

Wenn man zum Beispiel im Stehen den Kopf nach unten neigt oder sich nach vorne beugt, spürt man die Erhöhung des intrakranialen Drucks in den Augen, der Nase und den Nasennebenhöhlen. Wenn man im Liegen einen Arm anhebt, verändert sich der intrakraniale Druck. Auch Husten, Niesen und Stuhlausscheidung erhöhen den intrakranialen Druck. Das Gehirn passt sich innerhalb weniger Sekunden an diese Veränderungen an, es sei denn, es bestehen Zonen mit erhöhter Dichte, in denen der Druck bereits erhöht ist.

Besteht eine Dysfunktion, verringert sich die Perfusion des Gehirns, was zu Unwohlsein, oftmals verbunden mit einer Vagotonie, führt und sogar einen Sturz verursachen kann.

Während der *REM-Phase* nimmt die Durchblutung des Gehirns im visuellen Kortex zu, wahrscheinlich aufgrund der Traumaktivität.

Wird bei einer *Lumbalpunktion* eine kleine Menge Liquor entnommen, führt dies unmittelbar zur Veränderung des intrakranialen Drucks. Dies beweist die enge Verbindung zwischen dem intrakranialem Druck und dem Druck im Wirbelkanal.

OSTEOPATHISCHE RELEVANZ

Es ist wichtig, die Spannung der Dura mater am Übergang zwischen Okziput und Halswirbelsäule, im Wirbelkanal sowie im Bereich des Conus medullaris und am Sakrum zu überprüfen.

5.5 Faktoren, die zur Erhöhung des intrakranialen Drucks führen

Diese Faktoren können aus zwei Perspektiven betrachtet werden: gemäß den klassischen medizinischen Kriterien und aus osteopathischer Sicht.

Allgemein lässt sich sagen, dass die Druckschwankungen nicht unbedingt quantitativer Natur sind, da bereits eine geringe Erhöhung des intrakranialen Volumens zu einer starken Druckerhöhung führen kann.

Der Druckanstieg kann sich auf bestimmte Zonen konzentrieren und damit mehr oder minder schwere selektive Störungen erzeugen.

5.5.1 Klassische medizinische Ursachen

Zu den Ursachen eines erhöhten intrakranialen Drucks gehören:

- Bluthochdruck
- Intrakraniale Blutungen oder Hämatome
- Vorhofflimmern
- Hirnödeme nach einem Trauma
- Mangelnde Sauerstoffversorgung des Gehirns (Anoxie) aufgrund eines hämodynamischen Problems
- Meningitis, Encephalitis, Tumore

Patienten mit diesen Problemen suchen die osteopathische Praxis üblicherweise in der Konsolidierungsphase auf.

5.5.2 Osteopathische Ursachen

Kleine Erhöhungen des intrakranialen Drucks können, abhängig von den nachstehend angeführten Ursachen, wesentlich leichtere Symptome wie Kopfschmerzen, Schwindel, Instabilität, allgemeine Müdigkeit, depressive Zustände auslösen:

- Blockaden von Knochen oder Suturen im Schädelbereich
- Posttraumatische oder durch Infektionen verursachte Spannungen der Dura mater
- Anormale Spannungen in der Thoraxapertur, die das Gefäßsystem beeinflussen
- Fibröse Hirnareale, die als Zonen hoher Dichte bezeichnet werden
- Traumata an Kopf, Gesicht, Hals und Thorax
- Traumata an Augen, Nasennebenhöhlen, Kiefergelenk
- intrauterine Fehllage, Probleme während der Schwangerschaft
- Traumata der Schädelmuskulatur (s. u.)
- Viszerale Dysfunktionen an Leber, Herz, Lunge, Nieren
- Emotionale Spannung

Die Laborbefunde und die bildgebende Diagnostik, die für eine vollständige Diagnose unerlässlich sind, liegen meist im Normalbereich und dennoch leiden die Patienten. Gerade in diesen Fällen ist die manuelle Diagnose unerlässlich und oftmals entscheidend.

5.6 Gegenseitige Abhängigkeit der Druckräume des Organismus

Der Körper wird in verschiedene Hohlräume unterteilt: Kopf, Thorax, Abdomen und kleines Becken, die jeweils einen anderen Druck aufweisen. Gleichzeitig wirkt sich der Druck jedes Hohlraums auf die anderen Hohlräume und vor allem auf das Gefäß-, Lymph- und Fasziennetzwerk aus.

Unserer Ansicht nach spielt das venöse System im Hinblick auf die verschiedenen Drücke eine besonders wichtige Rolle. Dies lässt sich leicht nachweisen. Es genügt, dass ein Therapeut die Leber der Versuchsperson komprimiert, während ein anderer Therapeut den Kopf des Patienten palpiert. Letzterer spürt unmittelbar die intrakraniale Reaktion. Es macht also Sinn, sich immer wieder das Konzept der Ganzheitlichkeit, das Andrew Taylor Still so am Herzen lag, in Erinnerung zu rufen.

5.7 Schwankungen der Dichte in Gehirnzonen

Ein völlig gesundes Gehirn kann Zonen unterschiedlicher Dichte aufweisen. Diese Zonen können normal oder pathologisch sein und sind selbst im CT und auf den MRT-Bildern kaum erkennbar.

Eine Zone verminderter Dichte erscheint dunkel, manchmal schwarz, ein Hinweis, dass das Gehirngewebe infarziert, ödematös oder nekrotisiert ist und die Röntgenstrahlen nur wenig absorbiert.

Eine Zone erhöhter Dichte ergibt klare, weiße Bilder, sie entsteht durch Verkalkungen, Blutergüsse, Thrombus oder Thrombophlebitis, die die Röntgenstrahlen viel stärker absorbieren.

5.7.1 Auf manueller Ebene

Die Hand kann von einer bestimmten Zone am Schädel angezogen werden, die auf ein kraniales oder intrakraniales Problem hinweist. Ursachen hierfür können das Gefäß- und Nervensystem, das Parenchym, fibröses Gewebe, Narben, Adhäsionen, degeneratives Gewebe oder Tumorgewebe sein.

Im Allgemeinen wird die Hand meist durch eine Zone im Gehirn angezogen, die eine andere Dichte aufweist.

5.7.2 Verminderte oder erhöhte Dichte

In der Medizin werden Gewebe mit verminderter oder erhöhter Dichte mit einem Tumor, einem Erguss oder einer am Röntgen erkennbaren Läsion des Gehirns in Verbindung gebracht.

Als Osteopathen können wir manuell strukturelle Probleme erkennen, aber auch Dysfunktionen, die nicht immer objektivierbar sind. Das ist das Problem der sogenannten „funktionellen" Medizin.

5.7.3 Nicht-objektivierbare Zonen

„Nicht objektivierbar" bedeutet nicht, dass die Zonen nicht existieren. Oft handelt es sich um Zonen, die eine funktionelle Störung ohne offensichtliche strukturelle Veränderung aufweisen:

- Zonen mit erhöhter Dichte sind beim Ecoute stark und klar erkennbar.
- Zonen verminderter Dichte vermitteln ein Gefühl von Leere.

Beispielsweise kann eine Zone im Bereich des auditiven Kortex unsere Hand anziehen, ohne dass die verschiedenen bildgebenden Diagnosen eine Läsion erkennen lassen. Trotzdem klagt der Patient, dass er manchmal Schwierigkeiten beim Hören und Verstehen hat. In diesem Fall kann es sein, dass die Gewebe im Bereich des auditiven Kortex dichter sind.

5.7.4 Heterogenität der Gewebe

In der Traumatologie ist der Begriff der Heterogenität der Gewebe ein wichtiges Konzept: Gewebe sind heterogen und widersetzen sich den auf sie einwirkenden Belastungen auf unterschiedliche Weise.

So hat eine Arterie nicht den gleichen Grad an Widerstand wie die weiße Substanz oder die Ventrikel. Dies erklärt auch, warum Traumata bei gleicher Kraft im Gehirn sehr unterschiedliche Läsionen erzeugen können.

5.7.5 Homogenität des Ganzen

Die Gesamtheit der Gehirnstrukturen führt bei einem unversehrten Gehirn zu einer allgemeinen Homogenität. Wenn man den Kopf bewegt, dann spürt man keine Unterschiede, sondern ein Ganzes. Trotzdem schließt ein scheinbar unversehrtes Ganzes eine isolierte Läsion nicht aus.

5.7.6 Dysfunktionen mit erhöhter oder verminderter Dichte

Dabei handelt es sich um hyper- oder hypoaktive Zonen. Nehmen wir als Beispiel das Auge und das Sehvermögen. Jeder von uns hat ein dominantes Auge, dessen Gehirnareal aktiver ist. Eine zu ausgeprägte Dominanz kann die Person beeinträchtigen. In diesem Fall führt man eine Dissipations-Inhibitions-Technik aus und eventuell auch eine Intensivierungs-Stimulations-Technik im weniger aktiven Teil.

Ein anderes Beispiel wäre ein Patient, der nach einem Schlaganfall motorische Ausfälle in einem Arm hat. In diesem Fall intensiviert man das entsprechende motorische Areal, das meist eine verminderte Dichte aufweist.

5.7.7 Dichte und Druck

Sektoren unterschiedlicher Dichte erzeugen wahrscheinlich ungleiche intrakraniale Drücke in den verschiedenen Abschnitten.

5.8 Pathophysiologie der intrakranialen Hypertonie

Da das Schädeldach nicht dehnbar ist (außer vielleicht bei Neugeborenen), nimmt das Volumen an Blut und Liquor bei expansiven Läsionen zunächst ab. Werden diese Kompensationsmechanismen überschritten, steigt der intrakraniale Druck exponentiell an.

5.8.1 Stauungspapille

Das Auge ist Teil des Gehirns. Bei erhöhtem intrakranialen Druck schwellen die Hirnhäute um den N. opticus und den N. oculomotorius an und es entsteht eine Stauungspapille (➤ Abb. 5.2). Dabei kommt es zudem meist einseitig zu einer Erweiterung der Pupille. Anfänglich ist es vor allem die venöse Stase, die das Auge und seine Nerven beeinträchtigt.

Die Erhöhung des Flüssigkeitsvolumens beeinträchtigt die Blutzirkulation und damit die Sauerstoffzufuhr und führt zu Nervenkompression.

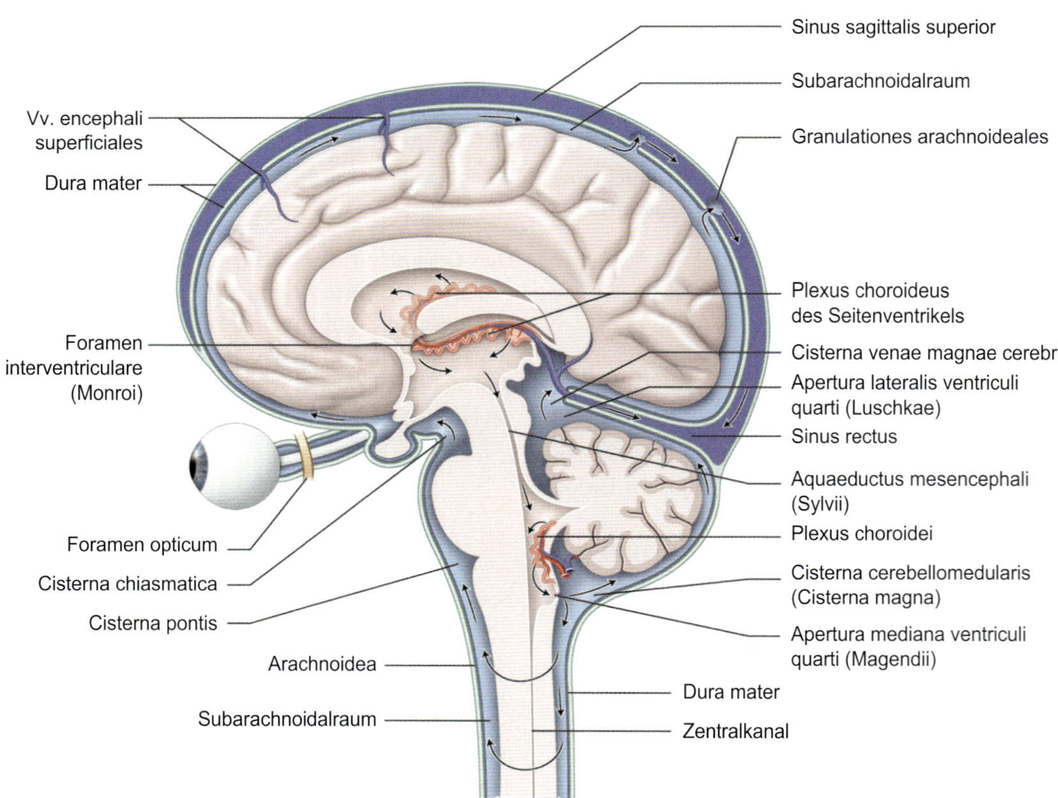

Abb. 5.2 Stauungspapille
Quelle: Cyrille Martinet

5.8.2 Hirnödem

Es ist wichtig, die Entstehung eines Hirnödems und seine Folgen zu verstehen.

Das vasogene Hirnödem entsteht im Interstitium durch ein osmotisches Ungleichgewicht im Gehirn. Es führt zu einer Nervenentzündung, wie man sie bei neurodegenerativen Erkrankungen findet. Durch die Entzündung wird das Endothel für Plasmaproteine und Wasser durchlässiger. Das vasogene Hirnödem erhöht den intrakranialen Druck und kann zu zerebraler Ischämie führen.

Hirnödeme treten bei einem ischämischen oder hämorrhagischen Infarkt systematisch auf.

Akute Schlaganfälle sind in unserer Praxis sehr selten. Wir haben mehr mit den Folgen des Schlaganfalls zu tun.

Die Reaktionen des Körpers auf ein Hirnödem sind:

- Sehstörungen – eine Stauungspapille kann zu schwarzen Punkten oder zu einem Schleier vor den Augen führen, die manchmal nur auftreten, wenn sich der Patient nach vorne beugt.
- Einseitige Mydriasis
- Diplopie und Schwierigkeiten beim lateralen Sehen
- Orbitofrontaler Kopfschmerz
- Tinnitus, Ohrensausen und Übelkeit

In den schwersten Fällen treten Herz- und Atembeschwerden, Bewusstseinsstörungen, Ruhelosigkeit, Krämpfe usw. auf.

Vorsicht bei Kopfschmerzen, die nur während der Nacht oder am frühen Morgen auftreten. Sie könnten ein Hinweis auf ein raumforderndes Geschehen (Meningeom, bösartiger Tumor usw.) sein.

Besondere Vorsicht ist auch bei Kopfschmerzen geboten, die systematisch beim Husten, der Stuhlausscheidung und wenn der Kopf nach unten gebeugt wird, auftreten.

OSTEOPATHISCHE RELEVANZ

Mobilisationen des Auges erscheinen uns besonders wichtig, um den Augeninnendruck zu verringern und auf Gefäße und Nerven einzuwirken.

5.9 Motilitätstechniken

Der Patient befindet sich in Rückenlage. Der Therapeut legt seine Hände zu beiden Seiten der Fissura longitudinalis cerebri. Die Hemisphären scheinen in Richtung und Amplitude leicht unterschiedliche Bewegungen zu haben, die durch das Corpus callosum koordiniert werden.

- Während der „Inspir"-Phase spürt der Therapeut eine sagittale Bewegung, so als würde das Gehirn etwas nach anterior und kaudal abtauchen und dabei am Ende der Bewegung eine Außenrotation ausführen.
- Während der „Expir"-Phase spürt der Therapeut eine Innenrotation, die von einer Bewegung nach kranial und posterior begleitet wird (➤ Abb. 5.3).

Manche Abschnitte des Gehirns scheinen größere Bewegungen zu machen.

Unterscheiden sich die Hirnlappen durch ihre Motilität? Jeder Lappen kann aufgrund seiner besonderen Morphologie eine bestimmte Bewegung ausführen, die jedoch immer im Einklang mit der globalen Motilitätsbewegung steht.

Jeder Osteopath entwickelt seine eigene Sensibilität und dennoch finden Osteopathen weltweit die gleichen Bewegungen. Die Unterschiede in der Beurteilung betreffen eher die Erklärungen und Interpretationen dieser Bewegungen.

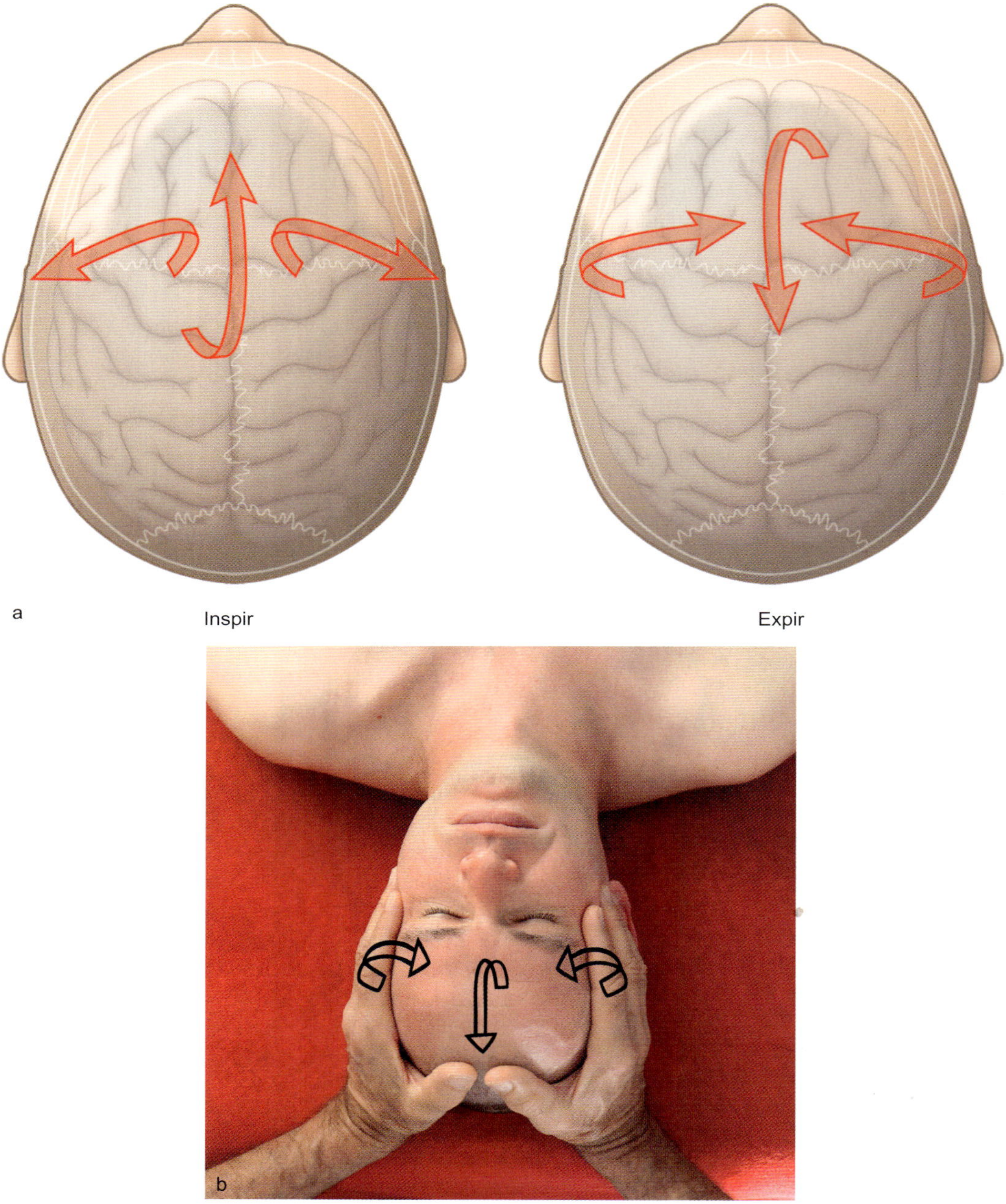

a

Inspir

Expir

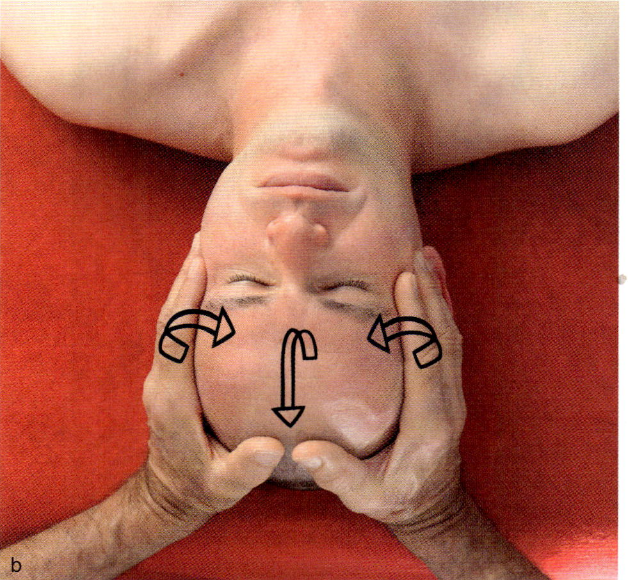

Abb. 5.3 a. b. Allgemeine Behandlung der zerebralen Motilität
Quelle: Abb. a. Cyrille Martinet

KAPITEL

6 Die Vaskularisation des Gehirns

6.1 Einleitung

Das Gehirn muss optimal mit Blut versorgt werden, um seine Funktionen aufrechterhalten zu können.

- Im Ruhezustand verbraucht das Gehirn 20 % des körpereigenen Sauerstoffs.
- Täglich fließen 1.500 Liter Blut durch das Gehirn.
- Die graue Substanz hat 3-mal mehr Kapillargefäße pro Quadratmeter als die weiße Substanz.

Das Gehirn ist der Teil des Körpers mit der intensivsten Stoffwechselaktivität. Sein Metabolismus hängt von der Energiezufuhr ab, die durch Glukose sichergestellt wird. Gleichzeitig hat das Gehirn keinen Glukose- oder Sauerstoffspeicher.

Die Vaskularisation des Gehirns wird u. a. durch ein System von Anastomosen sichergestellt, die jede Verringerung in der Blutzufuhr ausgleichen.

ANMERKUNG

- Der Sauerstoffverbrauch des Gehirns ist in seiner Gesamtheit konstant, er kann jedoch je nach Aktivität von Lappen zu Lappen variieren.
- Die Gefäße verändern ihren Durchmesser, um die Sauerstoffzufuhr an die jeweilige Funktion anzupassen.

6.2 Manipulationen der Gehirngefäße

Diese Manipulationen verfolgen folgende Ziele:

- Erhöhung der Durchblutung des Gehirns – wie erwähnt, verfügt das Gehirn über keinen Sauerstoff- oder Glukosespeicher
- Ausgleich der Druck-Perfusions-Parameter
- Optimierung des intrakranialen Turgor-Effekts
- Verringerung der systolischen Spannung
- Stimulation des Gefäßtonus
- Ausgleich der Viskoelastizität des Gehirns
- Neuprogrammierung der im Halsbereich liegenden Baro- und Chemorezeptoren, um einen zentralen Reset-Effet zu erzeugen
- Lösung aller auf das arteriovenöse System des Gehirns einwirkenden Belastungen
- Dehnung der gewundenen Gefäßstrukturen

6.3 Klinische Untersuchung der Gefäße

6.3.1 Blutdruckdifferenz

Vor einer Behandlung sollte man unbedingt den Blutdruck an beiden Armen des Patienten messen. Besteht zwischen dem linken und dem rechten Arm eine Blutdruckdifferenz von 10 mmHg, sollte man nach der Ursache suchen, die entweder oberhalb oder unterhalb des Herzes liegen kann.

Häufig liegen die Ursachen im Bereich der Nieren oder der Thoraxapertur. Anormale Gewebespannungen im Bereich der Thoraxapertur können zu vaskulären Problemen im Gehirn führen, wobei die Ursache bei der A. carotis, der A. vertebralis, der V. jugularis oder den Halsfaszien liegen kann.

6.3.2 Pulsmessung

Die Pulsmessung wird in diesem Kapitel immer wieder erwähnt. Den Puls misst man normalerweise an folgenden Arterien:

- A. carotis communis
- A. carotis interna und externa, im Bereich der Bifurcatio carotidis

- A. vertebralis
- A. occipitalis, einem Ast der A. carotis externa, die mit der A. vertebralis anastomiert
- Arcus palpebralis superior, einem Ast der A. carotis interna
- A. supraorbitalis und A. supratrochlearis, Äste der A. carotis interna

Ein verringerter Puls und ein Ecoute-Test, der in Richtung Gehirn weist, kann ein Anzeichen für eine unzureichende Blutversorgung des Gehirns sein.

6.3.3 Herz-Kreislauf-System des Embryos

Das Herz-Kreislauf-System ist das erste funktionelle Organ des Embryos. Das Gefäßsystem ist bereits vor dem Beginn der Blutzirkulation funktionsbereit. Bemerkenswert ist auch, dass die Entwicklung des Gefäßsystems die Entwicklung des Nervensystems induziert.

A. T. Still sprach vom Gesetz der Arterie. Unsere bisherigen Ausführungen unterstreichen die Bedeutung dieses Konzepts.

6.3.4 Arterielles System des Gehirns

Im Gehirn unterscheidet man zwei große arterielle Kreisläufe (➤ Abb. 6.1):

- Aa. carotides internae: Die beiden Arterien sichern jeweils 40 %, also insgesamt 80 % der gesamten Blutzufuhr ins Gehirn.
- Aa. vertebrales (aus den Aa. subclaviae): Die beiden Arterien sichern jeweils 10 %, also 20 % der Blutzufuhr ins Gehirns.

Diese beiden Kreisläufe anastomieren im Circulus arteriosus cerebri (Willisii).

ANMERKUNG

Die oben angeführten Prozentzahlen sagen nicht notwendigerweise etwas über die Bedeutung der Arterien aus. Wenn eine A. vertebralis ausfällt, könnte man dies als vernachlässigbar halten, da sie nur 10 % des Blutes ins Gehirn leitet. Bei der Blutzufuhr geht es jedoch mehr um Qualität als um Quantität. Erhält das Gehirn 10 % weniger Blut, kann dies schwerwiegende Konsequenzen haben. Besonders dramatisch ist es, wenn diese Insuffizienz durch beide Aa. vertebrales verursacht wird.

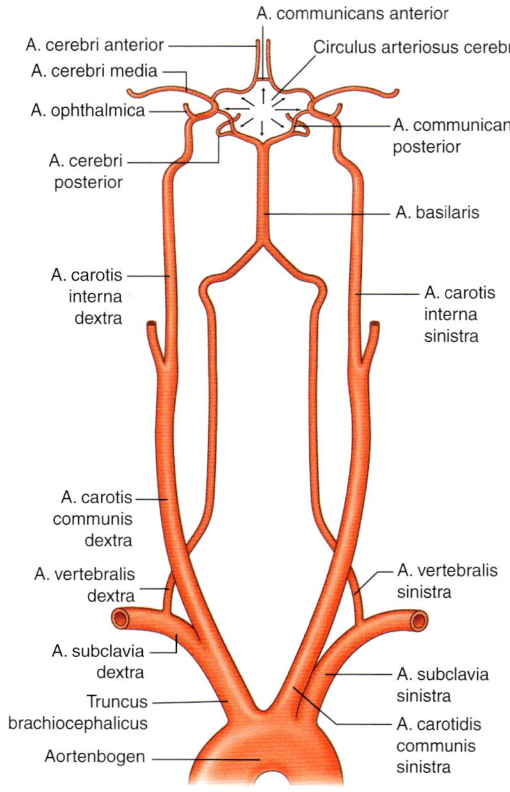

Abb. 6.1 Die beiden großen arteriellen Kreisläufe
Quelle: Drake RL, Vogl AW, Mitchell AWM. *Gray's Anatomie pour les étudiants.* 4e éd. Paris: Elsevier Masson; 2020. Mit Genehmigung der Autoren

Bevor wir uns der A. carotis interna widmen, betrachten wir zunächst die A. carotis communis und ihre Bifurkation.

6.3.5 A. carotidis communis

Die A. carotidis communis (➤ Abb. 6.2) hat links und rechts einen unterschiedlichen Ursprung.

A. carotis communis sinistra

Diese Arterie

- entspringt direkt an der Aorta,
- ist um 2 bis 2,5 cm länger als die A. carotis communis dextra,

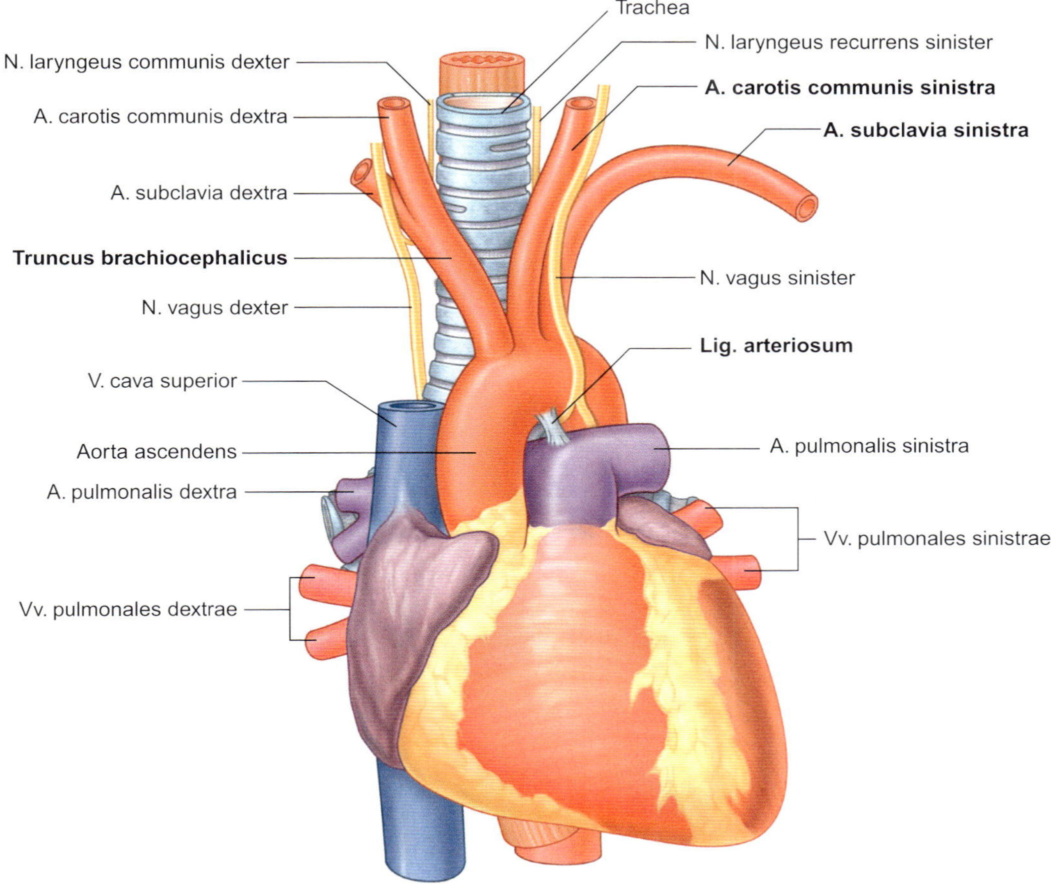

Abb. 6.2 A. carotis communis
Quelle: Drake RL, Vogl AW, Mitchell AWM. *Gray's Anatomie pour les étudiants.* 4e éd. Paris: Elsevier Masson; 2020. Mit Genehmigung der Autoren

- nimmt einen schräg nach kranial und lateral gerichteten Verlauf,
- verläuft nur im zervikalen Bereich vertikal,
- hat eine Pars thoracica.

OSTEOPATHISCHE RELEVANZ

- Der intrathorakale Verlauf der A. carotis communis macht sie anfälliger für intrathorakale Fixierungen an Perikard, Herz, Pleura, linker Lunge und Bronchien.
- Für eine gute Blutzufuhr ist es wichtig, die Strukturen im Bereich der Thoraxapertur, aber auch alle benachbarten Strukturen zu lösen.

A. carotis communis dextra

Diese Arterie nimmt ihren Ursprung am Truncus brachiocephalicus. Sie verläuft von Beginn an vertikal und wird durch Turbulenzen weniger beeinträchtigt.

Vagina carotica

Diese Bindegewebshülle stammt größtenteils aus der Lamina pretrachealis (➤ Abb. 6.3) und umschließt beidseits die Leitungsbahnen des Halses: A. carotis communis, V. jugularis interna (lateral) und N. vagus (posterolateral).

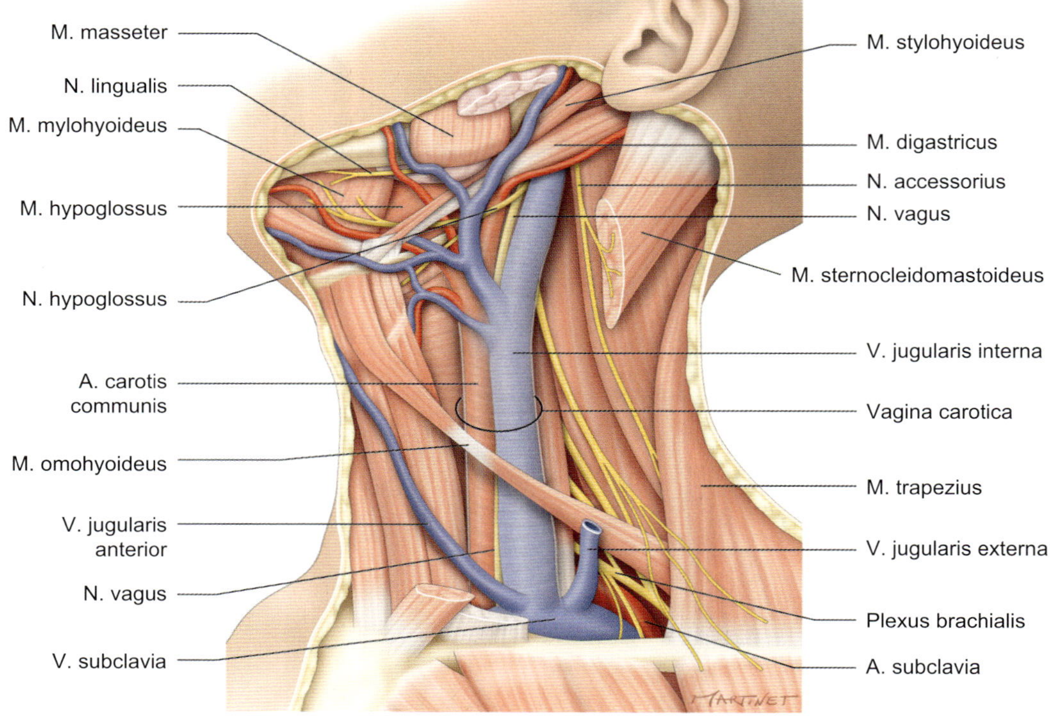

Abb. 6.3 Vagina carotica
Quelle: Cyrille Martinet

Bifurcatio carotidis

Die A. carotis communis teilt sich an der Karotisgabel in A. carotis interna und A. carotis externa (➤ Abb. 6.4).

Die Referenzpunkte der Bifurcatio carotidis sind:

- C4
- Cornua majora des Zungenbeins oder Cornu superius des Schildknorpels
- Gonion
- Vorderrand des M. sternocleidomastoideus
- Inferiorer Anteil der Ohrspeicheldrüse

Die A. carotis interna verläuft posteromedial, die A. carotis externa anteromedial.

ANMERKUNG

Karotisstenosen finden in 95 % der Fälle im Bereich der sehr oberflächlich liegenden Bifurkation statt.

6.3.6 Sinus caroticus und Glomus caroticum (➤ Abb. 6.5)

Sinus caroticus

Der Sinus caroticus liegt vor dem Glomus caroticum, auf der Ebene der Bifurcatio carotidis. Die dort befindlichen Barorezeptoren messen kontinuierlich den Blutdruck, sodass der Körper unmittelbar auf Blutdruckschwankungen reagieren kann. Diese Rezeptoren messen die Wanddehnung und leiten diese Informationen an den Hirnstamm weiter. Steigt der Blutdruck an, werden die Blutgefäße erweitert.

Der Sinus caroticus wird durch den N. glossopharyngeus (IX), der mit dem N. vagus (X) anastomiert, innerviert.

Die Stimulation des Sinus caroticus führt zu Bradykardie und arterieller Hypotonie. Der Sinus nimmt auch einige sympathische Fasern aus dem Plexus caroticus auf.

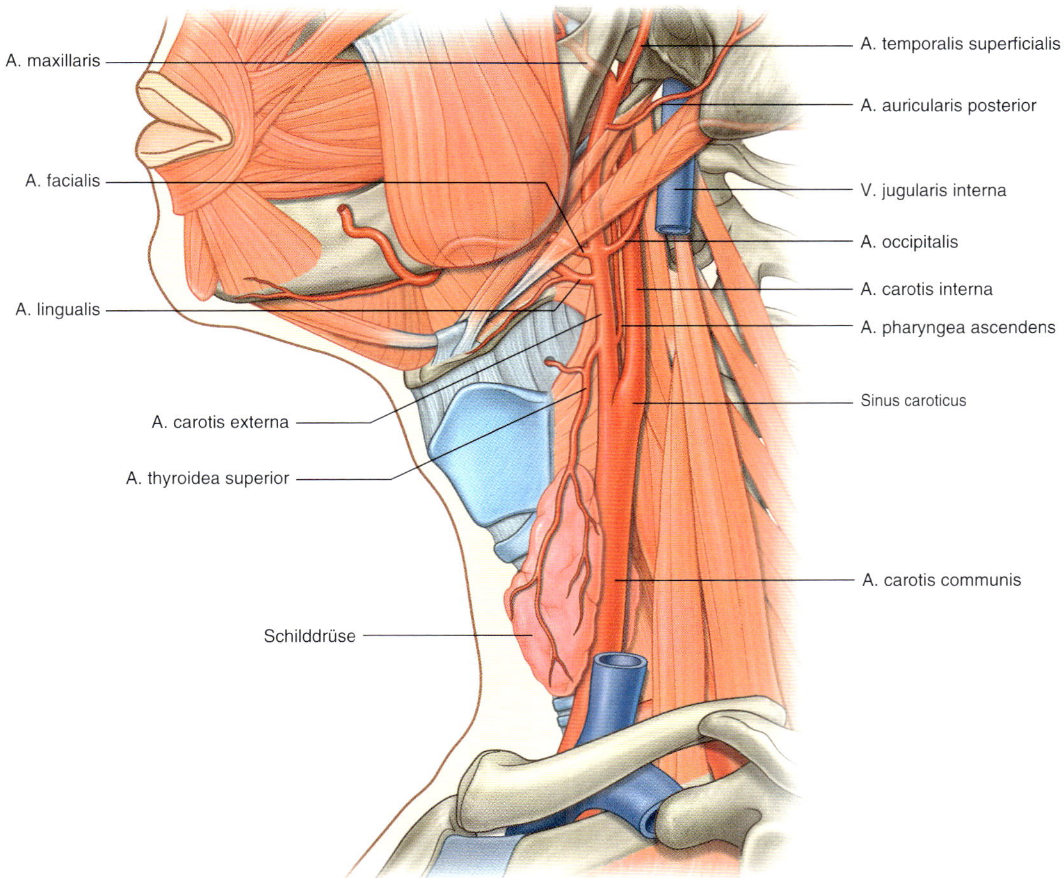

Abb. 6.4 Bifurcatio carotidis
Quelle: Drake RL, Vogl AW, Mitchell AWM. *Gray's Anatomie pour les étudiants.* 4e éd. Paris: Elsevier Masson; 2020. Mit Genehmigung der Autoren

Die Fasern des Plexus caroticus stammen aus dem Ganglion cervicale superius und anastomieren mit dem N. glossopharyngeus und dem N. vagus.

ANMERKUNG

- Auch im Bereich des Aortenbogens und der A. subclavia liegen Barorezeptoren (N. depressor).
- Bei älteren Menschen besteht häufig eine stärkere Reaktivität des Sinus caroticus, sie könnte eine der Hauptursachen für Synkopen im Alter sein.

Glomus caroticum

Dieses Paraganglion fungiert als Chemorezeptor und reagiert auf Abweichungen des pH-Werts und des Sauerstoff- und Kohlenstoffdioxidpartialdrucks. Es dient der Regulation des Säure-Basen-Gleichgewichts im Blut.

Verhärtungen von Haut- und Fasziengewebe

Die Karotisgabel liegt sehr oberflächlich und die sie umgebende Region reagiert sehr sensibel auf

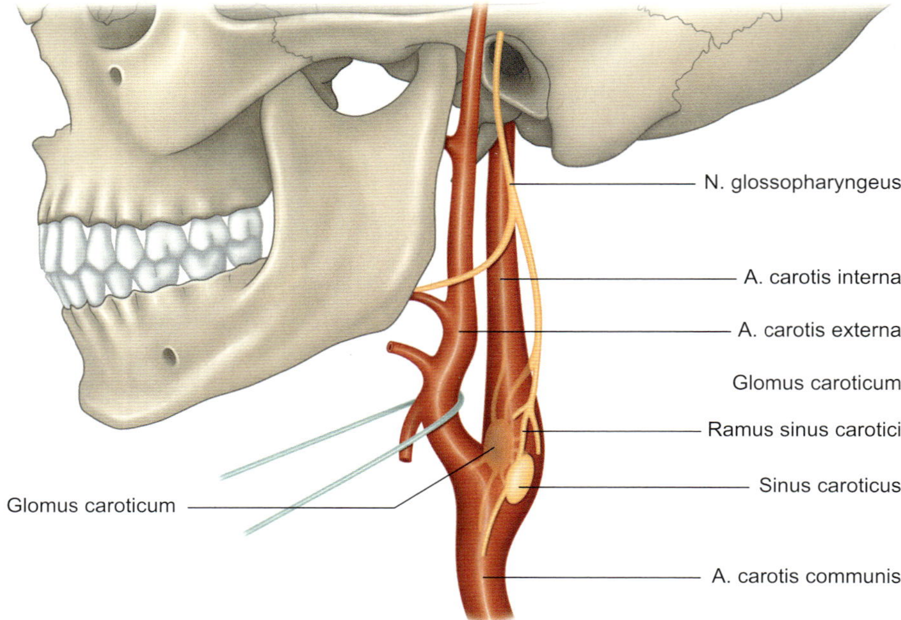

Abb. 6.5 Sinus caroticus und Glomus caroticum
Quelle: Barral JP, Croibier A. *Manipulation viszeraler Gefäße.* Urban & Fischer Verlag/Elsevier GmbH, 2011. Mit Genehmigung der Autoren. Zeichnung: Eléonore Lamoglia.

Kompressionen im Bereich des Fett-, Haut- bzw. Fasziengewebes.

Bei älteren oder übergewichtigen Personen oder bei Personen, die einen Schlag auf diese Region erhalten haben, fibrosiert das Fett-, Haut- und Fasziengewebe der Region, wodurch mehr Druck auf das Nervengeflecht der A. carotis entsteht. Dies führt zu Synkopen oder zu chronischem Bluthochdruck und zu zahlreichen anderen Beschwerden.

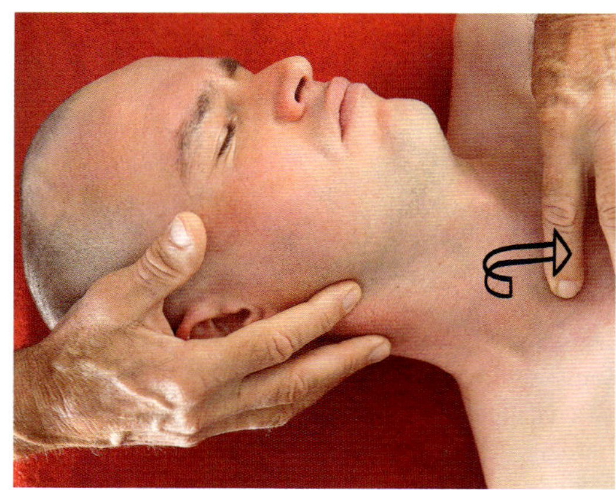

Abb. 6.6 Test der Vagina carotica

6.4 Test und Manipulationen der A. carotis

6.4.1 Test der Vagina carotica

Der Patient befindet sich in Rückenlage. Der Therapeut misst den Puls an der A. carotis communis, wobei er auf Höhe von Gonion den Finger einer Hand auf den kranialen Anteil der Arterie legt (➤ Abb. 6.6). Ein Finger oder der Daumen der anderen Hand gleitet nach kaudal. Die Fixierung der Vagina carotica begrenzt ihre Gleitfähigkeit und erzeugt ein unübliches Reibungsgefühl.

Vorsicht auf den M. sternocleidomastoideus. Da dieser Muskel die A. carotis communis kreuzt, sollte man ihn nach medial und lateral mobilisieren, um sich zu vergewissern, dass in diesem Bereich keine muskulofaszialen Mikroadhäsionen bestehen.

Indikationen

- Tachykardie
- Arrhythmie
- Arterielle Hypertonie
- Vagotonie

Kontraindikationen

Atherosklerose der A. carotis

Atherosklerotische Plaques sind entzündliche Veränderungen der Blutgefäße, die u. a. Cholesterin und Kalzium enthalten und zur Verengung der Arterie (Karotisstenose) führen. Sie treten insbesondere im Bereich des Sinus caroticus auf.

Embolie

Unter diesem Begriff versteht man den Verschluss eines Gefäßes, etwa durch eingeschwemmte atherosklerotische Plaques, die einen Schlaganfall verursachen können. Selbstverständlich sollte der Patient, wenn auch nur der geringste Verdacht besteht, umgehend an einen Angiologen überwiesen werden.

Es erscheint höchst unwahrscheinlich, dass mit osteopathischen Techniken ein Embolus gelöst werden kann. Der Druck, der bei diesen Techniken verwendet wird, ist oberflächlich und erfolgt entlang dem Verlauf der Arterie und kann mit der Kraft, die durch den arteriellen Fluss entsteht, nicht verglichen werden. Bei unseren Techniken wird die A. carotis niemals komprimiert, sondern ausschließlich in Längsrichtung gedehnt.

6.4.2 Dehnungstechnik

Der Therapeut fixiert die A. carotis unmittelbar unterhalb der Bifurcatio carotidis und führt eine Dehnungs-Induktions-Technik aus.

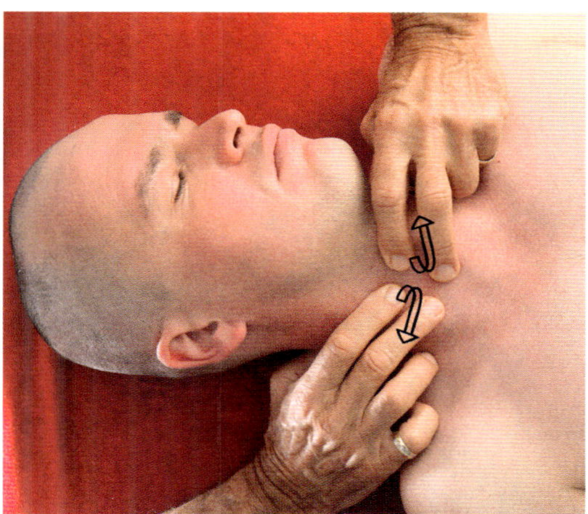

Abb. 6.7 Technik zur Separation von V. jugularis und A. carotis

Technik zur Separation von V. jugularis und A. carotis

Der Therapeut kontaktiert mit einem Finger die A. carotis und mit einem anderen Finger die lateral liegende V. jugularis interna. Er führt eine Dehnungs-Induktions-Technik zur Trennung der beiden Gefäße aus und achtet darauf, die Gefäße nicht zu komprimieren (➤ Abb. 6.7).

Neuronale Wirkung

Durch zu starke Dehnung der A. carotis kann der N. vagus zu sehr stimuliert werden und damit Bradykardie, arterielle Hypotonie oder eine vasovagale Synkope ausgelöst werden.

Die A. carotis wird von einem Netzwerk sympathischer Fasern umgeben, die durch Fixierungen der Vagina carotica scheinbar weniger beeinträchtigt werden. Der N. vagus ist sicherlich reaktiver.

6.4.3 Dehnung der A. carotis mit Fixpunkt am Herz

Der Patient befindet sich in Rückenlage.

Zur Behandlung der rechten Seite legt der Therapeut seine Handfläche auf Höhe des zweiten

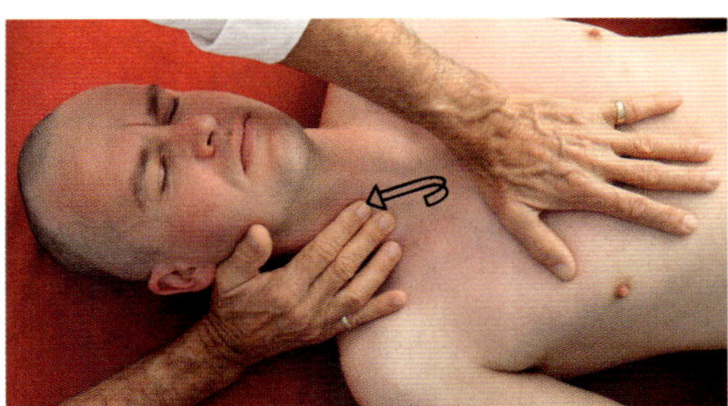

Abb. 6.8 Dehnung der A. carotis mit Fixpunkt am Herz

Interkostalraums – also auf Höhe des rechten Vorhofs – seitlich neben den rechten Rand des Sternum.

Für die linke Seite liegt die Handfläche links über dem zweiten Interkostalraum, also auf Höhe des Aortenbogens.

Der Therapeut fixiert mit der Handfläche und je nach zu behandelnder Seite entweder den rechten Vorhof oder den Aortenbogen und führt mit dem Finger der anderen Hand unmittelbar kranial des Kreuzungspunkts mit dem M. sternocleidomastoideus eine leichte Dehnung an der A. carotis aus (➤ Abb. 6.8).

6.4.4 Behandlung des Fett-, Haut- und Fasziengewebes

Der Patient befindet sich in Seitenlage. Der Therapeut ergreift auf Höhe der Bifurcatio carotidis das Fett-, Haut- und Fasziengewebe und testet dessen Dicke bzw. Elastizität (➤ Abb. 6.9).

Er führt eine Traktions-Induktions-Technik aus und rollt dabei die Haut-Faszien-Falte zwischen seinen Fingern hin und her, um die Dicke des Gewebes zu reduzieren und es elastischer zu machen.

Der Therapeut misst vor und nach der Technik den Puls. Er sollte sich nur anfänglich leicht erhöhen. Die Technik sollte auf beiden Seiten ausgeführt werden. Der Therapeut kann dem Patienten zeigen, wie er selbst, und ohne zu komprimieren, die Haut am Hals hin- und herrollen kann.

6.4.5 Eagle-Syndrom

Es ist sehr unwahrscheinlich, dass man als Therapeut auf einen Patienten mit einem echten Eagle-Syndrom

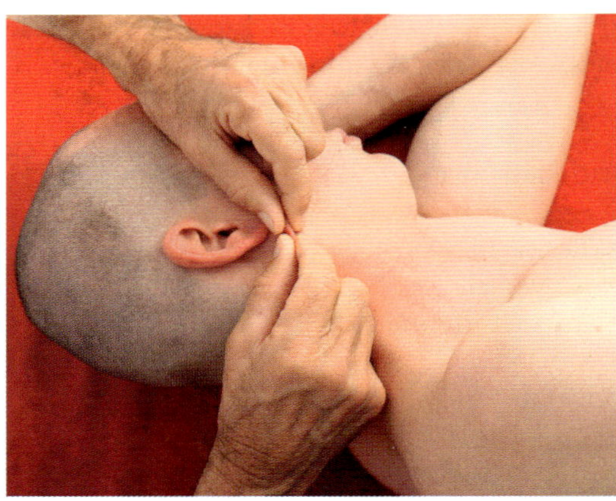

Abb. 6.9 Behandlung des Fett-, Haut- und Fasziengewebes an der Bifurcatio carotidis

(Stylohyoid-Syndrom) trifft, das durch eine Hypertrophie des Processus styloideus oder eine Verknöcherung des Lig. stylohyoideum entsteht.

Es gibt jedoch eine latente Form dieses Syndroms, die nicht durch die Hypertrophie des Processus styloideus verursacht wird, sondern durch die den Processus styloideus umgebenden Weichgewebe, die sich verdicken und fibrosieren, entsteht.

Ätiologie

Mögliche Ursachen dieser Weichteilveränderung sind:

- Trauma an Hals und Halswirbeln
- Folgen einer Tonsillektomie (ein in Frankreich früher häufig durchgeführter Eingriff)
- chirurgische Eingriffe im Halsbereich

Symptome

Es können folgende Symptome auftreten:

- Schmerzen beim Schlucken (Odynophagie)
- Atypische Zervikalgie, meist an den oberen Halswirbeln und im anterioren Bereich
- Kiefergelenkschmerzen, insbesondere beim Kauen
- Hypersalivation durch Überstimulation des N. vagus
- Vertigo und Tinnitus

- Gesichts- oder Zungenneuralgie
- Cornu major des Os hyoideum bei der Palpation und beim Schlucken empfindlich
- Zirkulationsbeeinträchtigung der A. carotis interna im Bereich des Canalis caroticus

Durch die Kompression des oberen Teils der Karotisregion können einige dieser Symptome reproduziert werden.

Externe Palpation

Der Processus styloideus kann nicht schmerzfrei palpiert werden. Er hat eine durchschnittliche Länge von etwa 3 cm, bei älteren Menschen und bei Männern kann er länger sein.

Um den Bereich um den Processus styloideus von außen zu palpieren, legt der Therapeut seinen Finger medial und anterior des Processus mastoideus. Er prüft die Dicke und die Festigkeit der Gewebe und entspannt sie anschließend durch eine Dehnungs-Induktions-Technik.

Interne Palpation

Diese Palpation erfolgt über den Mundraum im Bereich des Pharynx und ist nicht sehr angenehm.

Muskel- und Ligamentansätze am Processus styloideus

Diese umfassen:
- M. stylohyoideus, M. styloglossus, M. stylopharyngeus
- Lig. stylopharyngeum
- Fascia pharyngomastoidea und M. constrictor pharyngis

6.4.6 Manipulation des M. stylohyoideus

Der Patient befindet sich in Rückenlage. Der Therapeut legt eine Hand unter das Okziput, um die Flexion und Extension bei C0-C1 verändern zu können. Sobald der Therapeut spürt, dass die Position des Kraniums eine Dehnung am Os hyoideum erzeugt, verstärkt er diese Dehnung nach kaudal.

6.4.7 Manipulation der Fascia pharyngomastoidea

Der Patient befindet sich in Rückenlage. Der Therapeut dehnt den M. constrictor pharyngis nach kaudal und das Okziput gleichzeitig nach kranial. Auf diese Techniken wird in ➤ Kapitel 11 im Zusammenhang mit dem M. constrictor pharyngis superior näher eingegangen.

6.5 Test und Behandlung der Bifurcatio carotidis

6.5.1 In Seitenlage, Separations-Induktions-Technik

Vorsichtsmaßnahmen

Die Bifurkation darf unter keinen Umständen komprimiert werden. Bei manchen Patienten ist diese Zone hyperaktiv, sodass die Kompression eine Synkope auslösen bzw. durch vagale und zentrale Reaktionen einen Sturz verursachen kann.

Pulsmessung an der A. carotis externa und interna

Auf Höhe der Bifurkation liegt die A. carotis externa anterior und etwas medial der A. carotis interna.

Die A. carotis interna entspringt vor dem Oberrand des Schildknorpels und posterior des Processus transversus von C4.

Der erste Abschnitt der Arterie ist spindelförmig und entspricht dem Sinus caroticus, der 1,5 cm lang ist und einen Durchmesser von ungefähr 9 mm hat.

Indikationen

Indikationen für eine Behandlung der Bifurcatio carotidis sind:

- Vagotonie oder in seltenen Fällen Sympathikotonie
- Vasovagale Synkope
- Hypertonie oder Hypotonie
- Bradykardie oder in seltenen Fällen Tachykardie
- Verdauungsstörungen
- Vorhofflimmern

Ziele der Technik

Bei dieser Technik möchte der Therapeut einen *Reset*-Effekt erzielen und eine Umprogrammierung der Mechano- und Chemorezeptoren des Sinus caroticus und des Glomus caroticum erzeugen. Diese Rezeptoren sind manchmal zu reaktiv oder, wenn die die A. carotis umgebende Faszie und die Haut- und Fettgewebe fibrosieren, zu wenig aktiv.

Mit zunehmendem Alter und durch bestimmte Traumata wird der Winkel der Bifurkation zu spitz, sodass die Baro- und Chemorezeptoren zu stark stimuliert werden.

6.5.2 Technik

Der Patient befindet sich in Seitenlage. Der Therapeut ertastet zunächst den Puls der A. carotis externa und interna und öffnet anschließend den Winkel an der Bifurkation, ohne diese zu komprimieren (➤ Abb. 6.10).

Zur Überprüfung der Wirksamkeit der Technik sollte der Puls vor und nach der Behandlung gemessen werden. Normalerweise kommt es zu einer Verlangsamung des Pulses. Manchmal kommt es anfänglich zur Beschleunigung des Pulses (*Reset*-Effekt), der sich jedoch sehr schnell stabilisiert und verlangsamt.

Wie erwähnt, entsenden der Sinus caroticus und das Glomus caroticum kontinuierlich Informationen über den Blutdruck, die Blutgase und den pH-Wert an das Gehirn, um das Gehirn zu schützen. Es handelt sich also um eine wichtige Zone zur zentralen Regulation dieser Parameter.

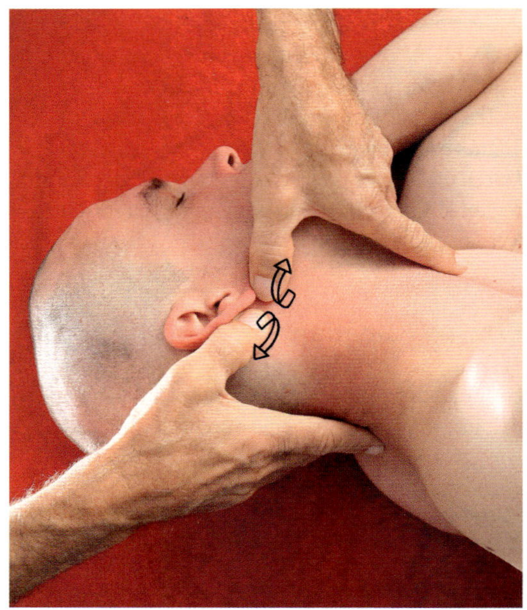

Abb. 6.10 Öffnen der Bifurcatio carotidis in Seitenlage

6.6 A. carotis interna

6.6.1 Verlauf

Die A. carotis interna nimmt ihren Anfang an der Bifurcatio carotidis zwischen dem Gonion und dem M. sternocleidomastoideus und macht nach 1 bis 2 cm eine Biegung.

6.6.2 Richtung

Die A. carotis interna zieht nach kranial und medial in Richtung Pharynx. Sie kreuzt die A. carotis externa, die etwas weiter lateral ebenfalls nach kranial zieht. Anfänglich wird sie nur vom Platysma und der den Processus styloideus umgebenden Faszie überdeckt.

6.6.3 Canalis caroticus

Der Karotiskanal liegt in der Pars petrosa des Os temporale (➤ Abb. 6.11). Der Kanal sollte behandelt werden, da sich an der Schädelbasis, im Bereich der Foramina, die Verbindungen zwischen den

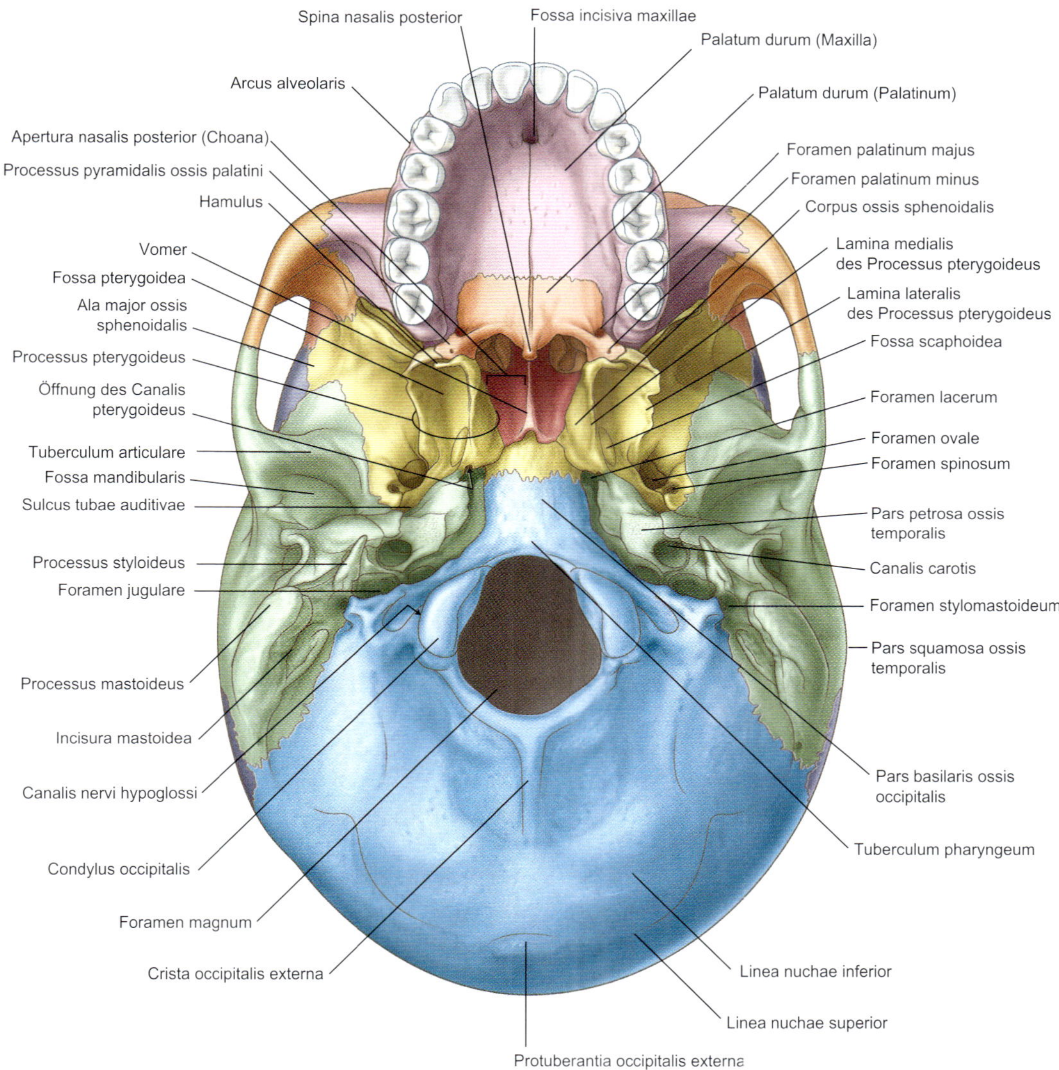

Abb. 6.11 Canalis caroticus
Quelle: Drake RL, Vogl AW, Mitchell AWM. *Gray's Anatomie pour les étudiants.* 4e éd. Paris: Elsevier Masson; 2020. Mit Genehmigung der Autoren

Halsfaszien befinden, die ihrerseits mit dem Thorax und der Dura mater verbunden sind.

Zu den wichtigsten Foramina zählen:

- Foramen magnum
- Canalis caroticus
- Foramen jugulare
- Foramen lacerum

Entlang der großen Gefäßstämme findet man auch das Interstitium, das ein wichtige Rolle für das glymphatische System spielt (s. ➤ Kap. 7).

6.7 Sinus cavernosus

Der Sinus cavernosus liegt beidseits der Sella turcica, hinter der Fissura orbitalis superior. Er wird durch durale Ausläufer der Falx und des Tentorium cerebelli gebildet (➤ Abb. 6.12).

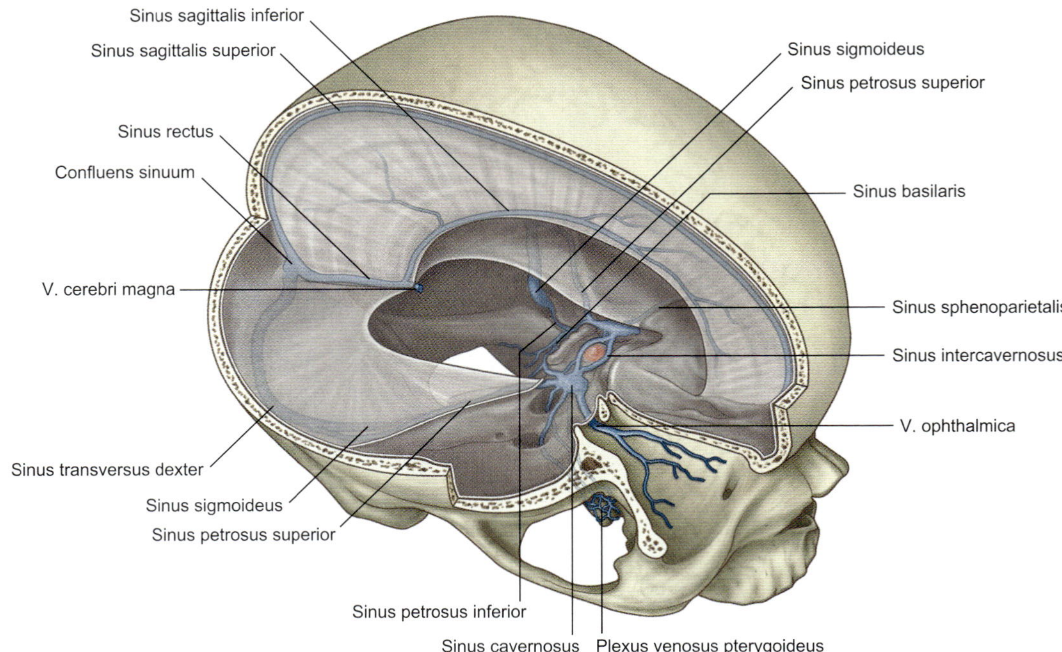

Abb. 6.12 Sinus cavernosus
Quelle: Drake RL, Vogl AW, Mitchell AWM. *Gray's Anatomie pour les étudiants.* 4e éd. Paris: Elsevier Masson; 2020. Mit Genehmigung der Autoren

6.7.1 Das venöse System

Afferenzen

Diese sind:

- V. ophthalmica, V. cerebri anterior, media und inferior
- Sinus sphenoparietalis
- Sinus intercavernosus anterior und posterior, Verbindung zwischen den beiden Sinus cavernosus
- Plexus basilaris

Efferenzen

Diese Venen münden in den Sinus petrosus und weiter in die V. jugularis interna. Die Venen des Sinus cavernosus kommunizieren untereinander.

6.7.2 Nerven

Es finden sich hier folgende Nerven:

- N. ophthalmicus
- N. oculomotorius
- N. trochlearis
- N. abducens (➤ Abb. 6.13)

Der Sinus cavernosus ist eine von zahlreichen Nerven und Gefäßen durchzogene Zone, die behandelt werden sollte. Im Praxisteil befassen wir uns mit seiner arteriovenöse Rolle.

6.7.3 Arterien

- Kollateralgefäße der A. carotis interna, die eine Siphon bilden.
- Innerhalb des Canalis caroticus verlaufen, neben der A. ophthalmica, die unmittelbar nach dem Austritt der A. carotis interna aus dem Sinus

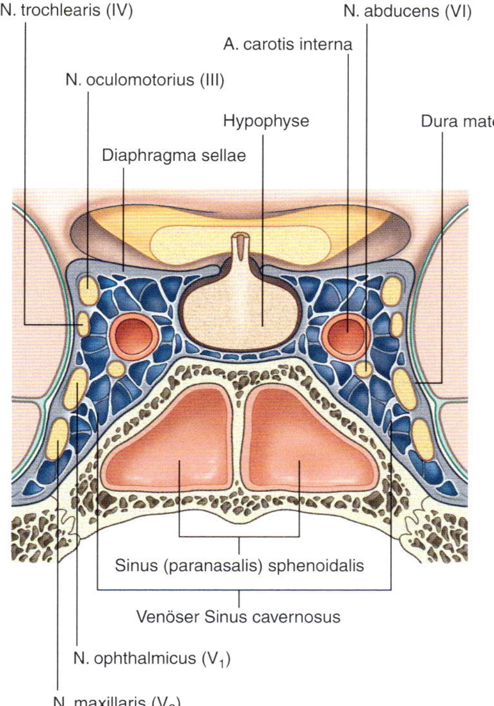

Abb. 6.13 Die Nerven des Sinus cavernosus
Quelle: Drake RL, Vogl AW, Mitchell AWM. *Gray's Anatomie pour les étudiants.* 4e éd. Paris: Elsevier Masson; 2020. Mit Genehmigung der Autoren

cavernosus entspringt, Arteriolen für das Ganglion trigeminale, die Hypophyse und die Dura mater. Hier gibt es keinen zervikalen Ast.

OSTEOPATHISCHE RELEVANZ

Die Hypophyse muss gut mit Blut versorgt werden. Die Blutzufuhr zur Hypophyse kann über den Sinus cavernosus und das Chiasma opticum erhöht werden.

6.8 Test für den Canalis caroticus

Es wird vor allem der kraniale Abschnitt untersucht.

6.8.1 Globaler Test im Sitzen

Der Patient sitzt auf der Behandlungsliege, seine Hände ruhen auf den Oberschenkeln. Der Therapeut sitzt hinter dem Patienten. Er legt seine Daumen auf den medialen Anteil des Processus mastoideus, erzeugt eine Traktion nach kranial und verbindet sie mit einer leichten Seitneigung und einer Rotation zur Gegenseite. Er macht den Test auf beiden Seiten.

Es handelt sich um einen globalen nicht spezifischen Test, bei dem auch die V. jugularis interna mitgetestet wird. Der Test zeigt die Seite an, auf der ein mechanischer Konflikt vorliegt.

6.8.2 Spezifischer Test für den Canalis caroticus

Der Patient sitzt auf der Behandlungsliege. Sein Kopf wird in Rotation und Seitneigung gebracht und stützt sich am Thorax des Therapeuten ab. Der Therapeut zieht mit dem Daumen den Processus mastoideus nach kranial und dehnt die A. carotis communis mit dem anderen Daumen nach kaudal; er wiederholt den Test auf der anderen Seite (➤ Abb. 6.14). Die Seite, auf der der meiste Widerstand zu spüren ist, sollte behandelt werden.

Diese Technik sollte erst gemacht werden, nachdem man die Bifurcatio carotidis und die A. carotis communis gelöst hat.

6.9 Karotissiphon und Sinus cavernosus

6.9.1 Karotissiphon

Der Karotissiphon ist der gekrümmt verlaufende Teil der A. carotis interna innerhalb des Sinus cavernosus (Pars cavernosa), der bis zum Processus clinoideus anterior und zum Durchtritt der Arterie durch die Dura mater reicht. In ihrem intrakranialen Abschnitt

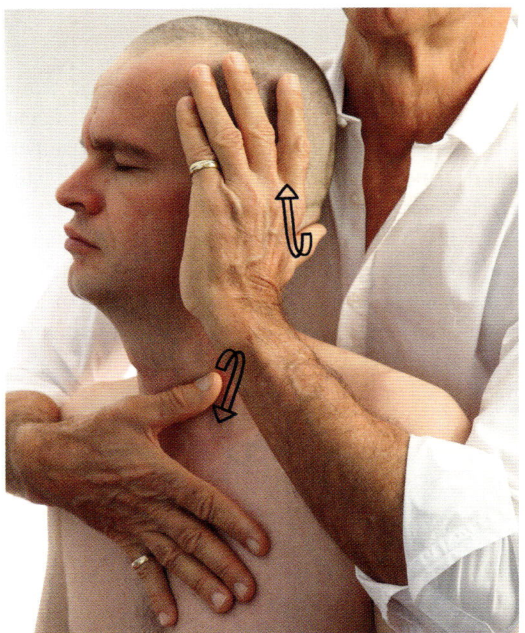

Abb. 6.14 Spezifischer Test für den Canalis caroticus im Sitzen

verfügen die Wände der A. carotis interna weder über eine Lamina interna noch über eine Vasa nervorum.

Erhöhter Druck im Gehirn ist gefährlich. Durch einen Siphon – eine Konstruktion, über die Flüssigkeiten von einem Behälter in einen anderen fließen – kann der Druck ausgeglichen werden. Ein Siphon funktioniert nach dem Prinzip eines kommunizierenden Gefäßes und dient auch als Schleuse.

Der Karotissiphon (➤ Abb. 6.15) verhindert Turbulenzen im Blutstrom, die einen Thrombus bilden könnten. Er sorgt zudem für den Druckausgleich zwischen den beiden Aa. carotides.

6.9.2 Verlauf der A. carotis interna durch den Sinus cavernosus

Nach dem Austritt aus der Pars petrosa mündet die A. carotis interna in den Sinus cavernosus und umfasst in ihrem Verlauf folgende Abschnitte:

- Einen aufsteigenden vertikalen Anteil
- Eine erste Biegung nach horizontal entlang des Corpus ossis sphenoidalis, nahe der Hypophyse

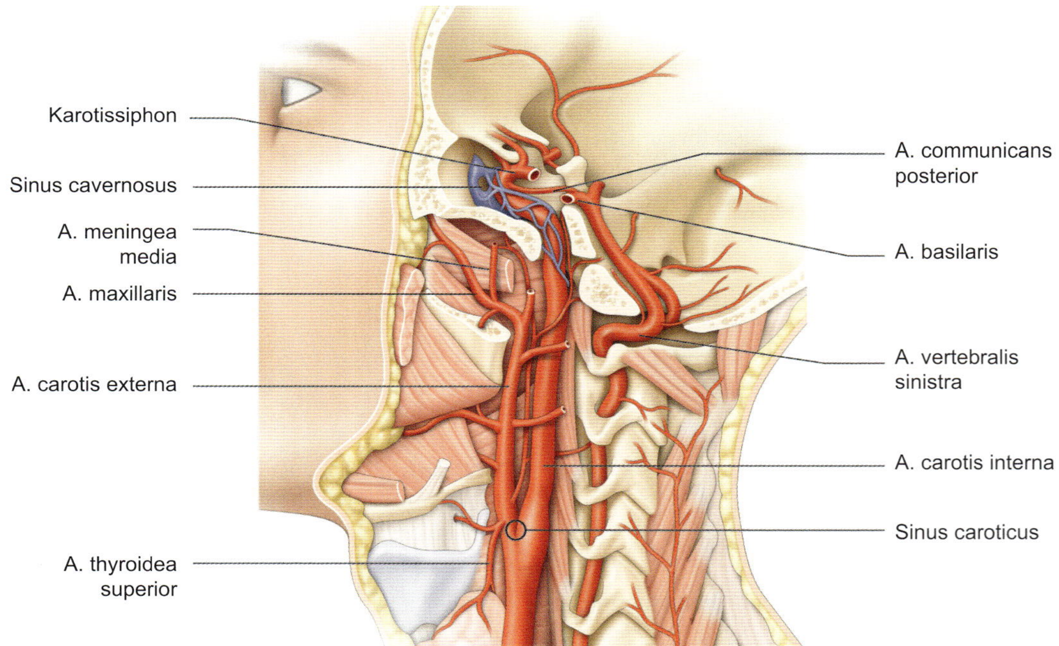

Abb. 6.15 Karotissiphon
Quelle: Cyrille Martinet

- Eine zweite Biegung nach vertikal, medial des Proc. clinoideus anterior
- An ihrer Austrittstelle im Dach des Sinus cavernosus gibt die A. carotis interna die Aa. ophthalmicae ab.

Insgesamt verläuft die Arterie nach kranial, anterior und medial.

6.9.3 Lokalisation des Karotissiphons

Der Patient befindet sich in Rückenlage, seine Arme liegen seitlich neben dem Körper. Der Therapeut legt eine Hand für den klassischen Ecoute auf das Kranium. Mit dem Daumen seiner anderen Hand zieht er entweder die A. carotis interna (schwierig, manchmal unmöglich) oder die A. carotis communis nach kaudal. Dabei spürt er mit seiner kranialen Hand zunächst die Zone des Karotissiphons und schließlich die Region des Sinus cavernosus.

6.9.4 Techniken für den Karotissiphon

Im Sitzen

Der Patient sitzt auf der Behandlungsliege und lehnt Rücken und Kopf gegen den Thorax des Therapeuten. Der Therapeut legt seinen Daumen beidseits in den Porus acusticus externus und führt Traktionen in folgender Reihenfolge und Richtung aus: zuerst nach kranial, dann nach anterior und schließlich nach medial (➤ Abb. 6.16).

Die Traktionen sind sehr kräftig. Bei dieser bilateralen Traktion spürt man fast immer einen unterschiedlichen Widerstand zwischen der linken und der rechten Seite. Die sitzende Position dient v.a. dazu die Zone mit dem größten Widerstand zu testen und um die Behandlung auszuführen.

Der Therapeut führt zunächst eine direkte Technik aus, wobei er eine leichte Rotation des Kopfes hinzufügt und dann eine Traktions-Induktions-Technik ausführt.

Die Technik ist abgeschlossen, wenn er spürt, dass der Widerstand gegen die Traktion links und rechts ausgeglichen ist. Eine kleine Seitendifferenz bleibt dabei jedoch immer bestehen.

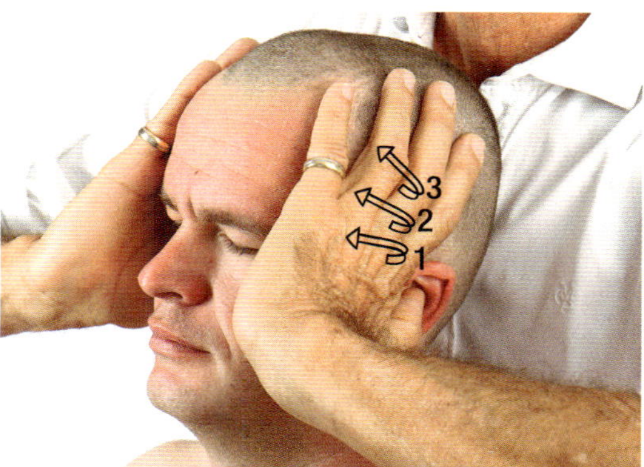

Abb. 6.16 Technik für den Karotissiphon im Sitzen

In Rückenlage

Der Patient liegt auf dem Rücken, sein Kopf wird am Thorax des Therapeuten abgestützt. Der Therapeut führt mit beiden Daumen zunächst eine Traktion nach kranial, dann Druck nach anterior, begleitet durch den Thorax, und schließlich eine mediale Kompression aus.

Diese Technik ähnelt der Technik für die Ventrikel, auf die wir im Weiteren noch eingehen werden.

In Seitenlage

Diese Technik wird auf beiden Seiten ausgeführt. Der Therapeut sitzt am Kopfende der Behandlungsliege, er legt einen Finger in den Mundraum des Patienten in Kontakt mit dem Processus palatinus der Maxilla und dehnt diesen nach kranial, anterior und medial (➤ Abb. 6.17). Er legt den Daumen seiner anderen Hand in den Porus acusticus externus und bewegt ihn zunächst in die gleiche Richtung und dann in die entgegengesetzte Richtung, d. h. nach kaudal, posterior und lateral.

EMPFEHLUNG

Der Patient sollte bei dieser Technik tief und langsam atmen, um den vaskulären und v.a. den venösen Druck zu beeinflussen.

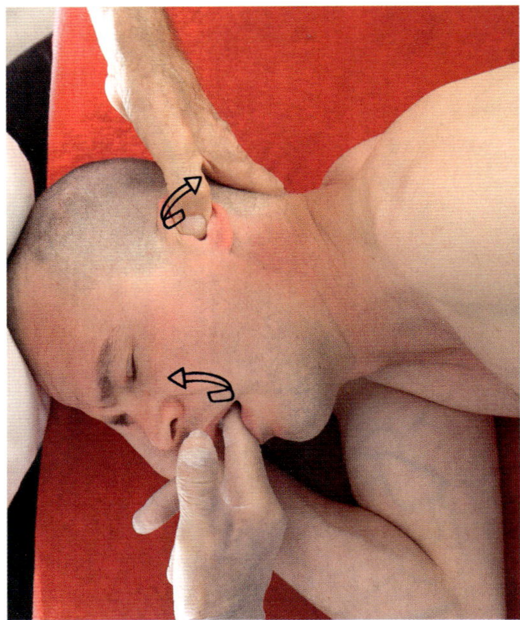

Abb. 6.17 Technik für den Karotissiphon in Seitenlage

6.9.5 Äste der A. carotis interna

Nachfolgend werden nur jene Äste angeführt, die palpierbar sind oder deren Beschreibung die Bedeutung der Arterie unterstreicht.

- Kollateralgefäße:
  - A. ophthalmica (Behandlung s. u.)
  - Arcus palpebralis superior
  - A. supraorbitalis
  - A. supratrochlearis
- Endäste:
  - A. cerebri anterior
  - A. cerebri media, die am Sulcus lateralis cerebri entlangzieht
  - A. communicans posterior
  - A. choroidea anterior

6.10 Palpierbare Pulse der Äste der A. carotis interna

Der Therapeut nutzt diese Pulse, um die Zirkulation in den beiden Hemisphären zu vergleichen und die Effizienz der Techniken zu überprüfen (➤ Abb. 6.18).

6.10.1 Arcus palpebralis superior

Das Augenlid ist sehr sensibel. Der durch den N. trigeminus und den N. facialis ausgelöste Lidreflex wird verwendet, um die Wirkung der Anästhesie bzw. das Ende eines Komas zu überprüfen.

Der Arcus palpebralis superior ist ein Ast der A. ophthalmica, die ihrerseits aus der A. carotis interna stammt.

Um den Puls zu spüren, nimmt der Therapeut den medialen und lateralen Teil des Oberlids und kneift es leicht, um die Arterie besser zu spüren und die beiden Seiten zu vergleichen.

6.10.2 A. supraorbitalis und A. supratrochlearis

Die oberhalb der Orbita und der Trochlea verlaufenden Arterien sind Äste der A. carotis interna.

Der Test zeigt nur selten einen großen Unterschied zwischen dem linken und rechten Puls, auch bei Patienten, die ein Schädel-Hirn-Trauma oder einen Schlaganfall erlitten haben. Dies beruht sicherlich auf einem Kompensationsmechanismus.

6.10.3 A. ophthalmica

Das Auge und der N. opticus sind besonders wichtig Elemente, um auf das Gehirn einzuwirken.

Der Puls der A. ophthalmica kann zwar nicht palpiert werden, aber die Arterie kann durch die Mobilisation des N. opticus gedehnt werden.

Verlauf

Die A. ophthalmica zweigt unmittelbar am Austritt aus dem Sinus cavernosus, auf Höhe des Processus clinoideus anterior von der A. carotis interna ab. Sie zieht gemeinsam mit dem N. opticus durch das Foramen opticum und gelangt so in die

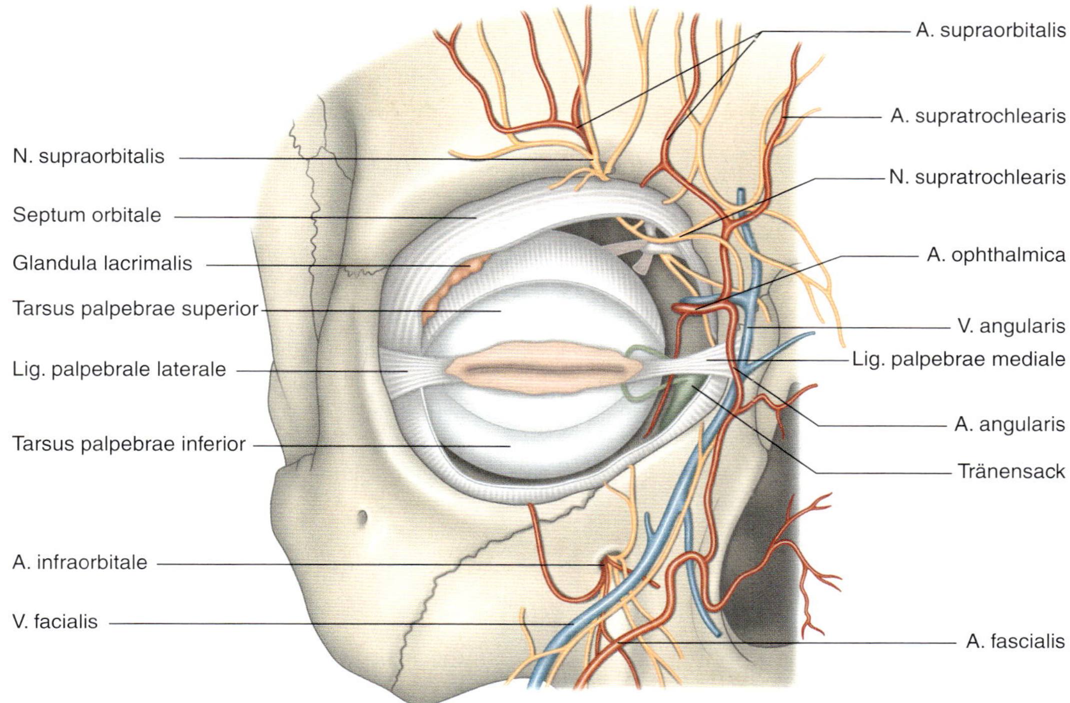

Abb. 6.18 Die palpierbaren Pulse der Äste der A. carotis interna
Quelle: Barral JP, Croibier A. *Manipulation viszeraler Gefäße.* Urban & Fischer Verlag/Elsevier GmbH, 2011. Mit Genehmigung der Autoren. Zeichnung: Eléonore Lamoglia.

Augenhöhle. Dort zieht sie zunächst lateral des N. opticus verlaufend nach kaudal, anterior und lateral und kreuzt dann im superioren Abschnitt den Nerv nach medial.

Wichtig

Wenn man die Augen bewegt, sucht der von Dura umhüllte N. opticus eine große Fläche ab; die A. ophthalmica begleitet diese Bewegung. Die Dura ist mit dem N. opticus fest verbunden und an den Wänden des Sinus cavernosus befestigt.

Um den Sinus cavernosus, die den N. opticus umgebende Dura, die A. und V. ophthalmica zu beeinflussen, verwendet man die Dura-Nervus-ophthalmicus-Technik.

6.11 Dura-Nervus-ophthalmicus-Technik

6.11.1 In Rückenlage

Der Therapeut legt den Daumen einer Hand in den äußeren Gehörgang und erzeugt damit entlang einer nach kranial, anterior und medial verlaufenden Achse Druck in Richtung Sinus cavernosus (➤ Abb. 6.19).

Er bittet den Patienten, seinen Blick in alle Richtungen schweifen zu lassen, um jene Bewegung zu identifizieren, die die größte Duraspannung erzeugt. Während er anschließend die über den im äußeren Gehörgang liegenden Daumen ausgeübte Spannung beibehält, mobilisiert er mit einem Finger der anderen Hand das homolaterale Auge, zunächst direkt gegen Widerstand und dann mittels Induktion.

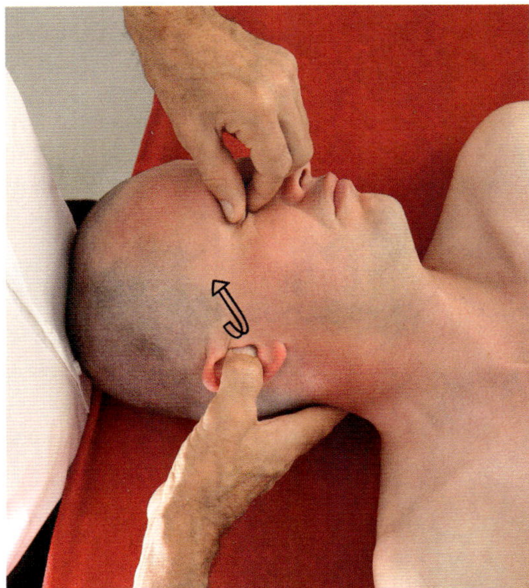

Abb. 6.19 Dura-Nervus-ophthalmicus-Technik

6.11.2 In Seitenlage

Der Patient befindet sich in Seitenlage mit der zu behandelnden Seite oben. Der Therapeut mobilisiert das Auge in kontralateraler Richtung, indem er Zug auf den Porus acusticus externus ausübt.

6.11.3 Mit der A. carotis communis

In der gleichen Position und nach dem gleichen Protokoll mobilisiert der Therapeut das Auge und führt eine kaudale Traktion auf der homolateralen A. carotis communis aus.

6.12 Vertebrobasiläres System

6.12.1 A. vertebralis

Die A. vertebralis entspringt aus der A. subclavia. Ihr Durchmesser beträgt etwa 4 mm. Nach einem Trauma, bei Arthrose und Atherosklerose kann sich die Größe der Arterie um die Hälfte verringern.

Die A. vertebralis sinistra ist oft größer, vielleicht aufgrund ihrer direkteren Verbindung mit der Aorta. Sie entspringt manchmal direkt aus der Aorta.

Die vier Abschnitte der A. vertebralis

Die A. vertebralis spaltet sich im posterosuperioren Anteil von der A. subclavia ab. Sie lässt sich in vier Abschnitte (➤ Abb. 6.20) unterteilen:

- V1 – von der A. subclavia zum Canalis transversarius von C6
- V2 – Verlauf durch den Canalis transversarius
- V3 – Richtungsänderung zwischen Axis und Atlas
- V4 – Richtungsänderung zwischen Atlas und Foramen magnum

Schwachstellen entlang der A. vertebralis

Ostium arteriae vertebralis

Das Ostium der A. vertebralis kann durch Gewebespannungen in der Thoraxapertur komprimiert werden. Mögliche Ursachen hierfür sind:

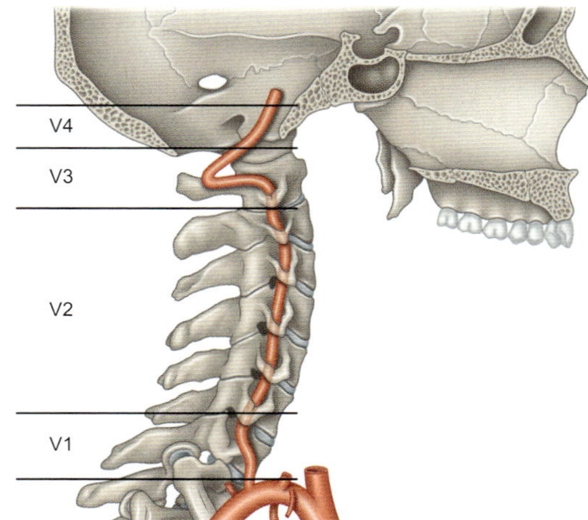

Abb. 6.20 Die vier Abschnitte der A. vertebralis
Quelle: Barral JP, Croibier A. *Gelenke – ein neuer osteopathischer Behandlungsansatz: Wirbelsäule.* Urban & Fischer Verlag/Elsevier GmbH, 2021. Mit Genehmigung der Autoren. Zeichnung: Éléonore Lamoglia.

- Megatransversus der untersten Halswirbel
- Osteoartikuläre Veränderungen an der Klavikula, der Schulter und der 1. Rippe
- Retraktion von Pleura oder Perikard
- Fibrose des M. subclavius und des Lig. costoclaviculare

Diese Fixierungen führen meist zu einem positiven Adson-Wright-Test.

Pars prevertebralis (V1) und das Tuberculum caroticum

Das stärker ausgebildete Tuberculum anterius des Querfortsatzes des 6. Halswirbels kann zu vaskulären Konflikten mit folgenden Arterien führen (➤ Abb. 6.21):

- A. vertebralis
- A. thyroidea inferior
- A. carotis communis

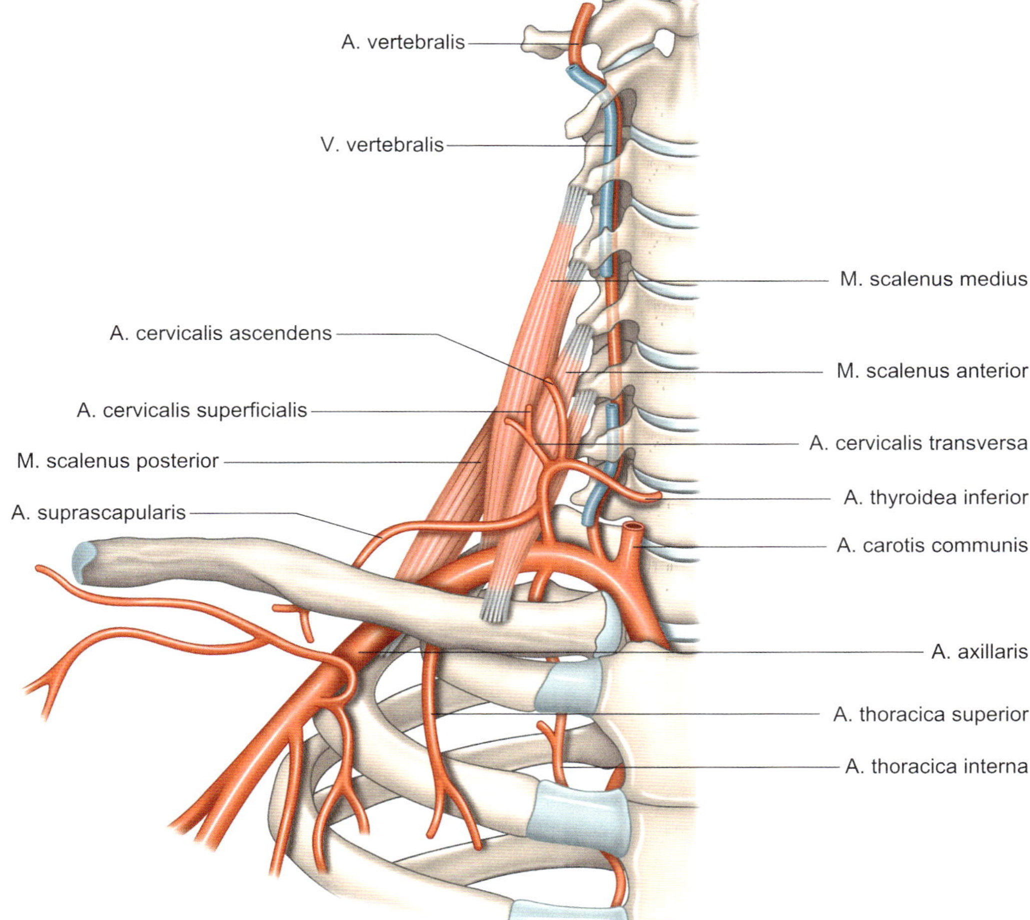

Abb. 6.21 Das Tuberculum caroticum und seine Gefäßverbindungen
Quelle: Barral JP, Croibier A. *Gelenke – ein neuer osteopathischer Behandlungsansatz: Wirbelsäule.* Urban & Fischer Verlag/Elsevier GmbH, 2021. Mit Genehmigung der Autoren. Zeichnung: Éléonore Lamoglia.

Pars transversaria (V2) – Verlauf im Canalis transversarius

In diesem Abschnitt sind es vor allem Arthrose und Osteophyten, die zur Kompression der Arterie führen können. Osteoartikuläre Fixierungen im Bereich der Halswirbelsäule können zu Nervenreizungen und damit zu Vasokonstriktion der Arterie führen.

Pars atlantica (V3) – und das Trigonum arteriae vertebralis

Das Trigonum arteriae vertebralis (Trigonum subocipitale) wird wie folgt begrenzt:
- Lateraler Rand: M. rectus capitis posterior major
- Superiorer Rand: M. obliquus capitis inferior
- Medialer Rand: M. obliquus capitis superior

Das Trigonum arteriae vertebralis ist eine typische Ligaturzone für die A. vertebralis.

In allen unseren Kursen und Büchern unterstreichen wir immer wieder die Bedeutung der Techniken zur Entspannung der Subokzipitalmuskulatur und ihre positive Wirkung auf Gefäße, Nerven und Dura mater.

Pars intracranialis (V4) – Dura mater

Die A. vertebralis macht eine Biegung, um ihren Weg nach kranial fortzusetzen. Sie ist von Dura mater umgeben. Der M. rectus capitis posterior minor, dessen Fasern Verbindung zur Dura haben, sollte unbedingt entspannt werden, um Beeinträchtigungen in der Zirkulation der A. vertebralis zu verhindern.

Kollateralgefäße

Die Kollateralgefäße der A. vertebralis sind:
- die beiden Aa. spinales, die die Halswirbelsäule, das Rückenmark und die Dura versorgen und
- die Arterien, die die zervikale Paravertebralmuskulatur und die Subokzipitalmuskulatur versorgen.

Innervation

Die Innervation der A. vertebralis (➤ Abb. 6.22) umfasst folgende Nerven:
- Sympathische Fasern aus dem Ganglion cervicale superius und inferius
- Parasympathische Fasern aus dem Ganglion oticum (unter dem Foramen ovale), die den N. mandibularis begleiten.
- Fasern des Ganglion pterygopalatinum, die Anastomosen mit dem N. palatinus major, einem Ast des N. maxillaris bilden.

Ganglion cervicale superius

Das Ganglion cervicale superius liegt auf Höhe des 2. und 3. Halswirbels im Spatium retrostyloideum.

Es übernimmt eine wichtige Rolle in der Gefäßversorgung des Gehirns. Die Behandlung des Ganglions wird gemeinsam mit dem M. constrictor pharyngis erklärt.

Ganglion cervicale inferius (Ganglion stellatum)

Das großflächige Ganglion cervicale inferius befindet sich in der Fossa retropleurale (Sebiléau-Grübchen), vor dem Hals der ersten beiden Rippen und hinter der Pleurakuppel und wird anterior und lateral durch den Aufhängungsapparat der Pleura (Pleurabänder) begrenzt. Das Ganglion cervicale inferius selbst liegt anterior auf dem Köpfchen der 1. Rippe und dem 8. Zervikalnerv und knapp oberhalb des 1. Interkostalnervs. Auf der linken Seite hat es Verbindung zum Ductus thoracicus.

Das Ganglion stellatum liefert einige meningeale Nervenfasern für das Foramen jugulare, es wird von der A. vertebralis durchzogen.

OSTEOPATHISCHE RELEVANZ

Um das Ganglion cervicale inferius zu entspannen, müssen folgende Strukturen berücksichtigt werden:
- Pleura und Pleuraspannungen
- Erstes Kostovertebralgelenk
- Fascia cervicalis und ihre Verbindung zur Fascia endothoracica

6.12.2 A. basilaris

Diese Arterie entsteht aus der Verbindung zwischen den beiden Aa. vertebrales, die sich auf Höhe

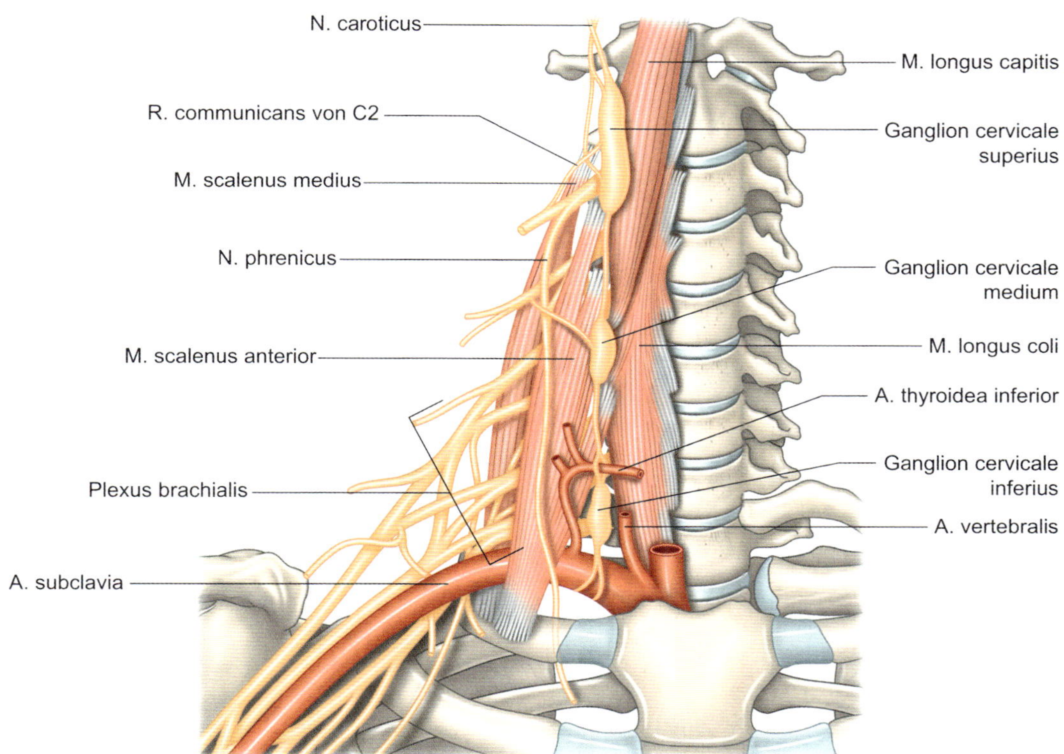

Abb. 6.22 Innervation der A. vertebralis
Quelle: Barral JP, Croibier A. *Gelenke – ein neuer osteopathischer Behandlungsansatz: Wirbelsäule.* Urban & Fischer Verlag/Elsevier GmbH, 2021. Mit Genehmigung der Autoren. Zeichnung: Éléonore Lamoglia.

des Foramen magnum zu einem Gefäß vereinen (➤ Abb. 6.23).

Die A. basilaris versorgt den Hirnstamm, das Kleinhirn und sogar das Großhirn mit Blut.

Verlauf

Die A. basilaris zieht zwischen der anterioren Fläche des Pons und dem Clivus (Schädelbasis) nach kranial und teilt sich in die beiden Aa. cerebri posteriores.

Kollateralgefäße

Zu den Kollateralgefäßen der A. basilaris gehören:

- Aa. pontis
- A. cerebelli anterior inferiorer
- A. labyrinthi
- A. cerebelli superior
- Arteriolen für folgende Hirnnerven: N. abducens (VI), N. facialis (VII) und N. vestibulocochlearis (VIII)

Diese Gefäßverbindungen unterstreichen die Bedeutung von A. vertebralis und A. basilaris. Bereits eine geringe Verminderung des Blutstroms kann zu funktionellen Störungen führen: Gleichgewichtsverlust, Instabilität, Schwindel, Tinnitus, Drop Attack. Ein stark verminderter Blutfluss kann sogar eine Tetraplegie verursachen.

Lindsay-Hemenway-Syndrom

Dieses Syndrom tritt als Folge einer Ischämie der A. vestibularis anterior, einem Ast der A. labyrinthis auf. Es betrifft häufig Personen um das 60. Lebensjahr und führt zu folgenden Symptomen:

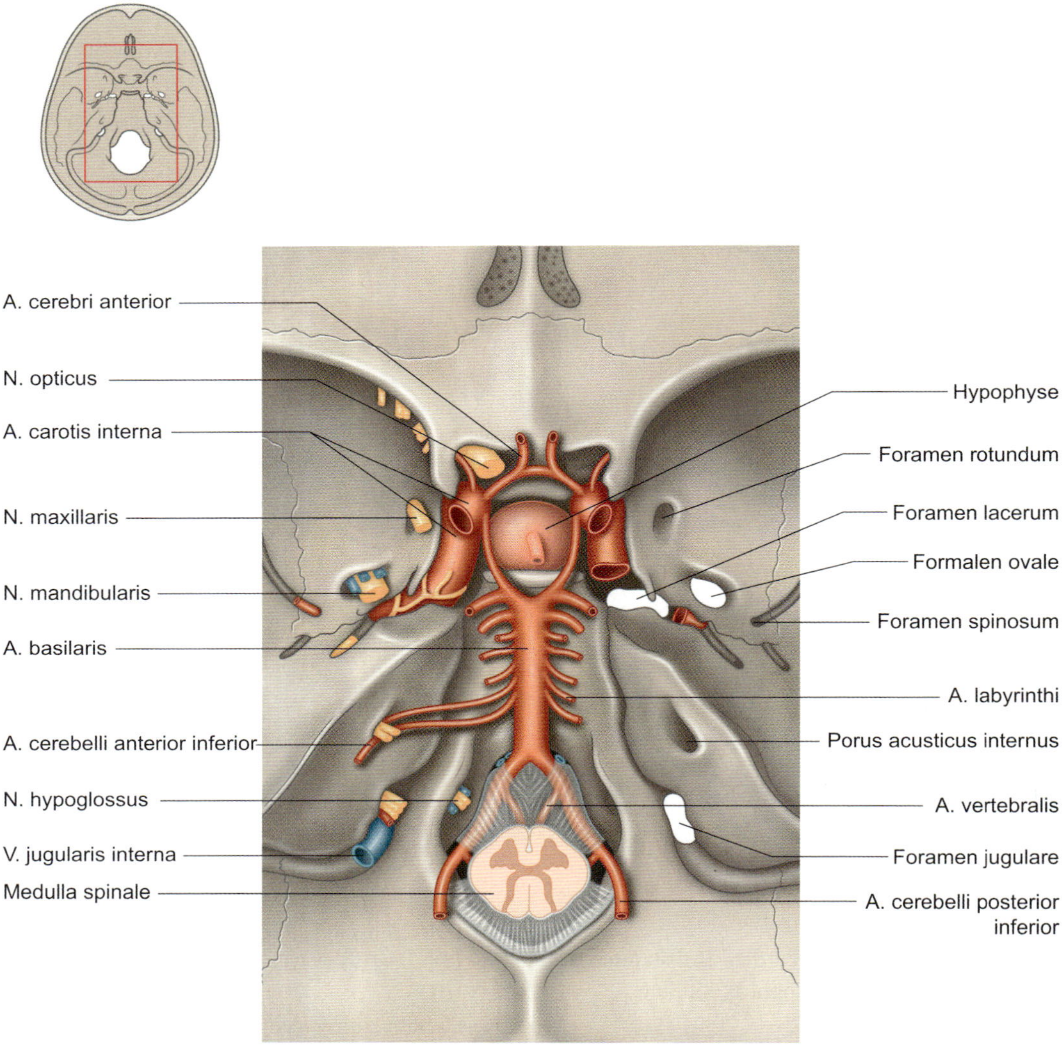

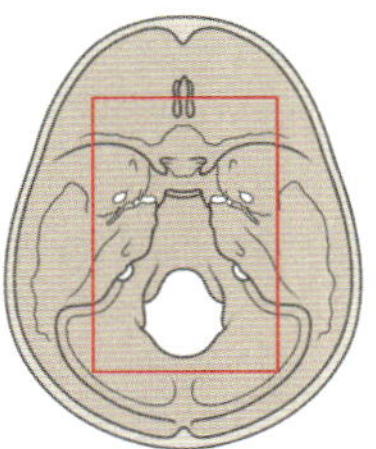

Abb. 6.23 A. basilaris
Quelle: Barral JP, Croibier A. *Gelenke – ein neuer osteopathischer Behandlungsansatz: Wirbelsäule.* Urban & Fischer Verlag/Elsevier GmbH, 2021. Mit Genehmigung der Autoren. Zeichnung: Éléonore Lamoglia.

- Plötzlich auftretender Schwindel
- Übelkeit
- Erbrechen

In der Folge kommt es zu Kanalolithiasis des posterioren ipsilateralen Bogengangs.

Die Behandlung von Schwindel wird in einem weiteren Kapitel beschrieben.

A. basilaris und Circulus arteriosus cerebri

Die A. basilaris kann eine mangelnde arterielle Versorgung des Gehirns durch die Aa. communicantes ausgleichen.

Äste der A. basilaris

- A. cerebri posterior dextra und sinistra
- A. communicans posterior dextra und sinistra, die aus der A. cerebri posterior hervorgehen und die Verbindung zur A. carotis interna herstellen (s. ➤ Abb. 2.11).

Circulus arteriosus cerebri (Willisii)

Der Circulus arteriosus cerebri sichert die Blutversorgung des Gehirns, wenn es in der A. carotis interna oder der A. vertebralis zu Läsionen oder Obstruktionen kommt.

Zu beachten ist dabei, dass die Kollateralgefäße des Circulus arteriosus cerebri Endgefäße sind und es darüber hinaus keine vaskulären Kompensationsmöglichkeiten gibt.

Subclavian-Steal-Syndrom

Dieses arterielle Kompensationssyndrom zeigt uns, dass der Organismus mit allen Mitteln versucht, mangelnde Durchblutung auszugleichen.

Nehmen wir an, dass vor der Abzweigung der A. vertebralis eine Kompression oder eine Stenose an der A. subclavia besteht. Durch die Minderperfusion in der homolateralen Extremität kommt es zum Druckabfall in der A. brachialis und schwerkraftbedingt zu einem in den Arm gerichteten Strömungsgradienten.

Aus diesem Grund entsteht eine Strömungsumkehr in der A. vertebralis auf der betroffenen Seite, die die A. subclavia mit Blut versorgt. Das Blut wird also auf Kosten der A. basilaris umgelenkt, was zu Schwindel, Sehstörungen und zu einer Drop Attack führen kann.

6.13 Gefäßtests

6.13.1 Puls der A. vertebralis

Über viele Jahre haben wir versucht, den Puls im Trigonum arteriae vertebralis zu ertasten. Das ist nicht nur schwierig, sondern führt oft auch zu Fehlern, da die Unterscheidung zwischen A. vertebralis und den muskelversorgenden Gefäßen schwierig ist.

Es ist daher besser, zunächst den Puls am Tuberculum caroticum (➤ Abb. 6.24) zu messen und dann an der A. occipitalis (s. u.).

Der Patient befindet sich in Seitenlage, seine homolaterale Hand liegt auf der Behandlungsliege auf. Der Therapeut kann den Puls der A. vertebralis auf der Seite der Behandlungsliege oder auf der dem Therapeuten zugewandten Seite messen. Ausgehend von C7 lässt der Therapeut einen Finger zum Tuberculum caroticum gleiten. Er platziert den Finger unmittelbar kaudal und etwas lateral des Tuberculum caroticum. Der Puls der A. vertebralis kann unmittelbar vor ihrem Eintritt in den Querfortsatzkanal ertastet werden. Es sollte immer ein Seitenvergleich gemacht werden.

Es ist darauf zu achten, dass man den Puls der A. vertebralis nicht mit dem der A. thyroidea inferior verwechselt. Ein schwacher Puls der A. vertebralis ist ein Hinweis auf einen Konflikt in der Thoraxapertur oder im Raum zwischen der Thoraxapertur und dem Tuberculum caroticum.

6.13.2 Puls der A. occipitalis

Die A. occipitalis entspringt nicht aus der A. carotis interna, sondern aus der A. carotis externa. Interessant ist diese Arterie insofern, als sie eine Anastomose mit der A. vertebralis bildet.

Kollateralgefäße der A. occipitalis:

- Rr. musculares für M. sternocleidomastoideus, M. semispinalis capitis und M. splenius
- A. stylomastoidea, begleitet den N. facialis (VII) zur Paukenhöhle, zum Mittel- und Innenohr.

Die A. occipitalis anastomiert mit der A. auricularis posterior, die wiederum Äste für die Parotis abgibt. Die Anastomose mit der A. vertebralis erfolgt über den absteigenden Ast der A. occipitalis und die A. cervicalis profunda.

Der Puls wird in Bauchlage gemessen (➤ Abb. 6.25). Er kann wie folgt palpiert werden:

- Im horizontalen Abschnitt hinter dem Processus mastoideus. An dieser Stelle wird die A. occipitalis durch den M. obliquus capitis minor von der A. vertebralis getrennt.

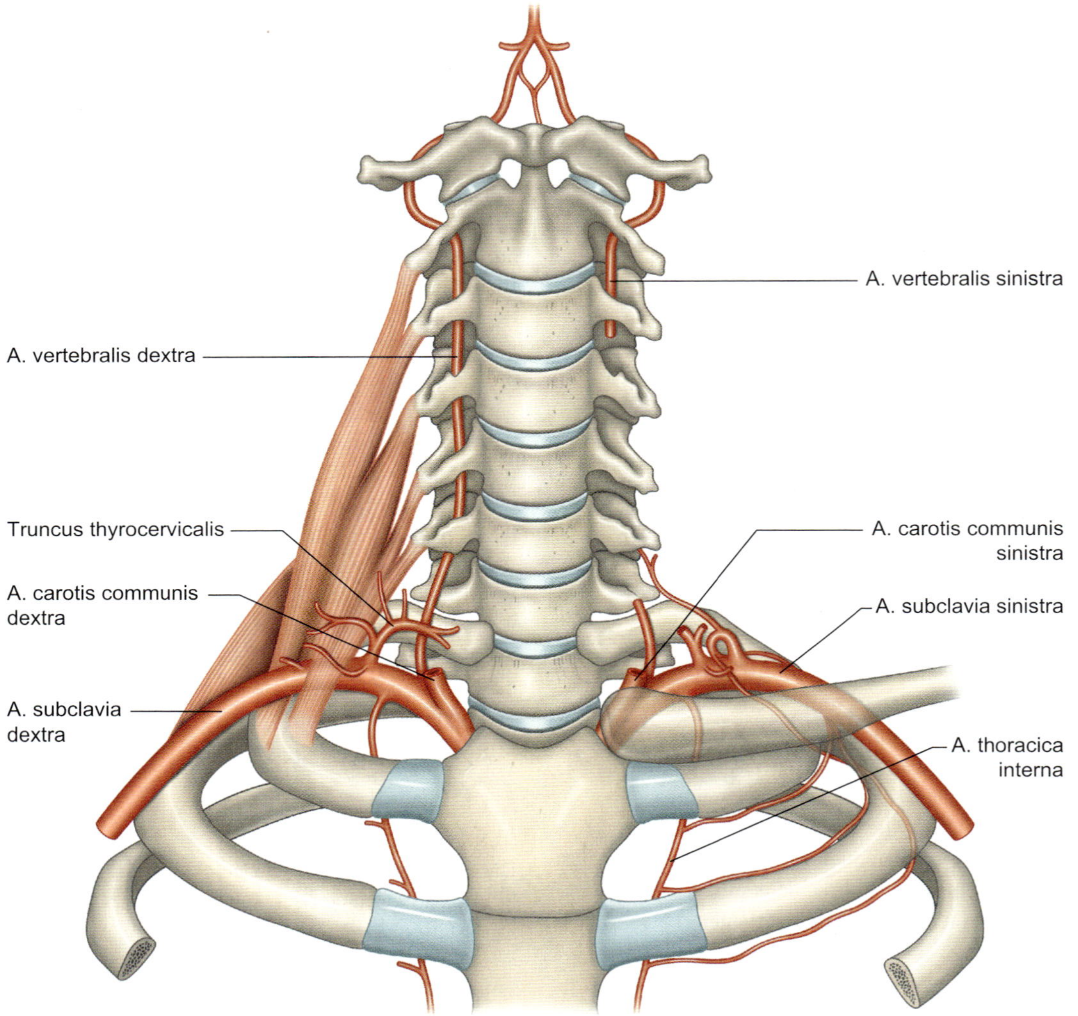

Abb. 6.24 Palpation des Pulses der A. vertebralis auf Höhe von C6
Quelle: Barral JP, Croibier A. *Manipulation viszeraler Gefäße*. Urban & Fischer Verlag/Elsevier GmbH, 2011. Mit Genehmigung der Autoren. Zeichnung: Eléonore Lamoglia.

- Auf Höhe des ersten oder zweiten Intervertebralraums, relativ lateral.
- Unmittelbar oberhalb der den M. trapezius und den M. sternocleidomastoideus überdeckenden Faszie, dort verläuft die Arterie oberflächlich und wird medial durch den N. occipitalis major (Arnold-Nerv) begleitet.

6.14 Adson-Wright-Test für das Gehirn

Der Adson-Wright-Test dient normalerweise dazu, eine mögliche Kompression der A. subclavia im Bereich der Thoraxapertur zu testen. Wir haben festgestellt, dass dieser Test auch verwendet werden kann, um ein Zirkulationsproblem im Gehirn, das in Bezug zur Thoraxapertur und zum Nacken steht, zu erkennen.

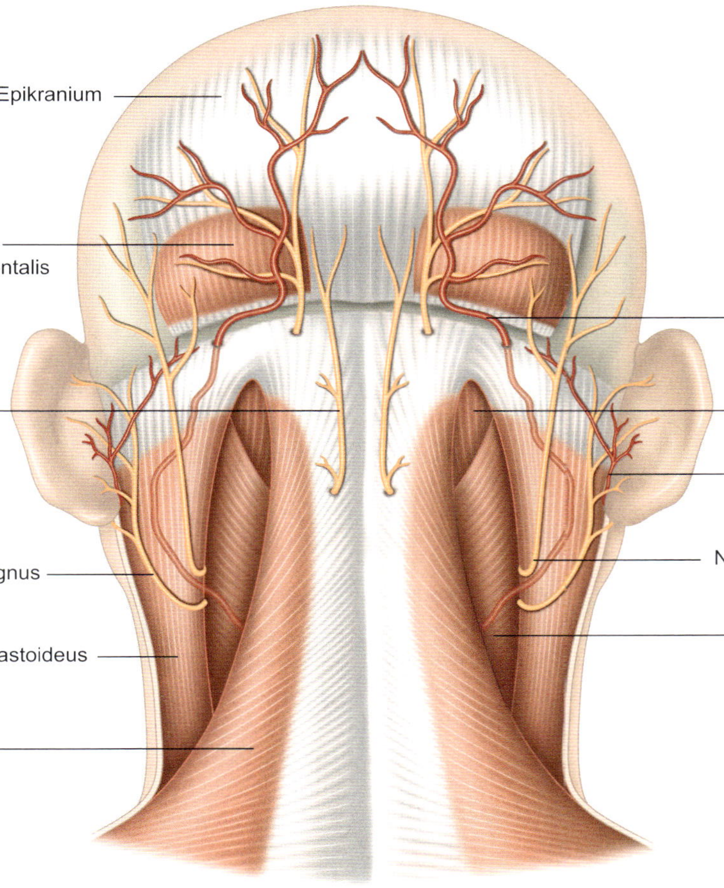

Aponeurose des Epikranium
Venter occipitalis des M. occipitofrontalis
N. occipitalis tertius
N. auricularis magnus
M. sternocleidomastoideus
M. trapezius
A. occipitalis
M. semispinalis
A. auricularis posterior
N. occipitalis minor
M. splenius

Abb. 6.25 A. occipitalis
Quelle: Barral JP, Croibier A. *Manipulation viszeraler Gefäße.* Urban & Fischer Verlag/Elsevier GmbH, 2011. Mit Genehmigung der Autoren. Zeichnung: Eléonore Lamoglia.

Der Test wird normalerweise im Sitzen durchgeführt, der Arm wird in 90° Abduktion und Außenrotation positioniert und der Kopf zur Gegenseite gedreht. Dabei darf sich der Puls der A. radialis nicht verändern. Als Test für das Gehirn wird der Test in Rückenlage ausgeführt.

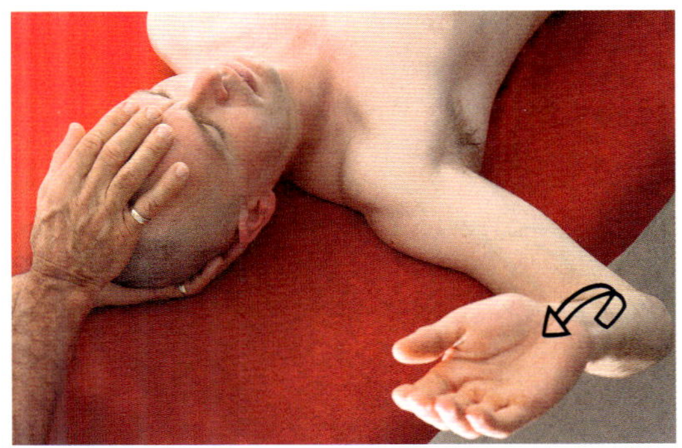

Abb. 6.26 Adson-Wright-Test für das Gehirn

6.14.1 In Rückenlage, zuerst auf der einen und dann auf der anderen Seite

Der Patient liegt auf dem Rücken, ein Arm liegt entlang des Körpers, der andere in 90° Abduktion und Außenrotation („Kaktushaltung“) (➤ Abb. 6.26).

Der Therapeut steht hinter dem Patienten, er legt eine Hand unter das Okziput und die andere für den Ecoute auf das Schädeldach.

Der Therapeut bittet den Patienten, seine Hand langsam nach posterior in Richtung Behandlungsliege zu bewegen, die Thoraxapertur wird komprimiert. Normalerweise sollte sich dabei der Ecoute nicht verändern. Wenn die Hand des Therapeuten jedoch eindeutig in eine Region des Kraniums gezogen wird, kann dies ein Hinweis auf ein zirkulatorisches Problem sein, meist auf der gleichen Seite wie der mobilisierte Arm.

Der Therapeut führt den gleichen Test zum Vergleich auf der anderen Seite aus.

6.14.2 In Rückenlage, beide Seiten gleichzeitig

Der Patient positioniert beide Arme in 90° Abduktion und Außenrotation („Kaktushaltung") und legt seine Hände langsam auf der Behandlungsliege ab, während der Therapeut über den Ecoute spürt, ob seine Hand eindeutig zur einen oder anderen Seite gezogen wird.

Im Prinzip zeigt diese Veränderung des kranialen Ecoute eine lokale Fixierung in der Thoraxapertur oder im Nackenbereich an, die sich auf das Gehirn auswirkt.

6.14.3 In Rückenlage mit Kopfrotation

Gleiche Ausgangsposition wie oben. Der Patient dreht seinen Kopf zur einen und dann zu anderen Seite. Wird durch die Rotation ein kranialer Ecoute ausgelöst, ist das v. a. ein Hinweis auf ein Problem zwischen Okziput und C6.

In diesem Fall kann der Therapeut die Gewebe um das Tuberculum caroticum (C6) entspannen, eine Traktion entlang des Nackens ausführen und die myofaszialen Strukturen im Subokzipitalbereich entspannen und anschließend überprüfen, ob sich der kraniale Ecoute dadurch verändert hat.

6.15 Lokalisation der A. basilaris am Schädel

6.15.1 Rückenlage, passiv

Der Therapeut steht hinter dem Patienten und legt seine Hand zum Ecoute auf den Schädel des Patienten. Mit dem Daumen seiner anderen Hand dehnt er zunächst die eine und dann die andere A. subclavia nach kaudal, wobei er unmittelbar unterhalb des Tuberculum caroticum beginnt.

Die Ecoute-Hand kann dabei Spannungen in der A. vertebrobasilaris spüren und damit den Gefäßstamm lokalisieren.

6.15.2 Rückenlage, aktiv

Ausgehend von der gleichen Position bittet der Therapeut den Patienten, einen Arm nach dem anderen über die Behandlungsliege nach kaudal gleiten zu lassen, während er die A. subclavia nach kaudal dehnt (➤ Abb. 6.27). Dieser Test ist weniger spezifisch, da dadurch neben der A. subclavia auch der Plexus brachialis und die Halsfaszien gedehnt werden.

Ein positiver Adson-Wright-Test für das Gehirn auf einer Seite verbunden mit einem kranialen Ecoute während der Dehnung der A. subclavia weist den Therapeuten darauf hin, dass er den gesamten vertebrobasilären Bereich behandeln sollte.

6.16 Techniken für die A. vertebralis

6.16.1 Indikationen

- Lagerungsschwindel
- Instabilität
- Benommenheit
- Kraniozervikales Trauma
- Neurodegenerative Erkrankungen
- Koordinationsstörungen

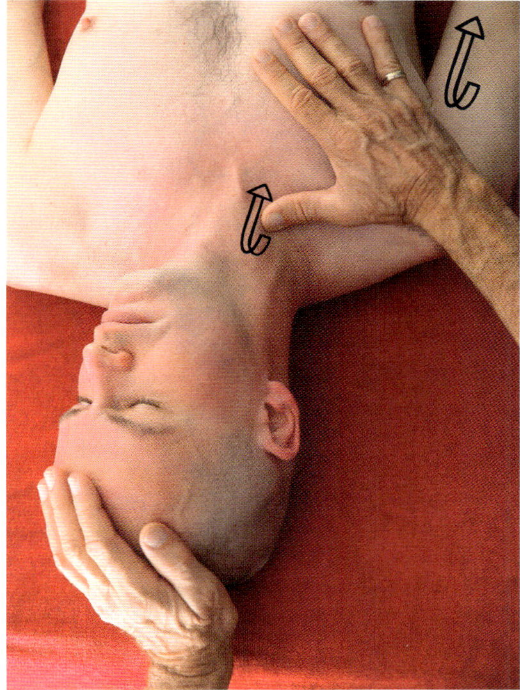

Abb. 6.27 Aktive Lokalisation der A. basilaris in Rückenlage

6.16.2 Kontraindikationen

Folgende Kontraindikationen sind zu beachten:

- Unerklärlicher, nach keinem bestimmten Muster auftretender Schwindel.
- Schwindel bei einem an Hypercholesterinämie erkrankten Patienten erfordert weitere Untersuchungen, insbesondere eine Doppler-Sonografie.
- Hyperaktivität des Sinus caroticus und des Glomus caroticum treten bei älteren Personen häufiger auf, da die Weichgewebe am Hals an Elastizität verlieren. Man sollte den Sinus caroticus und das Glomus caroticum nicht berühren, sondern die Muskeln und Faszien der Halsregion dehnen.

6.16.3 Pars prevertebralis und Pars transversaria (V1–V2)

In Rückenlage

Der Patient liegt auf dem Rücken, sein Kopf wird leicht von der Behandlungsseite weggedreht. Der Therapeut legt den Daumen einer Hand knapp unter das Tuberculum caroticum und die übrige Hand auf die Schulter und den medialen Teil der homolateralen Klavikula. Die andere Hand zieht den Processus mastoideus entlang der Achse des Hirnstamms nach kranial. Er bittet den Patienten, seinen Arm nach kaudal gleiten zu lassen, und verstärkt die Bewegung durch kaudalen Druck auf die Schulter. Der auf dem Tuberculum caroticum liegende Daumen führt eine kaudal gerichtete Gleitbewegung ohne Kompression aus.

Diese Technik wird bilateral durchgeführt.

In Seitenlage

Die zu behandelnde Seite liegt unten, der Therapeut sitzt etwas seitlich am Kopfende der Behandlungsliege (➤ Abb. 6.28). Er legt den Finger einer Hand in den äußeren Gehörgang und zwei angewinkelte Finger nahe dem Processus mastoideus unter das Okziput und zieht das Kranium zu sich hin. Er positioniert einen Finger seiner anderen Hand direkt unter das Tuberculum caroticum. Er zieht den Kopf des Patienten zu sich hin und drückt gleichzeitig die Gewebe unterhalb des Tuberculum caroticum nach kaudal.

Die zu behandelnde Seite liegt oben. Der Therapeut legt den Finger einer Hand in den äußeren Gehörgang und zwei angewinkelte Finger unter das Okziput. Er positioniert den Daumen der anderen Hand unter dem Tuberculum caroticum. Er zieht

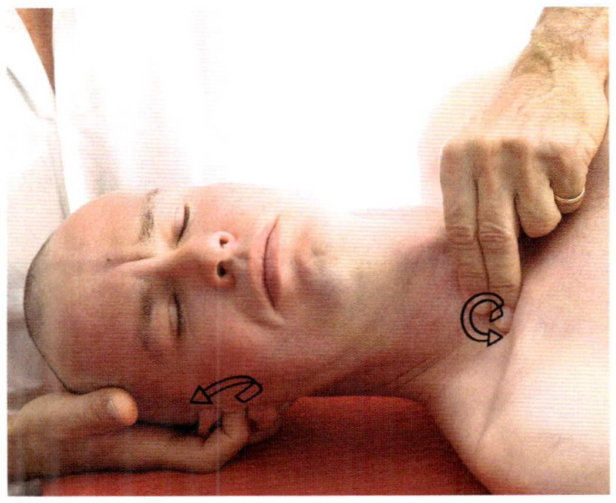

Abb. 6.28 Technik für die A. vertebralis in Seitenlage

den Schädel in seine Richtung und bittet den Patienten, seinen homolateralen Arm nach kaudal gleiten zu lassen. Er begleitet die Bewegung des unter dem Tuberculum caroticum liegenden Daumens, ohne zu komprimieren.

6.16.4 Pars atlantica und Pars intracranialis (V3–V4)

Der Therapeut verwendet die oben beschriebenen Techniken und fügt eine Links- oder Rechtsrotation des Kopfes hinzu, um die Wirkung auf den Abschnitt zu konzentrieren, in dem die A. vertebralis zwischen C2 und C1 und zwischen C1 und Foramen magnum ihre Richtung ändert.

Wieder bittet der Therapeut den Patienten, seinen Arm nach kaudal gleiten zu lassen.

6.16.5 Foramen magnum

Da die A. vertebralis von Dura umgeben ist, verwendet der Therapeut wieder die Technik für den M. rectus capitis posterior minor. Der Therapeut übt eine kraniale Traktion am Okziput aus und fixiert gleichzeitig mit einem Finger den Arcus posterior atlantis. Da der Arcus schwer zu erreichen ist, fixiert er eher den Proc. spinosus von C2. Während dieser Technik muss der Kopf in einer Extensionsposition bleiben.

6.16.6 Ganglion cervicale superius

Dabei handelt es sich um das größte der drei Zervikalganglien, wobei das Ganglion cervicale mediale oftmals nicht vorhanden ist. Das Ganglion cervicale superius hat eine Länge von 2 bis 4 cm und liegt zu beiden Seiten des Pharynx, vor dem 2. und 3. Halswirbel.

Lagebeziehungen:

- Posterior: M. rectus capitis anterior
- Anterior: A. carotis interna
- Lateral: N. glossopharyngeus, N. vagus, N. hypoglossus, der das Ganglion nach lateral kreuzt.

Die Technik wird in ➤ Kapitel 11 mit dem M. constrictor pharyngis beschrieben.

6.16.7 Ganglion cervicale inferius (Ganglion stellatum)

Die Palpation des Ganglion cervicale inferius orientiert sich am Tuberculum caroticum, das lateral des Ringknorpels liegt (➤ Abb. 6.29). Der Therapeut lässt zwei Daumen in Richtung des Querfortsatzes von C7, der sich lateral der Trachea befindet, gleiten. Er legt die Daumen kranial und kaudal neben den Querfortsatz von C7 und vergrößert den Abstand zwischen den Daumen mit einer Gleit-Induktions-Technik ohne Kompression.

Wenn man vor und nach der Technik den Puls der A. radialis misst, kann man die Beschleunigung des Pulses dokumentieren. Manchmal nimmt der Puls zunächst ab, da der Körper eine ungewöhnliche Stimulation des sympathischen Systems zu kompensieren versucht.

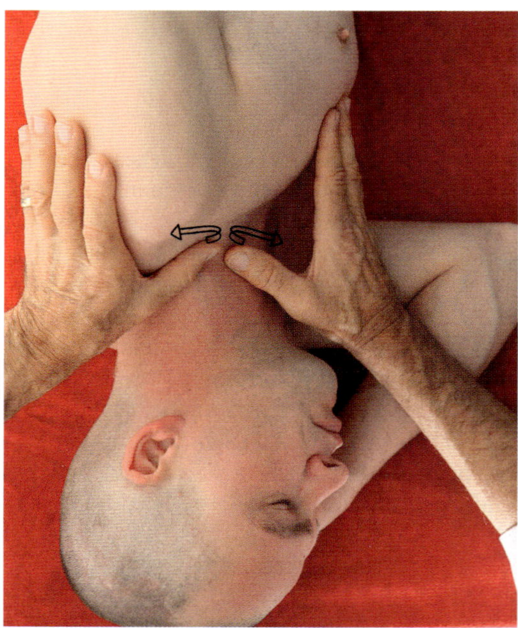

Abb. 6.29 Technik für das Ganglion cervicale inferius (Ganglion stellatum)

6.17 Behandlung der primären Hypertonie

Durch Techniken an folgenden Strukturen kann Hochdruck-Patienten geholfen werden:

- Sinus caroticus und Glomus caroticum
- Herz, durch Techniken am Perikard und an der Einmündung der großen Gefäßstämme (s. Barral JP, Croibier A. *Manipulation viszeraler Gefäße*), dadurch wird ANP (*atrial natriuretic peptide*) freigesetzt.
- Nieren, über die Regulation des Wasserhaushalts des Körpers, durch die hormonelle gefäßerweiternde Wirkung und die Freisetzung von ANP
- Nebennieren über die Nieren und das Diaphragma

Bluthochdruck ist für alle Organe und v. a. für das Gehirn gefährlich und gilt als ein Risikofaktor, der einen Schlaganfall auslösen kann.

6.18 Das venöse System des Gehirns

Das Gehirn verfügt über etwa 2.000 km Arterien und Venen, wobei die Venen in der Überzahl sind.

Der Venenkreislauf des Kopfes zieht zu den großen Vv. jugulares internae. Auch wenn diese eine sehr wichtige Rolle spielen, darf man die Bedeutung der Vv. jugulares externes und der Venen der Kopfhaut nicht unterschätzen.

6.18.1 Sinus venosi

Die venösen Blutleiter verlaufen in den Duraduplikaturen des Gehirns (s. ➢ Abb. 5.1). Die beiden Blätter der Dura mater (Stratum meningeale und Stratum periostale) haften einander an und sind nur im Bereich der Sinus venosi voneinander getrennt.

Es gibt eine Vielzahl von Sinus venosi: Sinus sagittalis superior, Sinus sagittalis inferior, Sinus rectus, Sinus occipitalis, Confluens sinuum, Sinus cavernosus, Sinus transversum, Sinus sigmoideum, Sinus petrosus superior und inferior.

Wir interessieren uns insbesondere für jene Sinus, bei denen unsere Techniken effizient eingesetzt werden können. Die Sinus werden v. a. über Techniken an der Dura mater entspannt. Der intravenöse Druck im Gehirn ist sehr gering, sodass mechanische Spannungen an der Dura mater oder am Parenchym des Gehirns den Druck erhöhen können.

Im Folgenden werden auch Techniken für die Kopfschwarte, das Foramen jugulare, die V. jugularis interna und den Venenwinkel beschrieben.

Das venöse Blut wird über die Vv. jugulares internae aus dem Kopf abgeleitet. Unterstützt wird der venöse Fluss durch die Schwerkraft, das Herz, die Kontraktion der Kopf- und Halsmuskulatur, den negativen Druck im Thorax, die Bewegungen des Kiefergelenks und sogar durch die Aktivität der Schilddrüse.

6.18.2 Kopfschwarte

Bedeutung der Kopfschwarte

Der Skalp ist nicht zuletzt deshalb von Interesse, weil er bei einem Sturz oder einem Schlag auf den Kopf als Erstes betroffen ist. Unfallchirurgen haben uns bestätigt, dass eine Schädelfraktur bessere Heilungschancen hat, wenn die Kopfschwarte unverletzt bleibt.

Die Kopfschwarte ist ein widerstandsfähiges Gewebe aus Kopfhaut, Subkutis und Galea aponeurotica.

Die verschiedenen Schichten der Kopfschwarte

Die Kopfschwarte besteht aus folgenden Schichten (➢ Abb. 6.30):

- Kopfhaut: Sie umfasst zahlreiche Talkdrüsen und Haarfollikel.
- Galea aponeurotica: Diese Schicht aus faserigen und dichten Geweben verbindet den M. frontalis mit dem M. occipitalis.
- Lockeres Bindegewebe: Es bedeckt das Periost, hier liegen die Foramina für die Vv. emissariae.
- Diploe (Periost?): Darunter versteht man das spongiöse Knochengewebe zwischen der Tabula

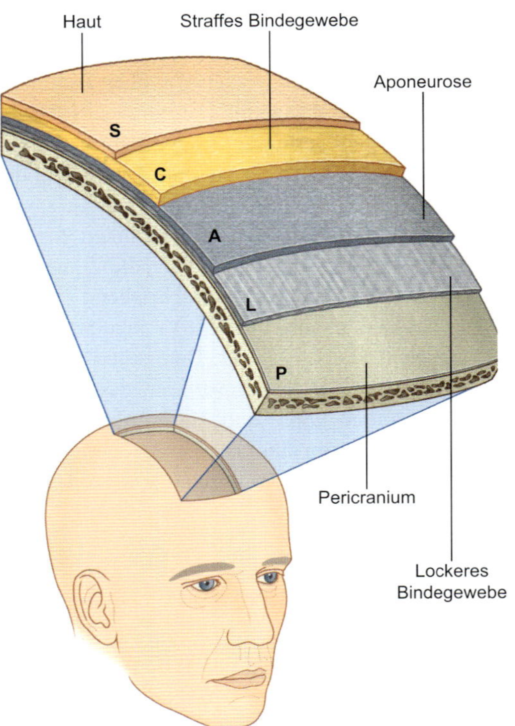

Abb. 6.30 Die verschiedenen Schichten der Kopfschwarte
Quelle: RL, Vogl AW, Mitchell AWM. *Gray's Anatomie pour les étudiants.* 4e éd. Paris: Elsevier Masson; 2020. Mit Genehmigung der Autoren

interna und der Tabula externa der Knochen des Schädeldachs. Eigentlich besitzt das Kranium, außer im Bereich des Os temporale, kein Periost. Für manche Autoren verfügt das Kranium allerdings über ein Periost. Letztlich ist es eine Frage der Terminologie. Die Diploe versorgt den knöchernen Teil des Kraniums mit Nährstoffen. Sie ist für den Wundheilungsprozess und die Konsolidierung von Schädelfrakturen von entscheidender Bedeutung.

Vaskularisation der Kopfschwarte

Arterien

Die die Kopfschwarte versorgenden Arterien sind Äste der A. carotis interna und externa.

- Die A. carotis interna liefert die A. supraorbitalis und die A. supratrochlearis, die einige Äste für den oberen Teil der Kopfschwarte abgeben.
- Die A. carotis externa gibt die A. temporalis superficialis, die A. occipitalis und die A. auricularis posterior ab.

Bemerkenswert ist, dass die Arterienwände mit dem Bindegewebe des Kraniums verbunden sind. Dies erklärt, warum diese Arterien bei einer Verletzung geöffnet bleiben und stark bluten.

Venen

Die V. angularis entsteht aus dem Zusammenschluss von V. supraorbitalis und V. supratrochlearis im medialen Teil der Orbita.

Die V. temporalis superficialis zieht vor dem Tragus nach kaudal, durch die Glandula parotis und weiter zur Maxilla und zur V. jugularis interna.

Venae emissariae

Die aus den Sinus venosi stammenden Vv. emissariae verbinden sich mit den Venen der Kopfschwarte über kleine Foramina, die den Knochen und die Diploe durchbohren. Sie transportieren eine geringe Blutmenge und scheinen v. a. im Bereich des Sinus sagittalis superior wirksam zu sein.

Die Behandlung und Entspannung der Emissarvenen des Os parietale, dessen Foramen größer ist, bringt gute Ergebnisse.

Auch im Bereich des Processus mastoideus, des Os occipitale und der Kondylen findet man derartige Foramina.

Säuglinge haben keine Foramina emissariae, vermutlich weil sie Fontanellen besitzen.

Die Vv. emissariae scheinen die Temperatur des Gehirns zu reduzieren und sind an der Regulation des intrakranialen Drucks beteiligt.

Durch Techniken an der Kopfschwarte kann man diese Öffnungen beeinflussen.

Vena ophthalmica superior

Diese Vene folgt dem Verlauf der A. ophthalmica. Sie hat eine enge Beziehung zum M. rectus lateralis des Auges. Man findet sie im medialen Anteil der Fissura orbitalis superior, bevor sie in den Sinus cavernosus einmündet.

Innervation der Kopfschwarte (> Abb. 6.31)

Sensible Innervation

Die Kopfschwarte wird von Hirnnervenästen, v. a. des N. trigeminus, der eine Anastomose mit den Nn. cervicales posteriores bildet, innerviert.

N. trigeminus

- Aus dem N. ophthalmicus (V_1) gehen der N. supratrochlearis und der N. supraorbitalis hervor.
- Der N. maxillaris (V_2) innerviert über den N. zygomaticotemporale die Fossa temporalis.
- Aus dem N. mandibularis (V_3) geht der N. auriculotemporalis hervor.

Zervikalnerven

- Der N. occipitalis major (Arnold-Nerv) entspringt zwischen C1 und C2.
- Der N. occipitalis minor entspringt zwischen C2 und C3.

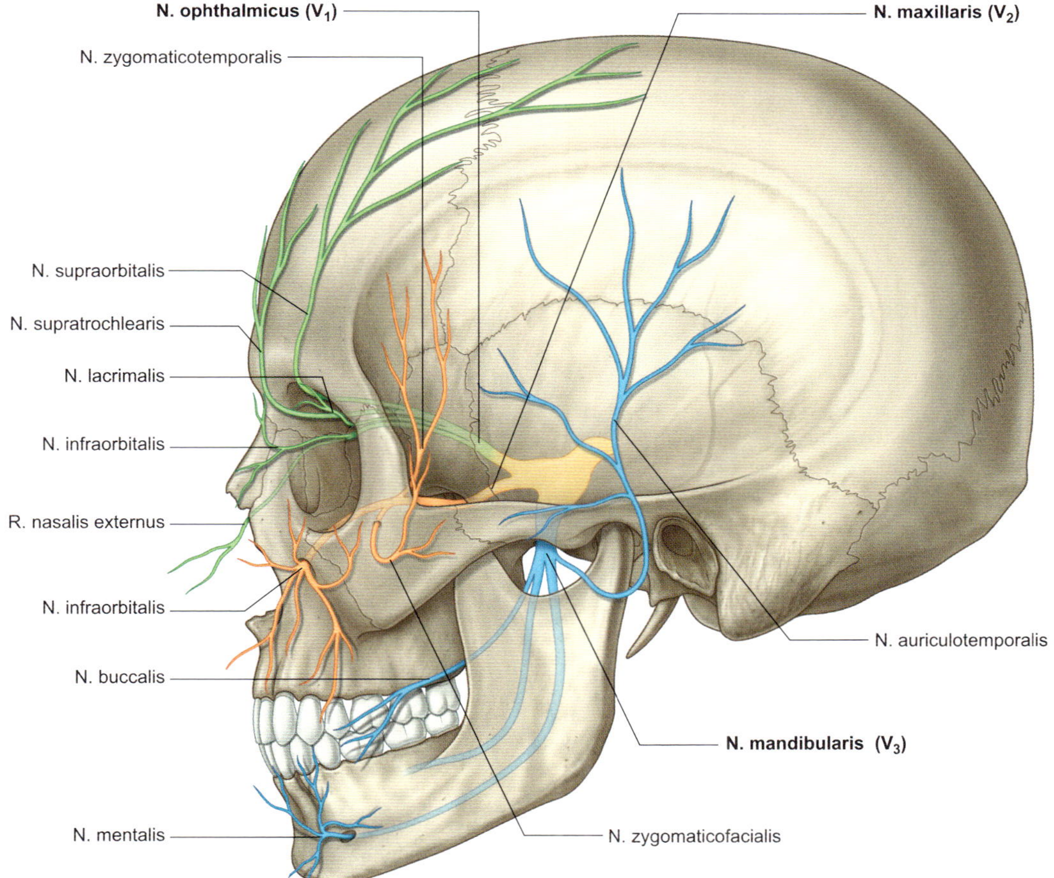

Abb. 6.31 Innervation der Kopfschwarte
Quelle: Barral JP, Croibier A. *Gelenke – ein neuer osteopathischer Behandlungsansatz: Wirbelsäule.* Urban & Fischer Verlag/Elsevier GmbH, 2021. Mit Genehmigung der Autoren. Zeichnung: Éléonore Lamoglia.

Bedeutung der Anastomosen zwischen N. trigeminus und Zervikalnerven

Über diese Anastomosen lässt sich erklären, wie Störungen im Gesichtsschädel (Nebenhöhlen, Zähne, Augen, Nase) Zervikalgien verursachen können.

Es handelt sich um sehr feine Nerven. Es ist nicht immer die Größe des Nervs, der Vene, der Arterie oder des Foramen, die deren Bedeutung bestimmt, sondern die Funktion. Der N. phrenicus, der nur 2 mm Durchmesser hat, steuert über das Diaphragma die Atmung und damit eine lebenswichtige Funktion!

Motorische Innervation

- Der M. frontalis wird durch einen Ast des N. temporalis, einem Ast des N. facialis innerviert.
- Der M. occipitalis wird durch einen Ast des N. auricularis posterior, einem Ast des N. facialis innerviert.
- Der M. temporalis wird durch einen Ast des N. mandibularis innerviert (V_3).

Techniken für die Kopfschwarte

Indikationen

Zu den Indikationen zählen Plagiozephalie, Schädeltrauma, Kopfschmerzen, Migräne.

Bei einem Trauma oder einer Kompression *in utero* ist die Kopfschwarte oft jene Struktur, die als Erstes mechanisch beeinträchtigt wird.

Unserem Wissen nach bestehen keine Kontraindikationen gegen diese Technik.

Test und Behandlung in Seitenlage

Dabei untersucht und behandelt der Therapeut die Beweglichkeit zwischen der Kopfschwarte und den superioren, lateralen und posterioren Teilen des knöchernen Schädels. Er sucht nach Zonen, in denen die Kopfschwarte weniger beweglich ist und stimuliert diese entweder direkt oder führt eine Dehnungs-Induktions-Technik aus, um die gute Beweglichkeit der Kopfschwarte wieder herzustellen.

Nerven-Techniken

Diese Techniken umfassen nicht nur den N. trigeminus und die zervikalen Äste, sondern auch die Rr. musculares des N. facialis.

Der Patient befindet sich in Rückenlage. Der Therapeut lässt seinen Daumen vom Os occipitale zum Os frontale und anschließend zu beiden Seiten des Kraniums gleiten. An Stellen, an denen die Gleitbewegung stockt, kann er sensible und verhärtete Nervenfasern erspüren. Er platziert seine Daumen zu beiden Seiten des sensiblen Abschnitts und mobilisiert ihn mit Trennung-Induktion.

Vorsicht: Direkte Techniken am Nerv können manchmal dauerhafte Schmerzen verursachen. Sensibilität und Reaktivität eines Nervs lassen sich nicht mit der einer Faszie oder eines Muskels vergleichen.

6.18.3 V. jugularis

Untersuchung des Patienten

Der Therapeut sollte auf die Farbe und die Temperatur der Hände achten. Bei schweren venösen Problemen können die Hände bläulich, ödematös und warm sein. Es müssen immer beide Hände verglichen werden. Ein Seitenunterschied kann auch mit dem N. vagus zusammenhängen.

Adson-Wright-Test für den Thorax

Wenn dieser Test positiv ist, ist daran zu denken, dass die V. subclavia oft bereits vor der A. subclavia komprimiert wird.

Kompressionen von V. jugularis und V. subclavia

In der Thoraxapertur kommt es häufig zu Gefäßkompressionen, die Auswirkungen auf die oberen Extremitäten, das Kranium und das Gehirn haben können.

Es sollte beachtet werden, dass die Vene anterior der Arterie liegt. Damit wirken sich Kompressionen in der Thoraxapertur zuerst auf die Vene aus.

Symptomatologie

Obere Extremitäten

Der Patient klagt über Taubheitsgefühle, rasche Ermüdbarkeit des Arms, manchmal verbunden mit einem Ödem. Symptome treten bei sportlichen Männern oder manuell arbeitenden Personen häufiger auf. Auch ein übergroßer Querfortsatz oder die Fehlstellung der ersten Rippe können diese Symptome auslösen.

Der Schädel und sein Inhalt

Der Patient klagt über Schweregefühl im Kopf, das sich manchmal durch die Position des Arms und verschiedene Armbewegungen beeinflussen lässt. Es tritt am Ende der Nacht, abhängig von der Schlafposition auf. Mit der Zeit können auch Tinnitus, Schwindel und das Gefühl, keinen klaren Gedanken fassen zu können, auftreten.

Turgeszenz der V. jugularis externa

Es kommt häufig vor, dass eine V. jugularis externa etwas angeschwollen erscheint, ohne dass notwendigerweise eine Pathologie vorliegt.

Wenn der Patient aus der liegenden Position seinen Oberkörper um ca. 45° anhebt, sollte keine Turgeszenz in der V. jugularis externa auftreten. Zu überprüfen ist v. a. die rechte Vene, die in der Achse der V. cava superior liegt.

Die Turgeszenz der rechten V. jugularis externa kann auf eine Rechtsherzinsuffizienz hindeuten. Meist jedoch hat sie keine Bedeutung oder ist die Folge eines Problems der Thoraxapertur im Bereich des Venenwinkels.

Hepatojugulärer Reflux

In der Medizin ist eine nachhaltige Schwellung der V. jugularis nach der Kompression des rechten Oberbauchs ein Hinweis auf eine Rechtsherzinsuffizienz.

In unserem Bereich ist ein leichter hepatojugulärer Reflux eher ein Hinweis auf eine venöse Überlastung der Leber, verursacht durch schlechte Ernährung, zu viel Alkohol, hormonellem Ungleichgewicht bei Frauen oder durch die Folgen einer Hepatitis.

Diese venöse Überlastung kann durch den erhöhten venösen Druck auch zu Störungen des venösen Kreislaufs im Gehirn führen. In diesem Fall sollte vor allem die Leber behandelt werden.

Vv. sublinguales

Diese im kaudalen Abschnitt der Zunge verlaufenden Venen sind oft erweitert. Wenn sie sehr dunkel und erweitert sind, können sie auf ein Leber-Gallenblasen-Problem hinweisen.

Wie bei der V. jugularis kann man über Druck auf die Leber eine eventuelle Erweiterung der Vv. sublinguales feststellen. In diesem Fall gilt es v. a. die Leber zu behandeln.

Vena jugularis interna (> Abb. 6.32)

Die Vena jugularis interna hat eine Länge von 12 bis 15 cm und einen Durchmesser von mehr als 1 cm. Die rechte Vene ist etwas länger.

Der Sinus sigmoideus drainiert das venöse Blut aus den Sinus durae matris des Gehirns und geht im Bereich des Foramen jugulare in die V. jugularis über.

Verlauf

Die V. jugularis interna zieht entlang der A. carotis interna und im Weiteren der A. carotis communis nach kaudal.

Sie verläuft gemeinsam mit dem N. vagus und der A. carotis interna in der Vagina carotica.

Einmündung

Die Vene mündet in die Vena subclavia und bildet mit dieser die Vena brachiocephalica. Unmittelbar vor der Einmündung bildet sie eine Erweiterung, den Bulbus inferior venae jugularis internae.

Palpation des Foramen jugulare

Dieses Foramen, das neben der V. jugularis interna auch von N. vagus, N. glossopharyngeus, N. accessorius und der kleinen A. meningea posterior durchzogen wird, ist eine Struktur, die unsere ganze

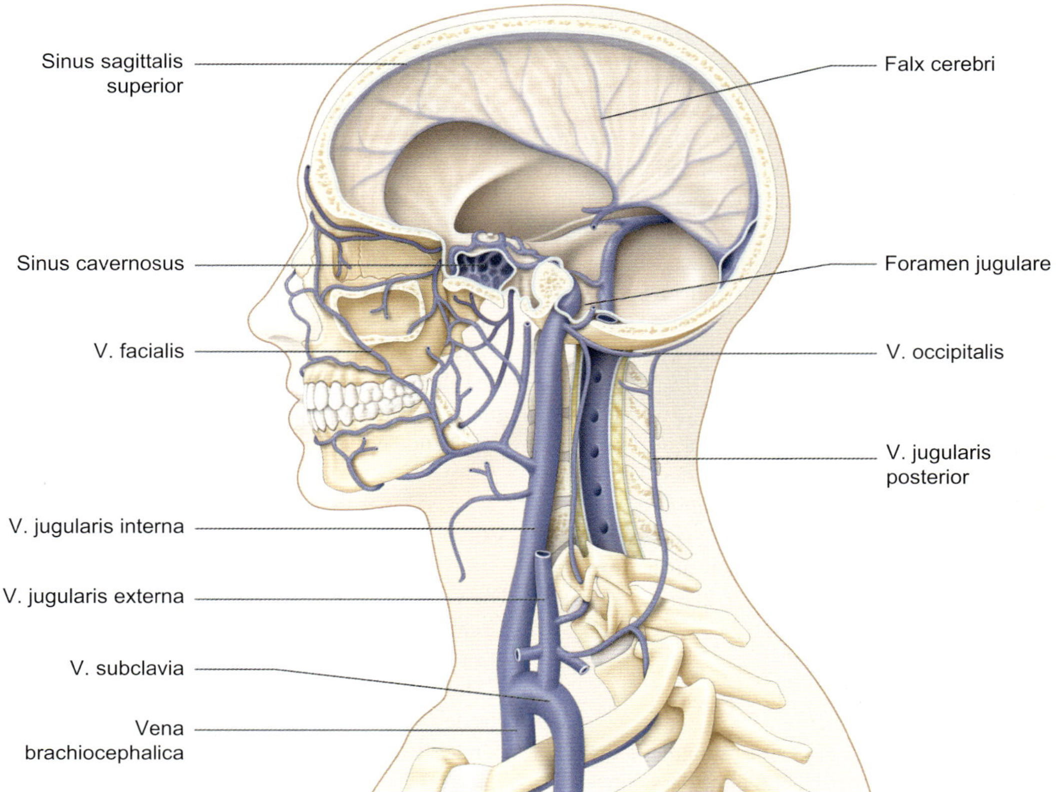

Abb. 6.32 V. jugularis interna
Quelle: Cyrille Martinet

Aufmerksamkeit verdient. Steigt der Druck im Bereich des Foramen, können ganz unterschiedliche Symptome entstehen. Zur Erinnerung: Das Foramen jugulare wird durch das Ganglion cervicale inferius innerviert.

Der Patient befindet sich in Rückenlage (➤ Abb. 6.33). Der Therapeut legt eine Hand zum Ecoute auf das Kranium und zieht die V. jugularis, die sich lateral der A. carotis communis befindet, mit dem Daumen nach kaudal. Tatsächlich wird dabei mehr die Vagina carotica gedehnt, die auch die Verbindung zwischen den Halsfaszien und der Dura mater cranialis herstellt. Die Traktion an dieser Faszie wirkt sich auf das Kranium aus, diese Spannung kann durch den Ecoute erspürt werden. Wenn der Ecoute die Hand des Therapeuten zum Hirnstamm zieht, steht der N. vagus unter zu viel Spannung. Wichtig ist, dass der Therapeut Zug und keine Kompression ausübt.

Technik in Rückenlage

Wenn man die V. jugularis dehnt, beeinflusst man auch das glymphatische System, das den großen Gefäßstämmen folgt.

Variante 1

Der Therapeut kontaktiert die Maxilla im Mundraum und zieht diese nach kranial in Richtung des Foramen magnum, das er vorher bereits lokalisiert hat. Mit dem Daumen der anderen Hand dehnt er die V. jugularis nach kaudal.

Variante 2

Der Therapeut übt mit zwei Fingern Zug auf das Mastoid aus und zieht es nach lateral und posterior entlang der Achse des Foramen jugulare (➤ Abb. 6.34).

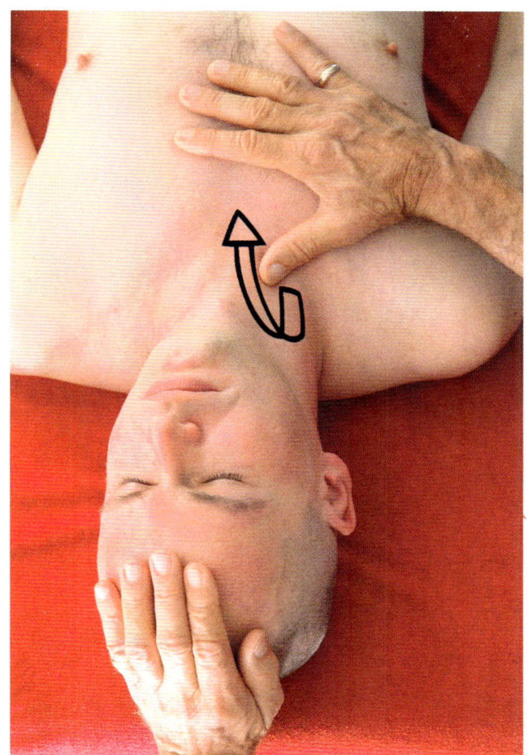

Abb. 6.33 Palpation des Foramen jugulare

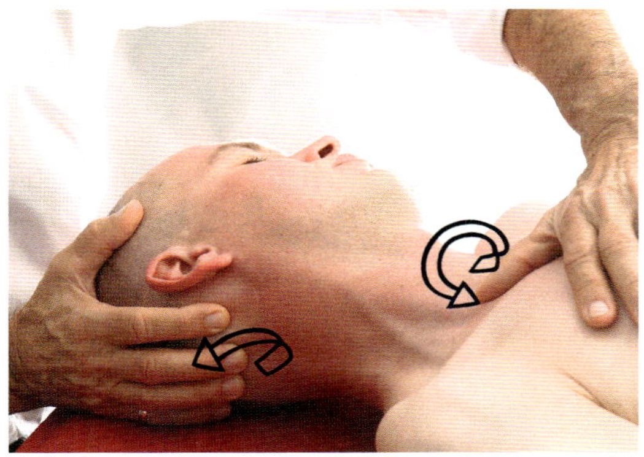

Abb. 6.34 Technik für die V. jugularis interna in Rückenlage

Mit dem Daumen der anderen Hand dehnt er die V. jugularis interna und im Weiteren den Venenwinkel nach kaudal.

Der Therapeut kann den Patienten ersuchen seinen homolateralen Arm an der Außenseite des Oberschenkels entlanggleiten zu lassen, um die kraniokaudale Dehnung zu verstärken.

Er kann auch in kaudaler Richtung gegen das rechte Atrium drücken, an der Mündungsstelle der V. cava superior. Dabei legt er einen Finger in den äußeren Gehörgang und zieht diesen nach kranial und lateral, gleichzeitig drückt er zunächst die V. jugularis interna und anschließend das rechte Atrium nach kaudal.

V. jugularis externa

Die V. jugularis externa reicht vom Kiefergelenk bis zur Klavikula (➤ Abb. 6.35). Ihr Durchmesser beträgt etwa 6 mm.

Statt einer umfassenden Beschreibung dieser Vene konzentrieren wir uns auf ihre wichtigsten Aspekte. Diese Vene wird gerne als zusätzlicher venöser Kanal betrachtet. Von Interesse ist sie aufgrund ihrer Anastomosen mit den Vv. emissariae und den Venen der Dura mater sowie der Tatsache, dass sie in die V. subclavia mündet.

In der Antike praktizierte man an dieser Vene oft einen Aderlass, um Stauungen im Gehirn zu reduzieren.

Fasziale Beziehungen

Durch die Spannungen, die die Halsfaszien und der M. omohyoideus auf das die Venen umgebende Gewebe ausüben, bleibt die V. jugularis externa offen.

Diese Öffnung erzeugt aufgrund des negativen Drucks im Thorax eine Sogwirkung und beeinflusst damit den intrakranialen Druck. Möglicherweise beeinflusst die Vene auch den Liquor cerebrospinalis und reduziert damit das Gewicht des Gehirns.

Afferente Venen

Unter diesen Venen werden v. a. jene angeführt, die die Zirkulation des Gehirns beeinflussen.

6.18.4 Vv. ophthalmicae

Man unterscheidet eine V. ophthalmica inferior und eine V. ophthalmica superior, die konstanter und bedeutender ist.

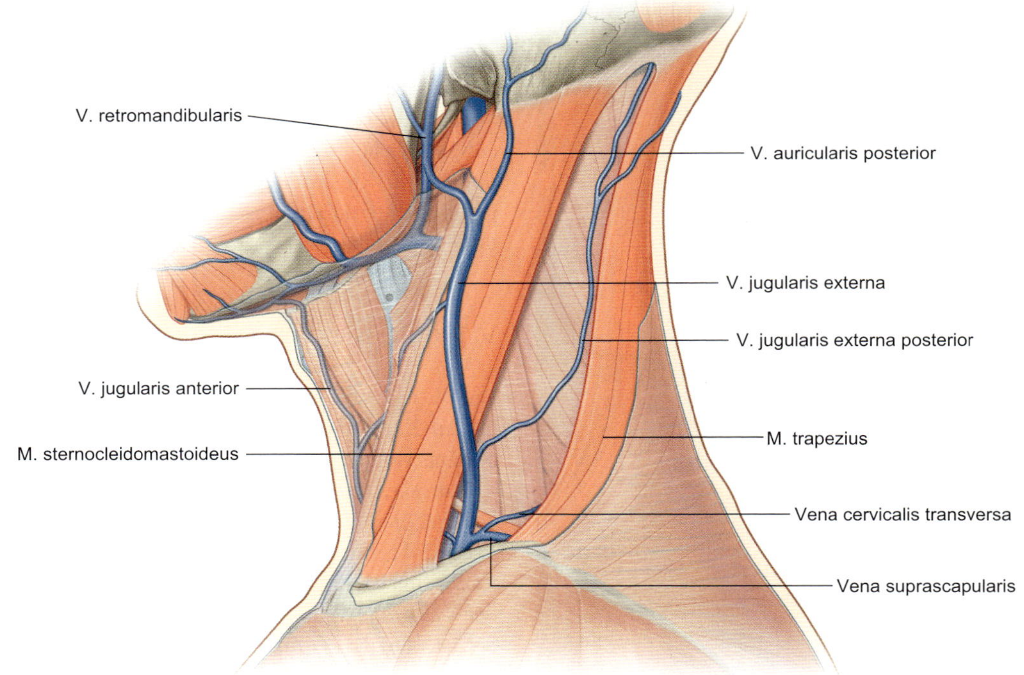

Abb. 6.35 V. jugularis externa
Quelle: Drake RL, Vogl AW, Mitchell AWM. *Gray's Anatomie pour les étudiants.* 4e éd. Paris: Elsevier Masson; 2020. Mit Genehmigung der Autoren.

Sie hat ihren Ursprung im superomedialen Augenwinkel und wird v. a. durch die V. palpebralis und die V. nasofrontalis gebildet. Diese Venen anastomieren mit der V. facialis und bilden die V. angularis.

Die V. ophthalmica superior verläuft zwischen dem N. opticus und dem M. rectus superior des Auges. Sie verlässt die Orbita über die Fissura orbitalis superior und mündet in den Sinus cavernosus.

Diese Vene wird mit der gleichen Technik wie die A. ophthalmica behandelt (s. Dura-Nervus-ophthalmicus-Technik).

6.18.5 V. occipitalis

Dabei handelt es sich um eine Begleitvene der A. occipitalis. Sie entsteht im posterioren Anteil des Kopfes und dem oberen Teil des Nackens.

Sie steht über die V. emissaria mastoidea mit dem Sinus sigmoideus in Verbindung.

Sie bildet Anastomosen mit der V. spinalis, der V. vertebralis, der V. jugularis posterior, dem Venenwinkel des Foramen magnum und, über die Parotis, mit der V. jugularis interna.

Die V. occipitalis endet 1 bis 2 Querfinger oberhalb der Klavikula, meist unterhalb des M. omohyoideus. Sie perforiert die oberflächliche und die mittlere Halsfaszie und mündet 1 cm hinter dem lateralen Rand des M. sternocleidomastoideus in die V. subclavia. Sie haftet am Rand der Einmündungsstelle an und bildet im medialen und kaudalen Anteil eine sichelförmige Faszienfalte.

Die Technik wird gemeinsam mit der Technik für die Einmündung der A. jugularis interna beschrieben.

6.19 Technik für das Foramen jugulare und die Vena jugularis interna

Der Patient befindet sich in Seitenlage (➤ Abb. 6.36). Der Therapeut legt einen Finger in den Mund des Patienten und positioniert ihn in Richtung Foramen jugulare. Der Daumen seiner anderen Hand liegt hinter der Klavikula in der Thoraxapertur und drückt über den Kontakt mit der Vena subclavia diese nach kaudal.

Der Patient bewegt seine Schulter zunächst nach anterior und langsam nach kaudal, der Therapeut achtet darauf, dass dabei die Öffnung der Thoraxapertur erhalten bleibt.

Im Anschluss entfernt er seinen Finger aus dem Mundraum und legt ihn auf die Vagina carotica und dehnt diese ohne Kompression nach kaudal.

Diese beiden Techniken sollten 4- bis 5-mal wiederholt werden.

6.20 Technik für die Thoraxapertur

In der Thoraxapertur kann man – von medial nach lateral – auf die V. jugularis interna, die V. vertebralis und die V. jugularis externa einwirken (➤ Abb. 6.37).

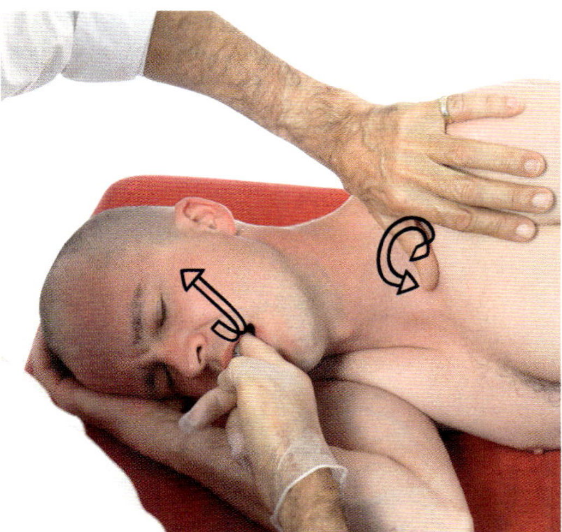

Abb. 6.36 Technik für das Foramen jugulare in Seitenlage

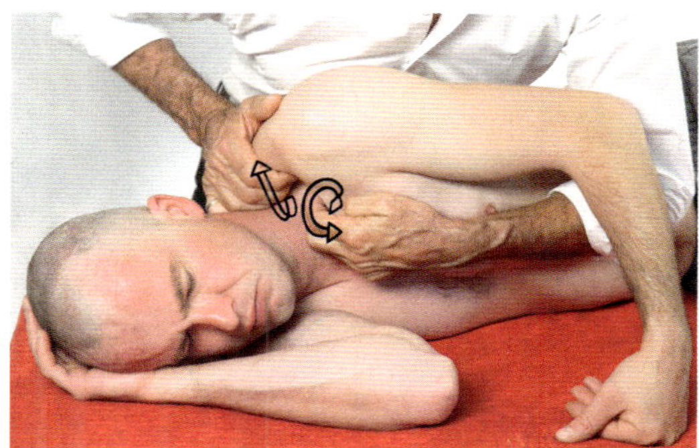

Abb. 6.37 Technik für die Venen in der Thoraxapertur

Ziel dieser Technik ist es, Spannungen in der Thoraxapertur zu lösen, ohne Schmerzen zu erzeugen. Deshalb muss nach einem genauen Protokoll vorgegangen werden.

Der Patient befindet sich in Seitenlage, die zu behandelnde Seite oben. Der Therapeut legt zwei Finger auf den posterioren Rand der Klavikula und achtet dabei darauf, diese nicht in die Thoraxapertur zu drücken.

- Phase 1: Der Therapeut bittet den Patienten, seine Schulter nach anterior zu bewegen, dabei liegt seine Hand auf der Liege oder auf dem anderen Arm. Die Thoraxapertur öffnet sich und die Finger des Therapeuten können weiter in die Tiefe dringen.
- Phase 2: Der Therapeut bittet den Patienten, seine Schulter in Richtung Kinn anzuheben. Vorsicht: Patienten neigen dazu, das Kinn zur Schulter zu bewegen! Dies erlaubt es dem Therapeuten tiefer in die Gewebe einzudringen, um nach anormalen Faszienspannungen zu suchen.

Der Therapeut bewegt seine Finger von medial nach lateral und löst mittels Induktionstechnik fasziale Spannungen im Bereich des Truncus brachiocephalicus, gleichzeitig zieht er mit seiner anderen Hand die Skapula nach kaudal.

Der Plexus brachialis befindet sich hinter der A. subclavia. Er ist besonders empfindlich und sollte nicht komprimiert werden. Die Finger sollten immer anterior oder etwas kranial des Pulses der A. subclavia liegen.

6.21 Einige Ratschläge zu den Venentechniken für das Gehirn

6.21.1 Atmung

Bei der Behandlung der Venen des Gehirns sollte der Patient langsam die Atmung vertiefen.

Normalerweise verringert sich der abdominale Druck während der Ausatmung, sodass das venöse Blut von kaudal nach kranial bewegt wird.

Oberhalb des Diaphragmas wird das venöse Blut während der Einatmung aus dem Gehirn Richtung Herz bewegt. Dadurch sollte sich der intrakraniale Druck verringern, was mit den Händen jedoch nicht wahrnehmbar ist. Es gibt noch weitere Phänomene, die den kranialen Druck beeinflussen, wie das glymphatische und das vasogene System. Damit lassen sich die paradox anmutenden Empfindungen erklären, die man mit den Händen spürt. Man konzentriert sich deshalb mehr auf den Wechsel zwischen Ein- und Ausatmung, die in jedem Fall den Druck verändern.

6.21.2 M. omohyoideus

Aufgrund seiner barometrischen Wirkung auf das venöse System sollte man den M. omohyoideus in die Behandlung einbeziehen (s. ➤ Kap. 11). Dieser Muskel schützt die Vagina carotica und die darin verlaufenden Strukturen und hält die Halsvenen geöffnet.

6.21.3 Lungen, Leber, Herz

Die Behandlung dieser Organe trägt zur Senkung des allgemeinen Venendrucks bei. In der Medizin befasst man sich mehr mit dem arteriellen als mit dem venösen Druck, obwohl dieser eine entscheidende Rolle für das Gehirn spielt.

Lungen

Der Venendruck wird über die Vv. pulmonales und die Verbindung V. azygos – V. cava superior (die nicht Teil der Lunge sind) beeinflusst.

Leber

Dieses Organ speichert kontinuierlich ungefähr einen Liter venöses Blut. Es hat großen Einfluss auf die Viskoelastizität des Gehirns, das von einem Venennetzwerk von 1.500 km Länge durchzogen wird.

Zu bevorzugen ist die Technik, bei der die Leber im Bereich der V. portae und der V. cava angehoben wird (s. Barral JP. *Fortgeschrittene viszerale Osteopathie*).

Herz

Techniken am rechten Vorhof sowie an der rechten V. azygos und der rechten V. cava superior wirken sich auf die venöse und die glymphatische Zirkulation des Gehirns aus.

KAPITEL

7 Das glymphatische System

Ärzte und Wissenschaftler vermuteten schon seit Langem, dass das Gehirn über ein eigenes lymphatisches System verfügt. Bereits in den 1980er Jahren versuchte Dr. Arnaud am Universitätskrankenhaus von Grenoble herauszufinden, auf welchem Weg sich das Gehirn seiner Stoffwechselabfallprodukte entledigt. Er nahm an, dass die Entsorgung über das venöse System und über andere winzige Kanäle erfolgt.

2012 wies das Team des dänischen Neurologen Maiken Nedergaard mit Hilfe eines neuen besonders sensiblen Endomikroskops eine Verbindung zwischen dem intrakranialen Fluss des Liquor cerebrospinalis und der Zirkulation der interstitiellen Flüssigkeiten des Gehirns nach. Von diesem Team wurde 2013 auch der Begriff *„glymphatisch"* geprägt.

7.1 Lymphatisches System

Betrachten wir zunächst das lymphatische System.

Es besteht aus Gefäßen und Organen, deren Aufgabe es ist, die durch den Zellstoffwechsel entstehenden Proteine und Lipide auf dem Drainageweg zu entfernen.

Zellen sind in kontinuierlichem Flüssigkeitsaustausch mit dem extrazellulären Raum, ein wesentliches Kriterium für das Wachstum und das gute Funktionieren der Zellen.

In allen Geweben bilden extrazelluläre Flüssigkeiten ein inneres Milieu, dessen physiologische Eigenschaften aufrechterhalten werden müssen.

Die Drainage des inneren Milieus ermöglicht die Ausscheidung (Clearance) von Makromolekülen und toxischen Substanzen, die durch die Zellen produziert werden.

7.1.1 Lymphkreislauf

Der Körper verfügt über eine große Anzahl an Lymphgefäßen, die oft parallel zu den Blutgefäßen verlaufen. Sie sind mit den lymphatischen Organen wie dem Knochenmark, dem Thymus und der Milz, den Lymphknoten, den Tonsillen und der Leber verbunden.

Die Lymphgefäße münden in Sammelgefäße, die in das venöse System einfließen, dazu gehört auch der sehr wichtige Ductus thoracicus, der in die linke Vena subclavia einmündet.

Die Lymphkapillaren verfügen über Klappen, sodass nur eine Fließrichtung in Richtung der Lymphknoten möglich ist.

7.1.2 Funktionen

Lymphgefäße überwachen mittels Makrophagen und Lymphozyten, die Bakterien, Viren, kleine Fremdkörper und Krebszellen eliminieren oder entfernen, das Immunsystem der Gewebe.

Sie ermöglichen die Lymphzirkulation und regulieren den Lymphfluss innerhalb des Körpers. Sie nehmen die Fette aus dem Verdauungssystem und die fettlöslichen Vitamine auf. Ein kompletter Umlauf der Lymphe dauert einen ganzen Tag.

Die Stoffwechselabfallprodukte des Gehirns bestehen vor allem aus Kohlendioxid, Ammoniak, Harnstoff und Glutamat.

7.2 Das glymphatische System des Gehirns

Unter diesem Begriff versteht man die Zirkulation des Liquor cerebrospinalis im Interstitium des

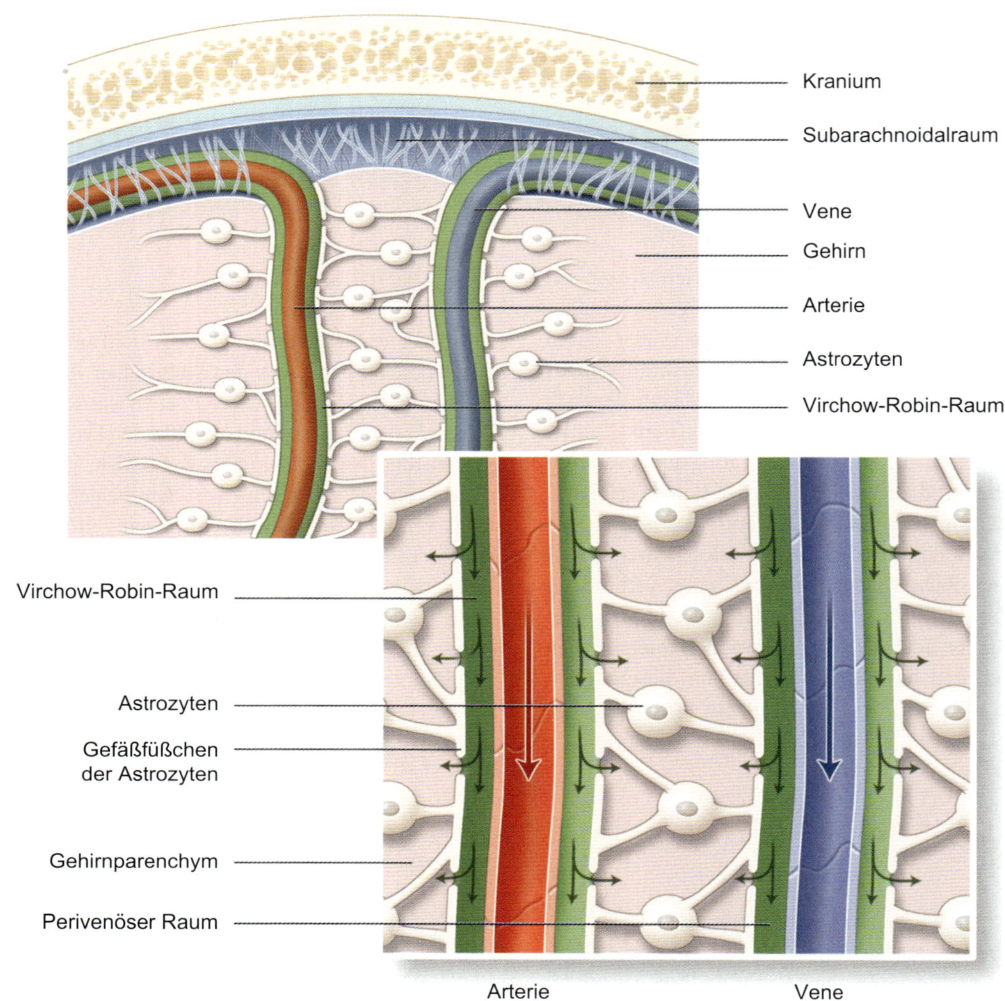

Abb. 7.1 Das glymphatische System des Gehirns
Quelle: Cyrille Martinet

Gehirnparenchyms, über die die Zellabfälle des Gehirnstoffwechsels abgeleitet werden ➤ Abb. 7.1).

7.2.1 Flüssigkeitsorganisation des Zentralnervensystems

Aufgrund des Ventrikelsystems und des in ihm zirkulierenden Liquor cerebrospinalis und der Verbindung zum Zentralkanal könnte man das Gehirn als Hohlorgan bezeichnen.

7.2.2 Zirkulation des glymphatischen Systems

Der Liquor cerebrospinalis sammelt die Metaboliten und die vom ZNS produzierten Zellabfälle. Hierfür dringt er über die entlang der Arterien liegenden perivaskulären Räume ins Gehirn ein und verlässt es über die Venen wieder.

Der Liquor cerebrospinalis wird teilweise über die im Verlauf des Sinus sagittalis superior befindlichen Granulationes arachnoideales resorbiert. Weitere

Abflusswege des Liquor cerebrospinalis finden sich in folgenden Strukturen:

- Lamina cribosa,
- Durascheide der Hirnnerven,
- Lymphgefäßnetz der Hirnhäute
- und vielleicht auch die Sinus venosi.

Die interstitiellen Flüssigkeiten dürften dank eines abnehmenden Druckgradienten in Richtung perivaskuläre Räume fließen.

7.2.3 Druckgradienten

Wie bereits mehrfach erwähnt, basiert die Gesundheit des Gehirns auf dem Gleichgewicht zwischen den Drücken in den Arterien, Venen, dem Liquor cerebrospinalis und den knöchernen, strukturellen und meningealen Parametern.

Die Wirksamkeit des glymphatischen Systems hängt auch von der pulsierenden Bewegung der zerebralen Arteriolen ab.

7.2.4 Abfluss des glymphatischen Systems

Die Flüssigkeiten des Zentralnervensystems fließen zu den tiefen zervikalen Lymphknoten, die größtenteils um die V. jugularis interna angesiedelt sind.

7.2.5 Lokalisation des glymphatischen Systems

Das der Drainage und der Clearance des Zentralnervensystems dienende glymphatische System wird durch die perivaskulären Räumen gebildet. Diese Räume liegen zwischen der Adventitia der Gefäße des Gehirns und der Basalmembran des sie umgebenden Nervengewebes. Bei den großen Gefäßen spricht man vom Virchow-Robin-Raum.

Über diese Räume dringen die Makromoleküle des Liquor cerebrospinalis in das Parenchym des Zentralnervensystems ein.

Zudem dürfte auch das lymphatische System der Meningen eine Resorptionsbahn für den Liquor cerebrospinalis sein.

Auf Ebene der Kapillaren fließen die perivaskulären Flüssigkeiten in das Gehirnparenchym. Bevor die Flüssigkeiten die perivaskulären Räume erreichen, wird ihre Zirkulation von den Astrozyten reguliert.

7.2.6 Morbus Alzheimer

Bei dieser Erkrankung kommt es zu einer massiven Anhäufung von Beta-Amyloid-Proteinen in den Neuronen des Gehirns, die durch das glymphatische System unzureichend oder schlecht eliminiert werden. Diese Proteinaggregate vermindern die Kommunikation zwischen den Nervenzellen.

7.2.7 Glymphatisches System und Schlaf

Wieder war es das Team um Dr. Nedergaard, das entdeckte, dass das glymphatische System vor allem während des Schlafs aktiv ist und dass die Seitenlage die Entfernung der Zellabfälle besonders begünstigt, während die Bauchlage sich am wenigsten positiv auswirkt. Diese Studien wurden allerdings an Ratten durchgeführt.

7.3 Glia

Das glymphatische System umfasst hauptsächlich die perivaskulären Räume und die Glia.

Daneben gibt es auch Lymphgefäße in den Meningen, die die Clearance von Makromolekülen und Antigenen sicherstellen.

7.3.1 Gliazellen

Wie bereits erwähnt, verfügt das Gehirn über ungefähr 100 Milliarden Neuronen, aber auch über 150 Milliarden Gliazellen, deren Bedeutung immer besser erkannt wird.

Es werden vier Arten von Gliazellen unterschieden: Astrozyten – auf deren Funktionen im

Folgenden weiter eingegangen wird – Oligodendrozyten, die die Myelinscheide bilden, Mikrogliazellen mit wichtigen Immunfunktionen und Ependymozyten, die die Zirkulation des Liquor cerebrospinalis in den Ventrikeln gewährleisten.

7.3.2 Funktion der Astrozyten

Astrozyten umgeben die Blutgefäße mit ihren langen Zellfortsätzen. Zu ihren Funktionen zählen:

- Aufrechterhaltung der Blut-Hirn-Schranke
- Beteiligung am Austausch von Nährstoffen und Stoffwechselprodukten zwischen den Neuronen und dem Blut
- Neurotransmission
- Freisetzung von Neurotransmittern
- Schutz der Neuronen
- Neurogenese
- Kommunikation zwischen und innerhalb der Neuronen
- Reparatur, Heilung und Plastizität der Neuronen und des Gehirngewebes
- Immunabwehr
- Entgiftung der extrazellulären Milieus

7.4 Interstitium

Dabei handelt es sich um ein mit Flüssigkeit gefülltes Bindegewebe, das von zahlreichen winzige Kanälchen durchzogen wird (➤ Abb. 7.2). Diese werden durch ein Netz widerstandsfähiger und flexibler Kollagenfasern gestützt, die mit Flüssigkeit gefüllte Bläschen bilden. Das Interstitium findet sich im gesamten Körper unter der Hautoberfläche, zwischen den Muskeln und entlang der großen Systeme Atem-, Urogenital-, Verdauungs- und Gefäßsystem.

Das Interstitium wurde von David Carr-Locks und Petros Benins zufällig bei der Untersuchung der Gallengänge eines Patienten mit einer Lasersonde entdeckt.

7.4.1 Mechanische Rolle des Interstitium

Dem Interstitium kommt vor allem in den Mobilitäts- und Kompressionszonen der Gewebe eine wichtige Rolle zu. Es dient als Stoßdämpfer, nimmt Belastungen und Schocks auf und unterstützt die Drainage. Daneben ist es ein wichtiges Verbindungselement zwischen den Organen und den Geweben des Körpers.

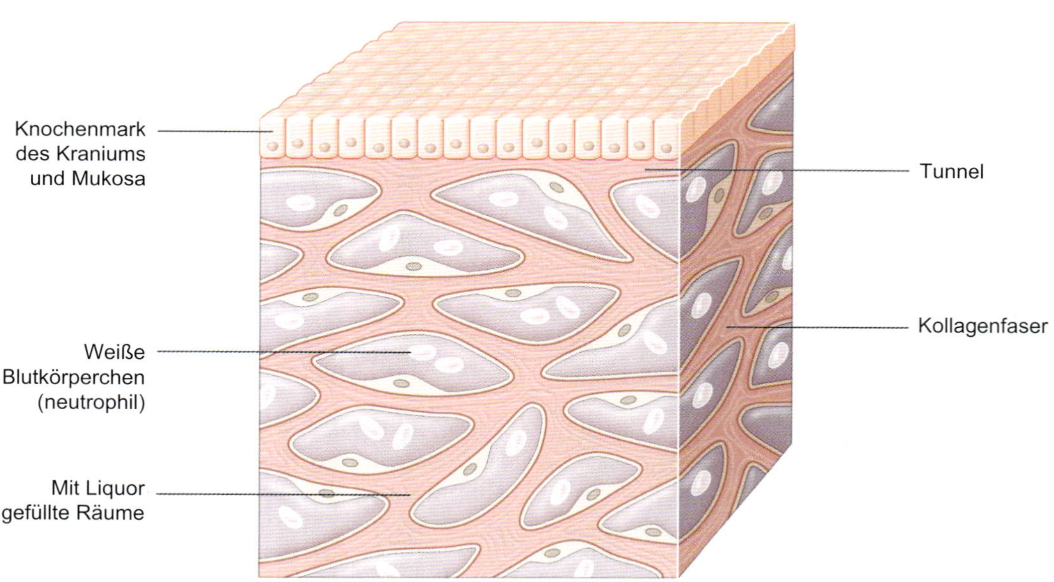

Abb. 7.2 Interstitium
Quelle: Cyrille Martinet

7.4.2 Viszerale Mobilität

Die meisten viszeralen Techniken versuchen die Mobilität und die Motilität eines Organs wiederherzustellen. Dadurch werden die Verteilung der mechanischen Kräfte, die das Organ umgeben, und seine Drainage positiv beeinflusst.

Die natürliche Mobilität der Organe ergibt sich teilweise durch das Diaphragma, die Bewegungen des Körpers und die pulsierenden Bewegungen der Arterien, die physiologischen Druck auf das Interstitium erzeugen. Techniken, die die Viskoelastizität beeinflussen, wirken sich sicherlich auch positiv auf die mechanische Rolle des Interstitium aus. Tatsächlich stellt sich die Frage, ob man mit diesen Techniken – ohne es zu wissen – nicht schon immer das Interstitium behandelt hat.

7.4.3 Lymphatische Funktion

Der interstitielle Raum dürfte der Raum sein, in dem ein Großteil der Lymphflüssigkeit gebildet wird. Er dient auch zum Transport der weißen Blutkörperchen und hat damit eine wichtige Immunfunktion. Gleichzeitig kann das Interstitium auch wesentlich zur Ausbreitung von Metastasen beitragen.

7.4.4 Nozizeptive Funktion

Die auf mechanische Belastung reagierenden Gliazellen des Interstitium werden von kleinen nichtmyelinisierten Nerven durchzogen, die nozizeptive Impulse weiterleiten können. Sie könnten die Ursache für die bei peripheren Neuropathien verspürten chronischen Schmerzen sein.

7.4.5 Ernährungs- und Ausscheidungsfunktion

Interstitielle Flüssigkeit

Die interstitielle Flüssigkeit füllt den Raum zwischen den Blutkapillaren und den Zellen und ermöglicht die Nährstoffzufuhr und die Beseitigung von Abfallprodukten des Zellstoffwechsels.

Interstitium und Gehirn

Zahlreiche kleine Kanälchen verbinden das Zentralnervensystem mit den knöchernen Strukturen des Kraniums. Sie dienen dem mechanischen Schutz des Gehirns und des Rückenmarks und sind auch Teil der Immunabwehr.

Das Interstitium bildet winzige Kanäle, die das ZNS mit der Dura mater verbinden, die ihrerseits am Knochen anhaftet.

Das Interstitium umgibt die perivaskulären und perineuralen Räume der großen Gefäßstämme.

Auf osteopathischer Ebene

Auch wenn die Existenz des Interstitiums schon lange bekannt ist, liefert es für die Osteopathie wichtige Beweise dafür, dass die manuelle Behandlung auf ganz verschiedenen Ebenen wirksam sein kann:

- Auf viszeraler Ebene, insbesondere durch die Techniken zur Verbesserung der Viskoelastizität.
- Im Bereich der Dura mater, da sie die Verbindung zwischen dem Kranium, dem Rückenmarkskanal und den Meningen sicherstellt.
- Auf Ebene der Gefäße, nicht nur für die Gefäße selbst, sondern auch für das Umfeld der Gefäße.
- Auf immunologischer Ebene, da sie die Zirkulation der Körperflüssigkeiten unterstützt und damit den Transport der Moleküle, die die Immunität sichern, wie die Neutrophile, die im Knochenmark gebildeten weißen Blutkörperchen.
- Im Bereich des Bindegewebes, denn das Interstitium ermöglicht es allen Geweben des Körpers, harmonisch zusammenzuarbeiten.

7.4.6 Interstitium und Faszien

Auf praktischer Ebene ist die Unterscheidung zwischen Interstitium und Faszien schwierig, denn wenn man die Faszien behandelt, behandelt man auch das Interstitium. Faszien ermöglichen die Kontinuität der Gewebe, die Beweglichkeit der Gelenke, sie sind an Schmerz und Propriozeption beteiligt. In den letzten Jahren wurden den Faszien immer mehr – auch immunologische und emotionale – Funktionen zuerkannt. Zudem sind Faszien Leiter für elektromagnetische Felder, die sicherlich bedeutender sind, als man bisher angenommen hat. Kann man also tatsächlich behaupten, dass Interstitium und Faszien identisch sind?

7.4.7 Der Beitrag von Jean-Claude Gimberteau

Der französische Chirurg Jean-Claude Gimberteau filmte mit Hilfe eines Endoskops den direkt unter der Haut liegenden Bereich. Dabei entdeckte er ein Netzwerk von Mikrofibrillen, die die Haut mit den tiefer liegenden Geweben verbinden. Die Organisation dieser fibrillären Strukturen ermöglicht es dem Körper, sich an alle Richtungsänderungen anzupassen, die durch die Bewegungen des Körpers und insbesondere der Organe entstehen. Jean-Claude Gimberteau verwies bereits auf das Interstitium, ohne es jedoch tatsächlich zu benennen.

Es waren die Fortschritte in der Endomikroskopie, die die Entdeckung dieser mit interstitieller Flüssigkeit gefüllten Bindegewebsräume ermöglichten.

Die manuelle Behandlung der Faszien und des Interstitiums erfolgt nach dem gleichen Konzept und die verwendeten Techniken sind sehr ähnlich.

7.5 Behandlung des Interstitium

7.5.1 Viskoelastizität

Unter Elastizität versteht man die Tatsache, dass eine Struktur, die durch eine Belastung verformt wird, unmittelbar zu ihrem Ursprungszustand zurückkehrt, sobald die Belastung aufgehoben wird. Die Viskoelastizität beschreibt die Tatsache, dass eine verformte Körperstruktur nach einer kurzfristigen Verformung langsam und zeitlich verzögert ihren ursprünglichen Zustand wiedererlangt.

Wie bereits angeführt, ist das Gehirn eine viskoelastische Struktur, die sehr sensibel auf extra- und intrakraniale Druckveränderungen reagiert. Der intrakraniale Druck wird über verschiedene Wege erhöht.

7.5.2 Erhöhung des intrakranialen Drucks

Über das Kranium

Der Therapeut übt mit beiden Händen zuerst direkt und dann mittels Induktion Druck auf den Schädel aus und löst diesen Druck anschließend langsam und mittels Induktion wieder, wobei er den winzigen erspürten Richtungsänderungen folgt und sie verstärkt (➤ Abb. 7.3).

Die Position des Therapeuten ist wichtig: Er sollte seine beiden Ellenbogen zur Seite strecken und mit seinem Thorax den Kopf des Patienten berühren. Während der manuellen Kompression erhöht er über seinen Kontakt mit dem Thorax den Druck auf den Schädel.

Über das Kranium und den Kiefer

Die Hände komprimieren wieder das Kranium. Der Therapeut platziert eine Zahnwatte-Rolle entlang der Achse der manuellen Kompression und bittet den Patienten, die Zähne zusammenzubeißen, während er Druck auf den Kopf ausübt, und den Kiefer zu entspannen, wenn er den Druck auf den Kopf löst.

Die Kompressions-Induktions-Technik lenkt die Wirkung auf Zonen mit verringerter Viskoelastizität und die Dekompression folgt den Richtungsänderungen, die durch die sich entspannenden Gehirngewebe erzeugt werden.

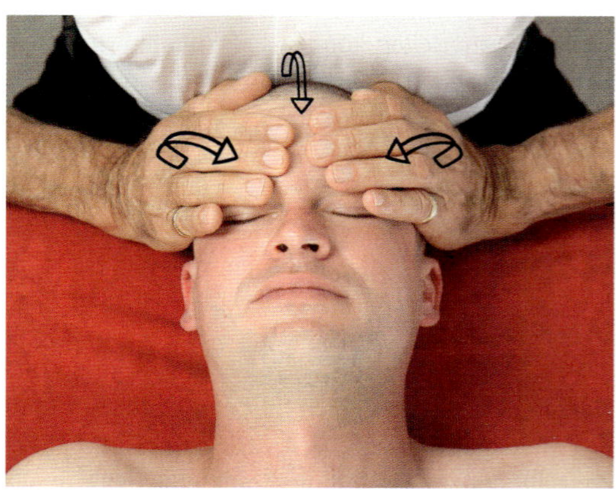

Abb. 7.3 Die Behandlung des Interstitium über das Kranium

Natürlich sind an der Kompression-Dekompression des Kranium noch andere Strukturen beteiligt, wie die Knochen, das Periost, die Suturen und die Dura mater. Diese sollten vorher behandelt werden, damit der Therapeut seine Druckkräfte so präzise wie möglich einsetzen kann.

Über das Gefäßsystem

Das Interstitium umgibt das Gefäßsystem. In ➢ Kapitel 6 wurden bereits die Traktions-Induktions-Techniken für die A. carotis und die A. vertebralis sowie für die V. jugularis beschrieben, die sich auch auf das perivaskuläre Interstitium und auf die Drainage der interstitiellen Flüssigkeit auswirken.

Über das Durasystem

Dabei verwendet man Techniken für:

- den posterioren Teil der Dura mater, unter Verwendung des M. rectus capitis posterior minor (➢ Abb. 7.4),
- den anterioren Teil in Richtung Tuberculum pharyngeum, unter Verwendung der Fascia pharyngobasilaris und des M. constrictor pharyngis superior (➢ Abb. 7.5),
- die Dura mater spinalis durch die Entspannung des Conus medullaris und des Filum terminale.

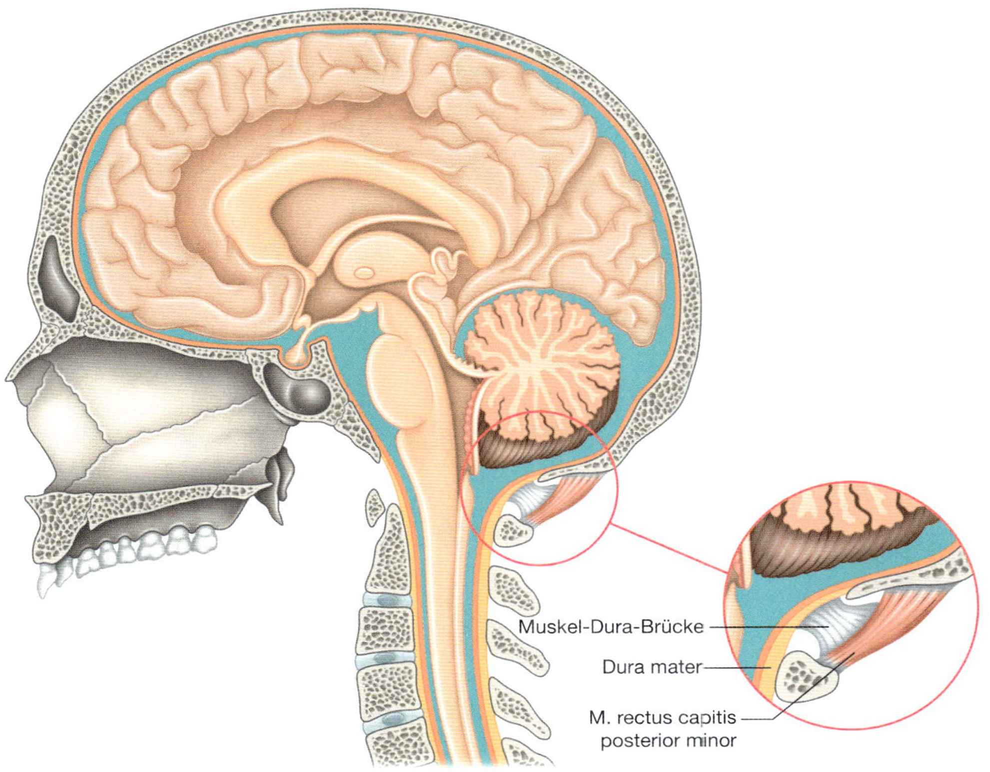

Abb. 7.4 M. rectus capitis posterior minor
Quelle: Barral JP, Croibier *Gelenke – ein neuer osteopathischer Behandlungsansatz: Wirbelsäule.* Urban & Fischer Verlag/Elsevier GmbH, 2021. Mit Genehmigung der Autoren. Zeichnung: Éléonore Lamoglia.

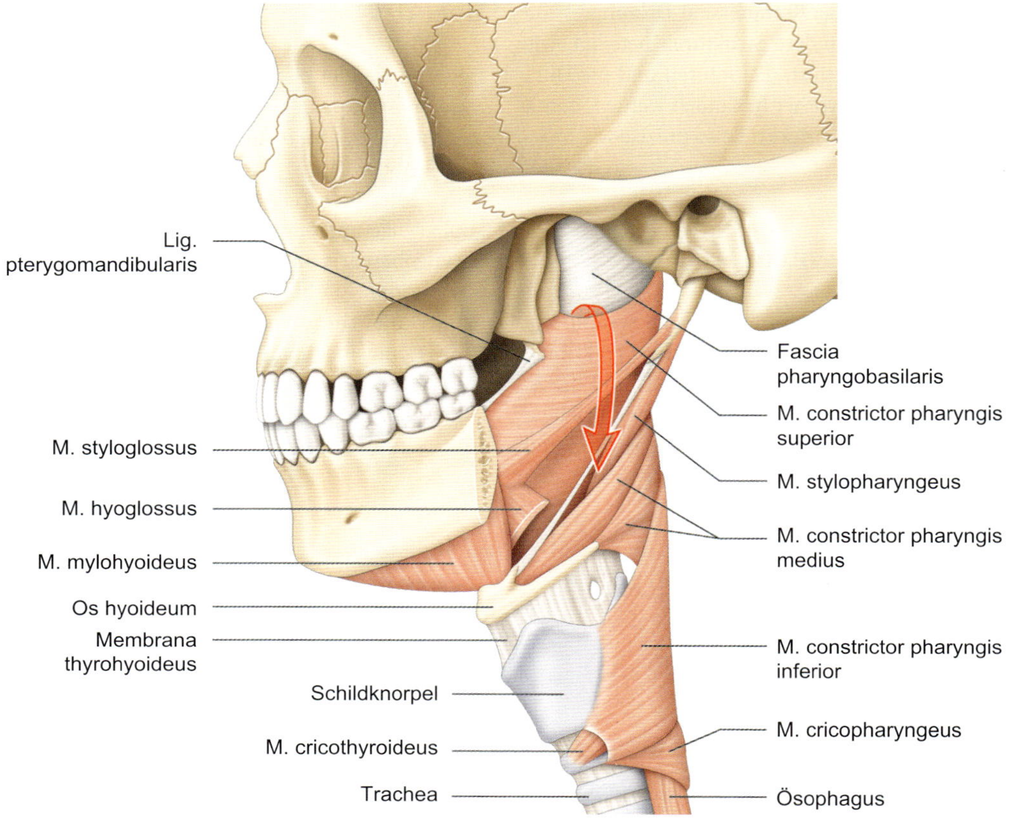

Abb. 7.5 Fascia pharyngobasilaris
Quelle: Cyrille Martinet

Über das Flüssigkeitssystem

Neben den Techniken für das perivaskuläre Interstitium sollten noch folgende Techniken verwendet werden:

- Technik für den Bulbus olfactorius und die Lamina cribosa des Os ethmoidale
- Technik für die Sinus venosi

Über das Muskelsystem

Dazu dienen vor allem die Muskeln des Schädels, deren barometrischer Einfluss von entscheidender Bedeutung ist:

- M. pterygoideus medialis und lateralis
- M. temporalis
- M. buccinator
- M. constrictor pharyngis superior
- Mm. linguales
- M. omohyoideus

Über die Durascheide der Hirnnerven

Zu behandeln sind insbesondere die Durascheiden des N. opticus, des N. trigeminus und des N. vagus.

KAPITEL

8 Die Nasennebenhöhlen

Die erste Beschreibung der Nasennebenhöhlen stammt von Leonardo da Vinci, der sie als luftgefüllte Hohlräume im Gesichtsbereich darstellte.

Insgesamt gibt es vier paarige Nasennebenhöhlen, wobei der Sinus maxillaris praktisch immer vorhanden ist, gefolgt von Sinus ethmoidalis, frontalis und sphenoidalis.

8.1 Ausbildung der Nasennebenhöhlen

Die Nebenhöhlen bilden sich erst nach der Geburt langsam aus.

- Der Sinus ethmoidalis ist zum Zeitpunkt der Geburt am stärksten entwickelt, seine endgültige Form erreicht er jedoch erst zwischen dem 11. und 14. Lebensjahr.
- Der Sinus maxillaris bildet die größte Nebenhöhle, er entsteht mit der Entwicklung der Kaufunktion.
- Der Sinus sphenoidalis entsteht zwischen dem 5. und 10. Lebensjahr.

8.2 Mechanische Einflüsse bei der Entstehung der Nasennebenhöhlen

Verschiedene mechanische Einflüsse tragen zur Entstehung der Nasennebenhöhlen bei:

- Der durch die Kaubewegungen entstehende Druck
- Der durch das Schädelwachstum entstehende Druck

Die mechanischen Belastungen führen zur Entwicklung unterschiedlicher Gewebe:

- Zug erzeugt Sehnengewebe.
- Druck erzeugt Aponeurosen.
- Die Kombination aus Zug und Druck erzeugt Knorpel- und Knochengewebe.

8.3 Vertikalisierung des Menschen

Bei Tieren ist das Gesicht nach vorne orientiert, wodurch sie besser riechen, Nahrung aufnehmen und sich verteidigen können. Sie haben eine gut entwickelte Schnauze.

Dank der Vertikalisierung braucht der Mensch seine Hände nicht mehr zur Fortbewegung, er nutzt seine Hände, um die Nahrung an den Mund heranzuführen. Das Gesicht verliert seine ursprüngliche Schnauzenform und das Neokranium kann sich stärker entwickeln:

- Die Anteriorisierung des Foramen magnum verschiebt den Schwerpunkt in Richtung des Os sphenoidale.
- Der Kopf wird nach anterior geneigt.
- Das Os sphenoidale verändert seine Neigung und damit auch die Achse für die Foramina.

8.4 Funktionen der Nasennebenhöhlen

Die Knochen der Sinus paranasales umfassen zahlreiche pneumatisierte, also mit Luft gefüllte

Hohlräume, aus denen sich folgende Funktionen ableiten lassen:

- Schutz des Schädels und des Gehirns sowie der Sinnesorgane, vergleichbar mit einem Airbag
- Luftfiltration und Eliminierung von Keimen
- Reduzierung des Gewichts des Kopfes und dadurch verbesserte zervikale Mobilität
- Gleichgewicht von Viszerokranium und Neurokranium
- Erwärmung der Atemluft
- Optimierung der Sprache und des Geruchsinns
- Beteiligung am Nasenzyklus
- Zirkulation und Reinigung des glymphatischen Systems

8.4.1 Nasenzyklus

Die Nasenschleimhaut bläht sich abwechselnd – alle 2 bis 5 Stunden – auf der einen und der anderen Seite auf.

Wenn sich eine Nasenhöhle aufbläht, wird die andere Nasenhöhle frei. Dies erklärt, warum man sich im Schlaf automatisch nach einer gewissen Zeit auf die andere Seite dreht.

Die Nasennebenhöhlen tragen zum Nasenzyklus bei.

8.4.2 Belüftung der Nasennebenhöhlen

Die Belüftung erfolgt durch Diffusion (Molekularbewegung) und nicht durch Ventilation.

Sind die Nasennebenhöhlen verlegt, wird das Sekret unzureichend entfernt und infiziert sich. Die Diffusion hängt auch von der Zilienaktivität, dem Feuchtigkeitsgehalt und der Zusammensetzung der Luft, der Viskosität des Sekrets, von Alkohol- und Zigarettenkonsum, bestimmten Nahrungsmitteln und Medikamenten ab.

8.4.3 Rolle im glymphatischen System

Die Nasennebenhöhlen spielen indirekt ein Rolle im glymphatischen System, da sie den intrakranialen Druck beeinflussen. Möglicherweise sind sie auch direkt an der Zirkulation und der Reinigung der glymphatischen Flüssigkeit beteiligt.

8.5 Conchae nasales

Dabei handelt es sich um drei paarige, längliche, leichte, schmale und gekrümmte Knochenlamellen, die von einer dicken Schleimhaut überdeckt werden. Diese ist stark vaskularisiert und innerviert und hat die Fähigkeit anzuschwellen (➤ Abb. 8.1). Dank dieses Anschwellens der Schleimhaut verändert sich, je nach Außentemperatur, die Turgeszenz.

8.5.1 Funktionen

Die Conchae nasales:

- regulieren das Einströmen der Luft und verlangsamen den Luftstrom,
- lenken die Luft zum Riechepithel, um die Riechfähigkeit zu verbessern, wobei der Luftstrom über den N. trigeminus analysiert wird,
- weiten sich bei Kälte, um die Luft besser anzuwärmen und zu befeuchten,
- ziehen sie sich beim Laufen zusammen, um den Luftstrom zu intensivieren und die Lunge mit mehr Luft zu versorgen,
- weiten sich bei Allergien und tragen zur Entzündung der Nasenschleimhaut bei, sodass die Person durch den Mund atmen muss.

8.5.2 Respiratorisches Epithel

Das respiratorische Epithel der Nasennebenhöhlen erzeugt ungefähr 75 cl Mukus pro Tag, der über die Aktivität der Kinozilien (Flimmerhärchen) in den hinteren Bereich der Nase und den Pharynx abtransportiert wird. Man spricht von mukoziliärer Clearance.

Jede Nebenhöhlenzelle verfügt über ungefähr 200 Flimmerhärchen. Der Mukus enthält antibakterielle und antivirale Wirkstoffe.

8.5.3 Nasengänge

Als Nasengänge (Meati nasi) bezeichnet man die Gänge zwischen Nasendach, Nasenmuscheln und Nasenboden.

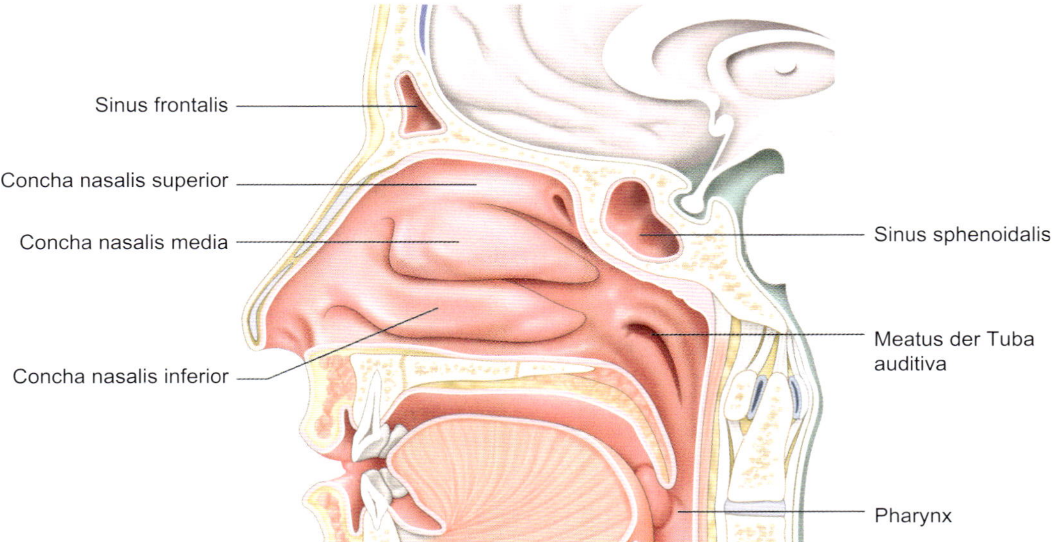

Abb. 8.1 Conchae nasales
Quelle: Cyrille Martinet

Der Meatus nasi superius sorgt für die Drainage aus den posterioren Nebenhöhlen – Sinus ethmoidalis und sphenoidalis –, der Meastus nasi medius drainiert die anterioren Nasennebenhöhlen – Sinus maxillaris, ethmoidalis und frontalis. Mechanische Probleme stehen meist mit Zahnproblemen in Zusammenhang. Der Meatus nasi inferius nimmt den Tränengang auf, er leitet die Tränen über die Nase ab.

8.5.4 Tuba auditiva (Eustachii)

Die Eustachische Röhre verbindet das Mittelohr mit dem Nasenrachenraum. Sie hat eine Länge von 4 cm. Ihre Rolle beim Druckausgleich des Mittelohrs hängt indirekt von den Nasengängen ab.

8.6 Nasennebenhöhlen und intrakranialer Druck

In medizinischen Fachbüchern findet man nur wenige Hinweise über die Verbindung zwischen dem Druck in den Nebenhöhlen und im Kranium. Patienten, die unter Sinusitis leiden, haben Kopfschmerzen, die auf den N. trigeminus zurückzuführen sind, sie verspüren aber auch ein erhöhtes Druckgefühl im Kopf. Diesen Patienten kann man die folgende Techniken für den Druckausgleich im Nasenrachenraum empfehlen.

8.6.1 Druckausgleichende Techniken

Dazu gehören:

- Valsalva-Manöver: Es ist die bekannteste Technik. Dabei wird der Mund geschlossen, die Nase zugehalten und durch die Nase ausgeatmet.
- Toynbee-Manöver: Schlucken mit geöffnetem Mund und geöffneter Nase
- Frenzel-Manöver: bei geschlossenem Mund die Nase zuhalten, die Zunge gegen den Gaumen drücken und den Buchstaben K aussprechen, erhöht den Druck im Nasenrachenraum
- Gähnen: hat eine physiologische Aufgabe, es hebt das Gaumensegel an, flacht die Zunge ab und öffnet die Eustachische Röhre. Angeblich erhöht Gähnen auch den arteriellen Blutfluss im Gehirn und reduziert die Temperatur des Gehirns.

- Niesen: Patienten sagen immer wieder, dass Niesen manchmal ihre Kopfschmerzen vermindert, vielleicht entsteht dabei ein *Reset-Effekt*, der den intrakranialen Druck ausgleicht.

OSTEOPATHISCHE RELEVANZ

Die Techniken zum Druckausgleich wirken sich auf den intrakranialen Druck aus und damit auf die Zirkulation der Flüssigkeiten (arterielles und venöses Blut, Liquor cerebrospinalis, glymphatische Flüssigkeit).
Bei Patienten, die unter den Folgen eines Schädel-Hirn-Traumas leiden, sind diese Techniken zu empfehlen.

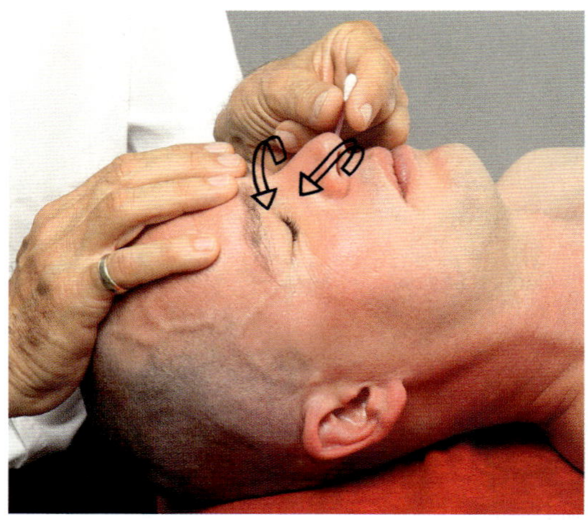

Abb. 8.2 Technik für die Conchae nasales (Variante 1)

8.7 Techniken

8.7.1 Indikationen

Indikationen für diese Techniken sind:

- Chronische Sinusitis
- Folgen von Schädel-Hirn-Trauma
- Folgen von Operationen im Schädel- und Gesichtsbereich
- Kopfschmerzen, Migräne
- Hypakusis
- Hyposmie (verminderte Geruchswahrnehmung)
- Hypogeusie (verminderte Geschmackswahrnehmung)

8.7.2 Mit einem Wattestäbchen

Der Patient befindet sich in Rückenlage (➤ Abb. 8.2). Um die Nasenschleimhaut nicht zu reizen, keinen Niesreiz auszulösen und Angst zu vermeiden, sollte der Therapeut mit dem Wattestäbchen präzise dem Verlauf des Nasengangs folgen. Die Technik sollte relativ schnell ausgeführt werden, was eine Frage der Übung ist.

Der Therapeut stellt sich schräg neben den Patienten. Er ergreift das Wattestäbchen mit Daumen und Zeigefinger einer Hand und legt die andere Hand auf die Stirn des Patienten. Er bittet den Patienten, seine Zunge gegen den Gaumen zu drücken, wodurch der Niesreflex (N. trigeminus) vermindert wird. Der Therapeut lässt das Wattestäbchen in die Nase gleiten. Wenn das nicht möglich ist, besteht möglicherweise eine Abweichung der Nasenscheidewand. In diesem Fall verwendet er einfach das andere Nasenloch.

Nachdem er das Wattestäbchen ca. 4 cm in die Nase eingeführt hat, ändert er die Richtung und bewegt das Wattestäbchen sehr vorsichtig um 1 bis 2 cm nach posterior, um sich der Concha anzunähern. Nun verläuft das Wattestäbchen nicht mehr parallel zur Öffnung der Nase, sondern fast in einem rechten Winkel dazu. Der Therapeut führt 5 bis 6 Induktionen aus und lässt das Wattestäbchen ungefähr 20 Sekunden *in situ*. Diese Technik beeinflusst vor allem den N. trigeminus (V_1 und V_2).

Die auf der Stirn liegende Hand spürt mittels Ecoute die aktivierte Zone. Sie kann eine Kompressions-Induktions-Technik am Frontale hinzufügen.

8.7.3 Mit einem Wattestäbchen und einem Finger im Mundraum

Der Therapeut legt den Zeigefinger der anderen Hand auf den Processus palatinus maxillae und drückt diesen nach superior und posterior, in Richtung des Wattestäbchens (➤ Abb. 8.3). Wattestäbchen und Finger arbeiten gemeinsam mittels Induktion.

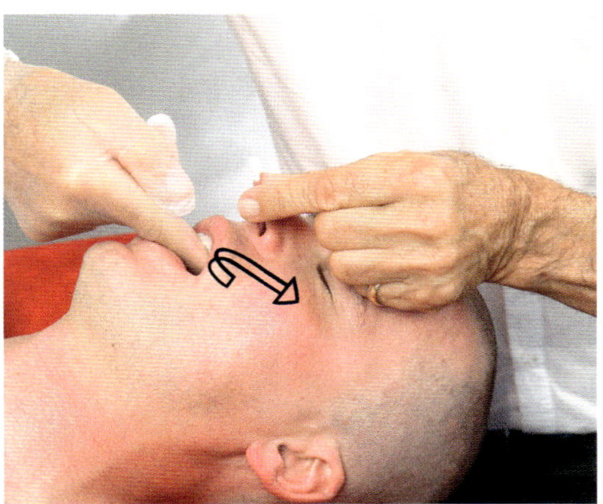

Abb. 8.3 Technik für die Conchae nasales (Variante 2)

8.7.4 Mit einem Wattestäbchen und Bewegungen der Zunge

Der Therapeut führt das Wattestäbchen ein und bittet den Patienten, seine Zunge zu bewegen. Die Hand auf dem Os frontale spürt die Veränderungen in der Gewebespannung, die durch die Zunge über den Druck und die Muskeln erzeugt werden. Der Therapeut behandelt die Zone mit der größten Spannung mittels Induktion.

8.7.5 Drainage des Tränennasengangs

Dieser durch das Os lacrimale verlaufende knöcherne Kanal verbindet die Maxilla mit der Concha inferior (➤ Abb. 8.4). Er leitet überflüssige Tränenflüssigkeit über die Nasenhöhle ab. Erkennbar ist dies beim Weinen, wenn man den salzigen Geschmack der Tränen im Mund schmeckt.

Innervation

Die Tränendrüse wird durch den N. facialis (VII) gesteuert. Sie nimmt sympathische Fasern aus dem Auge auf, die anschließend zum Plexus caroticus und zum N. canalis pterygoidei ziehen. Die parasympathischen Fasern stammen aus dem N. lacrimalis.

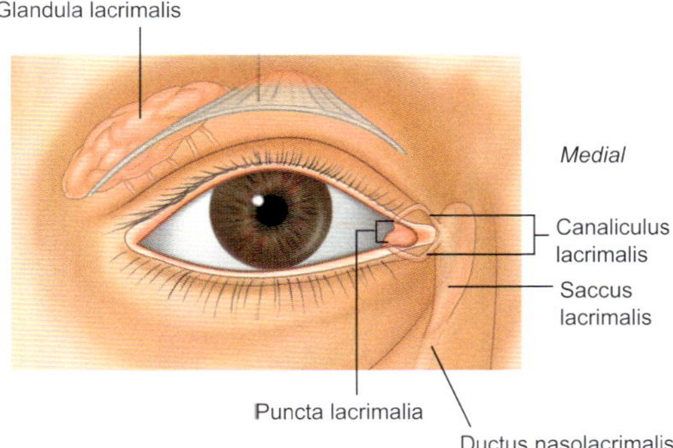

Abb. 8.4 Drainage des Nasengangs
Quelle: Drake RL, Vogl AW, Mitchell AWM. *Gray's Anatomie pour les étudiants.* 4e éd. Paris: Elsevier Masson; 2020. Mit Genehmigung der Autoren.

Technik

Zur Behandlung des Tränensacks legt der Therapeut einen Finger an den medialen Augenmuskel und dreht den Finger so, dass er zwischen der Fossa nasalis und der Fossa lacrymalis und in kraniokaudaler Richtung liegt. Sobald der Finger gut anliegt, lässt er den Finger zunächst medial nach kranial und kaudal gleiten, um die Tränenkanälchen zu beeinflussen und dann weiter nach kaudal, um den Tränensack und den Tränennasengang zu drainieren.

8.8 Tränen und Emotionen

Auch wenn sich dieses Kapitel mit der Verbesserung der Mechanik zur Drainage der Tränen befasst, sollte man auch die Wirkung der Tränen auf die Emotionen kennen. Tränen helfen bei der Ausscheidung bestimmter im Blut zirkulierender Stresshormone.

Die Tränenflüssigkeit enthält:

- Prolaktin, das die Milchbildung, die Libido und die Angiogenese fördert,
- Leucin, das gegen Schmerzen wirkt, die Regeneration der Gewebe und die Regulation des Insulin beeinflusst,
- Enkephalin, ein Peptid, das schmerzlindernd und stressreduzierend wirkt.

KAPITEL

9 Die Hirnventrikel

Gehirn und Rückenmark werden durch die Schädelknochen und die Wirbelsäule geschützt, dieser Schutz reicht aber allein nicht aus. Bei einem Schock übernehmen die Fettgewebe, die Hirnhäute, das glymphatische System und der Liquor cerebrospinalis, die das Gehirn und die Foramina umgeben, eine wichtige Stoßdämpferfunktion.

Das Fettgewebe umgibt und schützt das Nervensystem vor den Unebenheiten der Knochen, ein Blick auf das Foramen lacerum lässt uns seine Bedeutung erkennen. Über das Fettgewebe kann auch die Propriozeption der verschiedenen Elemente des Schädels beeinflusst werden.

9.1 Liquor cerebrospinalis

9.1.1 Funktionen

Der Liquor cerebrospinalis dient:

- der relativen Gewichtsreduzierung des Gehirns durch den statischen Auftrieb, dadurch wird verhindert, dass das Gehirn aufgrund seines Eigengewichts gestaucht wird bzw. sich zum Foramen magnum absenkt,
- der Stoßdämpfung, ein Beitrag zum Turgor-Effekt, der dazu führt, dass das Gehirn an der Schädelwand anhaftet und Schocks vermieden werden,
- der Aufrechterhaltung des konstanten physikalisch-chemischen Gleichgewichts des Zentralnervensystems,
- der Versorgung mit Nährstoffen,
- der Entsorgung der Abfallprodukte des Gehirnstoffwechsels,
- der neuroendokrinen Zirkulation,
- der Immunabwehr (Antikörper, Lymphozyten),
- der elektrischen Isolierung, die beim Rückenmark stärker ausgeprägt zu sein scheint.

9.1.2 Produktion

Die Produktion des Liquors erfolgt in den Ventrikeln und vor allem in den Seitenventrikeln durch die Plexus choroidei, die über poröse Kapillaren verfügen und von Ependymozyten umgeben sind, die das Plasma filtern und Liquor produzieren.

Aktuell geht man davon aus, dass nur ungefähr die Hälfte des Liquors in den Plexus choroidei gebildet wird und die andere Hälfte durch das Gehirngewebe.

Produziert werden täglich 400 bis 500 ml Liquor, er wird ungefähr alle 6 bis 8 Stunden vollständig erneuert.

9.1.3 Sekretion

Die Sekretion des Liquors erfolgt über Ionenaustausch zwischen dem Blut und den Ventrikeln.

Die Sinus durae matris erhalten Blut aus den Gehirnvenen und leiten es in die V. jugularis interna ab.

9.1.4 Menge und Lokalisation

Die im Körper vorhandene Menge an Liquor beträgt 150 ml. Der Liquor zirkuliert im Subarachnoidalraum, also zwischen der Pia mater und der Arachnoidea.

9.1.5 Liquordruck

Der Liquordruck variiert zwischen 4 und 11 mmHg. Er oszilliert mit den Herzschlägen und dem Atemzyklen. Aufgrund des Zusammenhangs mit dem venösen Druck nimmt der Druck bei Anstrengungen, bei denen die Stimmritzen geschlossen werden, zu.

Interessant ist, dass die Kompression der Vv. jugulares zu 60 % auf den Liquor übertragen wird. Daher muss zur Verbesserung der Liquorzirkulation unbedingt das venöse System im Halsbereich behandelt werden.

9.1.6 Zirkulation des Liquors

Der Liquor zirkuliert kontinuierlich durch die inneren (Ventrikel) und äußeren (Subarachnoidalraum) Liquorräume. Er ist ständig in Bewegung und hat eine Durchflussrate von 20 cm^3/Stunde. Allerdings fließt der Liquor nicht nur in eine Richtung. Sein Fluss wird während der Systole nach kaudal bewegt und während der Diastole nach kranial.

Er stagniert nicht und fließt von den Seitenventrikel zunächst in den 3. und dann in den 4. Ventrikel. Anschließend fließt er

- entweder in den Zentralkanal des Rückenmarks oder
- über die Apertura lateralis ventriculi quarti (Foramen Luschkae) und die Apertura mediana ventriculi quarti (Foramen Magendii) in den Subarachnoidalraum.

9.1.7 Einfluss des Herzschlags

Grégory Conductier, Arnaud Le Trotez, Jean-Louis Nahon, Alice Guyon und Angèle Viola (bei denen wir uns für die Zurverfügungstellung dieser Informationen bedanken) vom Hôpital de La Timone in Marseille konnten nachweisen, dass der Liquorfluss im Inneren des Ventrikelsystems von den Kontraktionen des Herz-Kreislauf-Systems abhängt. Andere Forscher vermuten hingegen, dass vor allem der Atemrhythmus die Liquorzirkulation bestimmt.

Die genannten Forscher untersuchten an Mäusen die Rolle des Melanin-konzentrierenden Hormons (MCH), ein u. a. im Hypothalamus produziertes Neuropeptid, das als Neurotransmitter agieren kann. MCH kontrolliert die Schlagfrequenz der intraventrikulären Zilien.

9.1.8 Intraventrikuläre Zilien

Die Ventrikel werden von Epithelzellen (Ependymozyten) ausgekleidet. Jede dieser Zellen ist mit ungefähr einem Dutzend Zilien besetzt, deren Schlagfrequenz ungefähr 10 bis 12 Bewegungen pro Sekunde umfasst. Diese Zilien agieren in nahe der Zellwand, während der Hauptfluss durch die Kontraktionen des Herz-Kreislauf-Systems erzeugt wird.

9.1.9 Resorption des Liquor cerebrospinalis

Die Rückresorption erfolgt zu 80 % im Kranium und zu 15 % im Rückenmark.

Die Rückresorption des Liquors erfolgt:

- über die Granulationes arachnoideales v. a. entlang des Sinus sagittalis superior,
- entlang der perineuralen Hüllen der Spinalnervenwurzeln,
- entlang des perineuralen Raums der Nerven, durch die Lamina cribrosa in die Nasenschleimhaut und weiter in die nasalen Lymphgefäße,
- entlang der Durahüllen der Hirnnerven.

Unserer Meinung nach wird auch im Bereich des Conus medullaris Liquor resorbiert.

9.2 Rolle der Arachnoidea

Die sogenannte „Spinnwebenhaut“ besitzt keine Blutgefäße. Sie bildet zottenförmige Ausstülpungen, die durch die Dura mater ins Innere der Sinus durae matris dringen. Über diese Zotten und deren Erweiterungen (Granulationes arachnoideales) werden der Liquor und Abfallprodukte des Gehirnstoffwechsels in die venöse Zirkulation abgeleitet. Die Zotten dienen auch als Ventile, die einen Rückfluss des Liquors in den Liquorraum verhindern.

Über dieses Ventilsystem wird auch der Liquordruck reguliert, der immer höher als der Blutdruck sein muss. Der Druck hängt vom Verhältnis zwischen Sekretions- und Drainagegeschwindigkeit ab.

9.2.1 Cisternae subarachnoidales

Der Subarachnoidalraum ist ein Spaltraum zwischen Pia mater und Arachnoidea. Er wird vom arteriovenösen System und von den Hirnnerven durchzogen. Dort wo dieser Raum sich erweitert, spricht man von Zisternen.

Diese Zisternen liegen v. a. in bestimmten Bereichen des Zentralnervensystems.

Die verschiedenen Zisternen (s. Abb. 5.2):

- Unterhalb des Tentorium liegende Zisternen:
  - Cisterna premedullaris
  - Cisterna pontis
  - Cisterna pontocerebellaris lateralis
  - Cisterna pontocerebellaris posterior
  - Cisterna magna (s. u.)
  - Cisterna cerebelli superior
- Oberhalb des Tentorium liegende Zisternen:
  - Cisterna interpeduncularis
  - Cisterna hypophysea
  - Cisterna ambiens
  - Cisterna quadrigeminalis

Position der Cisterna magna (Cisterna cerebellomedullaris):

- Hinter der Medulla oblongata
- Endokraniale Seite des Os occipitale
- Kaudal des Vermis cerebelli

Die Cisterna magna steht über die Apertura mediana ventriculi quarti (Foramen Magendii) mit dem vierten Ventrikel in Verbindung.

9.2.2 Vierter Ventrikel

Der vierte Ventrikel befindet sich hinter dem Hirnstamm. In seinem Boden liegen die Hirnnervenkerne.

Die Osteopathen interessierte sich besonders für diesen Ventrikel. Seine Behandlung wird gemeinsam mit der Dura mater beschrieben (s. ➤ Kap. 12).

OSTEOPATHISCHE RELEVANZ

Um die unterhalb des Tentorium liegenden Zisternen zu beeinflussen, sollte man vor allem an die Dura mater denken:

- an den anterioren Anteil, der mit dem Tuberculum pharyngeum in Verbindung steht,
- an den posterioren Anteil, die Subokzipitalmuskulatur und den M. rectus capitis posterior minor,
- an die Achse Hirnstamm-Gehirn und die Seitenventrikel, die gegenüber dem Übergang C0-C1 einen Winkel von ungefähr 30° einnimmt und der zerebrospinalen Achse der Dura mater entspricht.

In diesem Bereich befindet sich die Cisterna magna, die den Druck zwischen dem Gehirn und dem Rückenmarkskanal ausgleicht.

9.3 Zerebrospinale Zirkulation und Inspiration

H. Ludwig et al. von der pädiatrischen Abteilung der Universitätsklinik Göttingen führten eine Studie über die Wirkung der Inspiration auf die Zirkulation des Liquor cerebrospinalis durch. Diese Studie ist insofern interessant, als wir für unsere Behandlung der Liquorzirkulation die Atmung einsetzen.

9.3.1 Wirkung der Inspiration

Mit Hilfe der MRT stellten die Forscher fest, dass die zerebrospinale Zirkulation vor allem durch die Inspiration und insbesondere durch die forcierte Inspiration aktiviert wird, während die Atempause die Zirkulation anhält. Damit ist die Inspiration die wichtigste Kraft für die Zirkulation des Liquor cerebrospinalis.

Die Reduzierung des intrathorakalen und des intrakranialen Drucks während der Inspiration verändert den hydrostatischen Druck und wirkt sich auf den geringen paravenösen und lymphatischen Widerstand aus. Dadurch wird der Fluss des Liquors in Schwung gebracht. Zur Erinnerung: Der hydrostatische Druck bezeichnet den Druck, der innerhalb einer Flüssigkeit durch den Einfluss ihres Eigengewichts entsteht.

9.3.2 Mechanismus der Liquorzirkulation

Wie die Liquorzirkulation genau funktioniert, ist noch nicht vollständig geklärt. Bekannt ist, dass der Liquor in den Plexus choroidei produziert wird und über den Subarachnoidalraum in die Blut- und Lymphzirkulation resorbiert wird.

Der Liquor dringt über die Oberfläche des Gehirns entlang der Arterien in das Gehirngewebe ein und tritt über die paravenösen Räume im Subarachnoidalraum aus. Der Fluss wird vor allem durch das Pulsieren der Arterien erzeugt.

OSTEOPATHISCHE RELEVANZ

Wir nutzen die großen Gefäßbahnen, um die Liquorzirkulation und das glymphatische System zu stimulieren.

9.3.3 Venöser Kreislauf und Atmung

Die Atmung verändert den intrathorakalen Druck und damit die Zirkulation des Liquors. Während der Inspiration sinkt der intrathorakale Druck und die venösen Plexus leeren sich, sodass der Liquor nach kaudal in den Zentralkanal abfließen kann.

Früher vermutete man, dass die Veränderung des Volumens in den endokranialen Arterien sowie die Verteilung des Bluts in den Kapillaren zusätzlich zu den Oszillationen des Gehirnparenchyms der auslösende Faktor für die pulsierenden Bewegungen des Liquors sei.

Die Erhöhung des intrathorakalen Drucks während der Expiration begünstigt den venösen Fluss in Richtung Kopf. Da die Venenplexus keine Klappen haben, wird dadurch die Weiterleitung der Druckgradienten verstärkt.

9.3.4 Einfluss des Herz-Kreislauf-Systems

Nur ein kleiner Teil des Liquors wird durch das Pulsieren des Herzes mobilisiert, das sich eher auf die Richtung der Zirkulation auszuwirken scheint. Dabei scheint der Liquor während der Systole in kraniokaudaler und während der Diastole in die umgekehrte Richtung zu fließen.

Das Konzept der Liquorzirkulation kann jedoch nicht auf den Herzschlag und seine schnellen Schwingungen beschränkt werden.

9.3.5 Lymphatische Pumpe

Der Liquor ist mit dem peripheren Lymphsystem verbunden, woraus sich auch eine Abhängigkeit vom Atemsystem und der venösen Zirkulation ergibt.

Die Inspiration erleichtert den Abfluss innerhalb des venösen und lymphatischen Kreislaufs vom Kopf zum Hals und vom Hals zurück zum Herz.

Die Inspiration trägt gemeinsam mit dem Pulsieren der Arterien des Kortex zum Transport des Liquors vom Gehirn zu den Geweben des Organismus bei.

Die Abnahme des intrathorakalen Drucks während der Inspiration wird über die peri- und intravertebralen Venenplexus auf den Subarachnoidalraum des Gehirns übertragen.

9.3.6 Schlussfolgerung

Die Inspiration steuert mit Hilfe der systolischen arteriellen Pulsationen den Rückfluss des venösen Bluts und der Lymphe vom Kopf und vom Hals zum rechten Vorhof.

Die Inspiration optimiert den Fluss des Liquors vom Gehirn zu den Geweben des Körpers.

Die Venenplexus leeren sich und lenken den Liquor Richtung Zentralkanal und das venöse Blut zum Herz zurück.

9.4 Techniken für die Hirnventrikel

Zweck dieser Techniken ist es, die Fluktuation und die Zirkulation des Liquors zu fördern, wobei folgende Parameter zu berücksichtigen sind:
- die Position von Kopf und Körper,
- die vaskulären und ventrikulären Achsen,
- die lateromedialen Kompressionen des Kraniums durch den Therapeuten,
- die tiefe kontinuierliche und progressive Inspiration,

- die Flexion der unteren Extremitäten in Richtung Rumpf,
- die Expiration, um die vorgenannten Parameter umzukehren.

9.4.1 Indikationen

- Folgen von Gehirnoperationen
- Schädel-Hirn-Trauma
- Migräne, Kopfschmerzen
- Schwindel, Gleichgewichtsstörungen
- Allgemeine Müdigkeit

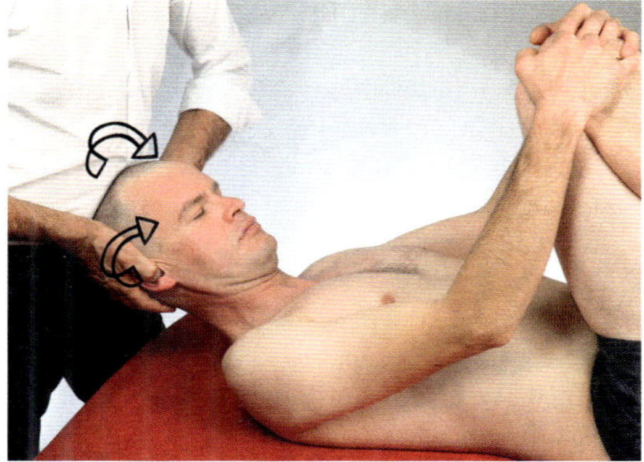

Abb. 9.2 Technik für die Hirnventrikel in Rückenlage

9.4.2 Technik in Rückenlage

Parameter

Diese Technik umfasst verschiedene Parameter

- Achse „Hirnstamm-Gehirn": Der Patient liegt auf dem Rücken, sein Kopf wird um 30° angehoben und auf dem Abdomen oder dem Thorax des Therapeuten abgelegt, diese Position entspricht der Achse Hirnstamm-Gehirn (➤ Abb. 9.1, ➤ Abb. 9.2). Durch die Position muss der Therapeut das Gewicht des Kopfes von 3,5 kg nicht mit den Händen halten. Die Achse verläuft etwa 10 cm hinter der Glabella und 3 cm vor dem Vertex (Mitte des Schädeldachs). Der Patient umfasst mit den Händen seine beiden Knie, um den Abdominaldruck zu erhöhen.
- Axiale Traktion: Der Therapeut zieht den Schädel entlang der Achse Hirnstamm-Gehirn nach kranial und anterior und bringt dadurch die Hirnhäute unter Spannung. Seine Daumen liegen beidseits im äußeren Gehörgang.
- Lateromediale Kompression: Mit dieser Technik wird die Wirkung auf die Seitenventrikel konzentriert und der intrakraniale Druck erhöht.
- Atmung: Der Patient atmet tief ein, um den Abfluss des Liquors zu erhöhen.
- Flexion der unteren Extremitäten.

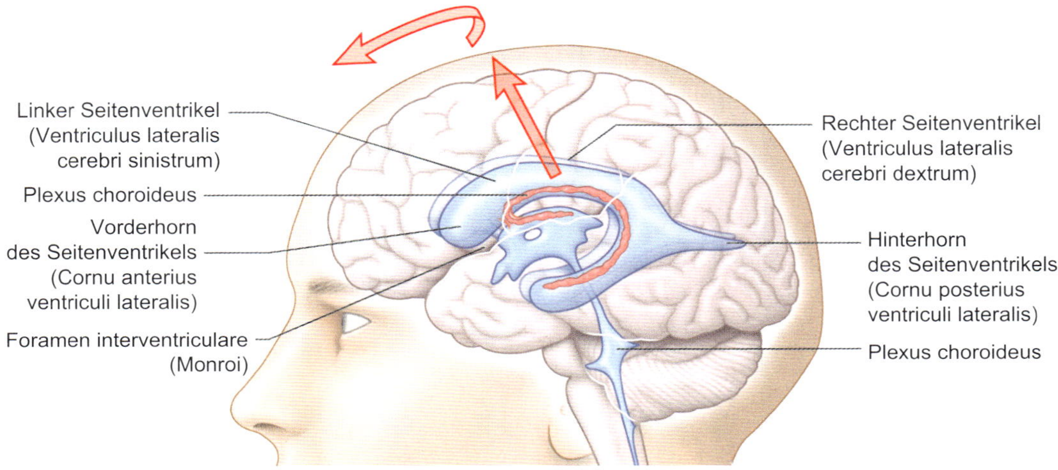

Abb. 9.1 Achse Hirnstamm-Gehirn
Quelle: Cyrille Martinet

Die verschiedenen Phasen der Technik

Während der Inspiration zieht der Therapeut den Schädel des Patienten entlang der Achse Hirnstamm-Gehirn nach kranial und anterior und fügt eine lateromediale Kompression hinzu.

Während der Expiration unterbricht der Therapeut die kraniale Traktion, indem er das Kranium leicht gegen den Thorax beugt. Er verringert anschließend die Flexion des Kopfes und bittet den Patienten, seine Knie zum Thorax zu ziehen, um den thorakoabdominalen Druck zu erhöhen.

Während der Patient seine Knie langsam näher zur Brust heranzieht, spürt der Therapeut die Veränderungen des intrakranialen Drucks. Die Technik sollte 6- bis 7-mal wiederholt werden.

ANMERKUNG

Paradoxerweise scheint diese Technik bei manchen Patienten in der Expiration besser zu wirken. Normalerweise sollte der Therapeut spüren, dass sich der intrakraniale Druck erhöht, was aber nicht immer der Fall ist.

9.4.3 Technik in Bauchlage

Variante 1

Der Patient liegt auf dem Bauch, sein Kopf ragt über den Rand der Behandlungsliege hinaus und wird vom Therapeuten in einem Winkel von 30° gehalten (➤ Abb. 9.3). Der intrakraniale Druck wird bereits durch diese Position erhöht. Diese Technik sollte bei Bluthochdruckpatienten nicht verwendet werden.

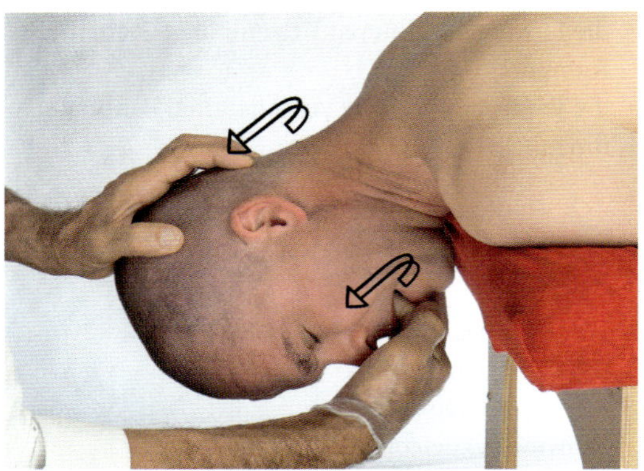

Abb. 9.3 Technik für die Hirnventrikel in Bauchlage

Der Therapeut legt Zeige- und Mittelfinger einer Hand gegen den Processus palatinus maxillae und zieht das Kranium zu sich hin. Mit zwei oder drei Fingern der anderen Hand auf dem Inion zieht er gleichzeitig das Okziput zu sich hin. Dadurch entsteht eine okzipitovertebrale Traktion, die langsam mittels Induktion ausgeführt wird.

Diese Technik ist auch bei zervikaler Arthrose und Zervikobrachialgie sehr effizient, da durch die Bauchlage die Foramina geöffnet werden und der venöse Fluss in den Foramina stimuliert wird.

Variante 2

Der Therapeut legt seine Handflächen auf die Ossa temporalia und parietalia des Patienten. Seine Finger „hängen sich" am Inion ein und ziehen es nach kranial und posterior. Gleichzeitig atmet der Patient tief.

KAPITEL

10 Foramina im Os sphenoidale

10.1 Das Os sphenoidale, ein strategischer Kreuzungspunkt

Das Sphenoid ist ein strategischer Kreuzungspunkt für das Gefäß- und Nervensystem des Kraniums. Es besitzt zahlreiche Foramina, die von Arterien, Venen und Nerven durchzogen werden und für das Funktionieren des Gehirns unerlässlich sind.

Zudem ist das Sphenoid der Schädelknochen, an dem die meisten Muskeln ansetzen: Wir haben 30 Muskeln gezählt und wahrscheinlich einige vergessen! Einige dieser Muskeln wirken sich auf den Druck in den Foramina und den Kanälen, die das Os sphenoidale durchziehen, aus. Das Sphenoid hat überdies Verbindung zu 12 anderen Schädelknochen.

10.2 Bedeutung der Gefäß- und Nervenkanäle, Foramina und Sinus

Die Gefäß- und Nervenkanäle, Foramina und Sinus schützen die sie durchlaufenden Strukturen und sichern zudem ihre Gleitfähigkeit. Sie sind von den intrakranialen und intrakanalikulären Drücken, den lokalen Druckverhältnissen in den Kanälen, die sehr unterschiedlich sein können, abhängig.

Es handelt sich um Zonen, in denen intrakanalikuläre Richtungs- und Druckveränderungen häufig sind. Das Gefäß-Nerven-System muss sich somit permanent anpassen. Die geringste Belastung kann bereits zu Zirkulationsstörungen oder zu anormaler Nervenstimulation führen.

Die Hirnhäute sind von Fettgewebe umgeben, das sie schützt und die Gleitfähigkeit der intrakanalikulären Strukturen sichert. Durch ein Trauma, einen chirurgischen Eingriff oder aufgrund einer Stoffwechselstörung kann dieses Fettgewebe fibrosieren.

Ziel der Techniken für die Dura, die Fettgewebe und die Gefäße ist es, die intrakanalikuläre Gleitfähigkeit zu verbessern und die neurovaskulären Belastungen zu reduzieren, was sich insgesamt positiv auf das glymphatische System auswirkt.

10.2.1 Fett- und Bindegewebssystem

Dieses System bietet Schutz und verleiht den verschiedenen Nerven- und Gefäßstrukturen, die die intrakranialen Kanäle durchziehen, eine gewisse Mobilität. Es beeinflusst über Mechanorezeptoren zudem die Druckverhältnisse in den Kanälen.

10.2.2 Dura-System

Duraspannungen im Allgemeinen und insbesondere im Bereich der Kanäle können den Druck erhöhen.

10.2.3 Auswirkungen von intrakanalikulären Fixierungen

Diese Fixierungen können Muskelkrämpfe, Gefäßverengungen, venöse und glymphatische Stauungen, Migräne, hormonelles Ungleichgewicht usw. verursachen.

Im Folgenden befassen wir uns mit den wichtigsten Durchtrittsstrukturen.

10.3 Fissuren, Foramina und Kanäle im Os sphenoidale

Insgesamt gibt es ungefähr 22 Durchtrittsstrukturen, die im Sphenoid liegen oder u. a. durch das Sphenoid gebildet werden (➢ Abb. 10.1).

10.3.1 Fissura orbitalis superior

Diese Fissura wird von folgenden Strukturen gebildet:

- kranial durch die Ala minor ossis sphenoidalis
- kaudal durch die Ala major ossis sphenoidalis
- medial durch das Corpus sphenoidale
- lateral durch die Orbita (frontaler Anteil)

Sie wird von sechs Nerven und einer Vene durchzogen. Von lateral nach medial sind das: N. lacrymalis (V_1), N. frontalis (V_1), N. trochlearis (IV), N. abducens (VI), N. oculomotorius (III), N. nasociliaris (V_1), V. ophthalmica.

In der Unfallchirurgie wird ein Fissura-orbitalis-superior-Syndrom beschrieben, das durch ein Trauma an Kranium, Maxilla und Gesicht entsteht und zu Ophthalmoplegie, Ptose und Gefühllosigkeit des Os frontale führt.

10.3.2 Fissura orbitalis inferior

Diese Fissura liegt zwischen der Ala major ossis sphenoidalis, dem Processus orbitalis ossis palatini und der Maxilla. Sie wird von folgenden Strukturen durchzogen:

- N. maxillaris und seinem Ast, dem N. zygomaticus.

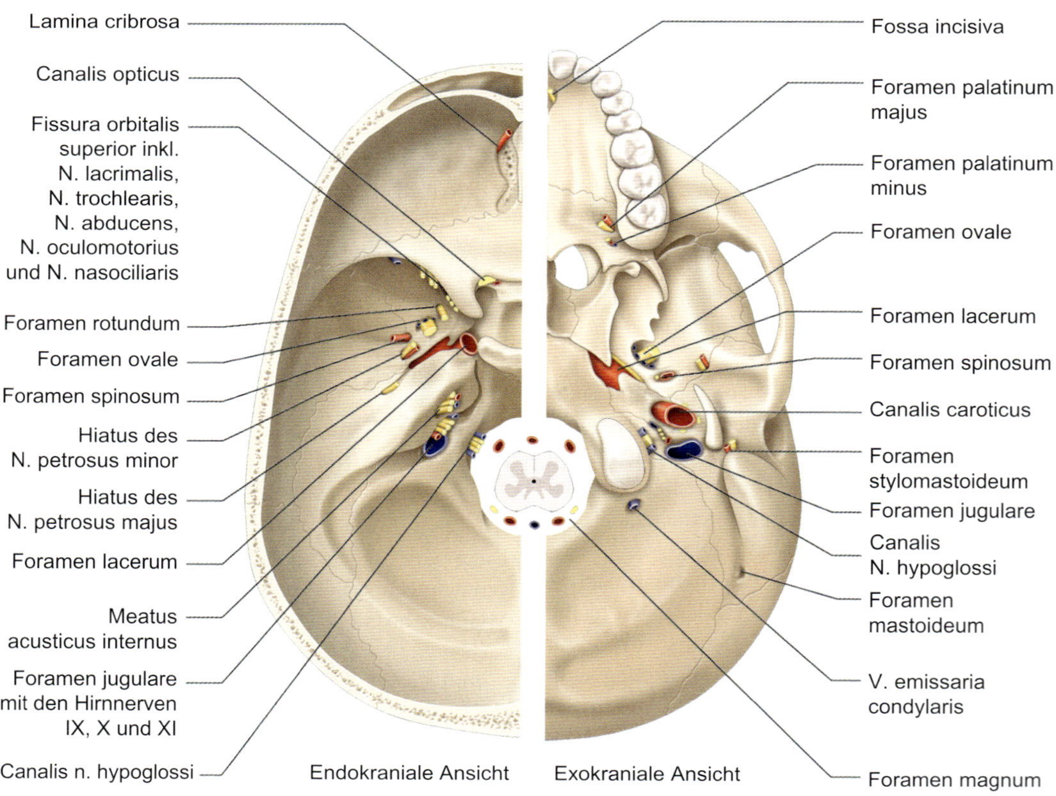

Abb. 10.1 Fissuren, Foramina und Kanäle im Os sphenoidale
Quelle: Cyrille Martinet

- Parasympathische Fasern aus dem Ganglion pterygopalatinum.
- Infraorbitale Gefäße, die zum Foramen infraorbitale ziehen, das durch Sphenoid und Maxilla gebildet wird.

10.3.3 Canalis opticus

Der 1 cm lange Optikuskanal liegt zwischen der Ala minor und dem Corpus ossis sphenoidalis.

Folgende Strukturen ziehen durch diesen Kanal:

- N. opticus und seine Durahülle
- A. ophthalmica und der periarterielle Plexus sympathicus

10.3.4 Foramen rotundum

Das Foramen rotundum liegt in der Ala major und wird vom N. maxillaris (V_2) durchzogen.

10.3.5 Foramen ovale

Das auf der endokranialen Seite des Sphenoids liegende Foramen ovale ist Durchtrittsstelle für:

- N. mandibularis (V_3).
- A. meningea.
- Venen, die den Plexus pterygoideus mit dem Sinus cavernosus verbinden.

10.3.6 Foramen spinosum

Dieses Foramen liegt in der Ala major und wird von der A. meningea media und dem Ramus meningeus nervi mandibularis durchzogen.

10.3.7 Foramen lacerum

Dieses Foramen wird begrenzt durch:

- Pars petrosa
- Posteriorer Rand der Ala major und des Corpus ossis sphenoidale

Es wird durch die A. carotis interna und den N. petrosus in zwei Abschnitte unterteilt.

10.3.8 Sinus cavernosus

Auch wenn der Sinus cavernosus weder ein Kanal noch ein Foramen ist, ist er aus strategischer Sicht von großer Bedeutung. Er gehört zu den Sinus venosi (Sinus durae matris) und befindet sich beidseits der Sella turcica.

10.3.9 Canalis pterygoideus

Dieser Kanal hat zwei Öffnungen an der Basis des Processus pterygoideus:

- eine anteromediale Öffnung an der Basis des Processus pterygoideus und
- eine posteriore Öffnung oberhalb der Fossa scaphoidea.

Der Kanal wird durch den N. petrosus major (N. facialis, VII) und den N. petrosus profundus (Plexus caroticus internus) durchzogen, die sich zum Nervus canalis pterygoidei vereinen.

10.3.10 Fossa hypophysialis

In dieser Vertiefung an der Oberseite des Corpus ossis sphenoidale befindet sich die Hypophyse. Sie wird durch das Diaphragma sellae, einem Ausläufer der Dura, überdeckt.

10.4 Muskelansätze am Os sphenoidale

Diese Muskeln werden zunächst aufgelistet und im Anschluss werden jene Muskeln, die sich auf die intrakanalikulären Drücke des Sphenoids auswirken, genauer betrachtet. Einige dieser Muskeln sind paarige Muskeln:

- 12 Mm. oculomotorii (sechs auf jeder Seite)
- 4 Mm. pterygoidei medialis und lateralis (zwei auf jeder Seite)
- 2 Mm. levatores palpebrae superiores (einer auf jeder Seite)
- 2 Mm. temporales
- 2 Mm. buccinatores

- 2 Mm. constrictores pharyngis superiores
- 2 Mm. levatores veli palatini
- 2 Mm. tensores veli palatini
- 2 Mm. tensores tympani

Zu diese 30 Muskelansätzen kommen noch folgende Ligamenta:

- 2 Ligg. temporomandibulares mediales,
- 2 Ligg. sphenomandibulares
- sowie die Fascia pharyngobasilaris.

All diese Muskel- und Bandansätze beeinflussen die Foramina des Sphenoids und die durchziehenden Strukturen.

Einige dieser Muskeln werden in ➤ Kapitel 11 genauer betrachtet. Wir beschreiben nachstehend zwei globale Techniken zur Behandlung der Foramina.

10.5 Globale Techniken für die Foramina des Sphenoids

Diese Techniken betreffen die Fissura orbitalis superior und inferior sowie die oben beschriebenen Foramina.

Wenn man diese Techniken verwendet, sollte man sich immer vor Augen halten, welch negative Auswirkungen eine kleine Druckerhöhung haben kann.

10.5.1 In Rückenlage

Der Therapeut legt einen Finger auf den Processus palatinus maxillae und zieht ihn nach anterior und einen Finger der anderen Hand in den äußeren Gehörgang, und zwar auf die Pars tympanica, um diese nach posterior zu ziehen (➤ Abb. 10.2). Er bringt seinen Thorax in Kontakt mit dem Schädel des Patienten und komprimiert ihn mittels Induktion. Mit seinen Fingern erhöht er den sagittalen Abstand zwischen dem äußeren Gehörgang und der Maxilla, zunächst direkt und dann mittels Induktion.

Er variiert die sagittale Dehnung, indem er sie zunächst, auf beiden Seiten, mehr nach medial und dann nach lateral orientiert, um die 4,5 cm lange Fissura orbitalis superior und die mehr oder weniger lateral liegenden Foramina zu behandeln.

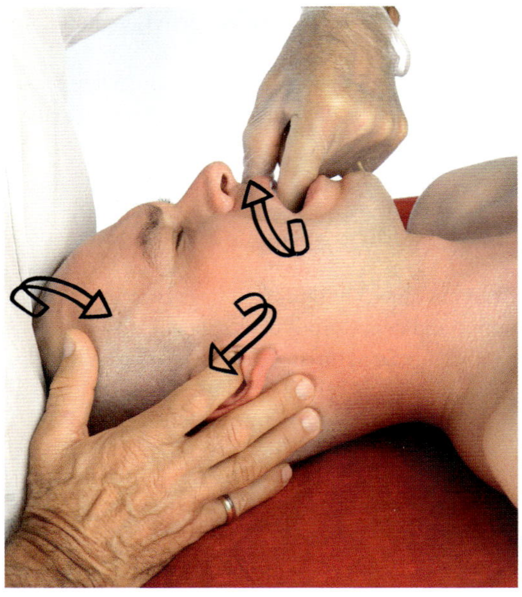

Abb. 10.2 Globale Technik für die Foramina in Rückenlage

10.5.2 In Seitenlage

Der Patient liegt auf der Seite, die nicht behandelt wird. Die Finger des Therapeuten sind in der gleichen Position und der Thorax ist wieder in Kontakt mit der Schädelkalotte. Er führt die gleiche Technik zunächst auf der einen, dann auf der anderen Seite aus (➤ Abb. 10.3).

10.6 Fascia pharyngobasilaris

Diese Faszie sollte entspannt werden, um die Faszien um die Durchtrittsöffnungen des Schädels zu lösen (s. ➤ Abb. 7.5).

Diese Faszie und die die Gefäßstämme umgebenden Faszien verbinden die Dura mater cranialis mit den Halsfaszien und dem oberen Teil des Thorax.

Die Fascia pharyngobasilaris hat folgende Anheftungspunkte:

- Basion (Os occipitale)
- Tuberculum pharyngeum
- Pars petrosa ossis temporalis
- Canalis caroticus

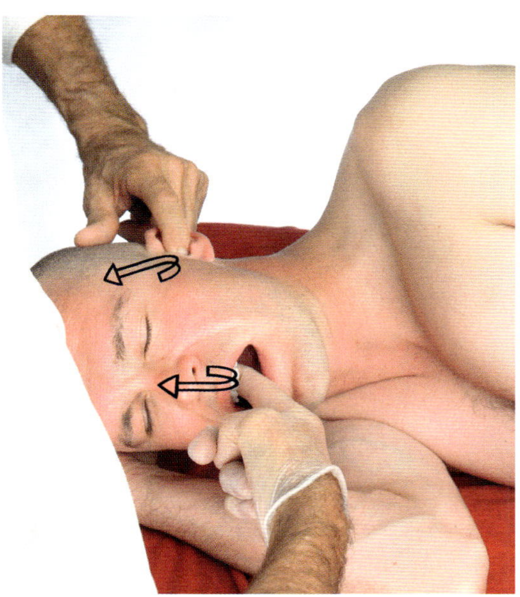

Abb. 10.3 Globale Technik für die Foramina in Seitenlage

- Foramen lacerum
- Foramen jugulare
- Processus pterygoideus ossis sphenoidalis
- Raphe pterygomandibularis
- Linea mylohyoidea
- Os hyoideum
- Lig. thyrohyoideum

Die Dehnung der Faszie wird in ➤ Kapitel 6 mit dem Canalis caroticus beschrieben.

ANMERKUNG

Die Techniken für die Dura mater, die Augenmuskeln, die Mm. pteryoideus, temporalis, buccinator, tensor veli palatini werden in anderen Kapiteln beschrieben.

KAPITEL

11 Die Muskeln des Gehirns

11.1 Einleitung

Der Gedanke, dass die am Kranium ansetzenden Muskeln Einfluss auf die Gehirnfunktion haben können, mag eigenartig erscheinen. Tatsächlich können aber mechanische Spannungen den barometrischen Druck in den Hohlräumen des Körpers verändern.

Die an der Kalvaria ansetzenden Muskeln beeinflussen die Foramen der Emissarvenen und die Krümmung des Schädeldachs und damit den intrakranialen Druck.

Andere, am Sphenoid ansetzende Muskeln können, wenn sie stark angespannt werden, den intrakanalikulären Druck beeinflussen. In ➤ Kapitel 10 wurden die zahlreichen myofaszialen Durchtrittsöffnungen des Sphenoids dargestellt, die barometrische Auswirkungen auf die verschiedenen Foramen haben.

In diesem Kapitel konzentrieren wir uns auf jene Muskeln, die den intrakranialen barometrischen Druck am meisten beeinflussen und Ansätze am Sphenoid haben:

- Mm. pterygoidei lateralis und medialis
- M. temporalis
- M. buccinator
- M. constrictor pharyngis superior
- Mm. linguae
- M. omohyoideus

11.2 Mm. pterygoidei

Unserer Ansicht nach haben diese Muskeln einen großen Einfluss auf den intrakranialen Druck. In folgenden Fällen sind diese Muskeln fast immer angespannt:

- Bruxismus. Jeder Mensch beißt mehr oder weniger bewusst, vor allem in der Nacht während des REM-Schlafs, in der die Schwierigkeiten des Tages oder des Lebens in den Träumen verarbeitet werden, die Zähne zusammen oder knirscht mit den Zähnen.
- Hohe Stressbelastung
- Kiefergelenks- bzw. Zahn- und Zahnfleischprobleme
- Schädel-Hirn-Trauma
- Meningitis
- Harmlose oder komplexe zerebrale Dysfunktionen

Im Rahmen unseres Ansatzes zur Behandlung des Gehirns werden diese Muskeln immer behandelt bzw. von ihren Spannungen befreit.

Bevor wir nun auf die Mm. pterygoidei eingehen, befassen wir uns kurz mit der Fossa pterygopalatina, deren Druck von der Aktivität der Mm. pterygoidei sowie von der Fossa infratemporalis beeinflusst werden kann.

11.2.1 Fossa pterygopalatina

Die Fossa pterygopalatina (➤ Abb. 11.1) befindet sich an der tiefsten Stelle der Fossa infratemporalis.

Durch diese Fossa, die mehr oder weniger mit Fettgewebe überdeckt wird, ziehen wichtige Gefäße und Nerven. Sie bildet einen Kreuzungspunkt zwischen:

- dem Nasenrachenraum,
- der Orbita und
- dem mittleren Abschnitt der Schädelbasis.

Sie steht über das Foramen rotundum und den Canalis pterygoideus mit dem Inneren des Kraniums in Kontakt.

Form und Volumen

Die Fossa gleicht einem auf der Spitze stehenden Dreieck. Ihr kaudaler Anteil ist dünn und endet mit

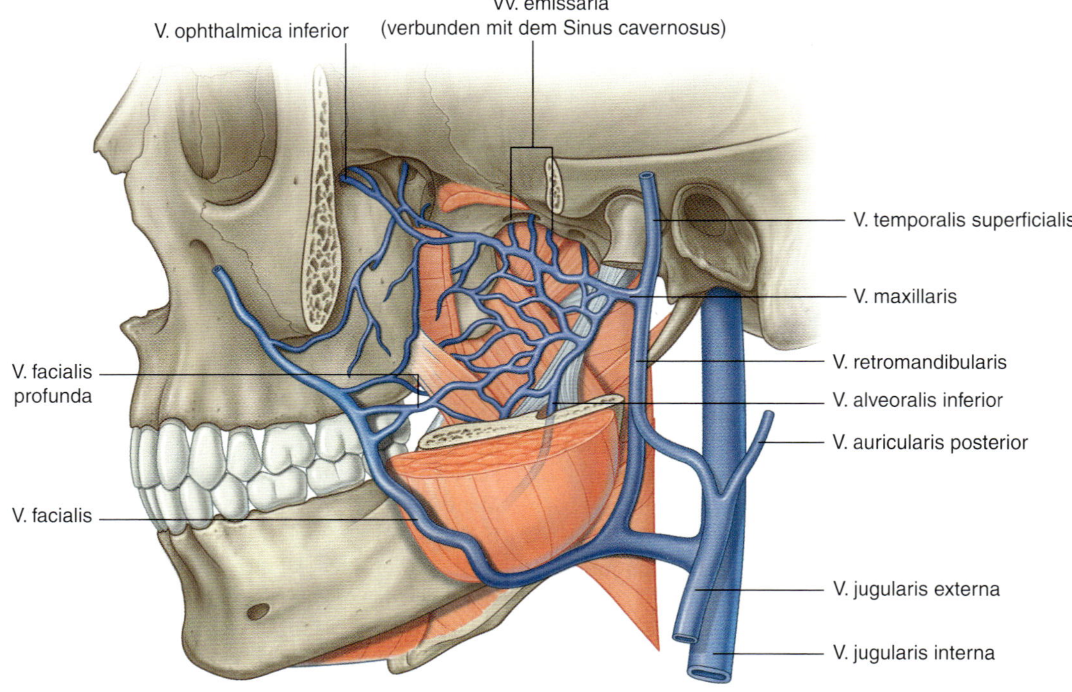

Abb. 11.1 Die Fossa pterygopalatina und ihr Venennetz
Quelle: Drake RL, Vogl AW, Mitchell AWM. *Gray's Anatomie pour les étudiants.* 4e éd. Paris: Elsevier Masson; 2020. Mit Genehmigung der Autoren.

dem Canalis palatinus, der sich zur Mundhöhle öffnet. Die Fossa hat ein Volumen von 1 cm^3.

Begrenzungen der Fossa pterygopalatina:

- anterior: Sinus maxillaris
- posterior: Processus pterygoideus
- superior: Verbindung zwischen Corpus ossis sphenoidale, Ala major und Processus pterygoideus und Foramen rotundum (N. maxillaris (V_2)
- inferior und medial: Os palatinum
- lateral: Fissura pterygomaxillaris

Öffnungen zu anderen Hohlräumen

- Zur Schädelhöhle:
  - Foramen rotundum
  - Canalis pterygoideus, Verbindung zum Foramen lacerum
- Zur Orbita:
  - Fissura pterygomaxillaris, Durchgang zur Fossa infratemporalis
  - Fissura orbitalis inferior
- Zur Nasenhöhle:
  - Foramen sphenopalatinum
- Zum Gaumen
  - Canalis palatinum major für den N. palatinus major, der häufig behandelt werden muss
- Zum Nasopharynx:
  - Canalis palatovaginalis (zwischen Sphenoid und Palatinum, Durchtrittsstelle für den Ramus pharyngeus arteriae maxillaris)

Die Fossa pterygopalatina ist somit eine sehr wichtige Verbindungsstruktur.

Plexus venosus pterygoideus

Dieser venöse Plexus liegt zwischen M. pterygoideus lateralis und M. pterygoideus medialis, dabei näher am M. pterygoideus lateralis, und dient der Drainage von Mund- und Nasenhöhle. Die Kaubewegungen bilden ein wesentliches Element für die venöse

Drainage des Plexus. Dieser ist Teil des Umgehungskreislaufs zur venösen Drainage des Endokraniums.

Lokaler Druckanstieg beeinflusst die Gefäße und Nerven, die Dura mater und damit auch das glymphatische System und das Interstitium.

11.2.2 Fossa infratemporalis

Diese Fossa liegt kaudal und medial des Arcus zygomaticus und beinhaltet folgende Strukturen:

- M. temporalis (kaudaler Anteil)
- M. pterygoideus lateralis
- Plexus venosus pterygoideus, Anastomose mit der V. facialis, Verbindung zum Plexus cavernosus
- N. mandibularis, N. alveolaris inferior, N. lingualis, N. buccalis, Chorda tympani, Ganglion oticum (unter dem Foramen ovale)
- A. maxillaris

OSTEOPATHISCHE RELEVANZ

All diese Informationen unterstreichen die Bedeutung der Schädelmuskulatur für den intrakranialen Druck und die spezielle Beziehung zu Sphenoid, Palatinum und Maxilla.

11.2.3 Allgemeine Indikationen

Indikationen zur Behandlung der Mm. pterygoidei:

- Probleme im Kiefergelenk
- Schädel-Hirn-Trauma
- Erhöhter intrakraniale Druck

11.2.4 M. pterygoideus lateralis

Der M. pterygoideus lateralis (➤ Abb. 11.2, s. auch ➤ Abb. 11.4) ist ein kurzer, dicker, dreieckiger Muskel mit zwei Muskelköpfen.

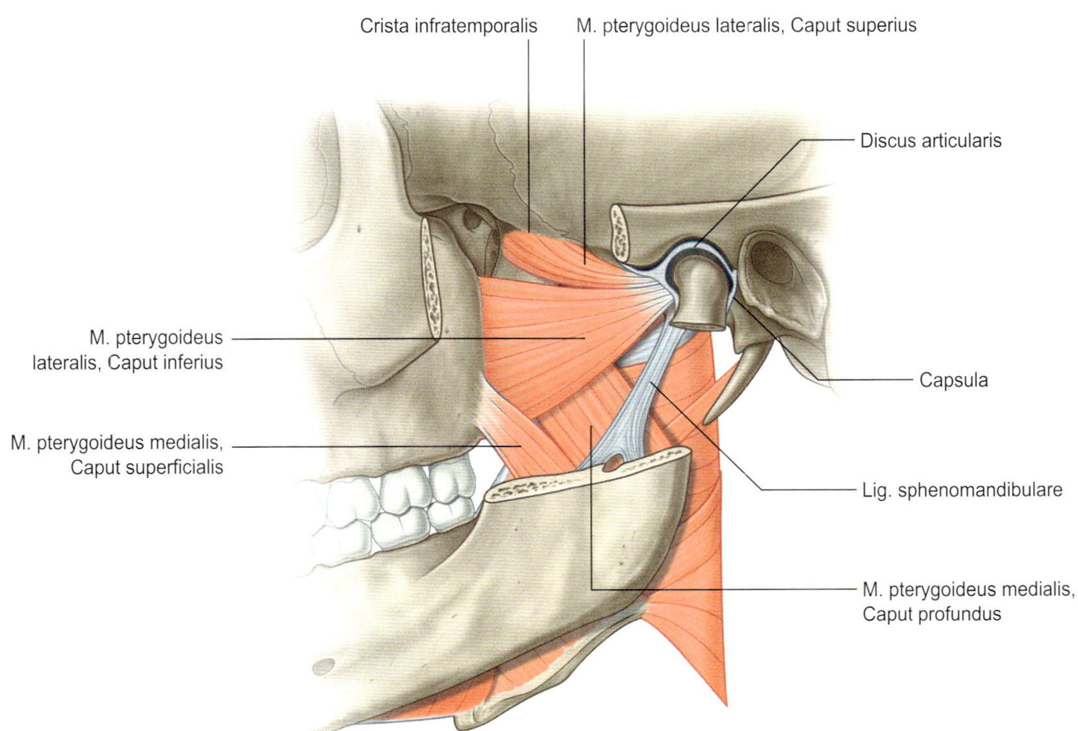

Abb. 11.2 M. pterygoideus lateralis
Quelle: Drake RL, Vogl AW, Mitchell AWM. *Gray's Anatomie pour les étudiants.* 4e éd. Pari : Elsevier Masson; 2020. Mit Genehmigung der Autoren.

Caput superius

Dieser Muskelkopf hat einen Ansatz an der Facies temporalis der Ala major ossis sphenoidalis.

Er verläuft horizontal und inseriert am Faserknorpel und an der Kapsel des Temporomandibulargelenks.

Der Mund wird täglich ungefähr 10.000-mal geöffnet und geschlossen!

Caput inferius

Dieser Muskelkopf setzt an der Lamina lateralis des Processus pterygoideus und an Palatinum und Maxilla an.

Er zieht zur Fovea pterygoidea, am anterioren und medialen Teil des Processus condylaris der Mandibula.

Innervation

Der Muskel wird durch den N. mandibularis (V_3) innerviert.

Vaskularisation

Die vaskuläre Versorgung erfolgt über:

- A. pterygoidea, einem Ast der A. maxillaris,
- Plexus venosus pterygoideus.

Funktionen

Der M. pterygoideus lateralis hat folgende Funktionen:

- Er bewegt die Mandibula nach anterior, wenn beide Muskeln angespannt werden.
- Er verschiebt die Mandibula zur Gegenseite, wenn der Muskel nur auf einer Seite angespannt wird.
- Er erzeugt Spannung in Diskus, Kapsel und Synovialis des Temporomandibulargelenks (Kiefergelenk).

Techniken für den M. pterygoideus lateralis

Im Folgenden werden vier Techniken beschrieben, zwei in Rückenlage und zwei in Seitenlage.

Rückenlage (➤ Abb. 11.3)

Variante 1

Der Therapeut legt einen Finger im Mundraum auf den Processus palatinus maxillae und zieht ihn nach anterior und etwas nach lateral. Er legt einen Finger in den äußeren Gehörgang und zieht ihn nach posterior und den Daumen unmittelbar vor das Temporomandibulargelenk, um die Spannung der Fasern von Diskus und Kapsel zu spüren und zu erhöhen.

Er stimuliert zunächst die Mechanorezeptoren des M. pterygoideus lateralis mit kleinen Traktionen, um den Ecoute und die Induktion zu verfeinern.

Die Technik ist beendet, wenn man den Eindruck hat, dass die Maxilla sich leichter nach anterior mobilisieren lässt.

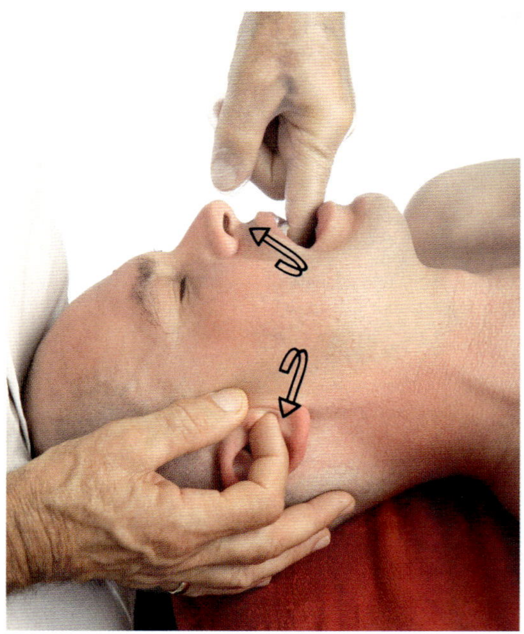

Abb. 11.3 Technik für den M. pterygoideus lateralis in Rückenlage

Variante 2
Der Therapeut legt seinen Finger im Mundraum auf die Lamina medialis des Processus pterygoideus lateralis, die sich hinter den Weisheitszähnen befindet. Er zieht den Processus sanft nach lateral und etwas nach ventral, während er gleichzeitig, wie bei Variante 1, den äußeren Gehörgang nach posterior zieht.

In Seitenlage

Variante 1
Der Therapeut legt zwei Finger einer Hand in den Mundraum, den Zeigefinger auf den Processus palatinus maxillae und den Mittelfinger auf den Processus pterygoideus. Der Zeigefinger dehnt die Maxilla nach anterior, der Mittelfinger den Muskelansatz des M. pterygoideus lateralis nach lateral. Der Daumen der anderen Hand zieht den Porus acusticus externus nach posterior.

Variante 2 – Raphe pterygomandibularis
Dieses fibröse Band setzt am Sphenoid an und zieht nach kaudal, anterior und lateral zur medialen Seite des Ramus mandibulae. Die Raphe spannt die Fascia interpterygoidea.

Der Therapeut legt je einen Finger links und rechts der Mandibula hinter die Weisheitszähne. Er zieht die Bänder nach lateral. Auf diese Technik wird weiter unten in Zusammenhang mit dem M. buccinator eingegangen.

11.2.5 M. pterygoideus medialis

Dieser Muskel hat einen vertikalen Verlauf (> Abb. 11.4) und steht im rechten Winkel zum M. pterygoideus lateralis. Er inseriert mit zwei Muskelköpfen, dem Caput profundus und dem Caput superficialis.

Caput profundus

Dieser Muskelkopf hat folgende Ansätze:

- auf der Lamina lateralis des Processus pterygoideus, die man unmittelbar hinter dem letzten Weisheitszahn kontaktieren kann, und
- auf dem Os palatinum.

Sein Verlauf ist vertikal und kaudal. Er inseriert an der medialen Seite des Gonion.

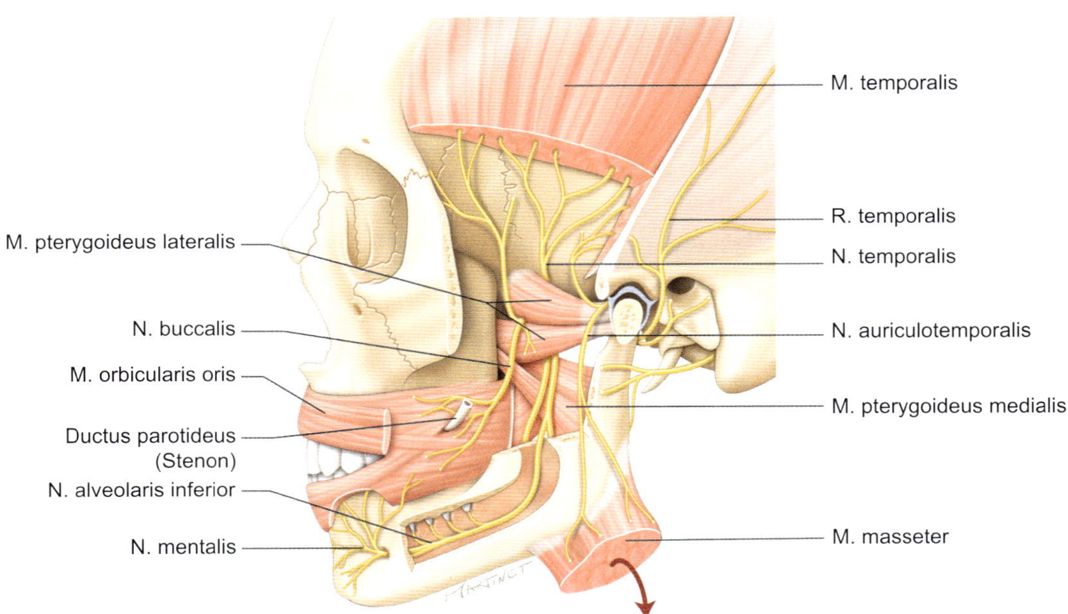

Abb. 11.4 M. pterygoideus medialis
Quelle: Cyrille Martinet

Caput superficialis

Dieser Muskelkopf setzt an der Maxilla, an der Tuberositas pterygoidea, an und inseriert gemeinsam mit dem Caput profundus an der medialen Seite des Gonion.

Funktionen

Die Funktionen des M. pterygoideus medialis sind:
- Anheben und Diduktion der Mandibula
- Bewegung der Mandibula nach anterior

Lagebeziehungen

Der Muskel hat Beziehungen zum M. tensor palatini, der an der Lamina medialis des Processus pterygoideus und an der Eustachische Röhre inseriert.

Er spannt die Fascia palatina. Er öffnet die Eustachische Röhre, ein osteofibröser Kanal, der das Mittelohr mit dem Nasenrachenraum verbindet.

Diese muskuläre Verbindung ist interessant: Zu hohe Spannung in den Mm. pterygoidei kann den Druck in der Eustachischen Röhre verändern und die mukoziliäre Clearance sowie die Rolle der Tuba auditiva beim Druckausgleich beeinträchtigen.

Techniken für den M. pterygoideus medialis

Rückenlage (➤ Abb. 11.5)

Die nachstehenden Techniken werden immer bilateral ausgeführt.

Der Therapeut legt den Finger einer Hand auf den Processus palatinus maxillae, nahe des letzten Backenzahns. Er zieht die Maxilla nach kranial und etwas nach medial. Er legt zwei Finger der anderen Hand auf den medialen Teil des Gonion und zieht es nach lateral und etwas nach posterior. Es ist wichtig, dass der Therapeut tatsächlich eine Muskelspannung unter den Fingern spürt.

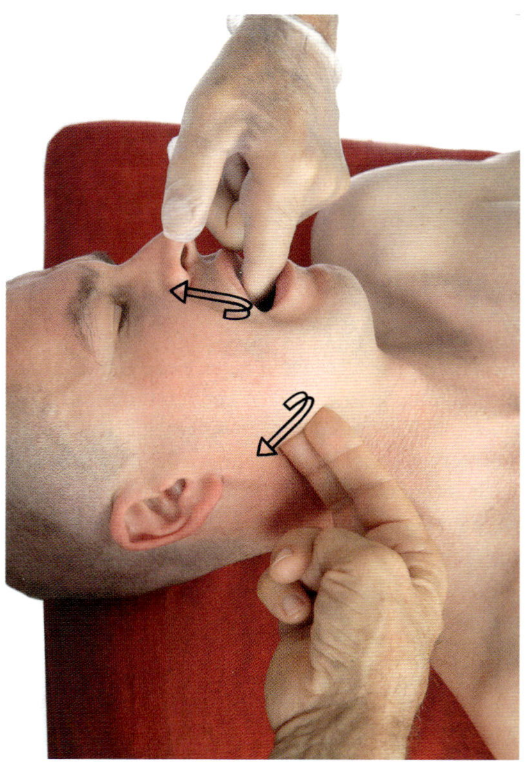

Abb. 11.5 Technik für den M. pterygoideus medialis in Rückenlage

Seitenlage (➤ Abb. 11.6)

Variante 1

Der Patient befindet sich in Seitenlage, die Behandlungsseite oben. Der Therapeut legt einen Finger intraoral auf dem Processus palatinus maxillae und zieht ihn nach anterior und etwas nach medial. Er legt einen Finger der anderen Hand im Mundraum gegen den Processus pterygoideus, etwas posterior und lateral des letzten Weisheitszahns. Er führt eine Traktion nach lateral und etwas nach posterior aus.

Mit etwas Übung lernt der Therapeut den M. pterygoideus schmerzfrei zu kontaktieren und mehr Augenmerk auf die laterale Bewegung zu legen.

Variante 2

Der Therapeut hat immer noch einen Finger auf dem Processus pterygoideus, zwei Finger der anderen Hand ziehen das Gonion nach lateral und leicht nach posterior.

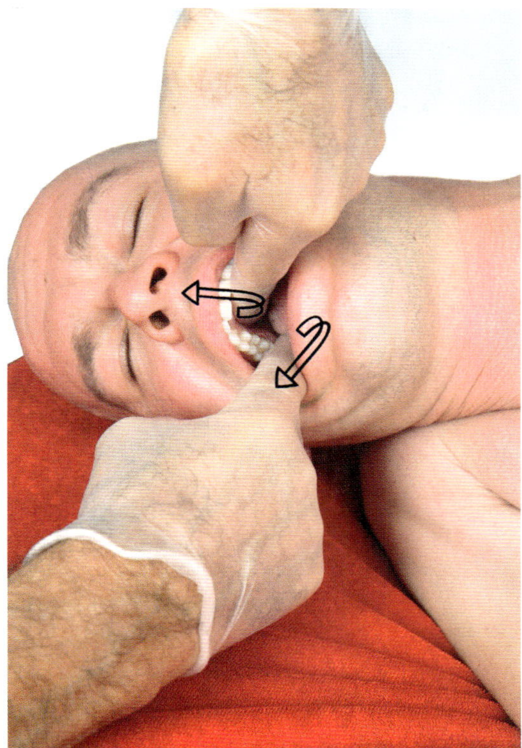

Abb. 11.6 Technik für den M. pterygoideus medialis in Seitenlage

Variante 3

Der Therapeut legt einen Finger auf den Processus palatinus maxillae und zieht diesen nach anterior und medial. Er legt zwei Finger auf den medialen Teil des Gonion und zieht dieses nach lateral. Der Therapeut sollte während der Technik die Muskelspannung unter dem Finger spüren.

Technik für den N. alveolaris inferior

Dabei handelt es sich um einen Ast des N. mandibularis, der die Mm. pterygoidei versorgt (➤ Abb. 11.7).

Er entspringt im posterioren Anteil des N. mandibularis (V_3).

Er verläuft entlang der lateralen Seite des M. pterygoideus medialis und gleitet zwischen dem Ramus mandibularis und dem Lig. sphenomandibulare zum Foramen mandibulare und weiter in den Canalis mandibulae.

Er besitzt Anastomosen mit dem N. lingualis und dem N. hypoglossus.

Palpation und Behandlung des Foramen mandibulare

Der Therapeut lässt einen Finger am Ramus mandibulae von kranial nach kaudal gleiten. Normalerweise gleitet der Finger problemlos dem Ramus entlang, spürt der Therapeut jedoch Unebenheiten, sollte er diese mit einer leichten Kompressions-Gleit-Induktions-Technik behandeln.

Wenn die Gleitbewegung schmerzhaft ist, sollte der Patient einen Zahnarzt aufsuchen. Möglicherweise besteht Karies oder eine Entzündung an Zahnfleisch, Zahnfach oder Zähnen.

11.3 M. temporalis

Dieser kräftige Muskel ist der stärkste Heber der Mandibula. Wird dieser Muskel durch ein Trauma angespannt oder fibrosiert, kann er aufgrund einer Reizung der Nervenfasern des N. trigeminus Ursache von Kopfschmerzen oder Migräne sein.

Wie erwähnt, bewegt sich das Kiefergelenk ungefähr 10.000-mal pro Tag.

11.3.1 Ursprung

Der M. temporalis entspringt an:

- Os frontale, Os temporale (über die Fossa) und Os parietale
- Os sphenoidale, auf der Ala major
- Processus zygomaticus, mittlerer Teil um das Zygion
- M. masseter
- Fascia temporale

11.3.2 Faserverlauf

Die Fasern des M. temporalis haben anterior einen eher vertikalen und posterior eher einen horizontalen Verlauf.

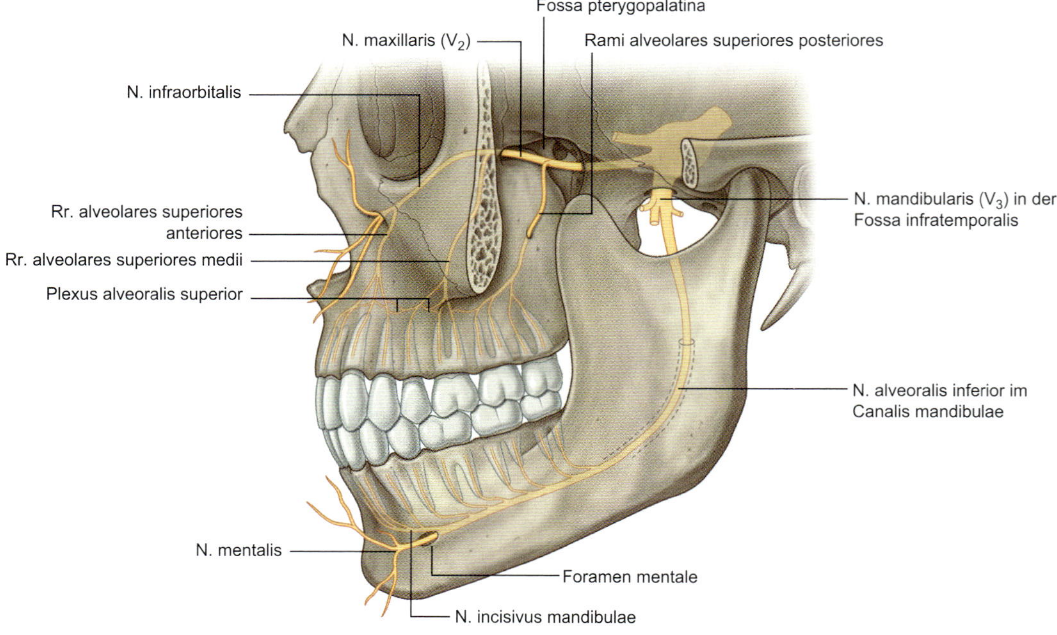

Abb. 11.7 N. alveolaris inferior
Quelle: Drake RL, Vogl AW, Mitchell AWM. *Gray's Anatomie pour les étudiants.* 4e éd. Paris: Elsevier Masson; 2020. Mit Genehmigung der Autoren.

11.3.3 Ansatz

Der M. temporalis hat folgende Ansätze:

- am Processus coronoideus mit einer 1 bis 2 cm langen Sehne,
- im medialen Abschnitt des Arcus zygomaticus,
- auf dem Diskus des Temporomandibulargelenks, wie der M. pterygoideus lateralis,
- auf dem Ramus mandibulae,
- in seinem kranialen Drittel am Planum temporale,
- in seinem kaudalen Drittel auf dem M. buccinator und den Mm. pterygoidei,
- lateral auf der Fascia temporalis und dem M. masseter und
- auf dem M. orbicularis oculi.

11.3.4 Pterion

Dieser Kreuzungspunkt zwischen Os frontale, Os sphenoidale und Os temporale ist eine Schwachstelle des Kraniums. Traumata im Bereich des Pterion können schwere Folgen haben. An dieser Stelle ist das Periost dünn und haftet der Squama temporalis nur wenig an. Es verschmilzt mit der Fascia temporalis, die sich auf dem Arcus zygomaticus in zwei Blätter teilt und zwischen dem tiefen Blatt und dem Muskel einen mit Fettgewebe gefüllten Raum begrenzt. Hinter dem Zygoma setzt sich dieser Raum zum Corpus adiposum buccae fort, das den Wangenbereich des Gesichts auspolstert.

Der M. temporalis inseriert zwischen der medial liegenden Fascia temporalis und der lateral liegenden Squama temporalis.

Der pterionale Zugang ist einer der am häufigsten verwendete Zugang in der Chirurgie, er ermöglicht den Zugang zum Circulus arteriosus cerebri.

11.3.5 Fascia temporalis superficialis

Die Fascia temporalis superficialis liegt direkt unter der Haut und dem subkutanen Gewebe. Sie hat Verbindung zur Galea aponeurotica, die als Ansatz für die beiden Muskelbäuche des M. occipitofrontalis dient.

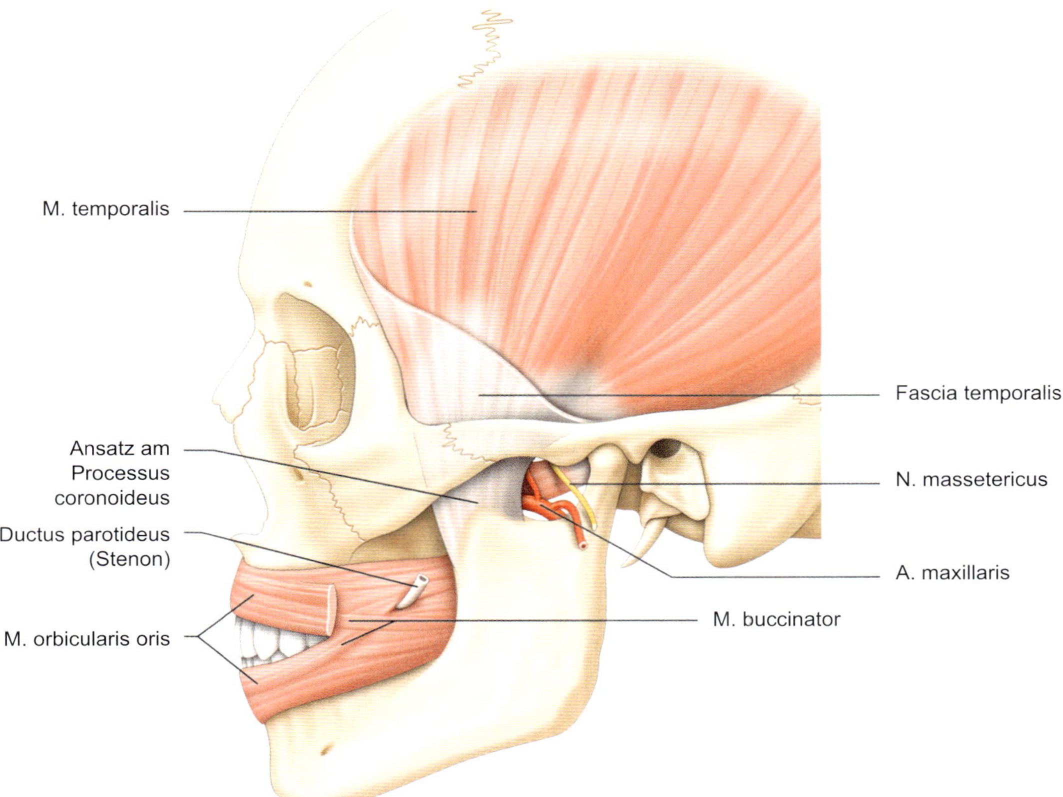

Abb. 11.8 Fascia temporalis profunda
Quelle: Cyrille Martinet

11.3.6 Fascia temporalis profunda

Die Fascia temporalis profunda (➤ Abb. 11.8) ist eine Struktur, die man kennen sollte, da sie den Zugang zu tieferen Strukturen des Kraniums ermöglicht.

Sie bildet die Fortsetzung des Perikraniums, d. h. des Periosts. Die Faszie überdeckt den N. temporalis.

Sie teilt sich am Oberrand der Orbita in zwei Blätter, die am medialen und am lateralen Rand des Processus zygomaticus inserieren.

11.3.7 Innervation

Die Innervation des M. temporalis erfolgt durch den N. mandibularis (V_3), der auch die Mm. pterygoidei innerviert. Der N. facialis (VII) kreuzt den Processus zygomaticus im Bereich des Zygion.

11.3.8 Funktionen

Der M. temporalis hat folgende Funktionen:

- Anheben (Schließen) der Mandibula.
- Zieht den Kondylus nach posterior, während sich die Mandibula absenkt.
- Retropulsion des Kondylus in der Gelenkpfanne, im Gegensatz zum M. pterygoideus lateralis, der den Kondylus nach anterior zieht.

WICHTIG

- Der Boden der Fossa temporalis wird durch die Verbindung zwischen Os frontale, Os parietale, Os temporale und Os sphenoidale gebildet, dieser Punkt wird Pterion genannt.
- Ein Trauma an dieser Stelle kann Spannungen in diesen Knochen und der darunter liegenden Dura erzeugen und zu einer gefährlichen Prellung der Gefäße führen.

- Die von der Ala major kommenden Fasern bilden an der tiefliegenden Seite des Muskels ein Faserbündel, das medial am anterioren Rand der Maxilla inseriert.
- Die Fascia temporalis profunda ist eine Verlängerung des Periosts und mit der Dura mater verbunden.
- Im Bereich der Schläfe ist der Knochen sehr dünn.
- Ein Trauma im Schläfenbereich kann aufgrund seiner Auswirkungen auf die Dura mater und das Gefäßsystem gefährlich sein.

Test und Techniken für den M. temporalis

Test

Der Patient befindet sich in Seitenlage, wobei die zu behandelnde Seite oben liegt. Der Therapeut legt einen Finger auf den Übergang zwischen Processus zygomaticus und Temporomandibulargelenk und zwei Finger der anderen Hand auf den kaudalen Anteil des M. temporalis. Um die posterioren Fasern des M. temporalis besser spüren zu können, bittet der Therapeut den Patienten, den Unterkiefer nach vorne (Protrusion) und nach hinten (Retrusion) zu schieben.

Techniken für den M. temporalis

Fossa temporalis

Mit zwei Fingern evaluiert man:

- die muskulofasziale und die muskuloossäre Gleitbewegung des M. temporalis am knöchernen Ansatz,
- den Widerstand und die Sensibilität der sensiblen Nervenfasern des N. mandibularis (V_3) sowie im oberen Teil der Fossa die Fasern des N. maxillaris (V_2) (➤ Abb. 11.9).

Nerventechniken

Wenn man verhärtete, wenig mobile und sensible Nervenfasern ertastet, entspannt man zunächst den Muskel und seine Faszie und nimmt anschließend Kontakt mit den sensiblen Nervenfasern auf, um den intraneuralen Druck zu verringern.

Der Nerv selbst sollte nie komprimiert werden, da dies einen Migräneanfall auslösen kann.

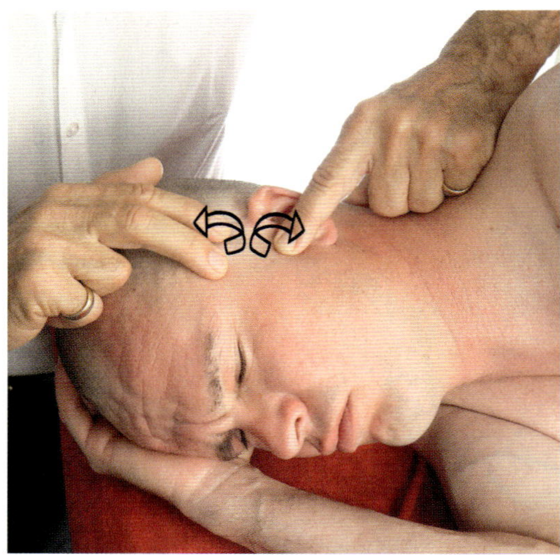

Abb. 11.9 Test der Fossa temporalis

Man kann auch die Spannungen im M. orbicularis oculi, der mit dem M. temporalis Fasern austauscht, überprüfen.

Pars zygomatica

Man entspannt zunächst die sensiblen Fasern am medialen Rand des Processus zygomaticus.

Pars coronoidea

Der M. temporalis setzt über eine Sehne am Processus coronoideus an. Der Therapeut versucht, soweit möglich, einen Finger unter den kranialen und medialen Rand des Processus coronoideus zu schieben. Er positioniert einen anderen Finger auf dem posterioren Bereich des Processus zygomaticus und dehnt die unter seinen Fingern liegenden Gewebe.

11.4 M. buccinator

Das Verb „*buccinare*“ stammt aus dem Lateinischen und bedeutet so viel wie Trompete spielen, da dieser Muskel beim Trompetenspielen aktiviert wird.

Dieser flache Muskel liegt in der Wange, hinter dem M. orbicularis oris und vor dem M. masseter (➤ Abb. 11.10.

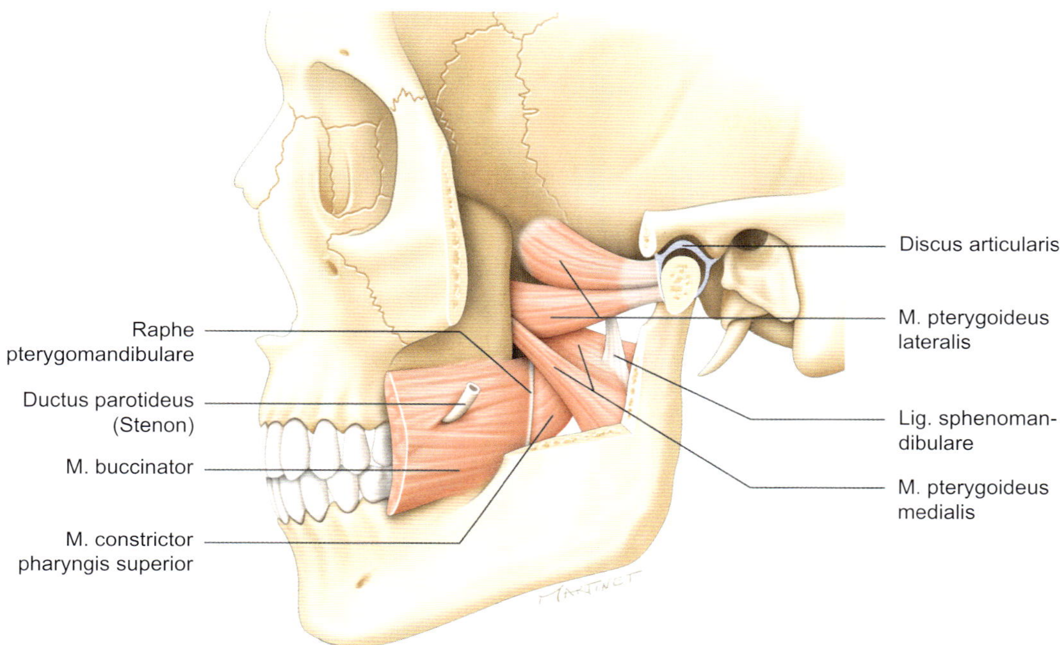

Abb. 11.10 M. buccinator
Quelle: Cyrille Martinet

11.4.1 Ursprung

Der Muskel entspringt
- an der Außenfläche der Alveolarfortsätze des 1. und 2. Molaren der Maxilla und der Mandibula,
- am Processus pterygoideus ossis sphenoidalis über die Raphe pterygomandibularis, einem Band, das sich von der Spitze des Hamulus pterygoideus zum Unterkiefer ausbreitet.

11.4.2 Verlauf und Ansatz

Der M. buccinator verbindet sich mit den Mundwinkeln. Einige seiner Fasern sind kranial, andere horizontal oder kaudal ausgerichtet.

11.4.3 Lagebeziehungen

Die Lagebeziehungen des M. buccinator sind:
- posterior: die Raphe pterygomandibularis, an der auch der M. constrictor pharyngis superior ansetzt,
- medial: die Lippenschleimhaut,
- lateral:
  - der Processus coronoideus,
  - die inferiore Sehne des M. temporalis und weiter anterior der M. masseter und der den M. buccinator durchziehende Ductus parotideus (Stenon-Gang),
  - die Gefäß- und Nervenstrukturen des Gesichts.

11.4.4 Fascia buccopharyngea

Die Fascia buccopharyngea überdeckt den M. buccinator und setzt posterior am Processus coronoideus an, wo sie sich mit der Faszie des M. masseter verbindet.

11.4.5 Innervation

Der M. buccinator wird durch den N. facialis (VII) und den N. buccalis, einen Ast des N. mandibularis (V_3), innerviert. Der N. mandibularis verläuft zwischen den beiden Muskelköpfen des M. pterygoideus lateralis und innerviert den Muskel über den N. pterygoideus lateralis.

11.4.6 Funktion

Der M. buccinator hat folgende Funktionen:

- Er zieht die Mundwinkel nach posterior, wodurch sich der Querdurchmesser des Munds vergrößert.
- Während des Kauens bewegt er die Nahrung wieder zu den Zähnen zurück.
- Er presst die Luft unter Druck aus dem Mund und wird durch die Aufnahme von Luft gedehnt.
- Er ermöglicht den Gesichtsausdruck bei Zufriedenheit, Lachen und Weinen.

OSTEOPATHISCHE RELEVANZ

Besonders interessant ist der Ansatz des M. buccinator am Processus pterygoideus des Os sphenoidale und seine barometrische Wirkung.

11.4.7 Techniken für den M. buccinator

Palpation

Extern, indem man den Patienten bittet, seine Wangen aufzublasen und seine Mundwinkel nach posterior zu ziehen.

Intern spürt man den M. buccinator und die weiter posterior liegende Raphe pterygomandibularis, wenn der Patient die Wangen aufbläst und seine Mundwinkel nach posterior zieht.

Rückenlage

Der Therapeut nimmt den M. buccinator zwischen seinem externen und seinem intraoralen Finger und zieht den Mundwinkel nach anterior und lateral. Er fixiert nacheinander die Ansätze des Muskels an den Molaren des Unter- und Oberkiefers und dehnt den am wenigsten mobilen Anteil des Muskels.

Seitenlage

Der Patient befindet sich in Seitenlage, die zu behandelnde Seite oben (➤ Abb. 11.11). Der Therapeut fixiert die Übergangszone zwischen M. masseter und M. buccinator und dehnt den M. buccinator nach anterior.

Er legt seinen Zeigefinger intraoral auf die Raphe pterygomandibularis und zieht diese nach lateral. Gleichzeitig dehnt er mit dem außen auf der Wange liegenden Daumen den Muskel nach anterior.

11.5 M. constrictor pharyngis superior

Insgesamt unterscheidet man drei Schlundmuskeln: M. constrictor pharyngis superior, medius und inferior. Diese Muskeln bewegen den Speisebrei während des Schluckens in Richtung Ösophagus.

Der M. constrictor pharyngis superior (➤ Abb. 11.12) hat insofern eine besondere Bedeutung, als er am Sphenoid ansetzt und den Druck im

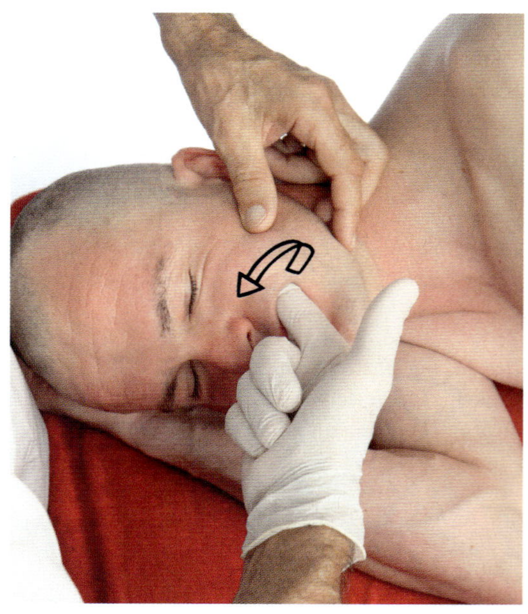

Abb. 11.11 Technik für den M. buccinator in Seitenlage

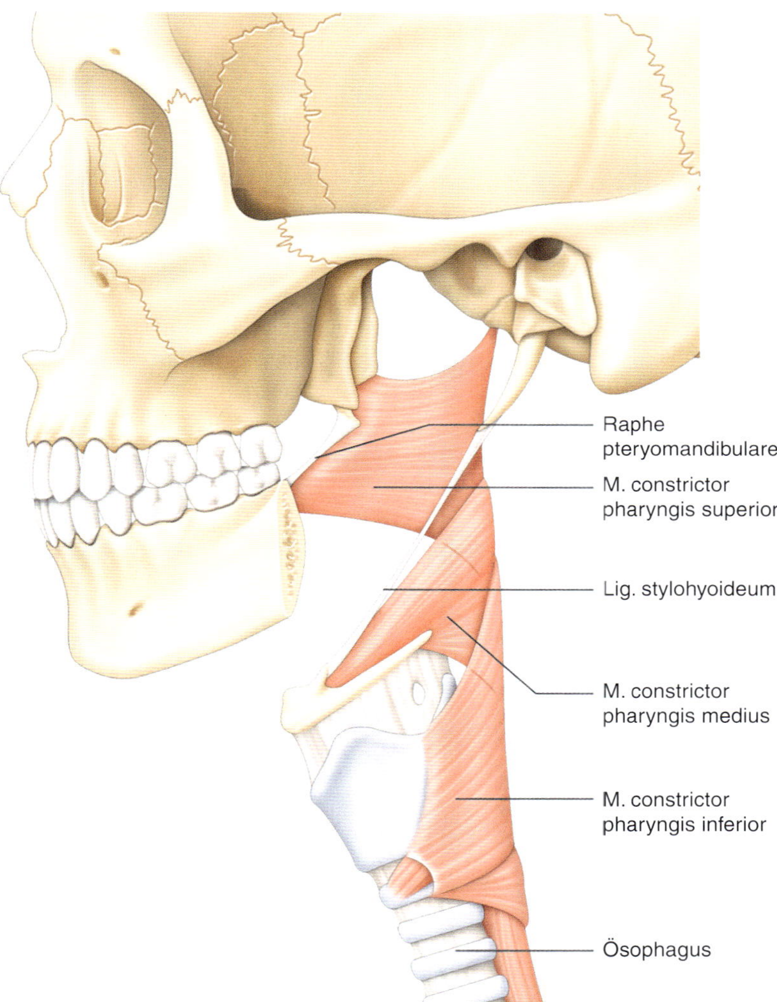

Abb. 11.12 M. constrictor pharyngis superior
Quelle: Cyrille Martinet

Bereich der Dura und den Foramina beeinflusst. Dieser vierseitige Muskel ist der am tiefsten liegende Schlundmuskel.

11.5.1 Ursprung

Der Muskel entspringt:
- am Processus pterygoideus,
- der Raphe pterygomandibularis,
- der Linea mylohyoidea,
- am glossopharyngealen Anteil der Zunge.

11.5.2 Verlauf und Ansatz

Der horizontal verlaufende Muskel endet auf dem Tuberculum pharyngeum des Okziputs und an der Fascia pharyngobasilaris.

11.5.3 Funktion

Der M. constrictor pharyngis superior verengt und hebt den hinteren Rachenbereich, um den Speisebrei während des Schluckens Richtung Ösophagus zu bewegen.

11.5.4 Innervation

Der Muskel wird durch den N. vagus (X) und den N. glossopharyngeus (IX) innerviert.

OSTEOPATHISCHE RELEVANZ

Wir haben mehrfach festgestellt, dass bei posttraumatischen Spannungen im anterioren Abschnitt der Dura mater, am Foramen magnum und im Rückenmarkskanal oft auch der M. constrictor pharyngis superior in seinem kranialen nahe dem Tuberculum pharyngeum liegenden Anteil unter Spannung steht.

In ➤ Kapitel 12 wird eine Technik für den M. constrictor pharyngis superior und die Fascia pharyngobasilaris beschrieben.

11.5.5 Tuberculum pharyngeum

Das Tuberculum pharyngeum (➤ Abb. 11.13) liegt 1 cm vor dem Foramen magnum, auf der Pars basilaris des Okziputs.

Es hat direkten Kontakt zu folgenden Strukturen:

- M. rectus capitis anterior.
- M. constrictor pharyngis superior.
- Fascia pharyngobasilaris.

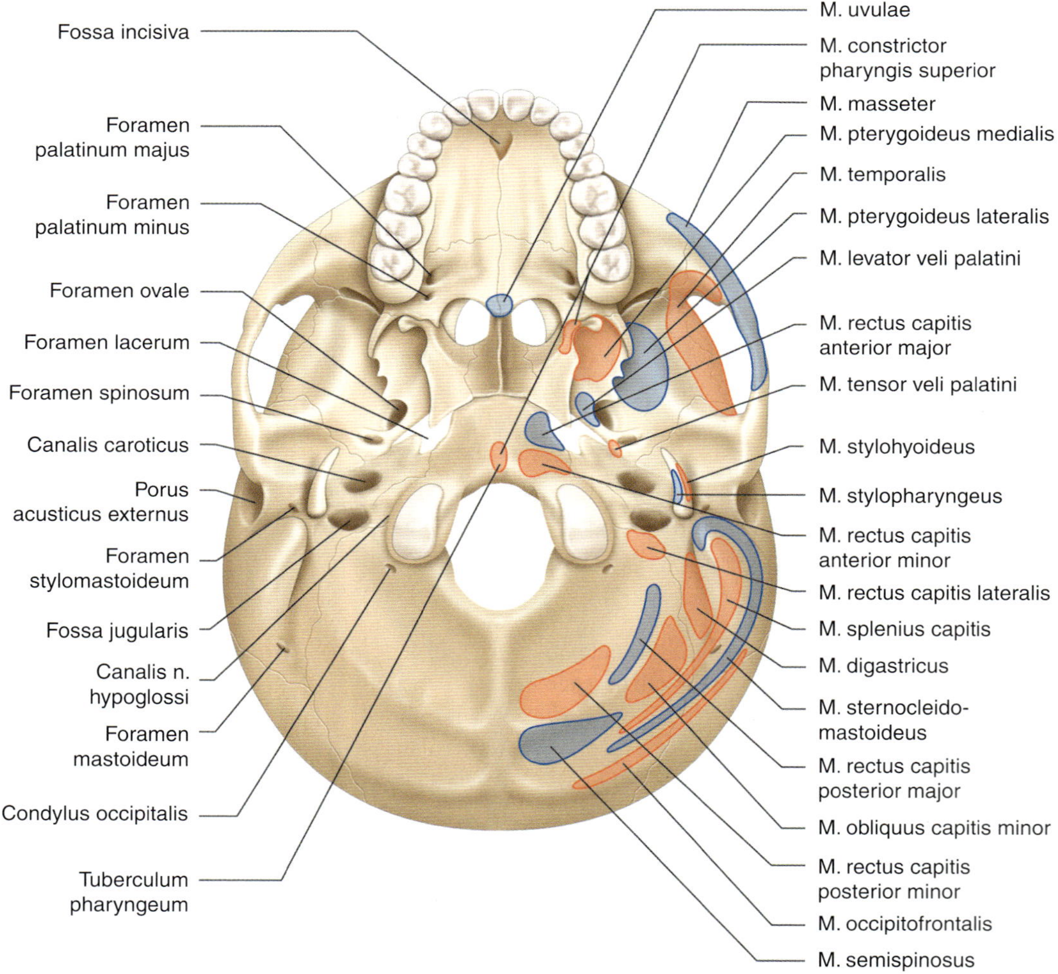

Abb. 11.13 Tuberculum pharyngeum

- Lig. atlantooccipitale anterius. Diese auch als Membrana atlantooccipitalis bezeichnete Struktur inseriert zwischen dem Tuberculum pharyngeum und den Gelenkflächen des Okziputs. Sie verschmilzt mit dem Ursprung des Lig. longitudinale anterius.
- M. rectus capitis anterior minor.

11.5.6 Funktionen und Besonderheiten des Lig. atlantooccipitale anterius

Dieses Band begrenzt die Extensionsbewegung des Kopfes. Deshalb wird es beim Schleudertrauma gemeinsam mit der Dura mater geschädigt. Die Dura verdickt sich durch das Trauma und haftet dem Lig. atlantooccipitale anterius und den am Tuberculum pharyngeum befestigten Strukturen, darunter auch dem M. constrictor pharyngis superior, stärker an.

11.5.7 Technik in Rückenlage

Um die Ansätze des Muskels am Sphenoid zu entspannen, konzentriert sich der Therapeut zunächst auf die Raphe pterygomandibularis. Er legt einen Finger im Mundraum hinter den Weisheitszähnen auf die Raphe pterygomandibularis und zieht sie auf beiden Seiten nach lateral (➤ Abb. 11.14). Mit dem Daumen und Zeigefinger der anderen Hand zieht er die suprahyoidalen Strukturen – M. styloglossus, M. stylopharyngeus, Lig. stylohyoideum und natürlich den M. constrictor pharyngis superior – nach kaudal.

Eine Seite ist immer weniger dehnbar als die andere, meist ist es die linke Seite.

Die Technik ist abgeschlossen, wenn der Therapeut spürt, dass die suprahyoidalen Strukturen leichter nach kaudal gedehnt werden können.

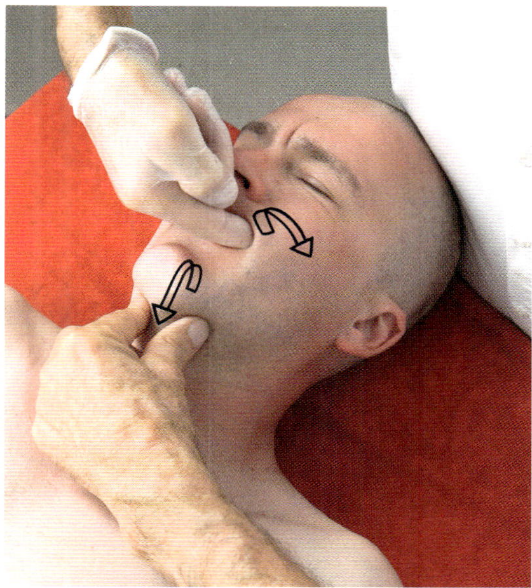

Abb. 11.14 Technik für den M. constrictor pharyngis superior in Rückenlage

11.6 Mm. linguae

Es gibt insgesamt 17 Zungenmuskeln (➤ Abb. 11.15). Wir konzentrieren uns im Folgenden auf jene, die eine Beziehung zum M. constrictor pharyngis superior, zum Processus styloideus und zum Os hyoideum haben.

Die Zunge beeinflusst über den Druck in den Nebenhöhlen und im Kranium den Druck im Mundrachen- und Nasenrachenraum.

11.6.1 Für Osteopathen relevante Zungenmuskeln

- Der M. palatoglossus inseriert auf der Aponeurosis palatina des Gaumensegels und zieht zum posterosuperioren Teil der Zunge, die er nach posterior zieht.
- Pars glossopharyngea des M. constrictor pharyngis superior, setzt am lateralen Rand der Zunge an.
- Der M. styloglossus zieht vom Processus styloideus des Os temporale zu den lateralen und superioren Anteilen der Zunge. Er bewegt die Zunge nach kranial und posterior.
- Der M. hyoglossus zieht vom Os hyoideum zu den lateralen Anteilen der Zunge.
- Der M. longitudinalis superior linguae inseriert auf der Epiglottis und dem Os hyoideum und auf der Facies dorsalis der Zunge. Er senkt und verkürzt die Zunge.

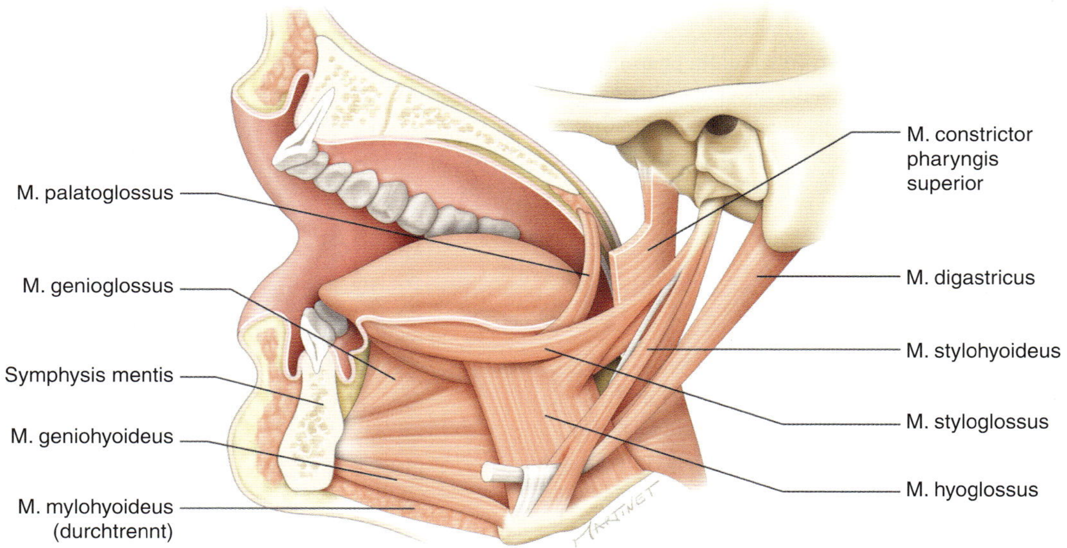

Abb. 11.15 Mm. linguae
Quelle: Cyrille Martinet

11.6.2 Techniken für den Zungen-Rachen-Bereich

Rückenlage

Der Therapeut umfasst mit Zeigefinger und Daumen einer Hand den muskulofaszialen Teil oberhalb des Os hyoideum und dehnt ihn gemeinsam mit dem Os hyoideum nach kaudal.

Externe Behandlung

Der Therapeut bittet den Patienten, seine Zunge zu beide Seiten und nach posterior zu bewegen. Sobald er spürt, dass sich die Zungenbewegung auf den suprahyoidalen muskulofaszialen Teil auswirkt, bittet er den Patienten, seine Zunge einige Sekunden lang nicht mehr zu bewegen und dehnt die Zunge gegen Widerstand (direkte Technik) und dann mittels Induktion nach lateral.

Intraorale Behandlung

Der Therapeut legt den Finger einer Hand gegen den posterolateralen Abschnitt der Zunge und mobilisiert ihn zur Gegenseite (➤ Abb. 11.16). Gleichzeitig senkt er mit Daumen und Zeigefinger der anderen Hand den suprahyoidalen myofaszialen Anteil und das Os hyoideum nach kaudal.

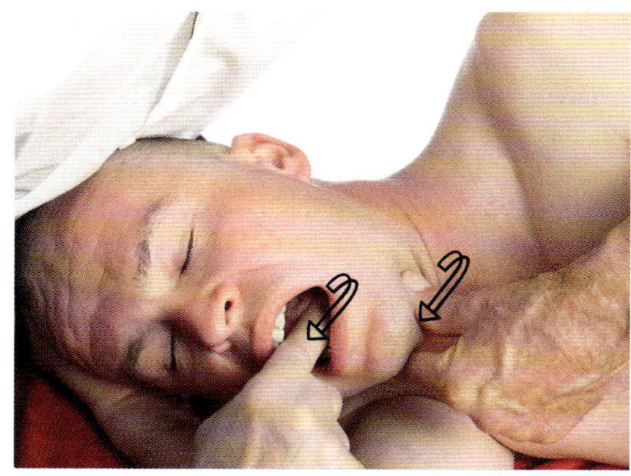

Abb. 11.16 Technik für die Zungenmuskeln in Seitenlage

Eine Seite ist immer weniger mobil. Wie bei der oben beschriebenen Technik führt man zunächst eine direkte und dann eine indirekte Technik aus.

Um die Wirkung der Zunge auf das Innere des Schädels zu spüren, legt der Therapeut eine Hand zum Ecoute auf das Kranium und bittet den Patienten, seine Zunge zu bewegen. Er kann die Bewegung mit dem im Mundraum liegenden Finger der anderen

Hand verstärken. Die Mobilisierung der Zunge hat eine ähnliche Wirkung wie die Bewegung der Augen.

Seitenlage

Der Patient befindet sich in Seitenlage, die zu behandelnde Raphe pterygomandibularis oben. Der Therapeut legt den Finger einer Hand auf die Raphe pterygomandibularis und dehnt sie nach lateral zu sich hin und verlängert mit zwei Fingern der anderen Hand die suprahyoidalen Gewebe und das Os hyoideum nach kaudal.

11.7 M. omohyoideus

Dieser zweibäuchige Muskel verbindet das Os hyoideum und seine zahlreichen Muskel- Ligament- und Faszienanheftungen mit der Skapula (s. ➤ Abb. 11.17).

11.7.1 Ursprung

Der Muskel entspringt am Margo superior der Skapula, medial der Incisura scapulae.

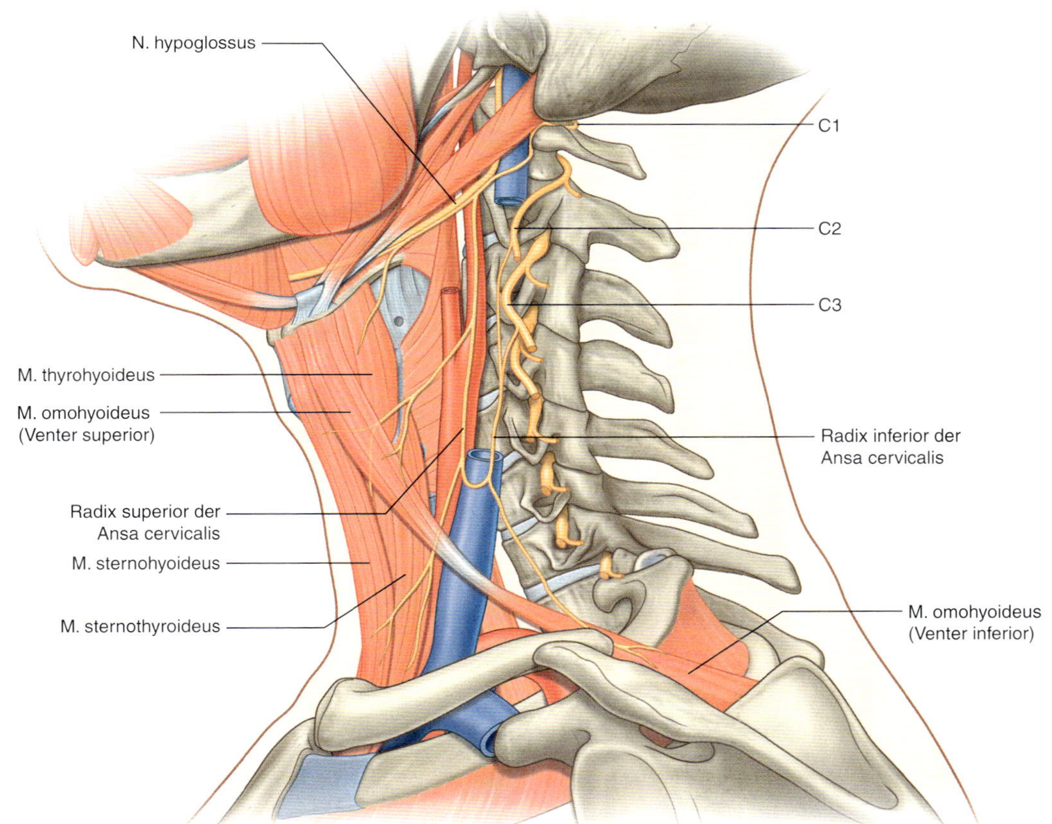

Abb. 11.17 M. omohyoideus
Quelle: Drake RL, Vogl AW, Mitchell AWM. *Gray's Anatomie pour les étudiants.* 4ᵉ éd. Paris : Elsevier Masson; 2020. Mit Genehmigung der Autoren.

11.7.2 Verlauf und Ansatz

Der Muskel wird durch eine Zwischensehne in einen Venter inferior und einen Venter superior unterteilt, er liegt unter dem M. sternocleidomastoideus und nahe am lateralen Rand der Vagina carotica. Er inseriert im laterokaudalen Abschnitt des Os hyoideum.

11.7.3 Innervation

Der M. omohyoideus wird durch die Ansa cervicalis und den N. accessorius (XI) innerviert.

11.7.4 Funktion

Der Muskel
- stabilisiert das Os hyoideum,
- beeinflusst die Lautbildung, indem er die Larynx absenkt und die Stimmbänder verkürzt,
- schützt den N. vagus,
- hält über seine Verbindungen zu den Halsfaszien die Halsvenen geöffnet,
- wirkt barometrisch, indem er den negativen Druck im Thorax und den intrakranialen Druck aufeinander abstimmt. Der M. omohyoideus spielt eine wichtige Rolle bei der Gewichtsverringerung des Gehirns, da er die Wirkung der Inspiration auf die Gehirnvenen optimiert.

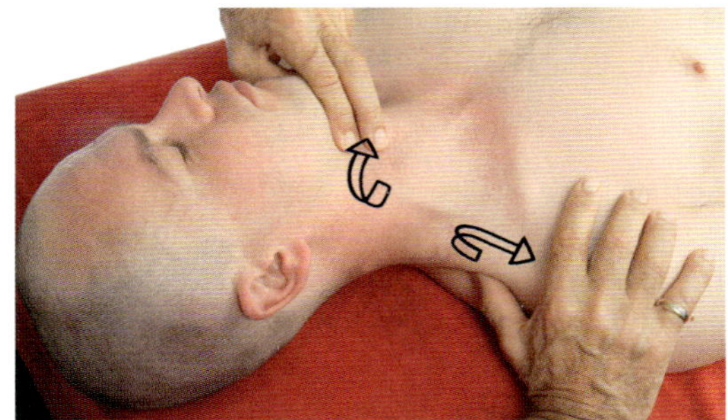

Abb. 11.18 Technik für den M. omohyoideus in Rückenlage

11.7.5 Technik in Rückenlage

Der Patient liegt auf dem Rücken, seine Arme liegen neben dem Körper (➤ Abb. 11.18). Der Therapeut legt einen Daumen auf den medialen Abschnitt der Incisura scapulae. Er bewegt die Skapula nach kaudal und bittet den Patienten, seinen Arm nach distal zu bewegen. Mit seiner anderen Hand führt er eine kontralaterale Traktions-Induktions-Technik am Os hyoideum aus. Er drückt die Skapula nach kaudal und bewegt die Vagina carotica zunächst zur Gegenseite und dann nach kaudal.

KAPITEL

12 Dura mater craniocervicalis

12.1 Dura mater anterior

In unseren Büchern und Kursen haben wir uns meist auf Techniken für den posterioren Anteil der Dura mater cranialis, insbesondere durch die Behandlung des M. rectus capitis posterior minor, konzentriert. Dieser Muskel scheint unseren Recherchen zufolge der einzige zu sein, dessen Fasern mit der Dura mater in Verbindung stehen und der dadurch die Dura mater unter Spannung bringen kann.

Im Kapitel über die Muskeln des Gehirns (s. ➤ Kap. 11) wurde darauf hingewiesen, dass der M. constrictor pharyngis superior einen Ansatzpunkt am Tuberculum pharyngeum hat. Über diesen Muskel können die Dura mater cranialis anterior und ihre Fortsetzung im Bereich der Wirbelsäule indirekt gedehnt werden. In ➤ Kapitel 11 werden auch die anderen Ansätze im Umkreis des Tuberculum pharyngeum angeführt.

Wir interessieren uns für die Dura mater besonders:

- im Hinblick auf ihren Einfluss auf
  - den intrakranialen Druck und
  - den intrakanalikulären Druck, der mit dem intrakranialen Druck in Bezug steht;
- aufgrund der Auswirkungen diese Drücke auf neurovaskulärer, medullärer, viskoelastischer, sensorischer, glymphatischer und immunologischer Ebene.

Über die Fascia pharyngobasilaris, die im Folgenden genauer behandelt wird, kann eine Wirkung auf die Dura mater erzielt werden.

Betrachten wir zunächst die anterioren okzipitozervikalen Ansätze der Dura mater.

12.2 Anteriore okzipitozervikale Ansätze der Dura mater

Diese Ansätze erfüllen eine wichtige Rolle, da sie helfen, den ungefähr 4 kg schweren Kopf aufrecht zu halten und zu bewegen.

Im Rahmen unserer Dissektionen waren wir immer wieder erstaunt darüber, wie weit sich Theorie und Realität unterscheiden. Durch Unfälle werden die Gewebe Kollisionskräften ausgesetzt, die ihre Elastizität und ihr Verhältnis zu den benachbarten Geweben verändern. Dadurch ist es manchmal schwierig, diese zu trennen und klar zu identifizieren. Die Gewebe verdicken, fibrosieren und haften immer mehr an den benachbarten Muskel- und Bandstrukturen an.

12.3 Anteriore Ansätze an der Pars basilaris (➤ Abb. 12.1)

12.3.1 Lig. longitudinale anterior

Das vordere Längsband bildet die Fortsetzung der Membrana atlantooccipitalis anterior und zieht von der Vorderfläche des Axis zum Os coccygis.

12.3.2 Dura mater spinalis

Die Dura mater spinalis (➤ Abb. 12.2) verfügt über Anheftungen am Os occipitale. Das ist der einzige Ort, wo die Dura mater direkt am Knochen befestigt ist, mit Ausnahme der Ansätze am Os coccygis.

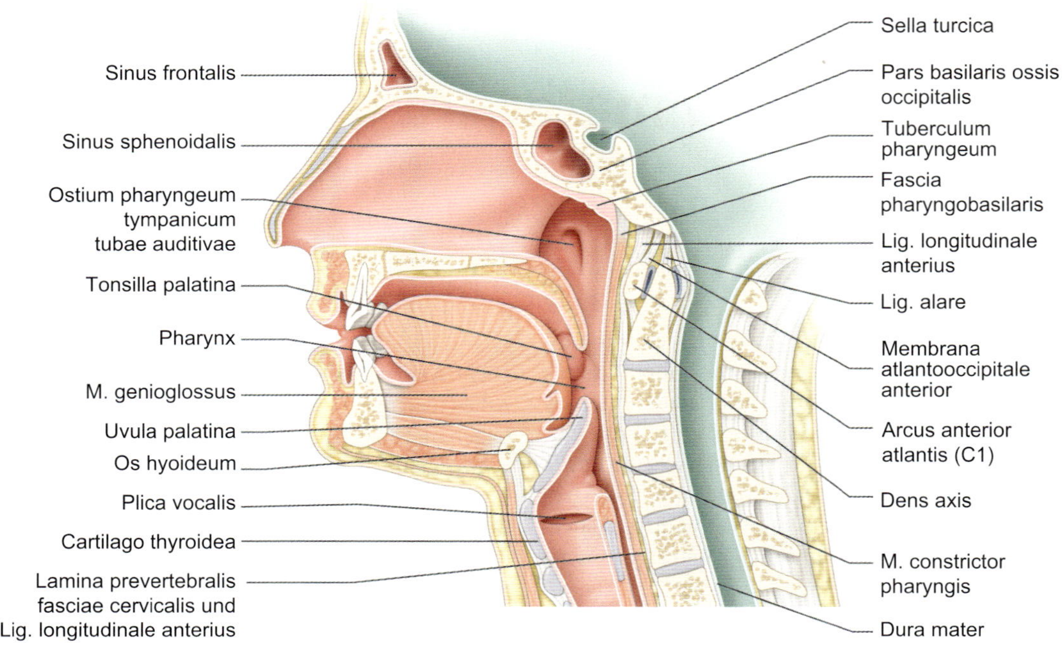

Abb. 12.1 Anteriore Ansätze an der Pars basilaris
Quelle: Cyrille Martinet

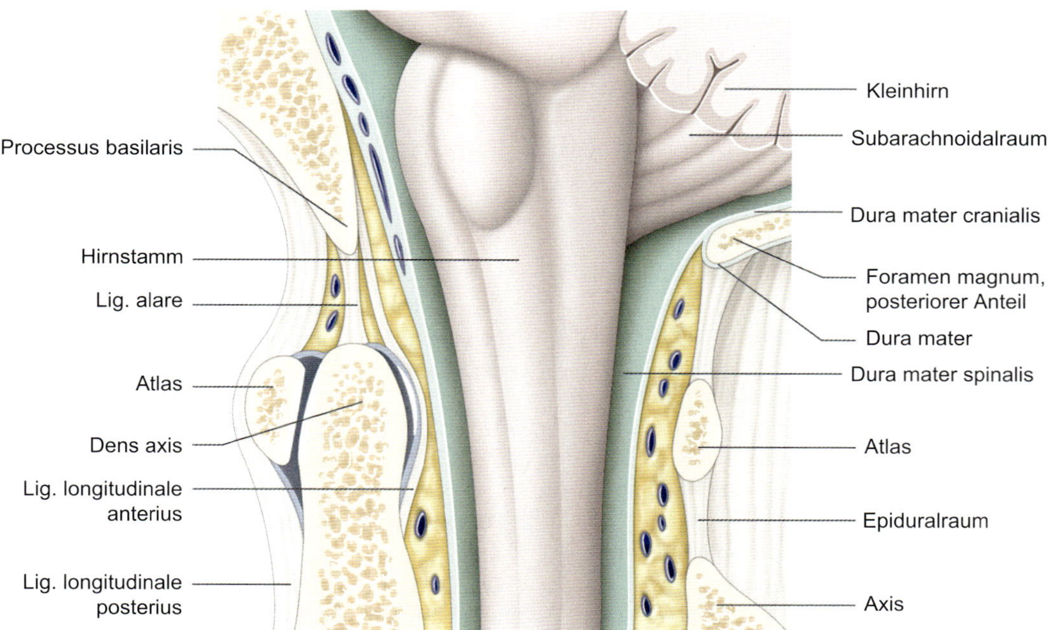

Abb. 12.2 Dura mater spinalis
Quelle: Cyrille Martinet

Der N. sinuvertebralis (Luschka-Nerv) entsendet Fasern in den Epiduralraum und zum anterioren Teil der Dura mater. Dies scheint der einzige sensibel innervierte Teil der Dura mater zu sein, der vermutlich für die Schmerzen nach einem Schleudertrauma verantwortlich ist.

12.3.3 Tuberculum pharyngeum

Dieser kleine Höcker auf der Pars basilaris des Os occipitale liegt 1 cm vor dem Foramen magnum und ist Ansatzstelle für die Fascia pharyngobasilaris und für den M. constrictor pharyngis superior (s. ➤ Abb. 11.13).

12.4 Fascia pharyngobasilaris

Diese Faszie hat die Form eines anterior offenen Halbzylinders (s. ➤ Abb. 7.5).

Die Faszie hat folgende Ansätze:

- superior: Die widerstandsfähige Faszie setzt am Tuberculum pharyngeum sowie unmittelbar vor dem Foramen magnum an der Pars basilaris an.
- lateral:
  - an der Unterseite der Pars petrosa und am Eingang zum Canalis caroticus
  - am Faserknorpel, der das Foramen lacerum verschließt
  - am M. pterygoideus medialis
- kaudal:
  - am Os hyoideum
  - am Lig. stylohyoideum
  - an der Membrana thyrohyoidea
  - an der Rückseite des Schild- und Ringknorpels

OSTEOPATHISCHE RELEVANZ

Durch die Behandlung der Fascia pharyngobasilaris können folgende Strukturen beeinflusst werden:

- Die Dura mater über die ligamentären Verbindungen zwischen Okziput, Atlas und Axis.
- Die A. carotis über die Fasern, die den Canalis caroticus und das Foramen lacerum umgeben.
- Die Foramina des Os sphenoidale.

12.5 Innervation der Dura mater craniocervicalis

Der kraniale Anteil wird durch die aus dem N. occipitalis major (Arnold-Nerv) stammenden Fasern und durch den N. vagus und den N. glossopharyngeus innerviert.

Der spinale Anteil wird, wie erwähnt, über den N. sinuvertebralis innerviert.

12.6 Tests und Techniken

12.6.1 Indikationen

- Folgen von Schädel-Hirn-Trauma und Schleudertrauma
- Folgen von Meningitis
- Folgen eines chirurgischen Eingriffs am Kranium, am Gehirn oder der Wirbelsäule
- Folgen einer Periduralanästhesie

12.6.2 Dura mater craniocervicalis

Es werden zahlreiche Techniken zur Behandlung der Dura mater beschrieben. Wir befassen uns hier mit dem kraniozervikalen Übergang, da er eine wichtige Rolle für das Gleichgewicht zwischen den intrakranialen und den intrakanalikulären Drücken in der Wirbelsäule einnimmt.

12.6.3 Kraniozervikale Drücke

Die kraniozervikalen Drücke sind zahlreichen Schwankungen ausgesetzt, die durch die Körperposition, die Atmung, die Liquorzirkulation, das venöse System, das in diesem Übergangsbereich besonders gut entwickelt ist, die Aa. und Vv. vertebrales, die Vv. emissariae und das glymphatische System verursacht werden.

Im kaudalen Anteil des Gehirns, unterhalb des Kleinhirns und nahe dem Foramen magnum, stehen die Ventrikel und vor allem der 4. Ventrikel in Verbindung mit dem Zentralkanal.

Ein Teil des Liquor cerebrospinalis fließt im Bereich des Rückenmarks in den Zentralkanal ein. Intrakraniale Anomalien wirken sich somit auf den Druck im Inneren der Wirbelsäule aus.

Im Folgenden beschreiben wir eine Technik zur Behandlung der Dura mater anterior, die zu guten Ergebnissen führt.

12.6.4 Im Sitzen

Der Therapeut steht hinter dem Patienten und legt ein Knie auf die Behandlungsliege, um seinen Rücken zu schonen (➤ Abb. 12.3). Er umfasst mit Daumen und Zeigefinger einer Hand das Os hyoideum und bewegt es nach kaudal. Mit dem Daumen der anderen Hand übt er, bei leichter Extension des Kopfes, zu beiden Seiten des Inion leichten Druck nach kranial aus, um festzustellen, wo der Widerstand am größten ist. Er führt kleine Kopfrotationen aus, um die verspannte Seite besser spüren zu können und hebt letztlich, unter Beibehaltung der Extension, den Kopf an.

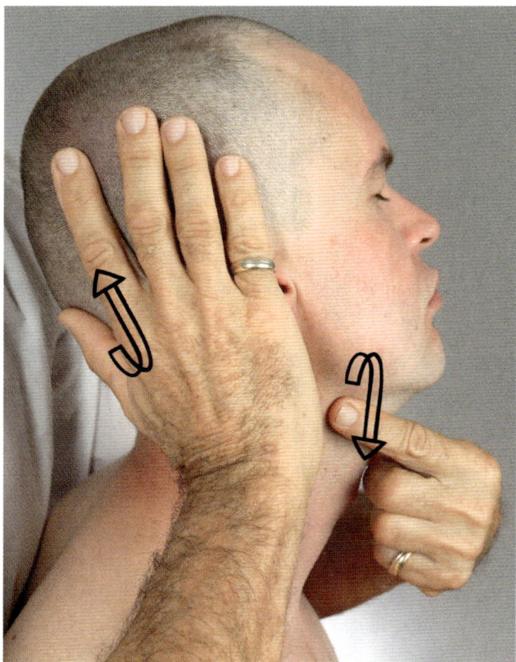

Abb. 12.3 Technik für die Dura mater craniocervicalis im Sitzen

Der Therapeut führt eine kraniale Traktion am Inion aus und zieht gleichzeitig das Os hyoideum nach kaudal, zunächst mit einer direkten Technik und dann mittels Induktion.

12.6.5 In Rückenlage

Variante 1

Der Therapeut umfasst das Os hyoideum mit zwei Fingern einer Hand und zieht es nach kaudal und mit einem Finger der anderen Hand dehnt er den Processus palatinus maxillae nach kranial und etwas nach posterior.

Variante 2

Der Therapeut legt den Finger einer Hand unter den Processus palatinus maxillae und zieht ihn nach anterior, wobei der Kopf in eine leichte Extension gebracht wird (➤ Abb. 12.4). Die Gewebespannung wird von der Maxilla auf das Palatinum, den Vomer, den Corpus ossis sphenoidalis, das Os occipitale und das Tuberculum pharyngeum übertragen. Der Therapeut legt zwei Finger der anderen Hand auf die Linea nuchae inferior und zieht sie zu sich hin. Er führt kleine Seitneigebewegungen aus und belässt den Kopf dabei in Extension, um die Gewebespannung zu erhöhen. Er schiebt eine Hand unter den Nacken, um C1 und C2 zu halten und dehnt die Maxilla wie oben, wobei er die Position des Kopfes variiert.

Tipps

Diese Techniken sollten mit der Technik für die Raphe pterygomandibularis, die im Zusammenhang mit dem M. constrictor pharyngis superior behandelt wurde, und mit der Behandlung des N. vagus und des N. glossopharyngeus kombiniert werden.

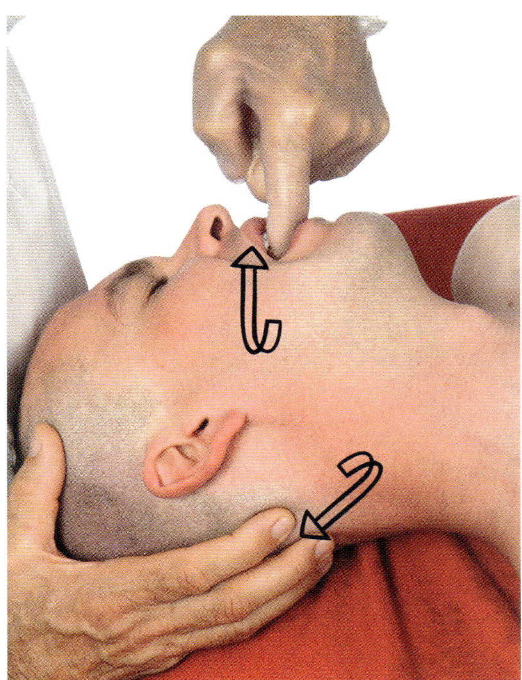

Abb. 12.4 Technik für die Dura mater craniocervicalis in Rückenlage – Variante 2

Während der Behandlung bittet der Therapeut den Patienten, entweder ein Bein über das andere zu legen oder die Knie zur einen oder anderen Seite zu neigen. Dadurch können die Spannungen in der Dura mater cranialis und spinalis besser beurteilt und behandelt werden.

KAPITEL

13 Corpus callosum

In ➤ Kapitel 2 wurde die Anatomie des Corpus callosum beschrieben, in diesem Kapitel widmen wir uns den Tests und der Behandlung dieser Struktur.

Wir hatten die Gelegenheit, mehrere Patienten zu behandeln, bei denen das Corpus callosum fehlte (Agenesie). Dies ermöglichte es uns zu spüren, wie sich das Fehlen dieser Struktur anfühlt, was uns in der Folge half, diese Struktur besser palpieren und behandeln zu lernen.

13.1 Symptome

Manche Patienten haben bei Läsionen des Corpus callosum kaum Symptome, andere hingegen haben starke ernstzunehmende Symptome wie etwa:

- Kognitive und Lernschwierigkeiten
- Verhaltensstörungen
- Aufmerksamkeitsdefizit
- Hyperaktivität
- Mangelnde Konzentration und Kontrolle

13.2 Symptome je nach betroffenem Abschnitt des Corpus callosum

Eine Läsion des Splenium (posteriorer Teil) führt zu visuellen Störungen, z. B. zu einer linksseitigen Alexie, durch die der Patient Gegenstände und Buchstaben im linken Gesichtsfeld nicht benennen kann (s. ➤ Abb. 2.9).

Eine Läsion des Genu (anteriorer Teil) verursacht eine ideomotorische Apraxie, was dazu führt, dass der Patient z. B. keine bewusste Bewegung mit der linken Hand ausführen kann.

13.3 Allgemeine Anmerkungen

13.3.1 Bimanuelle Dispraxie

Dabei handelt es sich um eine Störung der motorischen Entwicklung, die die Planung, die Umsetzung, die Koordination und die Automatisierung willkürlicher Bewegungen beeinträchtigt.

13.3.2 Bei Kindern

Bei Kindern treten mehr oder weniger ausgeprägte Symptome auf: Dysgraphie, Alexie, Dysorthographie; Schwierigkeiten in Mathematik, Geometrie, Musik und Sport.

ANMERKUNG

Epileptikern, denen das Corpus callosum entfernt wurde, haben in der Folge zwei Bewusstseinszustände, einen für jede Gehirnhälfte!

13.4 Tests

Ziel ist es, die Aktivität der beiden Hemisphären über das Corpus callosum zu stimulieren und mittels funktionellem Ecoute die aktiven und inaktiven Zonen zu spüren.

13.4.1 Fingertest

Der Test wird mit drei Personen durchgeführt. Der Patient liegt auf der Behandlungsliege, seine Augen sind geschlossen, die Handflächen schauen nach oben. Der Therapeut macht einen funktionellen Ecoute am Kranium. Die dritte Person berührt nacheinander die einzelnen Finger einer Hand des Patienten. Der Patient soll den gleichen Finger mit dem Daumen der anderen Hand berühren. Bei Problemen mit dem Corpus callosum hat der Patient Schwierigkeiten, diesen Test auszuführen oder kann ihn gar nicht machen.

Wir verwenden diese Übung auch bei Erwachsenen, die Koordinationsschwierigkeiten haben, sowie bei Sportlern, die ihre Leistung verbessern wollen.

13.4.2 Sehtest

Wenn das Corpus callosum betroffen ist, hat der Patient Schwierigkeiten, Gegenstände in seinem linken Gesichtsfeld zu benennen, v. a., wenn sie in der linken Hand gehalten werden.

Normalerweise ist die rechte Gehirnhälfte die dominante Seite und empfängt die Informationen aus dem linken Gesichtsfeld.

Der Therapeut bittet den Patienten, einen Gegenstand, den er in der linken Hand hält, im Detail zu beschreiben. Dazu ist er nicht in der Lage, da sich das Zentrum zur Kontrolle der Sprache auf der linken Seite befindet.

13.5 Behandlung

Zur Behandlung wird eine Intensivierungs-Stimulierungs-Technik in dem Teil des Gehirns durchgeführt, in dem der Ecoute schwach war. Man kann auch eine Dissipations-Inhibitions-Technik auf der hyperaktiven Zone durchführen.

Bei der globalen tissulären Behandlung (➤ Abb. 13.1) legt der Therapeut seine Daumen und die Handflächen beider Hände links und rechts an die Fissura longitudinalis cerebri, die unter der Sutura sagittalis liegt. Anschließend übt er mit seinem Thorax leichten Druck auf die Daumen aus.

Er drückt zunächst mit Hilfe des Thorax mit den Daumen und Handflächen nach kaudal und lateral, so als wollte er die linke und die rechte Gehirnhälfte voneinander trennen.

Im Anschluss bewegt er die lateralen Teile des Kraniums nach medial und kranial und beendet den Druck über den Thorax.

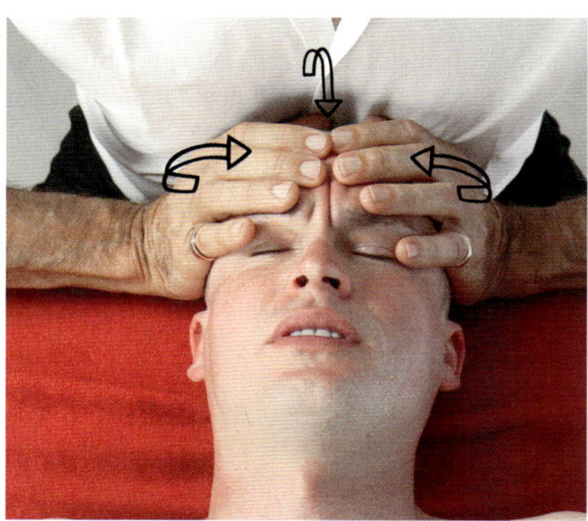

Abb. 13.1 Tissuläre Technik für das Corpus callosum

KAPITEL

14 Das Auge und der Sehsinn

14.1 Das Auge

14.1.1 Einleitung

Das Auge ist ein beeindruckendes und komplexes Organ des menschlichen Körpers. Obwohl es unterhalb des Gehirns liegt, ist es ein integraler Bestandteil desselben. So entsteht eine Stauungspapille durch die Erhöhung des intrakranialen Drucks.

Der N. opticus wird von Dura mater, Arachnoidea und Pia mater umhüllt. Der zwischen der Arachnoidea und Pia mater bestehende Subarachnoidalraum bildet ein Kontinuum mit dem Endokranium und enthält Liquor cerebrospinalis.

Umgekehrt kann man über das Auge den intrakranialen Druck beeinflussen. Die externen Augenmuskeln haben fast alle Ansätze am Sphenoid und können, wenn sie unter zu viel Spannung stehen, den Druck in den Foramina und Kanälen dieses Knochens erhöhen.

Im Weiteren werden einige Techniken präsentiert, die sich auf den N. opticus konzentrieren und über die Dura mater auf den intrakranialen Druck einwirken.

Das Auge und die Phylogenese

Die Form und die Orientierung des Kraniums haben sich im Laufe der Phylogenese (Entwicklung aller Lebewesen) stark verändert.

Durch die Aufrichtung mussten sich das Auge, der Sehnerv, die externen Augenmuskeln und das Gefäßsystem an die Vertikalisierung und die Frontalisierung anpassen (➤ Abb. 14.1 a). Die visuellen Achsen und die Orbita haben sich dadurch verändert.

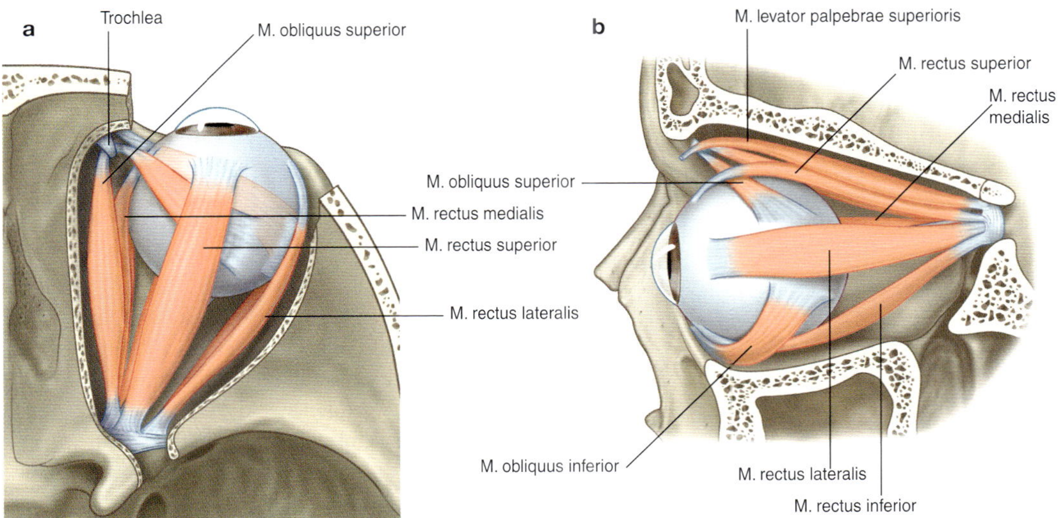

Abb. 14.1 a. Frontalisierung, b. Augenmuskeln
Quelle: Drake RL, Vogl AW, Mitchell AWM. *Gray's Anatomy pour les étudiants.* 4e éd. Paris: Elsevier Masson; 2020. Mit Genehmigung der Autoren.

Die externen Augenmuskeln stützen und bewegen das Auge und erlauben seine dreidimensionale Bewegung.

Die Ansätze der Augenmuskeln an der Orbita haben sich durch die Vertikalisierung des Menschen gegenüber der Rotationsachse des Auges verschoben. Dies führte zu einer Dezentrierung gegenüber der allgemeinen Bewegungsachse des Auges.

OSTEOPATHISCHE RELEVANZ

Die allgemeine Augenachse und die Achse der Orbita müssen sich kontinuierlich aneinander anpassen. Aus diesem Grund sind die Augenmuskeln ständig angespannt. Das erklärt warum die Spannung in diesen Muskeln so hoch ist. Wenn man bedenkt, dass sich die Augen täglich ungefähr 90.000-mal bewegen, wird verständlich, dass bereits eine kleine Muskelspannung rasch zu einer physiologischen Störung führen kann.

Statische und bifoveoläre Fixierung des Auges

Die Funktionen, die das Auge stabilisieren, um das Sehen zu ermöglichen, bedienen sich eines komplexen optokinetischen Systems, um

- die Sehachsen auf den betrachteten Gegenstand zu fixieren,
- die Koordination zwischen den beiden Augen und den beiden Augenhälften gegenüber der Sehachse, deren Referenzpunkt die Fovea ist, sicherzustellen,
- die Augen kontinuierlich zu bewegen, um den Blick auf den gleichen Gegenstand richten zu können,
- die Sakkaden, schnelle, ruckartige Rückbewegungen des Auges nach einer Augenbewegung, durchzuführen, die es den Augen ermöglichen, einen Gegenstand zu fixieren.

14.1.2 Augenmuskeln

Jedes Auge verfügt über sieben Augenmuskeln (➤ Abb. 14.1 b):

- M. rectus superior
- M. obliquus superior
- M. rectus medialis
- M. rectus inferior
- M. rectus lateralis
- M. obliquus inferior
- M. levator palpebrae superioris

Mit Ausnahme des M. obliquus inferior setzen alle Muskeln über eine gemeinsame Sehne, den Anulus tendineus communis (Zinn-Ring, s. u.), der den N. opticus umschließt und den Canalis opticus verlängert, am Sphenoid an.

Über die Augenmuskeln können wir auf den intraokulären, intrakranialen, intraneuralen, vaskulären und den Augendruck einwirken.

Nachfolgend werden die Tenon-Kapsel, der Zinn-Ring und die Sklera beschrieben.

Tenon-Kapsel

Dabei handelt es sich um eine Bindegewebsschicht, die die Sklera des Auges überdeckt und eng mit den Aponeurosen der Augenmuskeln verbunden ist. Durch ihre Verbindung mit den Aufhängungsbändern des Auges stabilisiert sie das Auge in der Augenhöhle.

Folgende Elemente durchziehen die Tenon-Kapsel:

- N. opticus, dem sie anhaftet
- A. und N. ciliaris
- Augenmuskeln

Die Tenon-Kapsel wird von diesen Elementen nicht durchbohrt, sie umgibt sie wie der Finger eines Handschuhs. Sie folgt den Sehnen bis zu ihren Anheftungen auf der Sklera und dient den Augenmuskeln als Hülle.

Zinn-Ring (Anulus tendineus communis)

Diese kurze und dicke Sehne bildet die Ansätzfläche für die äußeren Augenmuskeln, die mit Ausnahme des M. obliquus inferior alle am Zinn-Ring ansetzen. An der Spitze der Orbitapyramide hat der Zinn-Ring Ansätze an folgenden Strukturen:

- Tuberculum infraopticum, am Sphenoid, unter dem Canalis opticus
- Im medialen Teil der Fissura orbitalis superior, die er größtenteils ausfüllt
- Corpus ossis sphenoidalis

Er hat eine anteriore Ausrichtung und liegt zwischen dem N. opticus (oben) und dem Boden der Orbita.

Sklera

Diese weiße, lichtundurchlässige und widerstandsfähige Membran hat eine Dicke von 1 bis 1,5 mm und bildet die fibröse Hülle des Auges (➤ Abb. 14.2). Zum Vergleich: Eierschalen sind 0,3 mm dick.

Die Sklera setzt sich anterior in der Kornea fort, posterior wird sie vom N. opticus durchbohrt.

Sie ist von zahlreichen sensiblen Nerven durchzogen und daher sehr sensibel.

Sie schützt das Auge, hält den Augeninnendruck aufrecht und bildet eine Ansatzfläche für die Augenmuskeln. Es ist diese Verbindung, die uns vermuten lässt, dass die Augenmuskeln Einfluss auf den Augeninnendruck nehmen können.

ANMERKUNG

Wenn man Augenärzte zur möglichen Beteiligung der Augenmuskeln am Augeninnendruck befragt, bestreiten sie, dass es eine derartige Verbindung gibt. Einer von ihnen hat jedoch berichtet, dass der Augendruck bis auf 60 mmHg ansteigt, wenn man sehr stark mit den Augen blinzelt. Der Normalwert liegt bei 15 mmHg.

M. rectus superior

Dieser Muskel wird vom M. levator palpebrae superioris, an dem er mit seiner Hülle anhaftet, und vom M. obliquus superior vom Orbitadach getrennt.

Kaudal und posterior hat er Verbindung zum N. opticus. Das diese beiden Strukturen trennende Fettgewebe wird von A. und V. ophthalmica sowie von A. und N. ciliaris durchzogen.

Der Muskel wird durch den N. oculomotorius (III) innerviert.

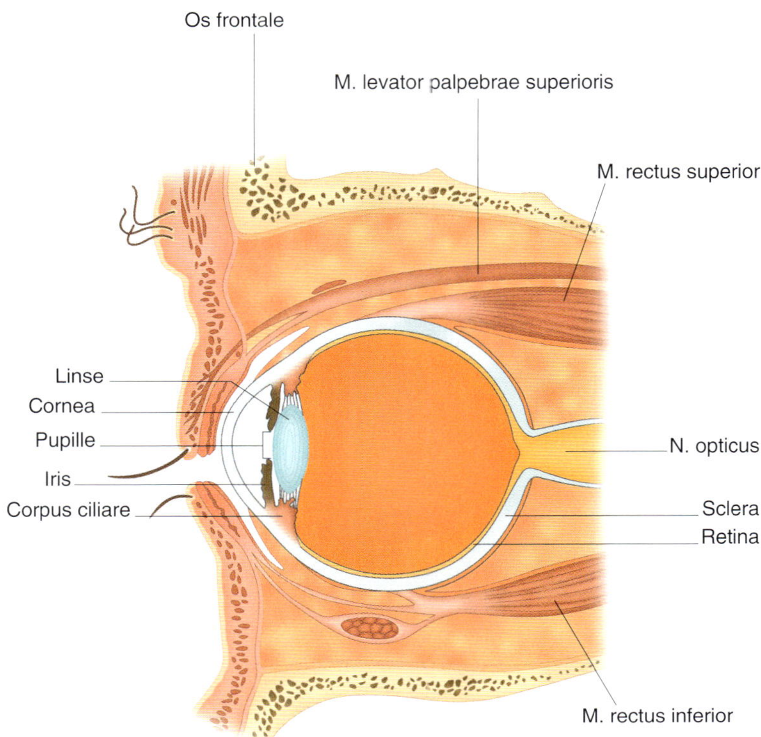

Abb. 14.2 Sklera und Kornea
Quelle: Barral JP, Croibier A. *Manipulation kranialer Nerven.* Urban & Fischer/Elsevier GmbH, 2018. Zeichnung: Éléonore Lamoglia.

OSTEOPATHISCHE RELEVANZ

Über den M. rectus superior kann man die Mobilität des N. opticus und den intraneuralen Druck beeinflussen und die Vaskularisation des Auges über die unmittelbare Nähe der A. ophthalmica verbessern.

M. obliquus superior

Der längste Augenmuskel setzt an der Nervenscheide des N. opticus und auf dem Foramen opticum an, dort verbindet sich die Muskelscheide mit der Nervenscheide des N. opticus.

5 mm vom superior-medialen Orbitarand entfernt wird der Muskel durch die Trochlea, die am Sinus frontalis befestigt ist, um 45° umgelenkt.

Der Muskel wird durch den N. trochlearis (IV) innerviert.

OSTEOPATHISCHE RELEVANZ

Die enge Beziehung zwischen dem M. obliquus superior und dem N. opticus und seinem Foramen lassen den Muskel zu einem zentralen Element bei der Behandlung des Nervs werden.

M. rectus medialis

Dieser Muskel hat folgende Verbindungen:

- Medial: mit der Orbitawand
- Lateral: mit dem N. opticus, von dem er durch Fettzellengewebe getrennt ist
- Superior: mit dem M. obliquus superior
- Inferior: mit dem M. rectus inferior.

Der Muskel wird durch den N. oculomotorius (III) innerviert.

OSTEOPATHISCHE RELEVANZ

Wichtig ist die Nähe des Muskels zum N. opticus.

M. rectus inferior

Dieser Muskel liegt zwischen dem N. opticus und dem Boden der Augenhöhle. In seinem anterioren Teil wird er durch den M. obliquus inferior vom Orbitaboden getrennt.

Er setzt unterhalb des Foramen opticum in der Mitte der Fissura orbitalis superior an.

Der Muskel wird durch den N. oculomotorius (III) innerviert.

M. obliquus inferior

Dieser Muskel entspringt am Boden der Orbita, neben dem Eingang in den Canalis nasolacrimalis. Er ist der einzige Muskel, der seinen Ursprung nicht am Anulus tendinosus communis hat.

Er umgibt den kaudalen Teil des Bulbus oculi. Er zieht unter dem M. rectus inferior hindurch und verbindet sich über seine Muskelscheide mit diesem Muskel. Er endet 1 oder 2 mm neben dem lateralen Anteil der Macula.

Der Muskel wird durch den N. oculomotorius (III) innerviert.

M. levator palpebrae superioris

Dieser Muskel hat die Form eines Dreiecks, dessen Spitze in der Tiefe der Orbita liegt (➤ Abb. 14.3). Er hat eine breite Basis und setzt am Oberlid an.

Ursprung und Lagebeziehungen

Der Muskel entspringt

- an der Ala minor ossis sphenoidalis, oberhalb des N. opticus und vor dem Canalis opticus,
- an der fibrösen Scheide des N. opticus.

Er hat enge Beziehungen zum M. rectus superior, zum M. obliquus superior und zum Anulus tendineus communis.

Verlauf und Ansatz

Der Muskel zieht nach anterior zum Oberrand der Orbita.

Der Muskel endet am Oberlid und am Septum orbitale in einer ausgedehnten Aponeurose, die sich in drei Lamellen aufteilt. Die oberste Lamelle strahlt in das Septum orbitale ein und endet im Oberlid. Die mittlere Lamelle endet am oberen Rand des Tarsus superior. Die untere Lamelle setzt an der oberen Umschlagfalte der Konjunktiva an.

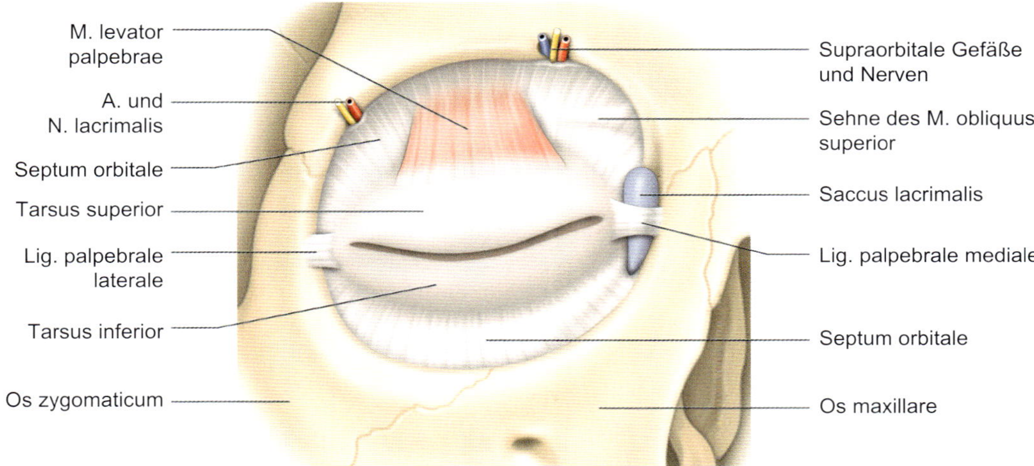

Abb. 14.3 M. levator palpebrae superioris
Quelle: Cyrille Martinet

Innervation

Der Muskel wird durch den M. oculomotorius (III) und sensibel durch den N. trigeminus (V_1) innerviert.

Aktion

Der M. levator palpebrae superioris zieht das Lid nach kranial und posterior. Seine Funktion lässt sich vor einem Spiegel beobachten. Wenn man den Kopf senkt, spannt sich der Muskel an, die Kornea bewegt sich nach kranial und das Lid hebt sich.

Funktionen

Der Muskel hat folgende Funktionen:

- Er schützt das Auge mechanisch und vor Licht.
- Er sorgt für den Abfluss der Tränen.
- Über die Meibom-Drüsen, die einen fetthaltigen Tränenfilm bilden, sorgt er für die Befeuchtung des Auges.
- Er reinigt die Kornea – morgens ist das Auge oft verschmutzt, da das Absinken der Körpertemperatur den Tränenfilm erstarren lässt und die Entsorgung verhindert.

ANMERKUNG

Der M. levator palpebrae superioris ist ein Gradmesser für die Aktivität des Gehirns bei Komapatienten („wenn Sie mich hören können, bewegen Sie die Augenlider"), da der ihn versorgende Nerv aus dem oberen Teil des Hirnstamms kommt, wo sich der motorische Kern des N. oculomotorius befindet.

M. tarsalis

Dabei handelt es sich um einen glatten Muskel, der vom M. levator palpebrae zum Tarsus palpebrae (Lidknorpel) führt.

Er wird sympathisch innerviert. Er unterstützt das Öffnen des Oberlids.

14.1.3 Propriozeptoren der äußeren Augenmuskeln

Neuromuskuläre Bündel findet man vor allem in den proximalen und distalen Anteilen der Muskeln. Sie verfügen über eine 5- bis 20-mal höhere Neuronendichte als die Skelettmuskeln und reagieren sehr empfindlich auf Dehnung und auf Muskelspannungen sensorischen und motorischen Ursprungs.

Diese Propriozeptoren senden ihre Signale an den Thalamus, das Corpus geniculatum laterale und das Kleinhirn.

Das Corpus geniculatum laterale ist ein Kerngebiet im unteren Teil des Diencephalon, unmittelbar über dem Mesencephalon und somit Teil der Sehbahn. Es erhält visuelle Informationen von der Retina.

OSTEOPATHISCHE RELEVANZ

Augenmuskeln werden bei der Behandlung vor allem gedehnt. Da die Propriozeptoren auf Dehnung reagieren, lassen sich die Muskeln auf diese Weise beeinflussen.

14.1.4 Perimuskuläres Fettgewebe

Das perimuskuläre Fettgewebe füllt die intra- und perimuskulären Räume aus. Es handelt sich um Fettinseln, die von feinen Bindegewebesepten umgeben werden.

Dieses Fett hat wie in anderen Bereichen des Körpers eine Schutzfunktion und dient der Propriozeption. Durch ein Trauma, einen chirurgischen Eingriff oder eine Infektion kann dieses Gewebe fibrosieren oder verschwinden.

14.1.5 N. oculomotorius

Der N. oculomotorius (III) (➤ Abb. 14.4) innerviert den M. rectus superior, den M. rectus mediale, den M. rectus inferior und den M. obliquus inferior.

Funktionen des Nervs:

- Somatomotorische Funktion für die genannten Muskeln.
- Viszeromotorische Funktion, sichert die parasympathische Innervation der intrinsischen Augenmuskeln sowie der Muskeln der Iris und des Ziliarkörpers.

Der parasympathische Nucleus oculomotorius accessorius (Edinger-Westphal-Kern) des N. oculomotorius liegt im Mesencephalon. Er sichert

- die Innervation des M. sphincter pupilae und
- einen Teil des Pupillenreflexes und der Akkommodation.

14.1.6 Vaskularisation des Auges

Die arterielle Versorgung des Auges erfolgt über Äste der A. ophthalmica (A. carotis interna):

- A. centralis retinae, versorgt den Großteil des Auges
- Aa. ciliares, versorgen den N. opticus (➤ Abb. 14.5)

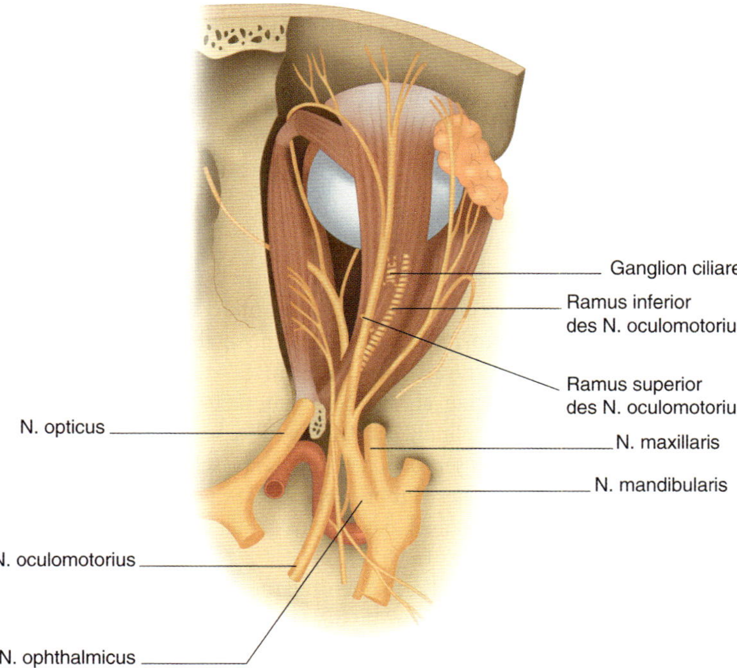

Abb. 14.4 N. oculomotorius
Quelle: Barral JP, Croibier A. *Manipulation kranialer Nerven.* Urban & Fischer/Elsevier GmbH, 2018. Zeichnung: Éléonore Lamoglia.

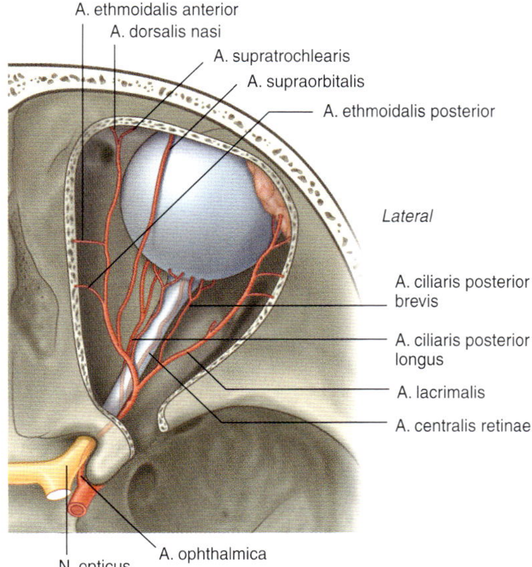

Abb. 14.5 Arterielle Blutversorgung des Auges
Quelle: Drake RL, Vogl AW, Mitchell AWM. *Gray's Anatomie pour les étudiants.* 4e éd. Paris: Elsevier Masson; 2020. Mit Genehmigung der Autoren.

OSTEOPATHISCHE RELEVANZ

- Die A. ophthalmica zieht unterhalb des N. opticus durch den Canalis opticus.
- Mobilisationen des N. opticus wirken sich immer auch auf die Arterie aus.

14.1.7 Innervation von Kornea, Sklera und Retina

Kornea

Die Kornea besteht aus Kollagenschichten, die v. a. durch den N. trigeminus innerviert werden. Manchen Autoren zufolge ist die Kornea das am stärksten innervierte Organ des Körpers, ungefähr 300-mal mehr als die Haut!

Die Hornhaut hat keine Gefäße, sie wird über das Kammerwasser und den Tränenfilm mit Sauerstoff versorgt.

Sklera

Die Sklera wird durch die Nn. ciliares breves aus dem Ganglion ciliare innerviert. Das Ganglion ciliare liegt in der Augenhöhle zwischen dem M. rectus lateralis und dem N. opticus, nahe dem Foramen opticum. Es wird von den Techniken für den N. opticus mitbeeinflusst.

Retina

Die Netzhaut kleidet das Innere des Auges aus. Sie verfügt über zahlreiche lichtempfindliche und lichtaufnehmende Zellen, durch die die visuellen Informationen an den Kortex weitergeleitet werden.

Die neurosensible Retina enthält die ersten drei Neuronen der Sehbahn, das erste Neuron befindet sich in den Sinneszellen, den Zapfen (5 bis 7 Millionen) und Stäbchen (ungefähr 120 Millionen).

Sie entsendet über den N. opticus, das Chiasma opticum und den Tractus opticus lange Axone an das Corpus geniculatum laterale.

14.1.8 N. opticus

Das Nervensystem des Auges ist komplexer und umfangreicher als das der anderen Sinnesorgane.

Der Sehnerv (➤ Abb. 14.6) besitzt etwa 1 Million Axone – auch am Übergang zum Auge, der nur 1,5 mm groß ist –, wohingegen der N. vestibulocochlearis nur 35.000 Axone zählt! Zudem ist der N. opticus mit 110 Millionen Fotorezeptoren verbunden.

Anatomie

Der Sehnerv hat einen Durchmesser von 4 bis 5 mm und eine Länge von 40 mm.

Ursprung

Der Ursprung des Nervs liegt nicht im Zentrum des Bulbus oculi, sondern in seinem posteromedialen Anteil (➤ Abb. 14.7).

Der Sehnerv verlässt die Netzhaut in der Sehnervenpapille (Discus nervi optici), die von Fettgewebe umgeben ist. Er zieht der Achse des Anulus tendineus communis entlang, dem Sehnenring, an dem alle Augenmuskeln und ihre Aponeurosen mit Ausnahme des M. obliquus inferior ansetzen.

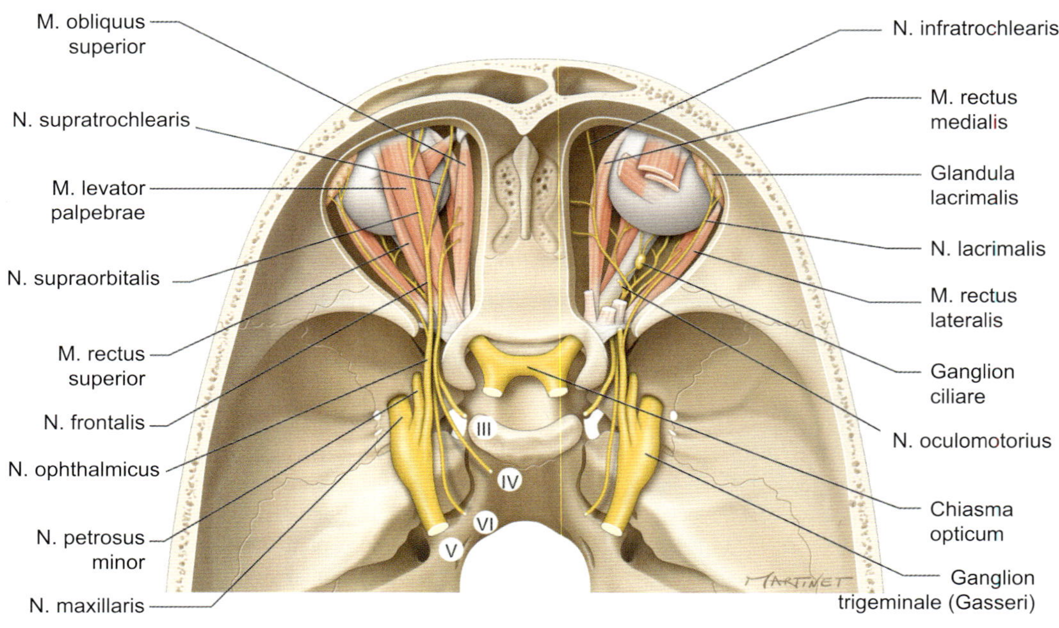

Abb. 14.6 N. opticus
Quelle: Cyrille Martinet

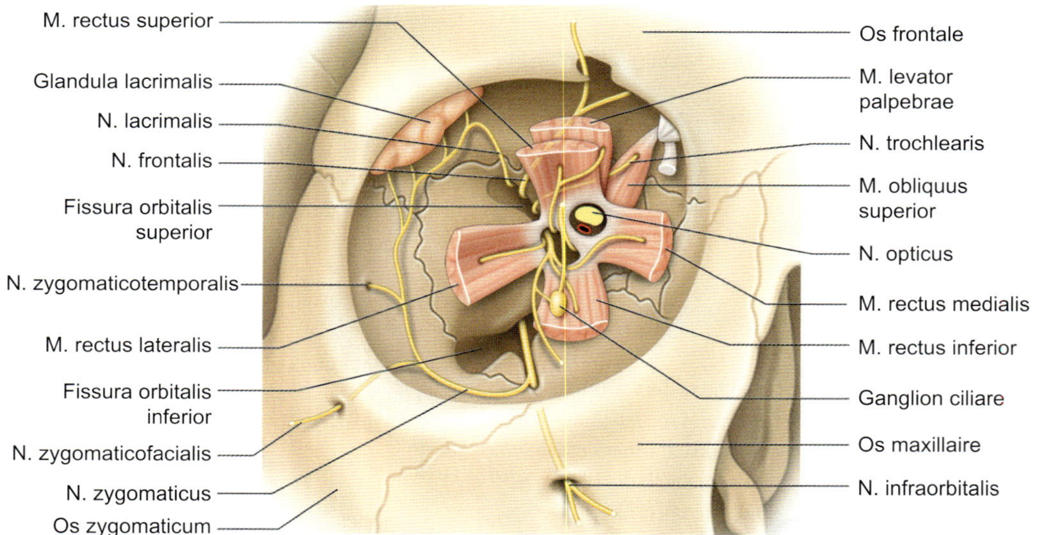

Abb. 14.7 Ursprung des N. opticus
Quelle: Cyrille Martinet

Verlauf

Der N. opticus ist zunächst leicht nach lateral und dann nach medial gekrümmt. Er wird von der A. ophthalmica gekreuzt, die oberhalb des Nervs von medial nach lateral verläuft.

An der lateralen Seite des N. opticus befindet sich das Ganglion ciliare, das folgende Fasern umfasst:

- Parasympathische Fasern aus dem N. oculomotorius (Radix oculomotoria)

- Sensible Fasern aus dem Ganglion ciliare (Radix longa ganglii ciliaris)
- Sympathische Fasern aus dem Plexus caroticus internus (Ramus sympathicus ad ganglionem)

Das Ganglion ciliare bildet das vegetative Zentrum des Auges.

Der Nerv zieht nach kranial, posterior und medial zum Canalis opticus.

Lagebeziehungen

Im Canalis opticus haftet der Nerv fest am Kanal an und folgt dem Verlauf des Kanals nach anteromedial und kaudal.

Im Kranium flacht sich der Nerv ab. Die Lagebeziehungen des Nervs sind:

- Kaudal: mit dem Diaphragma sellae
- Kranial: mit der Substantia perforata anterior, der A. cerebri anterior, dem N. olfactorius
- Lateral: mit dem Endabschnitt der A. carotis interna und ihrem Ast, der A. ophthalmica
- Posterior: mit dem Chiasma opticum

Die Beziehung des N. opticus zu den Mm. oculomotorii sind:

- M. rectus superior: Seine Muskelscheide haftet an der Oberseite des N. opticus an.
- M. obliquus superior: Seine Muskelscheide setzt auch an der Nervenscheide des N. opticus an.
- M. levator palpebrae: Seine Fasern verbinden sich mit der fibrösen Hülle des N. opticus.

Die anderen Muskeln, mit Ausnahme des M. obliquus inferior, stehen weniger direkt mit der Nervenscheide des Sehnervs in Kontakt, meist nur über Fettgewebe und über den Anulus tendineus communis.

OSTEOPATHISCHE RELEVANZ

Diese Ausführungen zeigen, dass die Mobilisierung des Auges, vor allem entlang der Achse des N. opticus, Auswirkungen auf dessen Verlauf und auf den intraneuralen Druck hat.

Dura- und Piascheide

Die Dura mater cranialis umgibt den N. opticus und endet am Übergang zur Sklera (➤ Abb. 14.8).

Der N. opticus wird von Pia mater umhüllt. Der Sehnerv verfügt über einen Subarachnoidalraum mit zahlreichen Trabekeln, die den perineuralen Raum durchqueren. Diese sind im posterioren Teil des N. opticus und im Canalis opticus stärker ausgeprägt.

Der zwischen Arachnoidea und Pia mater zirkulierende Liquor cerebrospinalis sorgt für die Gleitfähigkeit des Nervs gegenüber seiner Hülle.

HIRNÖDEM, STAUUNGSPAPILLE UND NEURODEGENERATIVE ERKRANKUNGEN

- Hirnödeme wirken sich auf die Pia mater, die eine Fortsetzung der Pia mater cerebralis ist, aus. Studien an Personen mit einem Schädel-Hirn-Trauma konnten eine Verbindung zwischen der perineuralen Hülle des

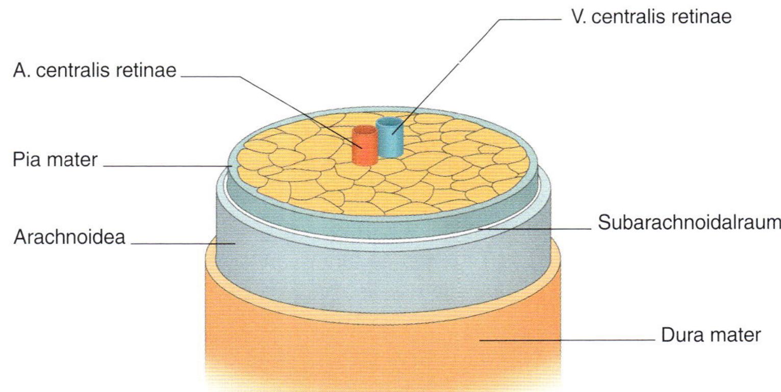

Abb. 14.8 Durahülle des N. opticus
Quelle: Barral JP, Croibier A. *Manipulation kranialer Nerven.* Urban & Fischer/Elsevier GmbH, 2018. Zeichnung: Éléonore Lamoglia.

N. opticus und dem intrakranialen Druck nachweisen. Der Anstieg des intrakranialen Drucks führt zu einem Hirnödem, das sich über die Pia mater fortsetzt.
- Die Stauungspapille (Papillenödem) komprimiert die A. und die Vv. ciliares und lässt den Druck des Kammerwassers ansteigen. Zu den ersten Anzeichen der Stauungspapille zählt, dass die Person ihre Umwelt wie durch einen Nebel oder einen Schleier wahrnimmt, manchmal kommt es auch zu Doppelbildern.
- Bei bestimmten neurodegenerativen und demyelinisierenden Erkrankungen, insbesondere bei Multipler Sklerose – 70 bis 80 % der MS-Patienten leiden unter Sehstörungen – ist der Sehnerv oft als Erstes betroffen. Es entsteht eine Entzündung des N. opticus, verbunden mit Störungen der Augenmuskulatur.

14.1.9 Chiasma opticum

Das Chiasma opticum, an dem sich ein Teil der Nervenfasern des N. opticus kreuzen, liegt im Sulcus chiasmatis des Os sphenoidale, anterior und kranial der Hypophyse.

Das Chiasma opticum hat folgende Abmessungen:
- Breite: 12–14 mm
- Dicke: 2–3 mm
- Länge: 5–6 mm

Wichtige Lagebeziehungen

Die kaudale Seite des Chiasma opticum liegt dem Diaphragma sellae auf. Über diese räumliche Verbindung kann die Hypophyse mechanisch und vaskulär beeinflusst werden.

Vor dem Chiasma opticum ziehen der N. opticus und die A. ophthalmica durch das Foramen opticum.

Dekussation

Unter Dekussation versteht man die x-förmige Kreuzung von Nervenfasern. Das Chiasma ist somit eine halbe Dekussation, da sich nur die nasalen Nervenfasern aus der linken und rechten Retina kreuzen, wohingegen die temporal gelegenen Nervenfasern auf der gleichen Seite bleiben.

Funktion

Die aus dem Sehnerv hervorgehende Lamina aus weißer Substanz setzt sich im Tractus opticus fort. Das Chiasma opticum überträgt die über die beiden linken Retinahälften aufgenommenen visuellen Informationen zur rechten Gehirnhälfte und jene aus den rechten Retinahälften zur linken Gehirnhälfte. Die Informationen werden zunächst vom Thalamus verarbeitet und dann an den Kortex weitergeleitet.

14.1.10 Augeninnendruck

Der Augeninnendruck ergibt sich aus dem Gleichgewicht zwischen Sekretion und Elimination des Kammerwassers. Die Messung des Augeninnendrucks erfolgt mit einem Tonometer.

Der Druck sollte zwischen 10 und 20 mmHg, im Mittel bei 16 mmHg liegen. Er nimmt mit dem Alter zu. Normalerweise sollte er 10-mal geringer sein als der arterielle Druck, dieses Verhältnis verändert sich jedoch mit zunehmendem Alter.

Kammerwasser

Der transparente Humor aquosus wird im Ziliarkörper gebildet und befindet sich in der anterioren Kammer zwischen Kornea und Linse. Er hat eine geringe Viskosität und wird kontinuierlich erneuert. Gemeinsam mit dem Glaskörper ist er für die Form des Auges und für den Augeninnendruck verantwortlich. Während der Nacht wird nur halb so viel Kammerwasser gebildet wie am Tag.

Die Drainage erfolgt über den Schlemm-Kanal, von wo das Kammerwasser über intra- und episklerale Venen und dem Plexus venosus sclerae in das venöse System (V. ophthalmica und V. jugularis interna) abgeleitet wird.

Die trabekuläre Reabsorption des Kammerwassers ist vom Augeninnendruck, den Skleravenen und der vorderen Augenkammer abhängig.

Es erfüllt folgende Funktionen:
- Schutz der Linse
- Versorgung der Kornea mit Nährstoffen

Veränderungen des Augeninnendrucks

Der Augeninnendruck variiert mit dem zirkadianen Rhythmus und mit dem Alter, ohne dass anfänglich Symptome auftreten.

Er nimmt während des ersten Teils der Nacht, während der Tiefschlafphase, zu und während des Tages ab. Um drei Uhr morgens ist der Druck normalerweise am höchsten.

Während der Inspiration und der Füllung der Ventrikel nimmt er sehr leicht ab. Die Systole und die Ausatmung erhöhen ihn sehr minimal.

Je höher der Augeninnendruck, desto größer sind die Tag-Nacht-Schwankungen.

Glaskörper

Das Corpus vitreum ist eine gallertartige, lichtdurchlässige Struktur, die zwischen der Linse und der Retina liegt. Es verändert sich mit zunehmendem Alter wenig und besitzt keine Gefäße.

Funktion:

- Das Corpus vitreum hält durch Druck die Form des Bulbus oculi aufrecht.
- Es verhindert die Ablösung der Retina.

Auf pathologischer Ebene:

- Der Glaskörper kann sich mit zunehmendem Alter verflüssigen und zusammenziehen.
- Myopie begünstigt im Falle eines Traumas diese Retraktion.

OSTEOPATHISCHE RELEVANZ

Unsere Techniken für die Augenmuskeln und den N. opticus dürften sich auch auf den Augeninnendruck auswirken. Bei manchen Patienten konnte tatsächlich eine Verringerung des Drucks festgestellt werden. Das ist wichtig, da sich die Erhöhung des Augeninnendrucks auf die Gefäße und Nerven des Auges auswirkt.

ALLGEMEINE OSTEOPATHISCHE RELEVANZ VON AUGENBEHANDLUNGEN

- Die Behandlung der Mm. oculomotorii beeinflusst:
  - Spasmen und Spannungen der Augenmuskeln,
  - den N. opticus,
  - die A. ophthalmica sowie ihre Äste – A. centralis retinae und Aa. ciliares,
  - die Vv. ophthalmicae,
  - den N. oculomotorius, N. abducens und N. nasociliaris,
  - das Ganglion ciliare,
  - den Augeninnendruck,
  - das propriozeptive System.
- Die Behandlung des *N. opticus* beeinflusst:
  - die Dura des N. opticus und des Kraniums,
  - den intrakranialen Druck,
  - das Diaphragma sellae,
  - die Substantia perforata anterior und die Stria olfactoria,
  - die A. und V. ophthalmica.
- Die Behandlung des *Chiasma opticum* beeinflusst:
  - den N. opticus,
  - den Tractus opticus,
  - die Hypophyse, über das Diaphragma sellae und ihre Vaskularisation,
  - den Sinus cavernosus,
  - die A. cerebri media und die A. communicans anterior und posterior.

14.1.11 Einige Augenkrankheiten

Nachfolgend einige Augenkrankheiten, die wir häufig bei unseren Patienten antreffen.

Glaukom

Das Glaukom entsteht durch eine strukturelle Schädigung des N. opticus verursacht durch erhöhten Augeninnendruck. Der Patient verliert allmählich das Sehvermögen, zuerst an der Peripherie und dann im Zentrum. Der Verlust des Sehvermögens kann nicht rückgängig gemacht werden.

Ursachen des Glaukoms:

- Alter
- Vererbung
- Verminderte Blutversorgung (Atherosklerose)
- Schweres Trauma
- Katarakt
- Hypothyreose
- Medikamenteneinnahme (z. B. Kortikosteroide)
- Tabak

Nicht alle Menschen, die einen erhöhten Augeninnendruck haben, entwickeln ein Glaukom. Gleichzeitig kann bei manchen bereits eine leichte Erhöhung des Drucks ein Glaukom entstehen lassen.

Man unterscheidet zwischen Offenwinkelglaukom und Engwinkelglaukom.

Offenwinkelglaukom

Hierbei kommt es zu einer Abflussbehinderung des Kammerwassers durch einen erhöhten Abflusswiderstand im Trabekelsystem, sodass das Kammerwasser nicht in den Schlemm-Kanal fließen kann.

Durch diese Fehlfunktion erhöht sich der Augeninnendruck und führt zu vermehrten Druck auf den N. opticus. Das Offenwinkelglaukom entwickelt sich über Jahrzehnte.

Engwinkelglaukom

Diese seltenere Form des Glaukoms führt zu einem plötzlichen und sehr schmerzhaften Anstieg des Augeninnendrucks. Sie ist ein medizinischer Notfall. Das Engwinkelglaukom betrifft zunächst ein Auge und einige Jahre später auch das andere.

OSTEOPATHISCHE RELEVANZ

- Ein Glaukom gilt nicht als Kontraindikation, vorausgesetzt, unsere Techniken werden mit Fingerspitzengefühl ausgeführt und verursachen keine Schmerzen.
- Ist der Sehnerv bereits geschädigt, ist es zu spät. Mit unseren Techniken können wir jedoch präventiv auf den Augeninnendruck einwirken.

Presbyopie

Die Altersfehlsichtigkeit entsteht durch den Elastizitätsverlust und die Veränderung der Krümmung der Linse. Es handelt sich um einen normalen Alterungsprozess des Auges. Die Symptome treten um das 40. Lebensjahr auf.

Katarakt

Der graue Star zeichnet sich durch die Linsentrübung aus. Der Begriff „Katarakt" bedeutet Wasserfall, man blickt wie durch einen Wasserfall. Die Linse wird trüb, das einfallende Licht stimuliert die Retina weniger, das Sehen wird unscharf, die Sehschärfte nimmt ab und starkes Licht blendet.

Man unterscheidet folgende Kataraktformen:

- Cataracta senilis
- Sekundärer Katarakt verursacht durch:
  - Diabetes
  - Einnahme von Glukokortikoiden
  - Myopie
  - Augenchirurgie
  - Glaukom
- Traumatischer Katarakt verursacht durch
  - Unfall
  - Intensive Hitze und chemische Verbrennung

Strabismus

Fehlstellung eines Auges. Je nach Abweichung des Auges spricht man von konvergierendem oder divergierendem Strabismus.

Amblyopie

Dabei handelt es sich um starke Schwachsichtigkeit ohne organische Ursache. Sie betrifft die Hälfte aller an Strabismus erkrankten Kinder. Ursache ist ein kortikales Problem, der für die Verarbeitung der Informationen aus dem Auge verantwortliche Teil des Gehirns erfüllt seine Aufgabe nicht oder ungenügend.

Die Amblyopie erfordert eine schnelle Behandlung des Kindes. Ein Gehirn, das Bilder ignoriert, und der Verlust der Sehschärfe können weitreichende Folgen haben.

Diplopie

Bei Doppelbildern versucht das Gehirn zu korrigieren, indem es das vom abgelenkten Auge gelieferte Bild ignoriert, dadurch verringert sich das Gesichtsfeld. Der Patient hat kein binokulares Sehen; er nimmt kein Relief wahr und hat keine dreidimensionale Sicht.

Achtung: Die Diplopie kann ein Hinweis auf eine neurologische Erkrankung sein.

Strabismus bei Erwachsenen

Tritt oft bei Personen auf, die bereits als Kinder schielten.

Allerdings sollte man bei plötzlich auftretendem Strabismus vorsichtig sein, da er ein Hinweis auf eine andere Erkrankung sein kann:

- Hirnschädigung (Tumor, der zur Verletzung des N. oculomotorius führt)
- Morbus Basedow
- Folgen eines Traumas
- Diabetes

Makuladegeneration

Dabei handelt es sich um eine degenerative Erkrankung der Macula lutea, des gelben Flecks der Retina. Sie tritt im höheren Lebensalter auf. Der Patient verliert allmählich das zentrale Sehvermögen.

- Frühe Phase: keine Degeneration; Ansammlung kleiner weißer Ablagerungen innerhalb und um die Makula. Der Patient sieht, dass gerade Linien sich verzerren, und verschwommene Flecken.
- Späte Phase: irreversible Veränderung der Makula, Verlust des zentralen Sehen eines oder beider Augen.

Diabetische Retinopathie

Diese Erkrankung betrifft die Hälfte aller Patienten mit Typ-2-Diabetes und wirkt sich auf die kleinen Gefäße der Augen aus. Die Netzhaut verfügt über viele Arteriolen und Venolen. Da Diabetes die Kapillaren schwächt, verlieren die Kapillaren des Auges ihre Elastizität und platzen. Im schlimmsten Fall fibrosieren die Gefäße, die Netzhaut wird zu sehr gedehnt und der Patient verliert endgültig sein Sehvermögen.

Die Symptome sind zunächst kaum wahrnehmbar: verzerrte Buchstaben beim Lesen, Schwierigkeiten beim Übergang vom Licht ins Dunkle.

Bei dieser Erkrankung wird von osteopathischen Techniken abgeraten.

Netzhautablösung

Die Ablösung der Netzhaut verursacht keine Schmerzen.

Die Symptome sind:

- Auftreten von Punkte, Flecken oder fadenartigen Strukturen (*mouches volantes*) im Gesichtsfeld durch Trübung des Glaskörpers
- Photopsie (Funken, Lichtblitze)
- Schatten über Teile oder das gesamte Gesichtsfeld

Ursachen:

- Alter, Schrumpfung des Glaskörpers, wodurch die Netzhaut abgelöst wird
- Starke Myopie
- Augentrauma
- Augenchirurgie
- Familiäre Vorbelastung

Techniken direkt am Auge sollten vermieden werden, Techniken am visuellen Kortex sind jedoch möglich.

Nystagmus

Nystagmus bezeichnet unkontrollierbare, rhythmisch verlaufende Bewegungen der Augen. Meist ist es eine harmlose Störung, die durch unsere neuromuskulären Techniken verbessert werden kann. Manchmal ist ein Nystagmus ein Hinweis auf Strabismus, Schädeltrauma, Multiple Sklerose oder auf eine Tumorerkrankung.

Vorsicht ist bei einem plötzlich auftretenden und unerklärbaren Nystagmus geboten, er kann durch einen Tumor verursacht werden.

14.1.12 Tests und Behandlungen

Indikationen

Die Indikationen zur Behandlung der Augen sind zahlreich und von der Ätiologie abhängig:

- Muskulär: Spannungen in der Augenmuskulatur oder Strabismus.
- Barometrisch: intraokulär, intraneural, intrakranial, foraminal, kanalikulär, die Nebenhöhlen bzw. die Sinus venosi betreffend.

- Vaskulär: die A. carotis interna und ihre Äste betreffend – A. ophthalmica, Aa. ciliares, A. centralis retinae sowie die Venen des Sinus cavernosus.
- Neuroendokrin: durch Druck auf die Sella turcica, der sich entweder direkt auf die Aa. und Vv. hypophysiales oder indirekt über ihre Anastomosen auswirken kann.
- Neural: über den N. opticus und die Meningen.
- Ventrikulär: über unseren Einfluss auf den Druck des Liquor cerebrospinalis.
- Zentral: über viskoelastische, zirkulatorische und barometrische Effekte im Kranium.
- Visuell: Wenn der intraokuläre, foraminale, kanalikuläre und intrakraniale Druck verbessert wird, wird die Sehfähigkeit verbessert.
- Artikulär: vor allem die Halswirbelsäule.
- Schädel-Hirn-Trauma.
- Schädel- und Gehirnoperationen.
- Ischämisch und hämorrhagisch: in der Regenerationsphase.
- Neurodegenerativ (Multiple Sklerose, Morbus Parkinson, Morbus Alzheimer): Wir können die Ursachen dieser Krankheiten nicht beeinflussen, wohl aber ihre emotionalen Konsequenzen. Ein besser funktionierendes Gehirn reagiert effektiver auf psychische Probleme, mit denen der Patient konfrontiert wird.

VORSICHTSMASSNAHMEN

- Vor Beginn einer Behandlung der Augenmuskeln oder des N. opticus sollte der Therapeut sicherstellen, dass keine Augenentzündung vorliegt (Konjunktivitis, Keratitis, Uveitis) und dass der Patient keine Kontaktlinsen trägt.
- Große Vorsicht ist auch bei schwerer Myopie geboten.

Kontraindikationen

Die folgende Liste erhebt keinen Anspruch auf Vollständigkeit. Jeder Therapeut sollte sie selbst vervollständigen.

Folgende Kontraindikationen sind zu beachten:

- Unmittelbare Folgen von:
  - Schädel-Hirn-Trauma
  - Augenverletzung
  - Schädel- und Gehirnoperation
- Plötzliches Auftreten eines Nystagmus, einer Diplopie, einer Amblyopie
- Ungewöhnliche, während der Nacht oder am frühen Morgen auftretende Kopfschmerzen
- Verminderung und Verlust der Sensibilität in einem Teil des Körpers
- Rasante Verschlechterung des Gehör- und Geruchsinns
- Verschlechterung der Schrift, der Sprache, der Denkfähigkeit, des Gedächtnisses
- Unerklärbarer Tremor
- Plötzlich aufgetretenes seltsames Verhalten

CAVE

Manche Patienten haben ein vor Jahren stattgefundenes Schädel-Hirn-Trauma vergessen, das zu einem späteren Zeitpunkt plötzlich wieder Symptome verursacht. Wir erinnern uns an einen Patienten, der einen scheinbar harmlosen Sturz auf den Kopf erlebt hatte. Drei Jahre später klagte er über Kopfschmerzen und Aufmerksamkeitsstörungen, die sich durch ein kleines Hämatom erklären ließen, das sich bis zum Chiasma opticum verschoben hatte.

Tests

Bevor man mit den Tests und den Techniken am Auge beginnt, sollte man die Halswirbelsäule untersuchen, in der es bei Augenproblemen systematisch zu Blockaden kommt. Sie sind labil, einseitig und ermöglichen, im Gegensatz zu mechanischen Gelenkproblemen, immer eine begrenzte Bewegung.

Halswirbelsäule

Zur Untersuchung der HWS gibt es viele Test. Der nachstehende Test ist einfach auszuführen.

Der Therapeut führt am sitzenden Patienten mit Daumen und Zeigefinger einer Hand, die auch die Querfortsätze umgreift, eine Seitneigung der HWS aus und überprüft, ob sich der Processus transversus während der Seitneigung zur Gegenseite bewegt.

Kranialer Ecoute in Rückenlage

Der Ecoute wird mit der klassischen Handposition – die Handfläche auf dem Kranium, der Mittelfinger entlang der Achse der Sutura sagittalis – ausgeführt.

- Liegt ein Augenproblem vor, wird die Handfläche nach anterior und zur betroffenen Seite hingezogen.

Dieser allgemeine Test kann auch ein Sinus-, Zahn- oder Kiefergelenksproblem anzeigen.

- Liegt ein Problem des Sehzentrums vor, wird die Handfläche nach posterior, in Richtung Okziput gezogen.

Es ist eher selten, dass eine einfache HWS-Blockade das Sehvermögen beeinträchtigt, meist ist es umgekehrt.

Passiver Test der Beweglichkeit der äußeren Augenmuskulatur

Es werden immer beide Augen überprüft.

Globaler Test in Rückenlage

Der Therapeut umfasst das Auge mit drei Fingern und mobilisiert die Augen in alle vier Richtungen:

- Nach kranial für den M. rectus inferior und den M. obliquus inferior
- Nach medial für den M. rectus lateralis
- Nach lateral für den M. rectus medialis
- Nach inferior für den M. rectus superior und den M. obliquus superior

Die Techniken konzentrieren sich auf den Bereich, an dem der Muskel verspannt und eventuell empfindlich ist. Obwohl es viele Bewegungskombinationen gibt, lassen sich über diese vier Bewegungen Fixierungen gut feststellen.

In Seitenlage, auf beiden Seiten

Diese Position ermöglicht eine noch größere Präzision, da sich bestimmte Muskeln entspannen und Spannungen in anderen Muskeln leichter zu erkennen sind.

Beispiel: Test für das rechte Auge in rechter Seitenlage

Der Therapeut umgreift das Auge mit Daumen, Zeigefinger und Mittelfinger, um es bestmöglich in alle Richtungen mobilisieren zu können. In dieser Position entspannt sich der M. rectus lateralis, der M. rectus medialis hat mehr Spannung, ebenso wie die Mm. obliquus inferior und superior. Durch die Spannung dieser Muskeln kann sich der Therapeut besser auf die Muskelfasern konzentrieren.

Beispiel: Test für das rechte Auge in linker Seitenlage

Der M. rectus lateralis spannt sich an, die Mm. obliquus superior und inferior entspannen sich.

Aktiver Test in Rückenlage

Der Therapeut bittet den Patienten, der Bewegung seines Fingers zuerst mit beiden Augen, dann jeweils mit einem Auge zu folgen – der Patient hält sich dazu ein Auge zu. Dabei erkennt er, ob sich die Augen ungleich weit bewegen. Dieser Unterschied hängt oft mit zu hoher Spannung eines Augenmuskels, manchmal auch mit einer muskulären Schwäche zusammen. Der Therapeut prüft auch, ob ein Nystagmus vorliegt.

Techniken

Die Techniken werden in Seitenlage durchgeführt, dadurch wird die Mobilisation der Augen besser, präziser und leichter. Das Auge wird zunächst mit einer direkten Technik, also gegen Widerstand, und dann mit Induktion behandelt.

Die drei Farben

Während der Behandlung hält der Patient die Augen geschlossen, was ihn jedoch nicht daran hindert, aufgrund der Erhöhung des intraokulären Drucks, verschiedene Farben zu sehen.

Bei diesen Techniken wird das Auge nicht komprimiert, was den Augendruck erhöhen würde, sondern mobilisiert. Das Auge wird von kranial nach kaudal sowie von medial nach lateral und umgekehrt bewegt. Dabei darf kein Druck auf das Auge ausgeübt werden. Der Therapeut bittet den Patienten, die Farben, die er während der Mobilisation sieht, zu beschreiben.

Folgende Farben werden gesehen:

- Weiß und leicht sternförmig: das ist die erste Farbe, die bei einer kleinen Erhöhung des Drucks wahrgenommen wird.

- Blau: Man geht davon aus, dass diese Farbe durch eine leichte venöse Stauung verursacht wird – ebenso wie die Farbe Rot, sie entspricht einer mechanischen Stimulation der Zapfen und Stäbchen.
- Orangerot: Der Patient sieht diese Farbe sehr deutlich, die man auch erkennt, wenn man mit geschlossenen Augen in die Sonne schaut. Sie zeigt an, dass der Druck zu hoch ist.

Wenn der Patient die Farbe Rot wahrnimmt, sollte der Therapeut noch zwei oder drei Bewegungen machen und dann ca. 10 Sekunden warten, bevor er von Neuem beginnt.

Position des Therapeuten

Der Körper scheint viel stärker auf unsere Techniken zu reagieren, wenn die Informationen nicht nur von unseren Händen, sondern auch von unserer Körperposition kommen (➤ Abb. 14.9).

Der Patient liegt auf der Seite des zu mobilisierenden Auges, sein Kopf ruht auf einem Kissen oder auf seiner Hand. Der Therapeut legt eine Hand zum Ecoute auf das Kranium, um die intrakraniale Wirkung der Technik wahrzunehmen und gleichzeitig eine Induktion am Kranium auszuführen.

Der Therapeut kontaktiert mit seiner Schulter die oben liegende Schulter des Patienten und führt eine doppelte Bewegung aus:

- Während er das Auge in seine Richtung zieht, bewegt er auch die Schulter des Patienten zu sich hin.
- Während er das Auge Richtung Liege bewegt, bringt er auch die Schulter des Patienten Richtung Liege.

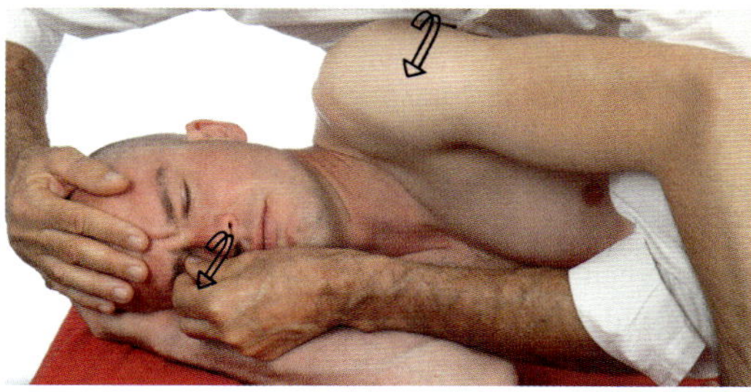

Abb. 14.9 Technik für die Augenmuskeln in Seitenlage

Wenn man die Technik auf diese Weise ausführt, sollte man die Koordination zwischen Körper und Auge des Patienten spüren.

Die auf dem Kopf positionierte Hand macht eine Induktion, um Druck und Traktion auf den gleichen Punkt zu konzentrieren.

WICHTIG

Diese Technik darf niemals schmerzhaft sein. Wenn Schmerzen auftreten, dann meist, weil der Kontakt auf der Kornea empfindlich ist (N. trigeminus [V_1]).

- *Stimulation der Mechanorezeptoren:* Wenn der Therapeut einen Widerstand gegen die Augenbewegung spürt, erhöht er direkt und sehr sanft diesen Widerstand, um die Mechanorezeptoren zu stimulieren und den Ecoute zu präzisieren.
- *Induktion:* Diese Muskeln reagieren sehr sensibel auf Dehnung, wenn ihre sehr zahlreichen Mechanorezeptoren stimuliert werden. Dann ist es besonders leicht, der Induktion zu folgen.

TIPP

- Nachdem ein Auge behandelt wurde, wendet man die Technik am zweiten Auge an.
- Am Ende der Behandlung legt sich der Patient auf den Rücken und der Therapeut überprüft nochmals beide Augen mit dem aktiven und dem passiven Test. Die Technik wird mit einer gleichzeitigen Induktion an beiden Augen abgeschlossen, wobei die Finger die Augen umschließen. Dadurch wird die Koordination der Augenmuskeln verbessert.

M. levator palpebrae superioris

Dieser Muskel führt durchschnittlich 30.000 Bewegungen pro Tag aus.

Test

Der Therapeut nimmt das Augenlid (Hautteil) und seine Verlängerung am Septum orbitale mit den Fingern auf. Diese faserreiche Gewebeschicht setzt am Lidknorpel, dem festen Teil des Lids an.

Er bittet den Patienten, sein Lid vorsichtig anzuheben, um die Muskelansätze zu spüren.

Technik

Der Therapeut zieht das Augenlid mittels Traktion-Induktion nach anterior (➤ Abb. 14.10). Es ist wichtig, dass er am Anfang den Ansatz an der Orbita

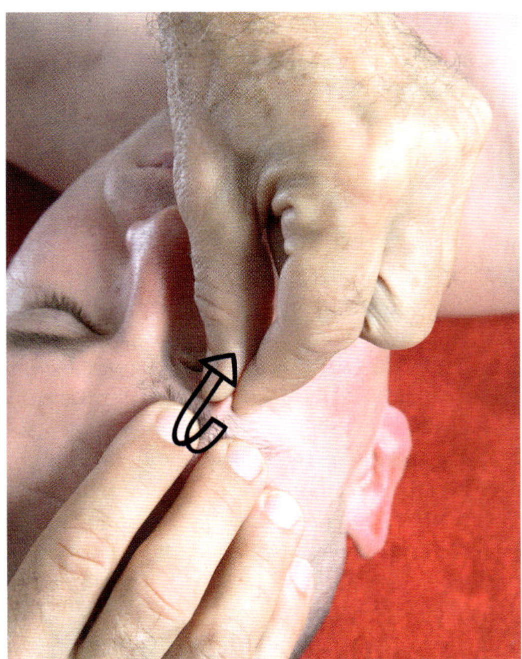

Abb. 14.10 Technik für den M. levator palpebrae

gut spürt und dass er im oberen Teil der Orbita leicht Gegendruck erzeugt.

Sobald die Dehnung des Oberlids leicht und gleichmäßig ist, ist die Technik abgeschlossen.

N. opticus

Für Techniken am N. opticus sollte man daran denken, dass der Canalis opticus nach kaudal, anterior und lateral verläuft und die Techniken immer auf beiden Seiten ausgeführt werden sollten.

Technik in Seitenlage

Variante 1

Der Patient liegt auf der Seite, auf der der N. opticus mobilisiert werden soll (➤ Abb. 14.11). Der Therapeut führt eine Hand unter dem Nacken des Patienten durch und legt einen Finger in posterolateraler Richtung in den äußeren Gehörgang, auf der Seite, auf der der Nerv mobilisiert werden soll. Mit zwei Fingern seiner anderen Hand umgreift er das Auge und bewegt es nach lateral und kaudal, also dem Verlauf des Canalis opticus folgend.

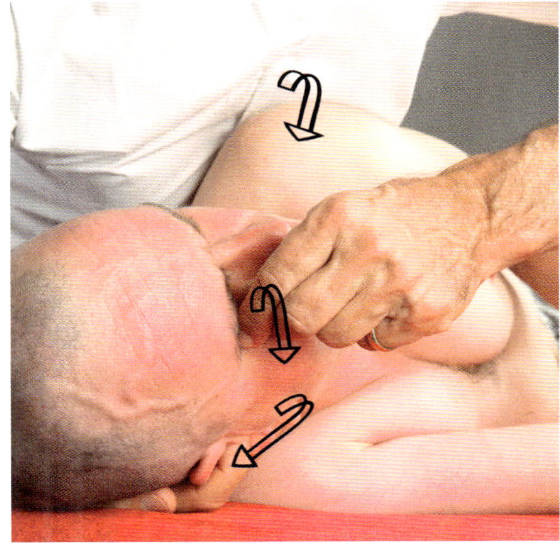

Abb. 14.11 Technik für den Nervus opticus – Variante 1

Wie bei den äußeren Augenmuskeln kontaktiert der Therapeut auch hier mit seiner Schulter die Schulter des Patienten und bewegt sie in Richtung des zu mobilisierenden N. opticus. Wenn der Therapeut spürt, dass sich das Auge leichter bewegt, mobilisiert er es in medialer Richtung, um eventuell vorhandene Adhäsionen im medialen Teil des Kanals zu lösen. Nach einem Schädel-Hirn-Trauma bestehen oft zahlreiche kleine perineurale Adhäsionen innerhalb des Canalis opticus, die sich negativ auf den intraneuralen Druck auswirken.

Um die Technik zu vervollständigen, bittet der Therapeut den Patienten, langsam aus- und einzuatmen, um den intrakranialen und den intrakanalikulären Druck zu verändern und damit das Venensystem und den Liquor zu beeinflussen.

Variante 2

Der Therapeut umfasst das Auge mit zwei oder drei Fingern. Er legt den Zeigefinger der anderen Hand im Mundraum auf den Processus palatinus maxillae der gleichen Seite (➤ Abb. 14.12).

Er mobilisiert das Auge nach lateral und kaudal. Sobald er spürt, dass sich die Bewegung auf den auf der Maxilla liegenden Finger auswirkt, dehnt er mittels Induktion.

Auch diesmal bittet er den Patienten während der Behandlung, tief und langsam ein- und auszuatmen.

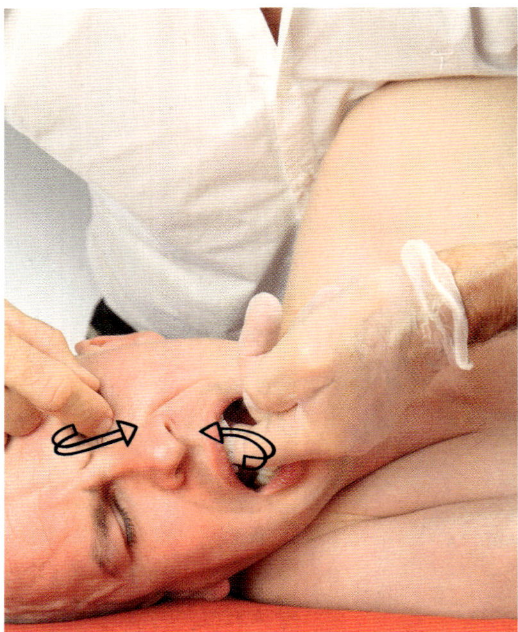

Abb. 14.12 Technik für den N. opticus – Variante 2

Technik in Rückenlage

Technik für die Foramina und den vaskulonervösen Kreuzungspunkt am Sphenoid.

Der Therapeut führt eine anteriore Traktion am Processus palatinus maxillae auf der Seite des zu behandelnden N. opticus und eine posteriore Traktion am äußeren Gehörgang auf der gleichen Seite aus.

Er bittet den Patienten, seine Augen beidseits zu bewegen, um die Richtung der stärksten Spannung erkennen zu können.

Der Patient lässt die Augen für einen kurzen Augenblick in dieser Spannungsposition, während der Therapeut gleichzeitig das Palatinum nach anterior und den äußeren Gehörgang nach posterior zieht.

Chiasma opticum

Die Technik an dieser Struktur hat Auswirkungen auf:

- den Canalis opticus und das vaskuläre System des Auges,
- den N. opticus,
- die Vaskularisation der Hypophyse,
- den Tractus opticus (Abschnitt der Sehbahn zwischen Chiasma opticum und dem Corpus geniculatum laterale des Thalamus).

Das Chiasma opticum liegt:

- 6 cm hinter der Glabella,
- 5 cm medial und etwas posterior des Pterion.

Test und Technik in Bauchlage

Der Patient befindet sich in Bauchlage, seine Stirn ruht auf seinen Händen. Der Therapeut steht am Kopfende der Behandlungsliege (➤ Abb. 14.13). Durch die Bauchlage werden die Augen bereits etwas anteriorisiert, dadurch wird der Kontakt erleichtert. Der Therapeut bittet den Patienten, den Kopf zur einen und dann zur anderen Seite zu drehen, um mit seinen Fingern die Augen umgreifen zu können. Er legt seinen Thorax an das Os frontale des Patienten, sodass er der Mobilisation der Augen eine Induktion über den Thorax hinzufügen kann.

Er bewegt die Augen nach lateral, anterior und kaudal in der Verlaufsrichtung des Canalis opticus, versucht dabei die Grenzen der Augenbewegungen zu spüren und arbeitet dann zunächst direkt und dann mittels Induktion. Ein Auge ist immer etwas weniger beweglich als das andere.

Während der Behandlung atmet der Patient langsam und tief ein und aus und fügt dem neuralen Aspekt eine vaskuläre Komponente hinzu.

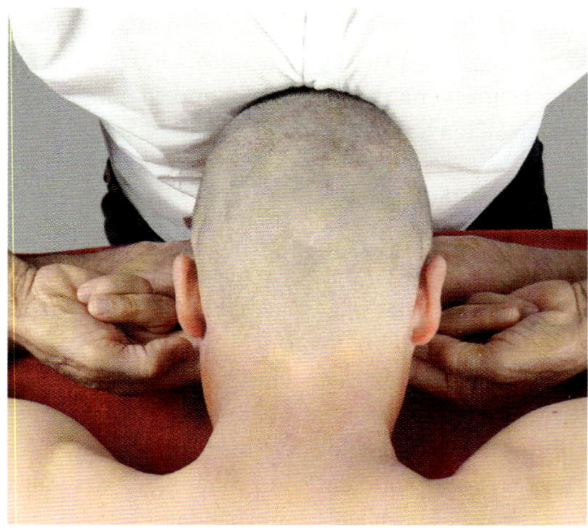

Abb. 14.13 Technik für den N. opticus in Bauchlage

14.2 Der Sehsinn

14.2.1 Einleitung

Das Auge ist die Kamera, die Lichtstrahlen, die auf dem Auge auftreffen, bündelt und auf die Netzhaut projiziert und dort in elektrische Impulse umgewandelt. Die Brechung des einfallenden Lichts erfolgt durch die Kornea und die Linse. Das auf der Retina eintreffende Bild steht auf dem Kopf.

Der N. opticus wird aus den Nervenfasern der Retina gebildet. Er überträgt die Nervenimpulse von der Retina ins Gehirn.

Diese Impulse ziehen durch das Chiasma opticum, wo die beiden Sehnerven aufeinandertreffen, sich teilweise kreuzen (Dekussation) und zu dem im Thalamus liegenden Corpus geniculatum laterale weiterziehen.

Die Sehzentren werden in ➤ Abb. 14.14 dargestellt.

14.2.2 Anatomie

Corpus geniculatum laterale

„*Geniculatum*" bedeutet so viel wie gekrümmt, gebogen. Das Corpus geniculatum laterale liegt im posterioren Anteil des Thalamus. Es ist die wichtigste Schaltstelle zur primären Sehrinde, die Übertragung erfolgt über die Radiatio optica (Gratiolet-Sehstrahlung), die sich im medialen Teil des Okzipitallappens befindet.

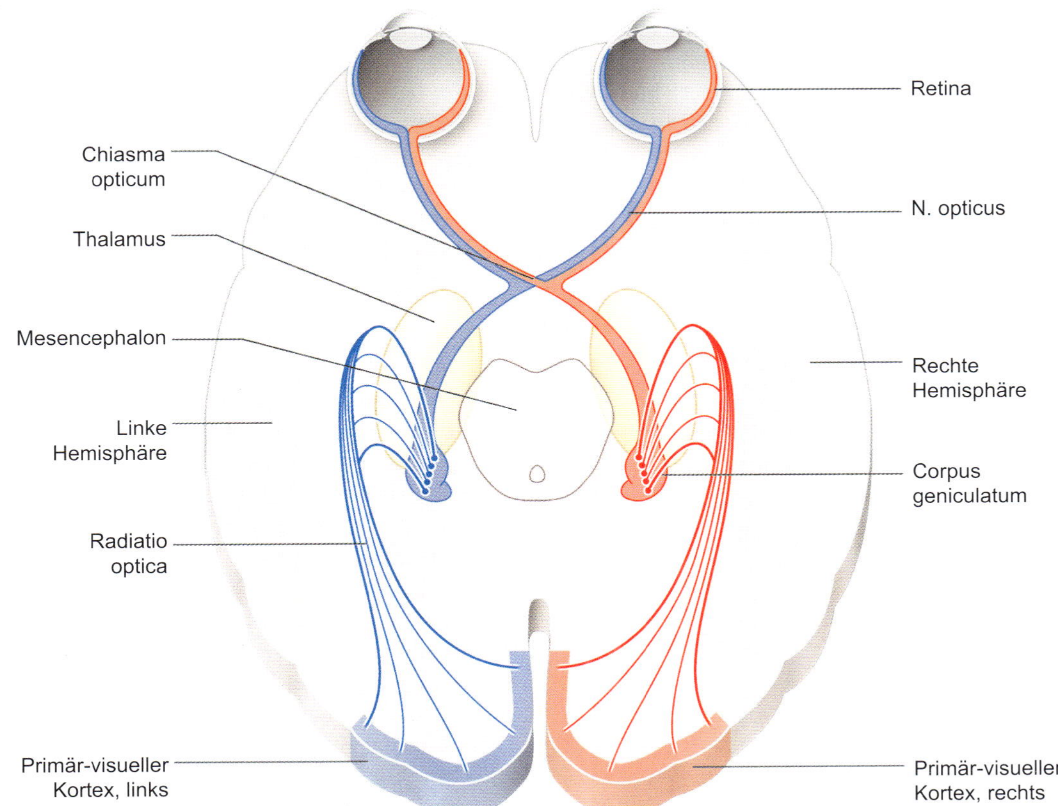

Abb. 14.14 Sehzentren
Quelle: Cyrille Martinet

Primär-visueller Kortex (V1)

Auf dieser Ebene wird das Bild wieder hergestellt. Der primär-visuelle Kortex (primäre Sehrinde) befindet sich im posterioren Anteil des Okzipitallappens zu beiden Seiten des Sulcus calcarinus. Das zentrale Sehen findet in seinem posterioren Anteil, das periphere Sehen in seinem anterioren Anteil statt.

Der Sulcus calcarinus liegt an der medialen Seite des Okzipitallappens. Er ist breit und tief und verbindet sich anterior mit dem Sulcus parietooccipitalis.

Sekundär-visueller Kortex (V2)

Die sekundäre Sehrinde empfängt Informationen aus dem primär-visuellen Kortex und verteilt sie über zwei Bahnen auf andere Teile des Gehirns:

- Die ventrale Bahn für Informationen zu Formen und Farben (V3-V4). Sie erstreckt sich bis zum Temporal- und Frontallappen. Sie erlaubt es uns, Gegenstände zu erkennen. Das ist die Bahn des „Was sehe ich".
- Die dorsale Bahn für Informationen mit Bezug zu Bewegung und Position im Raum (V5). Das ist die 3D-Bahn. Sie zieht zum Parietallappen. Es ist die Bahn der Lokalisation, des „Wo".

In weniger als einer Sekunde verbinden und koordinieren die Sehrinden die vom N. opticus empfangenen Informationen.

Der visuelle Kortex muss die Form, die Farbe, die Tiefe und die Bewegung analysieren.

Gyrus fusiformis

Dieser Gyrus befindet sich im infratemporalen Kortex. Er ermöglicht:

- die Gesichtserkennung,
- den Eindruck des „Déja-vu" und der Vertrautheit.

Er scheint rechts aktiver zu sein, insbesondere in Bezug auf emotionale Zonen der rechten Insula.

14.2.3 Arten des Sehens und vereinfachte Analyse der Sehbahnen

Die Arten des Sehens sind:

- Das bewusste Sehen – die zentrale Bahn des „Was", die Analyse und die Bedeutung, dessen was man sieht.
- Das unbewusste Sehen – das ist eher die Bahn des „Wo", der Zeit, des „Wann". Das ist jene Bahn, die z. B. aktiv wird, um einem Gegenstand, der auf einen zugeworfen wird, ausweichen zu können.

Verlauf der Lichtimpulse entlang der Sehbahnen:

- Im Auge dringen die Lichtwellen über die Pupille bis zur Retina vor.
- Die Retinazellen – die fotosensiblen Zapfen und Stäbchen – entsenden die Signale entlang der Axone, die den N. opticus bilden, bis zum Thalamus weiter.
- Der Thalamus bildet im Corpus geniculatum laterale eine Schaltstelle für die optischen Strahlen.
- Der visuelle Kortex bestimmt die Form, die Farbe, die Bedeutung und die Lage eines Gegenstands oder einer Person.
- Die rechte und linke Hemisphäre erhalten jeweils die Hälfte der visuellen Informationen. Die beiden Bilder werden miteinander verbunden und vom Frontallappen analysiert.

14.2.4 Das Sehen – allgemeine Betrachtungen

Das Sehen wird oft mit dem Sprechen, dem Lesen und unseren Emotionen kombiniert, es geschieht nur selten isoliert.

Wenn eine Person etwas laut vorliest, werden folgende Gehirnareale aktiviert:

- Visueller Kortex
- Gyrus angularis im Parietallappen (Schreiben, Lesen und ihre Interpretation)
- Wernicke-Areal (Sprachverständnis)
- Fasciculus arcuatus, verbindet das Wernicke-Areal mit dem Broca-Areal (motorisches Sprachzentrum)
- Motorischer Kortex (Aussprache)

Wenn Menschen miteinander kommunizieren, tun sie dies vor allem über ihr physisches Erscheinungsbild, ihre Haltung, ihr Gesicht, die Intuition, die emotionale Resonanz, die Sprache, den Tonfall und deren Interpretation.

14.2.5 Tests und Techniken

Test mittels funktionellem Ecoute

Der Patient befindet sich in Rückenlage. Der Therapeut steht am Kopfende der Behandlungsliege und führt einen klassischen Ecoute am Schädel aus. Der Patient hat seine Augen zuerst geöffnet, damit der Therapeut feststellen kann, ob der Ecoute auf beiden Seiten gleich ist. Dann schließt er die Augen und der Therapeut achtet auf den Unterschied, der entsteht, wenn der Patient zunächst das eine und dann das andere Auge öffnet.

Wenn er ein Auge öffnet, sollte man annehmen, dass die Hand des Therapeuten auf die Gegenseite gezogen wird, das ist jedoch nicht immer der Fall. Manchmal ist der Zug homolateral, manchmal kontralateral.

Der Therapeut überprüft v. a., ob der Ecoute direkt und schnell zum Okzipitallappen gelenkt wird. Manchmal verlangsamt sich der Ecoute oder hält im Verlauf an. Dies zeigt dem Therapeuten, dass er eine Intensivierungs-Stimulations-Technik auf der Zone ausführen sollte, in der sich der Ecoute verlangsamt hat, oder auf der am wenigsten reaktiven Seite. In seltenen Fällen kann man auch eine Dissipation-Inhibition an der besonders aktiven Zone anwenden.

Technik

Die Technik wird mit Hilfe einer Watterolle durchgeführt. Man bittet den Patienten, die Rolle zwischen die Backenzähne zu legen und während der Technik die Zähne zusammenzubeißen.

Beispiel für eine Intensivierungs-Stimulations-Technik

Nehmen wir an, dass der kraniale Ecoute im Verlauf der Sehbahn und im Okzipitallappen der rechten Seite zu schwach ist. Der Therapeut legt eine Hand rechts unter das Okziput und komprimiert es nach medial. Mit der Handfläche der anderen Hand kontaktiert er den rechten Parietalbereich. Die Hände führen eine Kompression-Stimulation aus, während der Patient die Zähne zusammenbeißt. Diese kombinierte Technik erhöht den intrakranialen Druck und wirkt auf die kortikale Viskoelastizität.

Beispiel für eine Dissipations-Inhibitions-Technik

Gehen wir nun davon aus, dass die gleiche Zone rechts im Ecoute sehr aktiv erscheint und das zu Lasten der anderen Teile des Gehirns. Der Therapeut verwendet den gleichen Handkontakt und führt eine Dissipations-Inhibitions-Technik aus, so als wollte er die Zone mit einem Magnet sanft anziehen.

Test für den Gyrus fusiformis

Der längliche Gyrus fusiformis befindet sich auf der inferomedialen Seite des Temporallappens, er wird medial vom Sulcus collateralis und lateral vom Sulcus occipitotemporalis eingefasst.

Der Therapeut bittet den Patienten, ein Gesicht zu erkennen und seine Züge, seine Form, seine Farbe, den Blick und den Ausdruck zu analysieren.

Die Ecoute-Hand bewegt sich möglicherweise Richtung Gyrus fusiformis. Das passiert nicht immer und hängt von der durch das Gesicht verursachten emotionalen Belastung ab.

KAPITEL

15 Spiegelneuronen

15.1 Allgemeine Einführung

Spiegelneuronen sind Nervenzellen des Gehirns, die aktiviert werden, wenn man eine Person beobachtet, die Bewegungen ausführt oder dies beabsichtigt.

Sie wurden von Giacomo Rizzolati und seinem Team in der Abteilung für Neurowissenschaften der Medizinischen Fakultät von Parma, Italien, durch die Beobachtung von Affen entdeckt.

Diese Neuronen entladen Aktionspotenziale während der Ausführung einer Bewegung oder wenn man eine andere Person sieht, wie sie die Bewegung ausführt oder beabsichtigt, dies zu tun. Wenn eine andere Person vor uns gähnt, werden wir wahrscheinlich auch gähnen.

Die Spiegelneuronen sind beteiligt an:

- Sozialer Kognition
- Lernen durch Nachahmung
- Empathie in Bezug zur Insula
- Sprache – wir sprechen auch mit unseren Händen
- Intuition

15.2 Spiegelneuronen und Emotionen

Wenn man eine Person sieht, die bewegt oder gestresst ist oder weint, spürt man dieses Gefühl oft bei sich selbst, es ist eine emotionale Übertragung.

Die Spiegelneuronen scheinen Emotionen zu entschlüsseln und uns mit anderen in Symbiose zu bringen.

Als Therapeut muss man sich allerdings vor Empathie hüten. Mit jemandem mitzuleiden, löst dessen Problem nicht und könnte sogar die Behandlung beeinträchtigen.

15.3 Übungen

15.3.1 Sich gemeinsam bewegen

Diese Übungen aktivieren die Spiegelneuronen (➤ Abb. 15.1 und ➤ Abb. 15.2).

Zwei Personen stehen einander gegenüber. Eine Person denkt fest an eine Bewegung des rechten Arms, die sie ausführen möchte, ohne es zu tun. Die andere Person beobachtet ihr Gegenüber nur, antizipiert die Bewegung und bewegt letztlich den rechten Arm.

Die beiden Personen stehen sich wieder gegenüber. Eine Person macht Bewegungen mit Armen und Rumpf. Die andere folgt diesen Bewegungen und antizipiert sie immer mehr.

Mit etwas Übung können die beiden Personen, die sich immer noch gegenüberstehen, zahlreiche Bewegungen ausführen, ohne verbal miteinander zu kommunizieren.

15.3.2 Beispiel Tai-Chi

Wir waren sehr beeindruckt, als wir in einem Park etwa fünfzig Personen beobachteten, die unter Anleitung eines Meisters verschiedene dreidimensionale Bewegungen ausführten. Die Gruppe schien in Symbiose zu stehen und alle führten die gleichen Bewegungen aus. Am erstaunlichsten war, dass die Personen zunächst den Meister beobachteten und

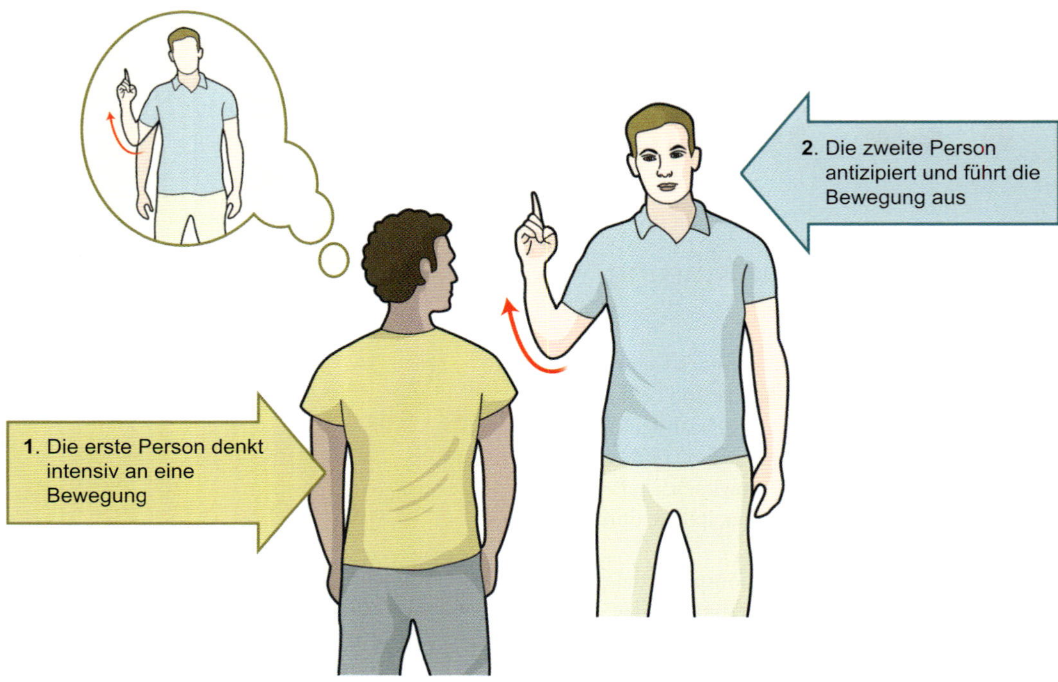

Abb. 15.1 Aktivierung der Spiegelneuronen
Quelle: Cyrille Martinet

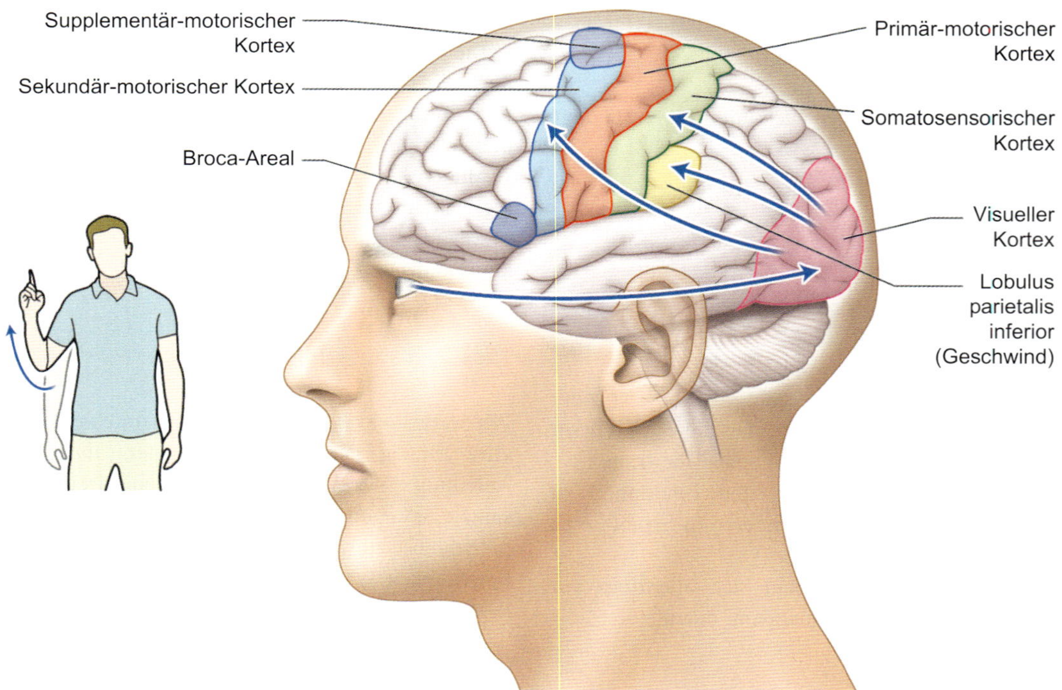

Abb. 15.2 Die Gehirnareale der Spiegelneuronen
Quelle: Cyrille Martinet

die Bewegungen ausführten und dann einer nach dem anderen die Augen schlossen und trotzdem alle weiter die gleichen Bewegungen machten.

15.3.3 Bei Säuglingen und Kindern

Wenn ein Kind in seiner psychomotorischen Entwicklung verlangsamt ist, verwendet man die Reaktion der Spiegelneuronen, um bestimmte Gehirnregionen zu stimulieren.

Wenn die Entwicklungsverzögerung das visuellmotorische Areal betrifft, führt man die Bewegungen zunächst langsam vor dem Kind aus und lässt das Kind die Bewegungen dann nachmachen.

15.3.4 Auf emotionaler Ebene

Zwei Personen stehen einander gegenüber. Eine Person denkt an etwas Trauriges oder Fröhliches, ohne dass ihre Gesichtszüge sich bewegen. Die andere Person muss erraten, an welche Emotion ihr Gegenüber denkt.

15.3.5 Sinn dieser Übungen

Jede Stimulation des Gehirns lohnt sich. Die Spiegelneuronen zu trainieren kann dazu beitragen, andere Funktionen zu verbessern, wie etwas das Sprechen, das Verstehen und das Gedächtnis.

KAPITEL

16 Hippocampus und GPS

16.1 Hippocampus

Cicero merkte bereits an, dass man, wenn man sich eine längere Textpassage merken möchte, sich einen Spaziergang an einem bekannten Ort vorstellen sollte, sodass man jedes Textfragment an einer Etappe dieser Reise im Kopf ablegen kann. Der Hippocampus (s. ➤ Abb. 2.7) ist das Organ der Gedächtnisbildung, des räumlichen Gedächtnisses und der Orientierung.

Der Hippocampus, der ungefähr die Form eines Seepferdchens hat, ist Teil des limbischen Systems, einer der ältesten und primitivsten Teile unseres Gehirns.

Er ist ein paariges Organ. Wenn ein Hippocampus an Funktion einbüßt, kompensiert der andere und wird aktiver. Der Hippocampus ist Teil des Telencephalon.

16.1.1 Lage

Der Hippocampus befindet sich im medialen Temporallappen, unter dem Kortex, über dem Gyrus parahippocampalis (T5), an der Innenseite der Hemisphäre. Von außen betrachtet befindet er sich ungefähr im Bereich der Schläfe.

16.1.2 Verbindungen

Der Hippocampus beider Hirnhälften wird über die Commissura hippocampi (Commissura fornicis) verbunden.

Der Gyrus parahippocampalis wird durch den Sulcus collateralis vom Gyrus fusiformis (Gesichtserkennung) getrennt.

Der Hippocampus liegt hinter der Area entorhinalis, die an der Erinnerung von Gerüchen beteiligt ist.

16.1.3 Area entorhinalis

Diese auch als Cortex entorhinalis bezeichnete Struktur bildet einen der wichtigsten Zugangswege zum Hippocampus. Sie spielt eine entscheidende Rolle beim deklarativen (Langzeit-)Gedächtnis, das für die Speicherung expliziten Wissens (Tatsachen und Fakten) zuständig ist.

16.1.4 Fornix cerebri

Dabei handelt es sich um eine etwa zehn Zentimeter große, C-förmige, nach unten offene Struktur. Sie liegt unter dem Corpus callosum und verbindet den Hippocampus mit den Corpora mamillaria, zwei Kernen, die Teil des Hypothalamus sind.

Sie bildet eine interhemisphärische Kommissur, die unter dem Corpus callosum liegt und Teil des limbischen Systems ist.

Zu den Strukturen, die die medialen Ränder des Kortex bilden und Teil des limbischen Systems sind, zählen:

- Hippocampus
- Cortex cingularis (Gyrus cinguli)
- Cortex olfactorius
- Amygdala

16.1.5 Neurogenese

Der Hippocampus ist eine der wenigen Gehirnstrukturen, die zur Bildung neuer Nervenzellen fähig ist. Die neuen funktionellen Nervenzellen werden im

Gyrus dentatus, der sich oberhalb des Sulcus hippocampus befindet, gebildet.

16.1.6 Lernen, Intelligenz

Ohne Hippocampus könnten wir keine neuen Informationen aufnehmen und speichern, Funktionen, die für unsere Intelligenz unerlässlich sind.

16.2 Der Hippocampus als GPS (globales Positionierungssystem)

Der Hippocampus ist ein unverzichtbares Element für das topografische, räumliche und geografische Gedächtnis sowie für die Wege, die häufig zurückgelegt werden. Um mehr über diese Orientierungsfunktion in Erfahrung zu bringen, wurden vor der Einführung des Internets verschiedene Studien an Londoner Taxifahrern durchgeführt. Diese zeigten, dass der Hippocampus der Taxifahrer stärker ausgebildet und aktiver war.

Der Hippocampus ermöglicht es uns, uns in unserer Umgebung zurechtzufinden und uns fortzubewegen. Brieftauben haben einen stärker ausgebildeten Hippocampus als andere Tauben.

Francesca Sargolini vom Labor für kognitive Neurowissenschaften in Marseille studierte an Ratten jene neurophysiologischen Mechanismen, die zur Verarbeitung räumlicher Informationen verwendet werden. Sie beschreibt Ortszellen (*place cells*) im Hippocampus und Gitterzellen (*grid cells*) in der Area entorhinalis.

- Die Ortszellen, die für das äußere Umfeld zuständig sind, liefern visuelle, olfaktorische und auditive Hinweise.
- Die Gitterzellen vermessen Entfernungen, verarbeiten Bewegungsinformationen und propriozeptive Informationen.

Der Cortex parietalis posterior liegt zwischen dem Gyrus postcentralis und dem Lobus occipitalis und kontrolliert die räumliche Navigation.

16.3 Test und Behandlungen

16.3.1 Indikationen

- Morbus Alzheimer: MRT-Aufnahmen dieser Krankheit zeigen eine Verkleinerung des Hippocampus und der Amygdala. Unsere Ergebnisse bei diesen Patienten sind ehrlich gesagt enttäuschend. Die Krankheit entwickelt sich über mehrere Jahrzehnte, wenn die ersten offensichtlichen Zeichen auftreten, ist die Atrophie bereits zu stark fortgeschritten.
- Krankheiten und Verletzungen, die das Gedächtnis und den Orientierungssinn beeinflussen – Morbus Parkinson, Depression, Schädel-Hirn-Trauma, Schlaganfall.
- Sportler, die sich eine genaue Strecke einprägen müssen.

16.3.2 Kontraindikationen

Es bestehen keine Kontraindikationen für diese Techniken.

16.3.3 Test

Der Therapeut nimmt eine klassische Ecoute-Position ein und bittet den Patienten, die Augen zu schließen und sich einen Weg vorzustellen, den er gut kennt, etwa den Weg zur Arbeit oder zum Supermarkt, den er zu Fuß oder mit dem Auto zurücklegt. Es ist überraschend, wie man beim Ecoute mit den Händen Richtungsänderungen wahrnehmen kann, obwohl der Patient nicht spricht (➤ Abb. 16.1).

Der Patient sollte dabei weder die Augen bewegen noch seine Muskeln anspannen, wenn er sich den Weg vorstellt, da der Therapeut dann möglicherweise nur die Augenbewegung im Ecoute wahrnimmt.

16.3.4 Behandlung

Der Therapeut verwendet eine Intensivierungs-Stimulations-Technik auf jener Zone, in der der Ecoute

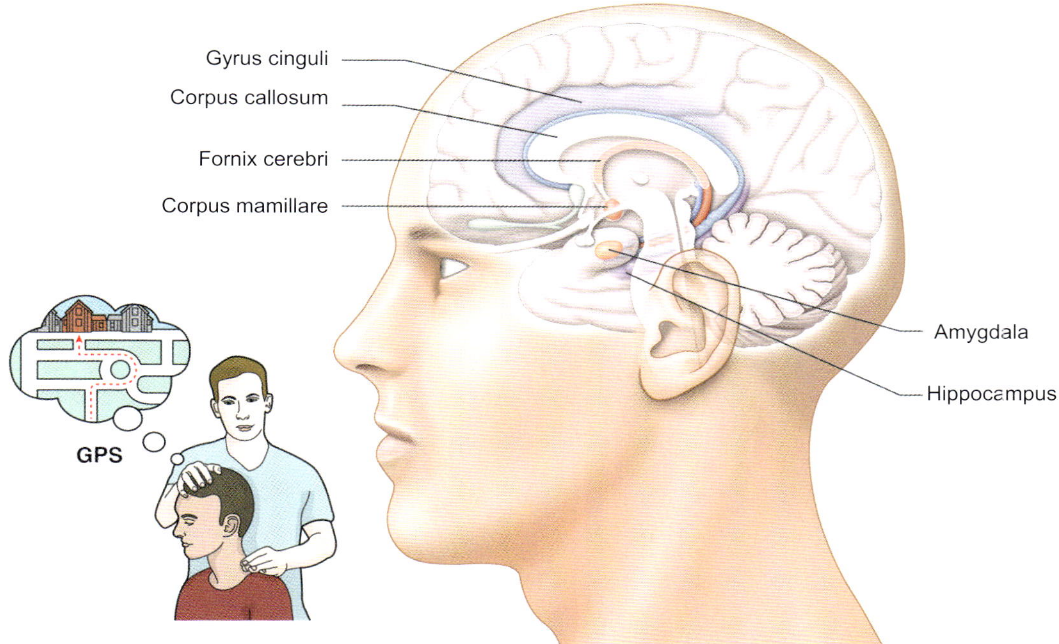

Abb. 16.1 Einer Wegstrecke mit Hilfe des Ecoute folgen. Kann im Sitzen oder in Rückenlage ausgeführt werden
Quelle: Cyrille Martinet

am schwächsten oder nicht vorhanden ist, während der Patient sich den Weg vorstellt.

Nach der Behandlung wird der Test nochmals durchgeführt. Die Technik war erfolgreich, wenn der Therapeut im Ecoute spürt, dass auf dem gedachten Weg nicht mehr angehalten wird. Eine erstaunliche Erfahrung!

Wie wichtig die Visualisierung von Bewegungen bei Sportlern ist, wurde bereits erwähnt. Man kann die beiden Techniken kombinieren. Ein Sportler, der eine bestimmte Strecke in einer bestimmten Zeit absolvieren muss, braucht einen sehr ausgeprägten Sinn für den besten Streckenverlauf.

KAPITEL

17 Geruchs- und Geschmackssinn

17.1 Der Geruchssinn

17.1.1 Allgemeine Einführung

Der Geruchssinn zählt nicht nur bei Tieren zu einem der ältesten Sinne, auch Babys riechen, bevor sie sehen lernen.

Tatsächlich entwickelten sich die Riechbahnen vor dem auditiven und dem visuellen Kortex.

Unsere frühen Vorfahren brauchten einen sehr ausgeprägten Geruchssinn, um Gefahren, Beute und das andere Geschlecht riechen zu können und damit den Fortbestand der Spezies zu sichern.

Für das Riechen braucht es die Nase, aber auch die Conchae, die die Riechoberfläche vergrößern und den Luftstrom regulieren.

ANMERKUNG

- Geruchsempfindungen werden direkt, ohne Vermittlung des Thalamus, an die höheren Zentren weitergeleitet.
- Flüchtige chemische Substanzen werden direkt an den olfaktorischen Kortex, die Amygdala und die zur Verarbeitung der Emotionen dienenden Strukturen des Gehirns weitergeleitet.

Wie gelangt Geruch ins Gehirn?

Die etwa 5 Millionen Geruchsrezeptoren der Nase erkennen flüchtige chemische Substanzen. Die Geruchsmoleküle werden im Nasensekret, das durch die Riechschleimhaut der Nase erzeugt wird, aufgelöst (➤ Abb. 17.1).

Da der Schleim hauptsächlich aus Wasser besteht, kann man auch im Wasser riechen. Föten riechen durch das Fruchtwasser (Forschungsarbeiten von Prof. Lipsitt in den 1960er Jahren).

Die Geruchsrezeptoren schicken elektrische Impulse an den Bulbus olfactorius. Riechzellen sind sensibler als Geschmackszellen.

Erneuerung der Neuronen

Die Riechzellen (olfaktorische Rezeptorneuronen) werden so wie die Geschmackszellen ständig erneuert, auch jene, die sich im Bulbus olfactorius befinden, wenn auch in geringerem Umfang. Diese Fähigkeit zur Erneuerung teilen sie mit dem Hippocampus, der Haut, der Leber und dem blutbildenden System.

Lamina cribosa

Die Lamina cribosa des Os ethmoidale besitzt zahlreiche kleine Öffnungen, die von den Riechfäden durchzogen werden.

Ihre Unterseite ist der Nase zugewandt und ihre Oberseite hat Kontakt zum N. olfactorius (I).

Die Öffnungen der Lamina cribosa sind sehr klein, sodass die Nervenleitung bereits durch geringfügige Entzündungen oder Stauungen des Riechepithels beeinträchtigt wird.

Bulbus olfactorius

Der Riechkolben liegt der Lamina cribosa auf und nimmt die Informationen der Riechzellen auf. Er verarbeitet und verschlüsselt diese Informationen und leitet sie an den olfaktorischen Kortex und an andere, mit dem Kortex verbundene Teile des Gehirns weiter.

Die olfaktorischen Rezeptorzellen des Bulbus olfactorius sind Ausstülpungen des Gehirns, vergleichbar mit dem N. opticus.

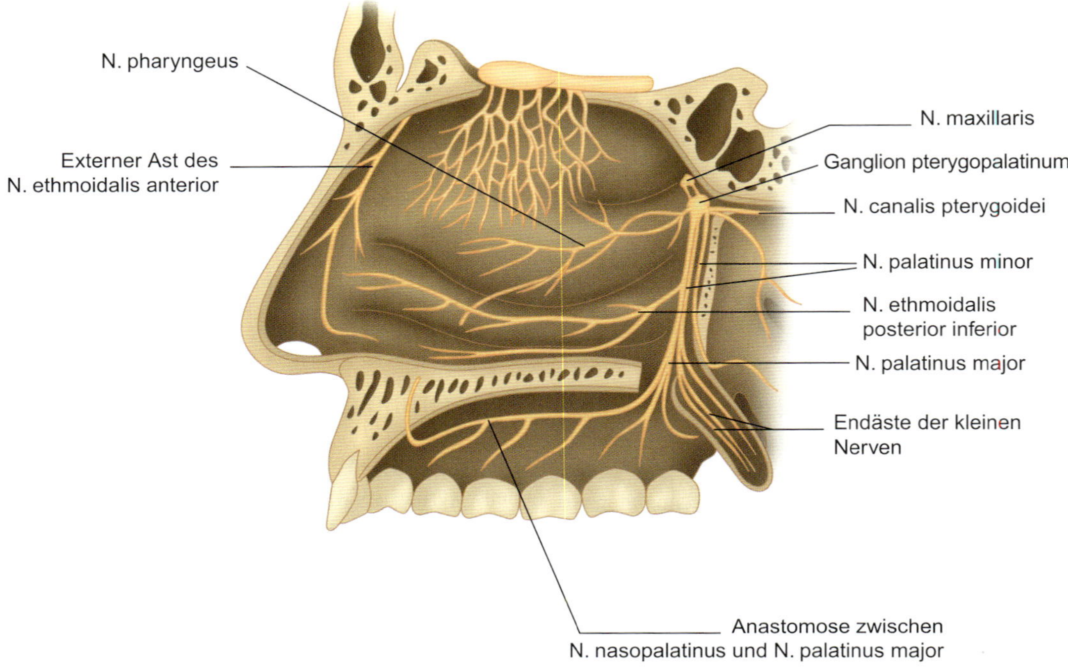

Abb. 17.1 Die Riechbahn
Quelle: Barral JP, Croibier A. *Manipulation kranialer Nerven.* Urban & Fischer/Elsevier GmbH, 2018. Zeichnung: Éléonore Lamoglia.

17.1.2 Geruchsempfindlichkeit

Jeder Geruchsrezeptor, von denen es etwa 400 verschiedene gibt, entwickelt eine besondere Geruchssensibilität.

Menschen können Millionen von Gerüchen wahrnehmen. Fälschlicherweise wird angenommen, dass aufgrund unseres modernen Lebens viele Riechgene verloren gegangen sind. Tatsächlich kann der Mensch heute vielleicht den Geruch eines Hasen in der Natur nicht mehr riechen, stattdessen nimmt er andere Gerüche wahr. Der aufrechte Gang hilft uns vor allem Gerüche wahrzunehmen, die sich vor uns befinden, und weniger jene, die unter uns liegen. Der Geruchssinn ist komplex. Schokolade besteht zum Beispiel aus etwa 600 unterschiedlichen Geruchsmolekülen.

Verbindung zwischen Geruch und Geschmack

Geruch und Geschmack folgen unterschiedlichen Bahnen und sind trotzdem sehr eng miteinander verbunden. Wenn man einen Schnupfen hat, verliert man auch den Geschmackssinn und alles was man isst, erscheint geschmacklos.

Pheromone

Diese Duftstoffe werden oft unbewusst wahrgenommen und haben eine sexuelle Konnotation. Sie werden durch das Jacobson-Organ (vomeronasales Organ) in der Nase wahrgenommen (➤ Abb. 17.2).

Bei Frauen scheinen Haare und Haut abhängig von der Zyklusphase ihren Geruch zu verändern, was mit den Pheromonen zusammenhängen dürfte.

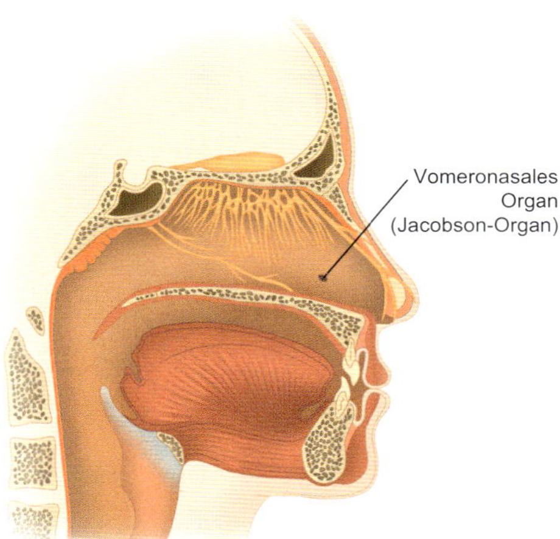

Abb. 17.2 Vomeronasales Organ (Jacobson-Organ)
Quelle: Barral JP, Croibier A. *Manipulation kranialer Nerven.* Urban & Fischer/Elsevier GmbH, 2018. Zeichnung: Éléonore Lamoglia.

Die meisten Menschen nehmen diese Gerüche war, ohne sie jedoch einordnen zu können.

Analyse der Gerüche

Die Geruchsanalyse umfasst:

- die Identität und Qualität des Geruchs,
- die Intensität (Konzentration an Geruchsmolekülen),
- die emotionale und affektive Repräsentation,
- die angenehmen oder unangenehmen Merkmale des Geruchs, die Teil unserer persönlichen Geschichte sind und eine viel größere Rolle spielen als wir annehmen.

17.1.3 Cortex olfactorius

Vom Bulbus olfactorius ziehen die Axonen in den Tractus olfactorius, der den Bulbus mit dem primären Riechfeld (Cortex piriformis) verbindet (➤ Abb. 17.3). Er ist Teil des Paläokortex, dem archaischen Teil des Gehirns, der im medialen Temporallappen liegt.

Vom Paläokortex werden die olfaktorischen Informationen zum Neokortex weitergeleitet, manche laufen durch den Thalamus, während andere direkt zu den anderen Gehirnzentren gelangen.

Es ist bekannt, dass Geruchsinformationen zum limbischen System geleitet werden, das aus Hippocampus, Amygdala, präfrontaler Kortex und Cortex cingularis besteht.

Verbindungen des primär-olfaktorischen Kortex

Zum primären Riechfeld gehören:

- der Cortex orbitofrontalis, der als sekundärer olfaktorischer Kortex betrachtet wird,
- die Area entorhinalis, die mit dem Hippocampus verbunden ist, damit Gerüche gespeichert werden,
- die Amygdala für den Affekt und die Emotionen,
- die Insula für viszerale Afferenzen,
- der Cortex cingularis anterior (anteriorer cingulärer Kortex) als Teil des limbischen Systems.

Dominanz der rechten Hemisphäre

Die Arbeiten von Zattore et al. von der McGill University in Montreal konnten nachweisen, dass Gerüche vor allem den Cortex orbitofrontalis und ganz allgemein stärker die rechte Hemisphäre aktivieren.

OSTEOPATHISCHE RELEVANZ

Wie bereits mehrfach betont, stellten wir bereits in den 1980-Jahren fest, dass durch die Behandlung der Emotionen vor allem die rechte Hemisphäre aktiviert wird. Jüngere Forschungen bestätigten, dass die rechte Insula aktiver ist als die linke und dass markante Erlebnisse, und insbesondere die negativsten Erfahrungen, ihre Spuren stärker in der rechten Gehirnhälfte hinterlassen.

17.1.4 Geruchsstörungen

Anosmie

Der Verlust des Geruchssinns tritt meist nach einer traumatischen, infektiösen (viralen oder bakteriellen) Rhinitis oder chemischen Schädigung des Sinnesepithels oder der Riechbahnen

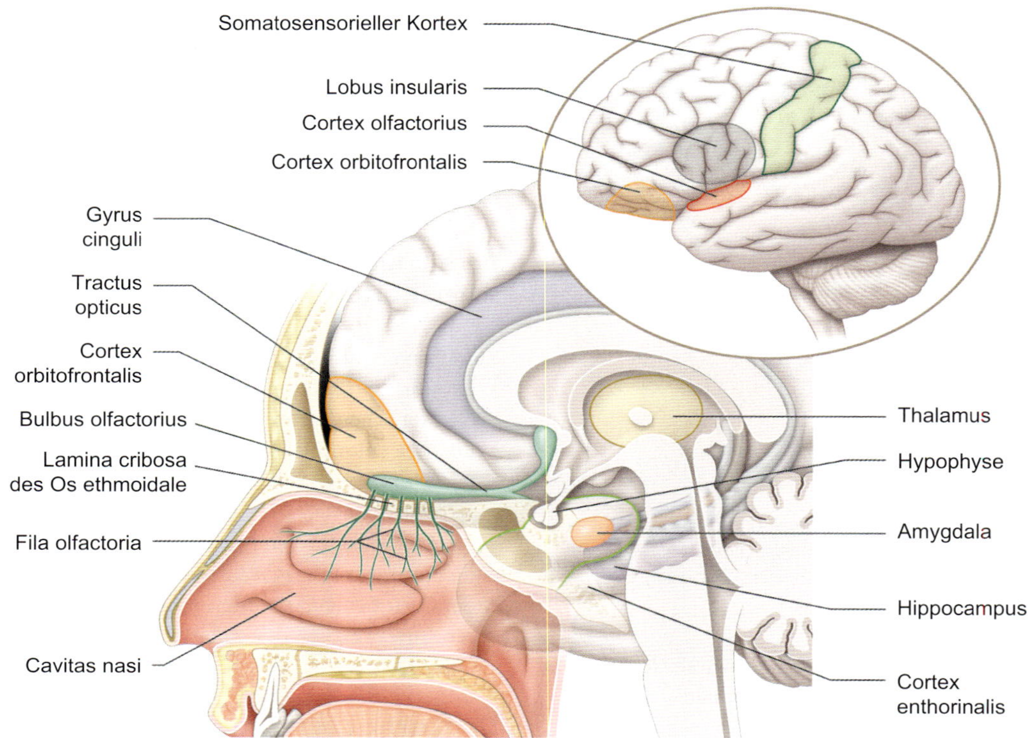

Abb. 17.3 Cortex olfactorius
Quelle: Cyrille Martinet

auf. Bei einem Schädel-Hirn-Trauma nimmt der Patient während des Aufpralls den Geruch von Verbranntem wahr.

Der Verlust des Geruchssinns kann vollständig oder selektiv sein und wird oft von Ageusie (Verlust der Geschmacksempfindung) begleitet.

Besteht der Verlust des Geruchssinns länger als 3 Jahre, ist er nicht mehr umkehrbar.

Hyposmie

Die verminderte Geruchswahrnehmung ist oft altersbedingt, manchmal ein Hinweis auf Morbus Alzheimer oder andere neurodegenerative Erkrankungen (Multiple Sklerose, Parkinson-Syndrom). Depressionspatienten leiden oft auch an verminderter Geruchswahrnehmung.

Kakosmie (Parosmie)

Die Person nimmt sehr unangenehme Gerüche war, die jedoch nicht existieren. Manchmal tritt dieses Phänomen auch im Rahmen einer Rhinitis auf.

Presbyosmie

75 % der Menschen über 80 Jahren leiden unter altersbedingter Geruchsstörung, da etwa drei Viertel der Riechzellen nicht mehr vorhanden sind.

Interessant ist, das Nieren- und Leberinsuffizienz auch zu Geruchsstörungen führen.

17.1.5 Test und Behandlung

Der Therapeut verteilt einige Tropfen einer stark riechenden Substanz (Kampfer- oder Eukalyptusöl) auf einer Zahnwatterolle und lässt den Patienten daran riechen, während er die Reaktion des Gehirns mit dem kranialen Ecoute überprüft.

Einen Geruch riechen lassen

Der Patient riecht zuerst mit beiden Nasenlöchern, dadurch kann die aktivere Nasenseite identifiziert werden. Auch beim Geruchssinn gibt es, wie bei den meisten Sinnen, eine dominante Seite.

Der Patient verschließt abwechselnd das eine und das andere Nasenloch. Damit kann eventuell auch eine Abweichung der Nasenscheidewand festgestellt werden.

Die Ecoute-Hand identifiziert die Gehirnzonen, die nicht oder nur wenig auf den Geruchsreiz reagieren. Anschließend führt der Therapeut eine Intensivierungs-Stimulations-Technik aus.

Vorbehandlung

Die Behandlung wird mit der Nase, den Nebenhöhlen und den Conchae begonnen, anschließend werden die Gehirnzonen bearbeitet. Die entsprechenden Techniken werden in ➤ Kapitel 8 beschrieben.

Die Geruchswahrnehmung als Mittel zur Lokalisation bestimmter Gehirnregionen

Der Verlauf der Geruchswahrnehmung (Riechbahnen) ermöglicht es uns, bestimmte Gehirnregionen mittels Ecoute zu lokalisieren:

- Hypophyse: etwa 3 cm hinter dem Bulbus olfactorius.
- Hippocampus: auf ungefähr der gleichen Linie wie der Bulbus olfactorius, etwas weiter posterior. Der N. olfactorius ist nur drei Synapsen vom Hippocampus und zwei Synapsen von der Amygdala entfernt.
- Amygdala: liegt vor dem Hippocampus, im anteromedialen Teil des Temporallappens.
- Andere Zentren: abhängig von der Person und ihren Problemen wird die Hand beim Ecoute durch den orbitofrontalen Kortex, den Frontalkortex oder den anterioren cingulären Kortex angezogen.

Behandlung

Indikationen

Indikationen für diese Techniken sind:

- Schädel-Hirn-Trauma
- Anosmie, Kakosmie
- Neurodegenerative Erkrankungen
- Depression und Senilität

Kontraindikationen

Kontraindikationen sind keine bekannt.

Technik

Der Patient liegt auf dem Rücken. Der Therapeut verwendet Zahnwatterollen, um seine Technik präziser zu machen. Er lässt dem Patienten einen Geruch wahrnehmen – oder der Patient denkt an einen Geruch –, um das limbische System zu stimulieren.

Vorgehensweise:

- Intensivierung-Stimulation: Ziel ist es, die Geruchswahrnehmung zu verstärken, indem man sich auf die Seite konzentriert, auf der der Ecoute schwächer oder nicht vorhanden ist. Sobald die Hände durch den Ecoute die Zone genau lokalisiert haben, wird eine Intensivierungs-Stimulations-Technik ausgeführt, wobei der Patient die Zähne zusammenbeißt, um die Genauigkeit des Ecoute zu erhöhen.
- Dissipation-Inhibition: Bei Kakosmie, Hyperosmie usw. versucht der Therapeut, die Verbindung zwischen Bulbus und Kortex durch Dissipation zu reduzieren.
- Eingebildete Gerüche: Je nachdem, ob der Geruch angenehm oder unangenehm ist, arbeitet der Therapeut mittels Dissipation oder Intensivierung.

Übungen für den Patienten

Manche Patienten vereinsamen aufgrund ihres Alters, einer neurodegenerativen Erkrankung, von Depressionen oder nach einem Schädel-Hirn-Trauma. Diesen Patienten sollte man empfehlen zu versuchen, angenehme Gerüche zu erkennen: Parfum, Küchengewürze, Blumen, Gemüse usw. Der Verlust des Geruchssinns ist ein erstes Anzeichen für bestimmte Erkrankungen, zudem ist es immer gut, das Gehirn zu stimulieren.

Temperatur der Nase

Wenn die mentale Belastung zunimmt, kühlt die Nase ab. Diese Entdeckung wurde von Adrian Marinescu, einem Arzt am Institut für Luft- und Raumfahrttechnik der Universität Nottingham gemacht. Bei geistiger Belastung wird das sympathische Nervensystem aktiviert und Noradrenalin ausgeschüttet, dadurch verengen sich die Nasenarterien. Gleichzeitig werden, wenn es anstrengend wird, aufmerksam zu bleiben, die Herzfrequenz erhöht und die Schweißdrüsen aktiviert.

Wir vermuten, dass die vaskuläre Aktivität der Nase eine emotionale Bedeutung hat. Das sympathische Nervensystem bereitet den Körper auf die Aktion und auf die Bewältigung einer Stresssituation (Flucht-Kampf-Reaktion) vor.

Bei den Techniken zur Dissipation von Emotionen kann man die Nasenspitze des Patienten berühren, um festzustellen, welches System aktiviert wird.

17.2 Der Geschmackssinn

Die Trennung von Geschmack und Geruch ist sehr theoretisch, da der Geruch wesentlich zum Geschmack beiträgt. Drei Viertel dessen, was das Gehirn durch den Geschmack wahrnimmt, ist auch mit dem Geruch verbunden. Der Geschmack eines Apfels oder von Erdbeeren wird dank der retronasalen Aromawahrnehmung erfahren. Daher wäre es besser, von Aromen und nicht von Geschmack zu reden. Die Geschmackswahrnehmung hat eine Schutzfunktion, die Leben retten kann.

17.2.1 Retronasale Aromawahrnehmung

- Dank der retronasalen Aromawahrnehmung können über das Geruchssystem Aromen von Lebensmitteln, die über den Mund aufgenommen wurden, wahrgenommen werden.
- Die orthonasale Wahrnehmung hingegen ermöglicht es, den Geruch von Lebensmitteln direkt zu riechen.

17.2.2 Zunge

Die chemischen Substanzen, die den Geschmack erzeugen, werden mit dem Speichel vermischt und stimulieren die Geschmacksknospen auf der Zunge.

17.2.3 Die unterschiedlichen Geschmäcker

Im Wesentlichen unterscheidet man zwischen süß, salzig, sauer, bitter und umami, einen Geschmack, der in Fisch, Schalentieren, geräuchertem Fleisch, Pilzen, reifen Tomaten, Spinat, Käse, Sojasauce usw. vorkommt und eine Mischung aus süß, salzig und sauer ist.

Zudem gibt es den Geschmack der Fettsäuren, von Metall, Schärfe, von Schokolade usw. Es ist unmöglich, eine vollständige Liste der Geschmacksempfindungen zu erstellen.

17.2.4 Mit dem Geschmack verbundene Nerven

Der Geschmack hängt von der Zunge, dem Mund und dem Geruch ab und ist mit zahlreichen Nerven verbunden: N. olfactorius (I), N. facialis (VII), N. glossopharyngeus (IX) und N. vagus (X).

Sensorische Innervation

Sensorische Innervation der Zunge

Von posterior nach anterior:

- Der N. vagus (X) ist für die Sensibilität des rückwärtigen Teils der Zunge, des Pharynx und der Epiglottis verantwortlich.
- Der N. glossopharyngeus (IX) vermittelt die Sensibilität des posterioren Drittels der Zunge.
- Der N. mandibularis (V_3) liefert die Informationen über die Konsistenz, die Textur und die Temperatur der Speisen.
- Der N. facialis (VII) ermöglicht die Sensibilität der anterioren zwei Drittel der Zunge und des Gaumens durch die Chorda tympani (vegetative und sensorische Nervenfasern in Verbindung mit dem N. lingualis, einem Ast des N. trigeminus) (➤ Abb. 17.4).

Außerhalb der Zunge

Die Geschmacksempfindungen kommen auch vom Gaumensegeln und dem Pharynx. Beim Fetus sind die Geschmackspapillen ab dem 4. Monat sensibel. Sie reagieren insbesondere auf den Geschmack des Fruchtwassers, der durch die Ernährung der Mutter bestimmt wird (Studien von Luc Marlier und Benedict Schaal). Alle Mütter wissen, dass ihr Baby abhängig von ihrer Ernährung mehr oder weniger gerne an ihrer Brust saugen.

Es gibt etwa 10.000 Geschmackszellen, von denen drei Viertel im Bereich der Zunge liegen. Wichtiger als die Menge an Geschmackszellen ist jedoch die Geschmacksqualität.

Motorische Innervation der Zunge

Die Motrizität der Zunge wird vor allem durch den N. hypoglossus (XII) gewährleistet. Der M. palatoglossus und der M. styloglossus werden vom N. vagus (X) und manchmal auch vom N. facialis (VII) versorgt.

17.2.5 Geschmacksbahnen

Die sensiblen Neuronen, die den Geschmack erzeugen, leiten Informationen in weniger als 150 Millisekunden an das Rückenmark, den Hirnstamm, den Thalamus, den gustatorischen Kortex, der mit dem

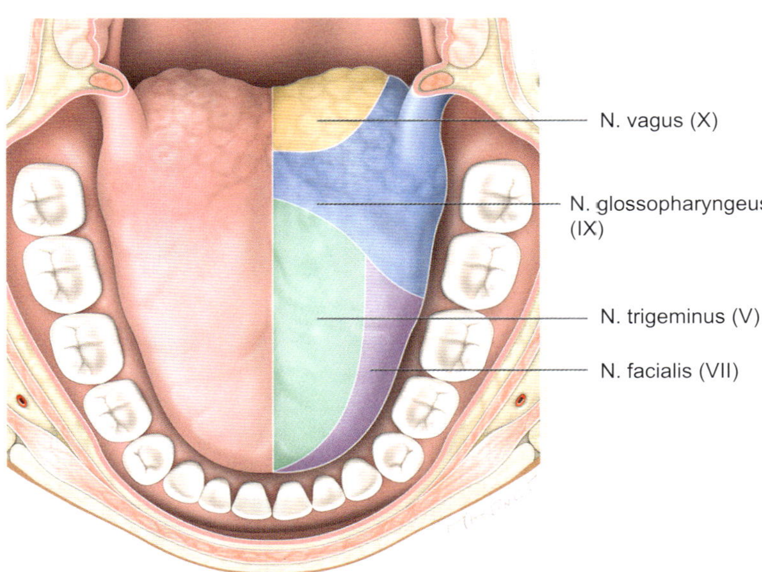

Abb. 17.4 Die sensiblen Nerven der Zunge
Quelle: Cyrille Martinet

Hypothalamus und dem limbischen System verbunden ist, weiter.

17.2.6 Geschmackszentren

Die Geschmackszellen enden im Nucleus gustatorius, der Teil des Nucleus tractus solitarii (autonome Fasern des N. vagus) ist. Die Neuronen dieses Nervenkerns reagieren auf gustatorische, thermische und taktile Reize.

Die Stimulation des Nucleus tractus solitarii kann folgende Reflexe auslösen:

- Speichelsekretion
- Erbrechen (Schutzfunktion)
- Sekretion von Magensaft

Vom Bulbus olfactorius ziehen die Geschmacksinformationen zu Thalamus, Hypothalamus, den gustatorischen Arealen im parietalen, präfrontalen und orbitofrontalen Kortex (➤ Abb. 17.5).

Thalamus, Hypothalamus

Der Thalamus integriert die Geschmacks- und Berührungsinformationen der Zunge und sendet sie an den Hypothalamus. Dieser verbindet sie mit den mit dem Geschmack verbundenen Emotionen.

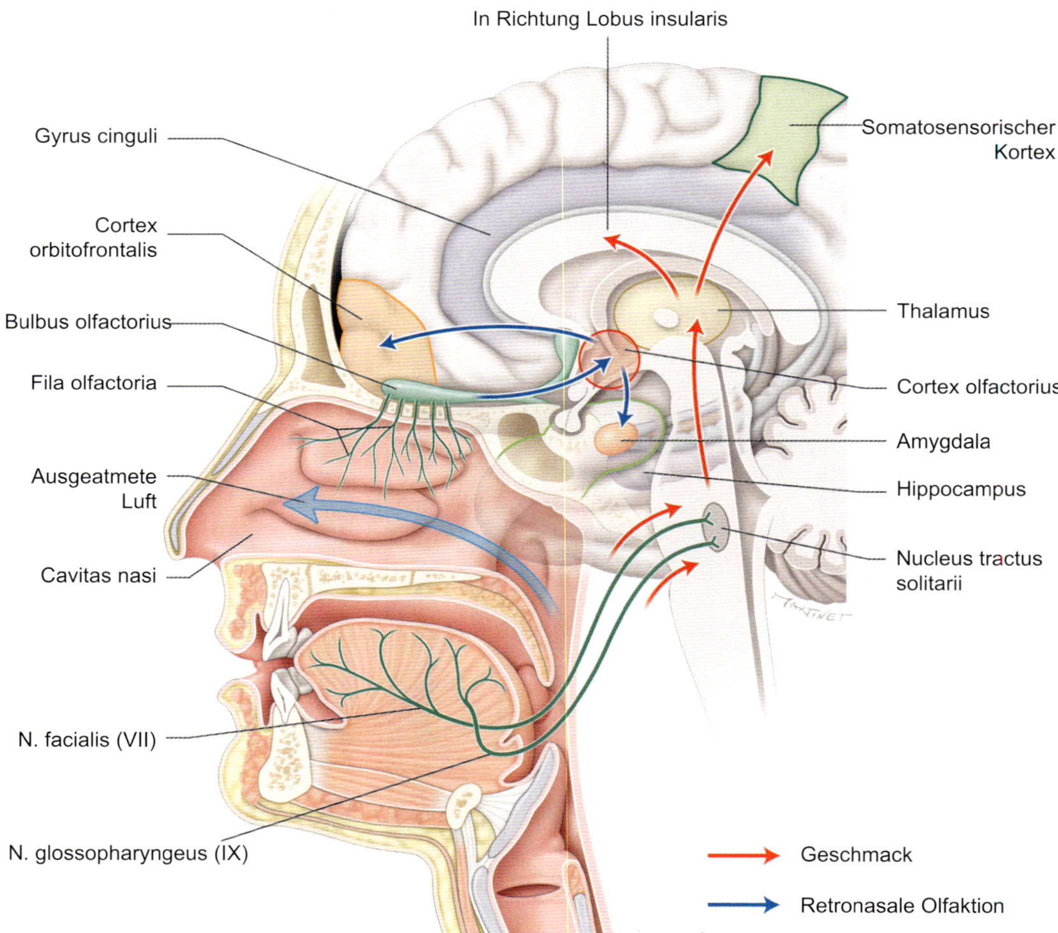

Abb. 17.5 Die Geschmackszentren
Quelle: Cyrille Martinet

Inselkortex

Es wird angenommen, dass der Inselkortex bei der Entschlüsselung des Geschmacks eine große Rolle spielt.

Präfrontaler und orbitofrontaler Kortex

Diese beiden Großhirnareale verarbeiten sowohl Geschmacks- als auch Geruchsinformationen, um ihre Bedeutung zu verstehen und sie mit dem Erleben zu verbinden.

Weitere Zentren

Bevor man eine Speise kostet, sieht und riecht man sie. Die Zunge und die Zähne analysieren ihre Textur und ihre Konsistenz. Die Geschmackspapillen interpretieren ihre verschiedenen Geschmackskomponenten. Der Thalamus macht begreiflich, was man isst, der gustatorische Kortex erkennt den Geschmack, der bereits im Gedächtnis gespeichert wurde.

Abhängig von unserer Erziehung, unserer Kultur und unserer Stimmung werden weitere Botschaften des Genusses, des Ekels und der semantischen Analyse (Vokabular, um zu beschreiben, was man isst) hinzugefügt. Der Hippocampus speichert oder weckt diese Informationen in uns.

Wir wissen, dass Geschmack und Geruch Teil unseres emotionalen und kulturellen Hintergrunds sind. Der köstliche Geruch eines Kuchens versetzt uns sofort in einen Zustand von Wohlbefinden und Vertrauen.

17.2.7 Pathologien des Geschmackssinns

Ätiologie

Veränderte Geschmackswahrnehmung kann folgende Ursachen haben:
- Traumata, oft in Verbindung mit Anosmie
- Entzündungen, als Folge einer Rhinitis, einer Grippe usw.
- Degenerative Prozesse, ältere Menschen verlieren einen Teil ihres Geruchs- und Geschmackssinns
- Demyelinisierende Erkrankungen wie Multiple Sklerose, Morbus Parkinson und Morbus Alzheimer
- Emotionen

Die verschiedenen Formen der Geschmacksveränderung

Dazu gehören:
- Hypogeusie: Verminderung der Geschmacksempfindung.
- Dysgeusie: Störung und Veränderung des Geschmackssinns durch Alkohol, Tabak, Medikamente, Drogen, Chemotherapie, Strahlentherapie, Diabetes. Bitterer Geschmack im Mund steht in Zusammenhang mit einer Schädigung des Trommelfells, die zur Reizung der Chorda tympani, einem Ast des N. facialis (VII) führt.
- Presbygeusie: altersbedingte Geschmacksveränderung.

Modalitäten der Geschmackstörung

Sie entstehen durch mangelnde Übertragung oder Rezeption, manchmal auch durch beide.

Geschmack und Emotion

Wie sein Alter Ego, der Geruch, ist der Geschmack eng mit unserer Kindheit, unserer Erziehung und den Gebräuchen unserer Heimat verbunden.

Es gibt Geschmäcker, die man liebt, hasst oder neutral findet. Während der Behandlung ruft der Therapeut seinen Patienten bestimmte markante Geschmäcker in Erinnerung, um festzustellen, wie die durch den Geschmack ausgelösten Emotionen in der Topografie des Gehirns dargestellt werden.

17.2.8 Tests und Techniken

Indikationen

Indikationen für diese Techniken sind:

- Schädel-Hirn-Trauma: Geschmacksstörungen werden fast immer von einer Anosmie begleitet, es werden also zwei Behandlungen kombiniert.
- Neurodegenerative Erkrankungen: Es ist bekannt, dass Geruch und Geschmack oft die ersten Anzeichen dieser Krankheiten sind. Zur Erinnerung: Jede Stimulation eines Teils des Gehirns beeinflusst auch immer die gesamte Gehirnfunktion. Daher ist es für Patienten gut, Geschmacks- und Geruchsinn zu trainieren.
- Infektionen im Nasenrachenraum.
- Depressionen: Da bei depressiven Zuständen alle Funktionen des Organismus verlangsamt werden, ist sich der Patient dieses Defizits kaum bewusst. Wenn der Patient oft Anxiolytika oder Antidepressiva einnimmt, reagiert das Gehirn manchmal weniger gut auf die osteopathische Behandlung.

Tests

Auf sensibler Ebene

Mit einem Wattestäbchen werden die hyposensiblen Zonen der Zunge bestimmt. Man arbeitet von posterior nach anterior und von lateral nach medial (➤ Abb. 17.6). Der Therapeut nimmt die Position für den kranialen Ecoute ein und bittet den Patienten, mit kleinen Berührungen durch ein Wattestäbchen die hyposensiblen Zonen der Zunge zu stimulieren. Nachdem der Therapeut die Gehirnareale identifiziert hat, die davon betroffen sind, verwendet er eine Intensivierungs-Stimulations-Technik.

Sobald er die Gehirnareale im Hirnstamm lokalisiert hat, führt er Techniken an den Hirnnerven aus, vor allem an N. vagus (X), N. glossopharyngeus (IX) und N. hypoglossus (XII).

Er bittet den Patienten, die hyposensiblen Zonen der Zunge zwei Mal pro Tag vierzehn Tage lang zu stimulieren.

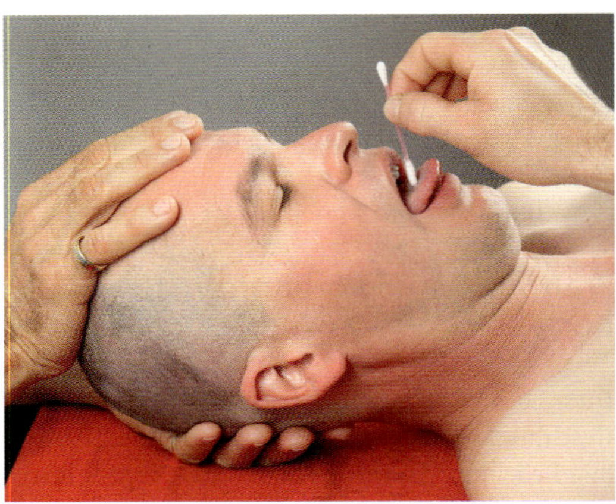

Abb. 17.6 Stimulation der sensiblen Nerven der Zunge

Auf sensorischer Ebene

Schmecken

Der Therapeut führt wieder einen kranialen Ecoute durch und bittet den Patienten, mit geschlossenen Augen ein Stückchen Zucker oder Schokolade auf seine Zunge zu legen.

Er evaluiert die Qualität des kranialen Ecoute, um Zonen zu identifizieren, in denen er schwach oder unterbrochen ist, und behandelt diese anschließend mit einer Intensivierungs-Stimulations-Technik.

Um die Techniken noch präziser ausführen zu können, bittet er den Patienten, eine Zahnwatterolle zwischen die Backenzähnen zu nehmen und während der Behandlung die Zähne zusammenzubeißen.

Schmecken in Verbindung mit retronasaler Aromawahrnehmung

Dies ermöglicht es dem Therapeuten festzustellen, ob der Geruchssinn den Geschmacksinn dominiert oder umgekehrt.

Auf emotionaler Ebene

Der Therapeut bittet den Patienten, an einen Geschmack und ein Lebensmittel zu denken, das ihn an eine glückliche Zeit erinnert. Das Gehirn integriert diese Erinnerung im limbischen System und stimuliert die betreffende Zone.

Anschließend bittet er ihn, an einen Geruch oder einen Geschmack zu denken, den er hasst oder den er in schlechter Erinnerung hat. In diesen Fällen behandelt der Therapeut mit einer Dissipations-Inhibitions-Technik die aktivierte Gehirnzone.

Ein Beispiel: Ein Patient war im Alter von 5 Jahren von seinem Vater gezwungen worden, Fisch zu essen. In der Folge verspürte er jedes Mal, wenn man ihm widersprach, oder er gezwungen wurde, etwas zu tun, den Geschmack von Fisch im Mund. Er machte eine Psychotherapie, da der Geschmack zu oft und zwanghaft wiederkehrte, dennoch kam er in Konfliktsituationen wieder. Unsere Behandlung half ihm, sich von diesem unvergesslichen Geschmack zu befreien.

KAPITEL

18 Das Gehör

Hören hat eine wichtige soziale Funktion, erfüllt aber auch eine Schutzfunktion, da es uns vor Gefahren warnt. Sehen, riechen und hören zählen zu den Sinnen, die das Überleben des Menschen sichern.

18.1 Hörorgane

18.1.1 Ohr, Gehörgang und Tuba auditiva

Das Ohr dient der Wahrnehmung von akustischen Reizen, Tönen und Geräuschen. Diese werden über die Ohrmuschel zur Öffnung des äußeren Gehörgangs gelenkt und damit wird das Hören verbessert.

Der Gehörgang verläuft insgesamt nach medial und anterior, wobei er zunächst in horizontaler Richtung nach medial und dann in einer leicht konkaven Krümmung nach anterior zieht.

Die Tuba auditiva dient

- als Barriere gegen Krankheitskeime und verhindert, dass Nasensekrete ins Mittel- und Innenohr gelangen,
- der mukoziliären Clearance,
- dem Druckausgleich zwischen Mittelohr und Nasenrachenraum,
- als Barriere für Stimmlaute, sodass wir „nicht durch die Nase sprechen".

18.1.2 Äußere Ohrenmuskeln

Zu dieser Muskelgruppe zählen die Mm. auriculares anterior, superior und posterior, die durch den N. facialis innerviert werden. Diese Muskeln verlieren vor allem bei Stadtbewohnern, die ständig Lärm ausgesetzt sind, zunehmend an Funktion. Auch wenn ihre Aktivität nicht sichtbar ist, scheinen sie die Wachsamkeit der Hörzentren zu erhöhen.

18.1.3 Hörbahnen

Die über den äußeren Gehörgang eindringenden Schallwellen bringen das Trommelfell zum Schwingen, das diese Vibrationen an die Gehörknöchelchen – Hammer, Amboss und Steigbügel – weiterleitet und verstärkt (➤ Abb. 18.1). Der Steigbügel wiegt nur 2 g, sodass er bereits durch sehr geringe Vibrationen aktiviert wird, gleichzeitig kann er durch zu starken Lärm leicht geschädigt werden.

18.1.4 Mittelohr

Die Paukenhöhle kommuniziert mit der Tuba auditiva (Eustachische Röhre), die aus einem knöchernen im Os temporale liegenden Teil und einem weichen faserknorpeligen Teil besteht.

18.1.5 Innenohr

Der letzte Abschnitt des Gehörsystems ist das Innenohr, das den Hörsinn und den Gleichgewichtssinn beherbergt.

Das Hören selbst findet in der mit Endolymphe gefüllten Cochlea statt. Dort werden die Nervenfasern zum Hörnerv vereint.

18.1.6 Cochlea-Flüssigkeiten

Im Bereich der Cochlea unterscheidet man zwei unterschiedliche Flüssigkeiten:

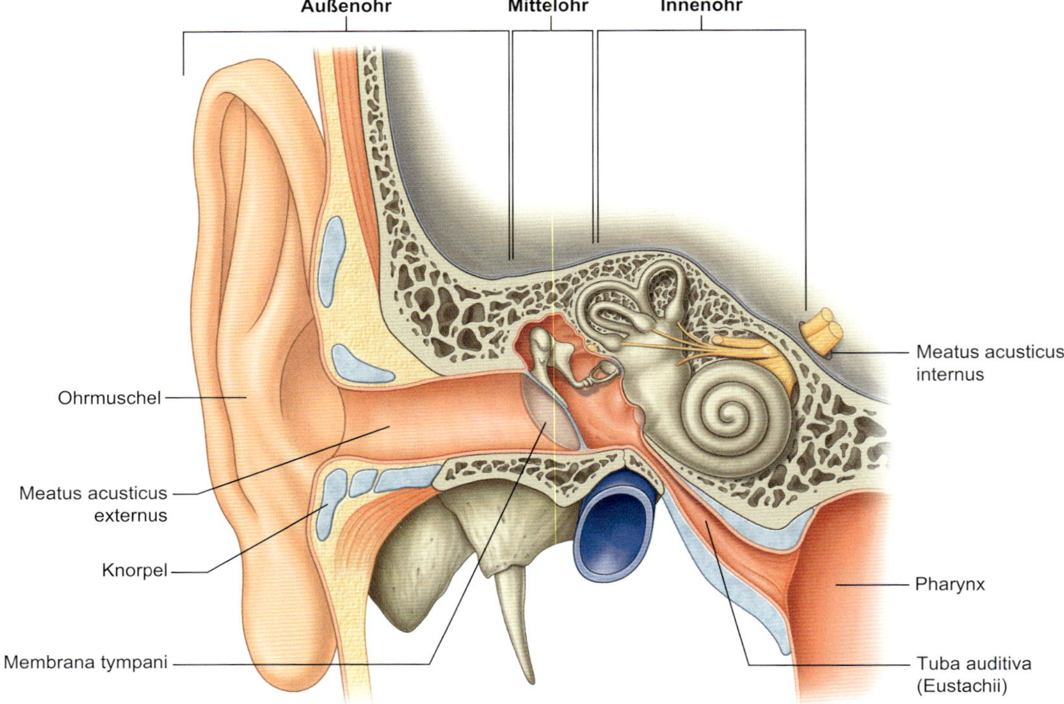

Abb. 18.1 Hörbahnen
Quelle: Drake RL, Vogl AW, Mitchell AWM. *Gray's Anatomie pour les étudiants.* 4e éd. Paris: Elsevier Masson; 2020. Mit Genehmigung der Autoren.

- Die Perilymphe fließt zwischen dem knöchernen und dem häutigen Labyrinth im perilymphatischen Raum. Sie entsteht aus dem Plasma.
- Die Endolymphe wird aus Liquor cerebrospinalis gebildet und fließt innerhalb des häutigen Labyrinths.

Die Viskosität aller Körpersekrete – in den Nasennebenhöhlen, den Bronchien und Augen, der Speichel oder die Flüssigkeiten des Innenohrs – ist von der Verdauung und dem guten Funktionieren der Leber abhängig.

So ist bekannt, dass Speichel- und Bronchialsekrete nach einem üppigen Mahl zähflüssig und schwieriger auszuscheiden sind. Wir glauben, dass dies auch für alle anderen Sekrete gilt: die Flüssigkeit der Nebenhöhlen, die Galle, die Flüssigkeiten im Darm und vielleicht auch die glymphatische Flüssigkeit.

Perilymphe und Endolymphe haben eine mechanische Wirkung auf die Haarzellen der Cochlea und des Vestibulum, die diese Bewegungen in Nervenimpulse umwandeln.

18.2 Ohrinnendruck

Die Tuba auditiva verbindet das Mittelohr mit dem Nasenrachenraum und reguliert den Druck im Ohr. Über diesen Druck wird auch das Trommelfell mehr oder weniger gespannt bzw. gewölbt.

Druckschwankungen entstehen zum Beispiel beim Fliegen. Während des Abflugs verringert sich der Druck in der Kabine und das Trommelfell wölbt sich nach außen. Die Tuba auditiva öffnet sich, wenn der Außendruck ansteigt, manchmal hört man bei dieser Druckanpassung des Trommelfells ein leichtes Knistern oder Knacken im Ohr.

18.3 Muskeln der Tuba auditiva

Zwei Muskeln öffnen die Tuba auditiva: M. tensor veli palatini und M. levator veli palatini (➤ Abb. 18.2).

18.3.1 M. tensor veli palatini

Der M. tensor veli palatini hat seinen Ursprung an der Ala major des Os sphenoidale sowie an der Lamina membranacea der Tuba auditiva. Er zieht in einer Schleife um den Hamulus pterygoideus und setzt an der Aponeurosis palatina an.

Der Muskel senkt den Boden der Tuba ab und unterstützt damit das Öffnen der Tuba auditiva und sorgt für den Druckausgleich in der Paukenhöhle.

18.3.2 M. levator veli palatini

Dieser Muskel hat seinen Ursprung an der Pars petrosa, unmittelbar vor dem Eingang des Canalis carotis, und auf dem Tubenknorpel der Tuba auditiva, er setzt an der Aponeurosis palatina an.

Der Muskel hebt das Gaumensegel und öffnet die Tuba auditiva, die über das Ostium pharyngeum tubae auditivae mit dem Pharynx kommuniziert.

Die Innervation erfolgt über den N. vagus und den N. glossopharyngeus, die sensible Versorgung über die Nn. palatini major und minor.

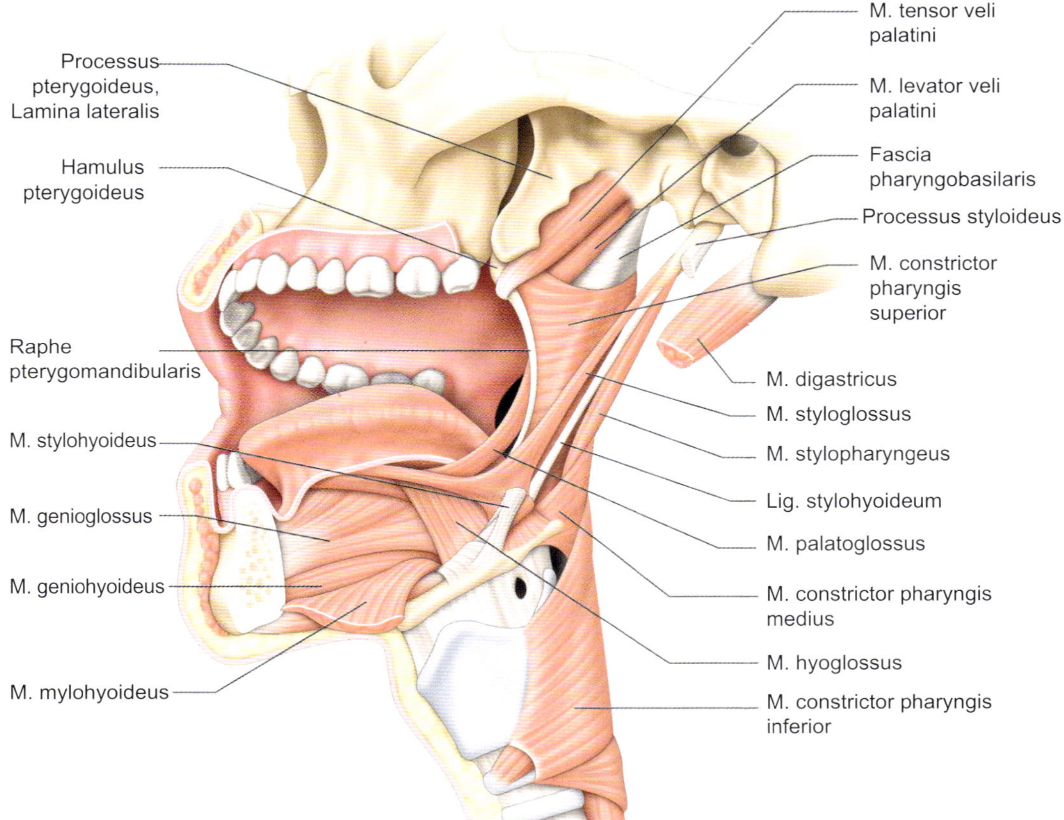

Abb. 18.2 Muskeln der Tuba auditiva
Quelle: Cyrille Martinet

18.3.3 Technik für den M. tensor veli palatini und den M. levator veli palatini

Techniken für die Sinus venosi, die Öffnung des Canalis caroticus, die Fascia pharyngobasilaris, den M. buccinator und das Sphenoid tragen zur Lösung von Spannungen an diesen beiden Muskeln bei, ohne dass spezifische Techniken erforderlich sind.

18.3.4 Druckschmerzen

Ist die Tuba auditiva verstopft, sinkt der Druck im Mittelohr. Die Präsenz des N. vagus in der Tuba auditiva führt dazu, dass der Patient Symptome wie Schwindel, Benommenheit, Übelkeit, Ohrenschmerzen hat bzw. seine eigene Stimme hört (Autophonie) und erhöhten Druck im Kranium verspürt.

Techniken zum Druckausgleich – Valsalva-, Toynbee- und Frenzel-Manöver – werden in ➤ Kapitel 8 beschrieben.

18.4 Zentrale Hörbahnen

18.4.1 Zentrale Schaltstellen der Hörbahn

Die Fasern der Hörbahn ziehen vom Ohr (Corti-Organ) zur primären und sekundären Hörrinde (➤ Abb. 18.3):

- Erste Schaltstelle: Nachdem der Nervenimpuls das Innenohr verlassen hat, zieht er zu den Nuclei cochleares in der Medulla. Dort werden Intensität, Dauer und Frequenz des auditiven Reizes analysiert, es handelt sich um eine Dekodierungszone.
- Zweite Schaltstelle: Im oberen Olivenkomplex werden die auditiven Informationen analysiert und gefiltert.
- Dritte Schaltstelle: Im Mesencephalon (Colliculus inferior) werden Töne und Geräusche lokalisiert.
- Letzte Schaltstelle: Im Corpus geniculatum mediale des Thalamus wird die Botschaft erkannt und eine Antwort vorbereitet. Anschließend wird

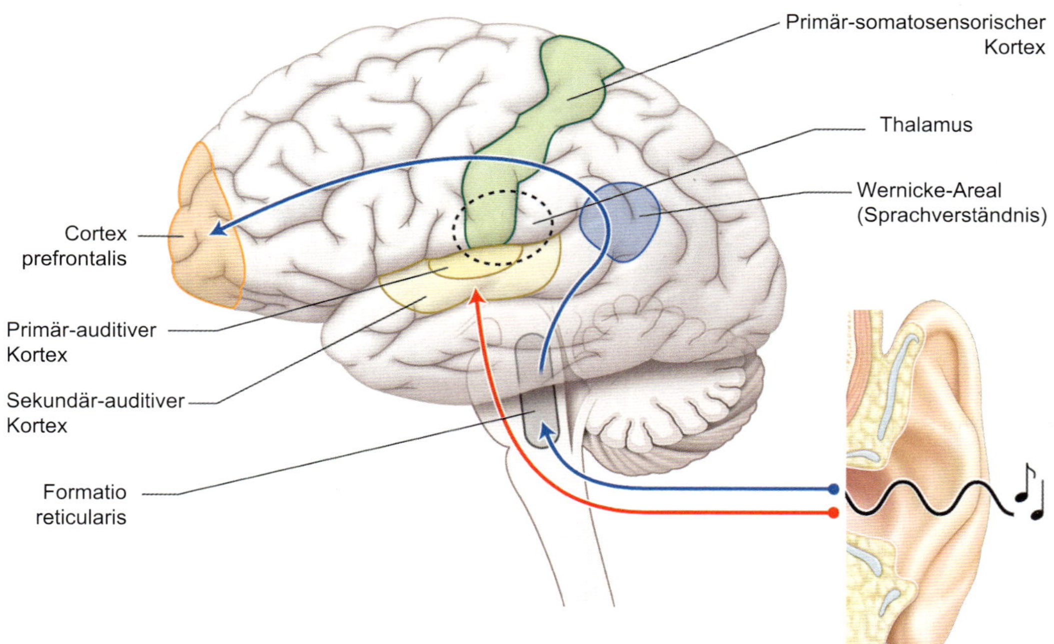

Abb. 18.3 Zentrale Hörbahnen
Quelle: Cyrille Martinet

die auditive Information an die primäre Hörrinde weitergeleitet.

18.4.2 Weitere Hörbahnen

Die anderen Hörbahnen haben Schaltstellen in der Formatio reticularis des Hirnstamms, im Thalamus und enden im somatosensoriellen Kortex. Dort werden die wichtigsten Informationen ausgewählt und die vorrangigen Antworten festgelegt.

18.4.3 Primär-auditiver Kortex

Die primäre Hörrinde befindet sich im oberen Teil des Temporallappens im Bereich der Heschl-Querwindungen. Sie dient der Bestimmung der Tonfrequenz, der Intensität, der Dauer und der räumlichen Position der Schallwellen.

18.4.4 Sekundär-auditiver Kortex

Die sekundäre Hörrinde ist mehr eine funktionelle Zone als eine anatomische Struktur. Sie umfasst v. a. das Wernicke-Areal.

18.4.5 Wernicke-Areal

Dieses Großhirnareal befindet sich posterior des primär-auditiven Kortex und dient der semantischen Verarbeitung der Sprache und der Analyse der Wörter (Sprachverständnis). Es speichert einen Teil des semantischen Gedächtnisses (Langzeitgedächtnis über unser Wissen, unsere Kultur).

Läsionen des Wernicke-Areals führen zu Aphasie, der Patient versteht die gesprochene Sprache nicht mehr.

18.4.6 Unterschiede zwischen den Großhirnhemisphären

Die linke Hemisphäre dient mehr der Entschlüsselung des musikalischen Rhythmus, die rechte Hemisphäre erkennt Tonqualität, Timbre, Tonfrequenz und den emotionalen Gehalt der Stimme.

18.4.7 Vereinfachter Ablauf des Hörens

Porus acusticus externus – Meatus acusticus externus – Trommelfell – Gehörknöchelchen (Hammer, Amboss, Steigbügel) – Nucleus olivaris superior (oberer Olivenkomplex) – Colliculus superior (Vierhügelplatte) – Thalamus – auditiver Kortex.

18.4.8 Hörverlust

Dabei handelt es sich um Schallleitungsstörungen des Außen- und Mittelohrs, Schallempfindungsstörungen des Innenohrs oder im Bereich des Hörnervs oder um Schädigungen im Bereich der Medulla und des Kortex.

Ursachen:

- Lärmtrauma, das die Haarzellen der Cochlea zerstört
- Schädel-Hirn-Trauma oder Ohrverletzungen
- Schlaganfall
- Infektionskrankheiten
- Bestimmte Medikamente (Aspirin-Missbrauch)
- Zeruminalpfropf
- Akustikusneurinom (gutartiger Tumor auf dem N. vestibulocochlearis [VIII])
- Presbyakusis (Altersschwerhörigkeit)
- Otosklerose

18.5 Tests und Techniken

18.5.1 Indikationen

- Folgen von Traumata (Schädel- oder Zervikaltrauma); die A. labyrinthi, ein Ast der A. basilaris, kann das Hören beeinträchtigen.
- Schlaganfälle
- Lautes Umfeld
- Folgen einer Otitis
- Folgen einer Otosklerose
- Presbyakusis: fortschreitender altersbedingter Hörverlust, meist bilateral, wobei meist eine Seite stärker betroffen ist. Neben der wahrgenommenen Hörminderung führt sie auch zu sozialer

Isolierung. Leider sind unsere Techniken wenig erfolgreich, außer der kraniale Ecoute zeigt eine große Seitendifferenz, aber auch dann sind die Verbesserungen sehr gering.

18.5.2 Tests

Fingerreibetest

Der Patient befindet sich in Rückenlage. Der Therapeut positioniert seine Hand vor dem Ohr des Patienten und reibt Zeigefinger und Daumen gegeneinander, wodurch ein leises Geräusch entsteht. (➤ Abb. 18.4). Wichtig ist, dass die Reibeintensität an beiden Seiten gleich ist. Die andere Hand nimmt mittels kranialem Ecoute die aktivierte Gehirnzone wahr.

Der Therapeut fragt den Patienten, auf welcher Seite er das Reibegeräusch besser hört. Auf der Seite, auf der er weniger hört, besteht meist eine Altersschwerhörigkeit (Presbyakusis).

Hören von unterschiedlichen Frequenzen

Dabei geht es um das Hören von tiefen und hohen Tönen. Man produziert tiefe und hohe Töne und spürt den Unterschied im kranialen Ecoute. Die hohen Frequenzen werden im posterioren Teil des Os temporale wahrgenommen.

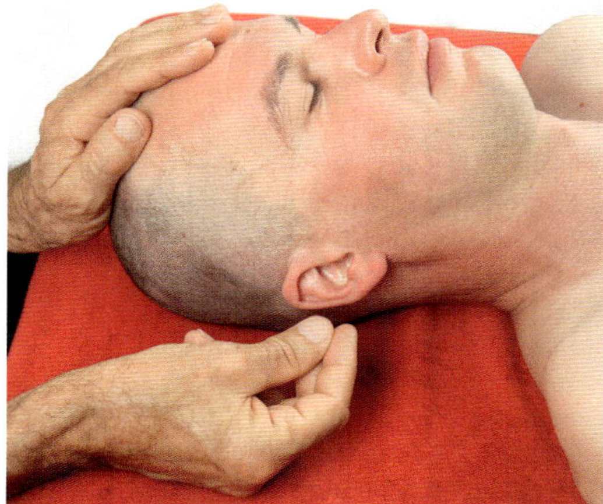

Abb. 18.4 Fingerreibetest

Hören von Musik

Der Therapeut kann Musik vorspielen oder selbst singen. Vorsicht: Musik hat eine emotionale Komponente und kann vor allem das limbische System stimulieren.

Der Therapeut spielt dem Patienten zunächst eine langsame Musik mit wenig Rhythmus und dann eine schnellere rhythmische Musik vor. Er überprüft, auf welcher Seite der auditive Kortex weniger stimuliert wird, und behandelt diese mit einer Intensivierungs-Stimulations-Technik.

Rhythmische Musik wird meist im rechten auditiven Kortex wahrgenommen. Der Therapeut bittet den Patienten, sein Gehör durch verschiedene Musikarten, unterschiedliche Lautstärken und Rhythmen zu stimulieren.

18.5.3 Techniken

Um den auditiven Kortex reaktiver zu machen, verwendet man zunächst die Druckausgleichstechniken (Valsalva-, Toynbee- und Frenzel-Manöver, s. ➤ Kap. 8), stimuliert dann die Nerven des äußeren Gehörgangs und befreit die Nasennebenhöhlen.

Stimulation der Nerven des äußeren Gehörgangs

Diese Technik wird mit einem Wattestäbchen ausgeführt, das vorsichtig in den Gehörgang eingeführt wird. An der Zone, an der das Wattestäbchen am wenigsten gleitet, führt man an der rauesten Stelle mit dem Wattestäbchen eine Induktionstechnik aus.

Drei Nerven werden dabei behandelt (➤ Abb. 18.5):

- N. vagus, der den posterokaudalen Anteil innerviert.
- N. facialis, der den posterosuperioren Anteil innerviert.
- N. auriculotemporalis, ein Ast des N. mandibularis (V_3), der den anterioren Teil innerviert.

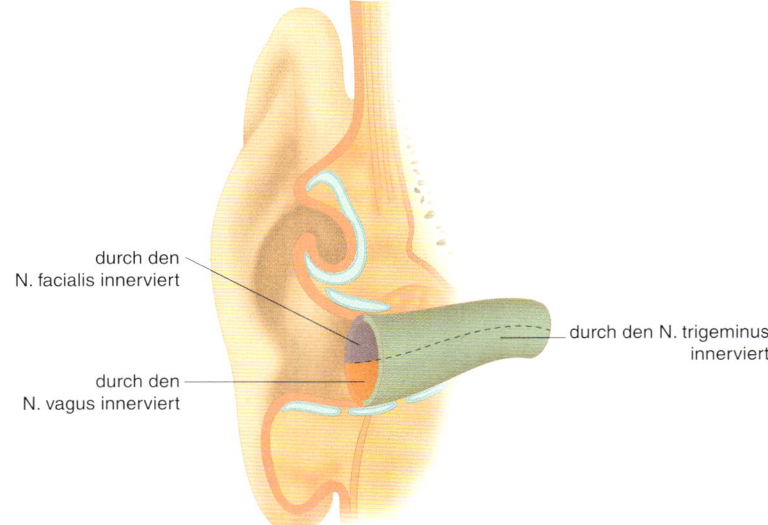

Abb. 18.5 Nerven des äußeren Gehörgangs
Quelle: Barral JP, Croibier A. *Manipulation kranialer Nerven.* Urban & Fischer/Elsevier GmbH, 2018. Zeichnung: Éléonore Lamoglia.

Die Technik ist abgeschlossen, wenn das Wattestäbchen ungehindert durch den Gehörgang gleitet. Ziel dieser Technik ist es, die Gehirnzonen, die mit diesen Nerven verbunden sind, zu stimulieren.

Technik für die Nasennebenhöhlen

Man verwendet die in ➤ Kapitel 8 beschriebene Technik, um den Druck in der Tuba auditiva zu beeinflussen.

Personen, die unter Entzündungen und Stauungen des Nasenrachenraums leiden, hören oft auch schlechter.

TIPP

Man sollte auch immer überprüfen, ob ein gastroösophagealer Reflux besteht, der die Tuba auditiva beeinträchtigt.

Technik für die Gefäße

Dabei handelt es sich um eine Variante der in ➤ Kapitel 6 beschriebenen Technik. Der Therapeut fixiert die A. und die V. vertebralis unmittelbar unterhalb des Tuberculum caroticum von C6 und dehnt den Porus acusticus externus nach lateral und posterior, um die A. labyrinthi, die entweder aus der A. basilaris oder aus der A. cerebelli entspringt, zu beeinflussen.

Die A. labyrinthi zieht gemeinsam mit dem N. vestibulocochlearis (VIII), dem N. facialis (VII), einschließlich des N. intermedius, in den inneren Gehörgang ein.

Die beschriebene Technik wirkt auf den Druck im Porus acusticus externus.

Intensivierungs-Stimulations-Technik

Diese Technik wird an der Stelle verwendet, an der der temporale Ecoute am schwächsten oder nicht vorhanden ist, genau gegenüber der Zone am anderen Os temporale, die normale Aktivität aufweist.

Der Patient befindet sich in Rückenlage, seine Arme liegen seitlich neben dem Körper. Er dreht seinen Kopf etwas von der Behandlungsseite weg.

Referenzpunkt für diese Technik ist der mittlere Abschnitt des Sulcus lateralis cerebri:

- Kaudal des Sulcus lateralis cerebri befinden sich der primär-auditive Kortex und der assoziative auditive Kortex.
- Kranial der parietale assoziative Kortex.

Zwischen zwei Techniken kann der Therapeut den Patienten ein Geräusch oder Musik hören lassen, um seine Technik zu verfeinern.

Am Ende wiederholt der Therapeut den Fingerreibetest, um zu überprüfen, ob das „schwächere" Ohr nun besser hört.

Gleichzeitig untersucht er auch, ob die Verbindung auf kortikaler Ebene besser wahrgenommen werden kann.

KAPITEL

19 Die Bewegung

Personen, die an angeborenen oder erworbenen motorischen Koordinationsstörungen leiden, zählen schon seit Langem zu unseren Patienten.

In diesem Kapitel betrachten wir zahlreiche kortikale Zentren und die Schaltstellen, die die automatische und willkürliche Motrizität sicherstellen.

19.1 Motorischer Kortex

Der motorische Kortex befindet sich vor dem Sulcus centralis cerebri, der den Frontal- vom Parietallappen trennt (s. ➤ Abb. 2.3). Er umfasst alle kortikalen Areale, die bei der Planung und Ausführung von Bewegungen aktiviert werden.

Der motorische Kortex besteht aus dem primär-motorischen und dem sekundär-motorischen Kortex, dem supplementär-motorischen Kortex und dem prämotorischen Kortex. An der Bewegung ebenfalls beteiligt sind die Basalganglien und das Kleinhirn.

19.1.1 Primär-motorischer Kortex

Dieses Gehirnareal liegt anterior des Sulcus centralis und steuert die Ausführung von Bewegung.

19.1.2 Sekundär-motorischer Kortex

Dieses Areal befindet sich vor dem primär-motorischen Kortex und gliedert sich in zwei Teilbereiche:

- den prämotorischen Kortex, der die Bewegungen des Rumpfs und der Extremitäten organisiert und
- den supplementär-motorischen Kortex, der sich anterior und superior des motorischen Kortex ausbreitet und in die mediale Fläche der Hemisphären hineinreicht. Er analysiert, koordiniert und bereitet komplexe Bewegungen vor, indem er verschiedene Strukturen einbezieht.

19.1.3 Cortex parietalis posterior

Dieses posterior des Sulcus centralis liegende Areal ist Teil des Parietallappens.

Es empfängt und analysiert visuelle und räumliche Informationen, die der Steuerung der Bewegung dienen.

19.2 Basalganglien

Die Nuclei basales (s. ➤ Abb. 2.8) tragen zur Regulation von Bewegungsabläufen bei, sie machen Bewegungen präziser. Sie funktionieren nach dem Modus „Aktion-Inhibition-Aktivierung".

Zu den Basalganglien zählen:

- Striatum (Nucleus caudatus und Putamen)
- Globus pallidus
- Nucleus subthalamicus
- Substantia nigra, liegt auf Höhe des Mesencephalon und des Diencephalon und besteht aus 400.000 dopaminergen Neuronen.

Die Basalganglien sind beteiligt an:

- Planung und Initiierung von Bewegung,
- Unterdrückung unwillkürlicher Bewegungen, die die Bewegungsharmonie beeinträchtigen, indem sie z. B. die Aktion des Thalamus unterdrücken,
- Aufrechterhaltung von Bewegung im zeitlichen Verlauf und Gewährleistung der Bewegungseffizienz.

19.3 Kleinhirn

Nachstehend präsentieren wir eine vereinfachte Version der verschiedenen motorischen und posturalen Funktionen des Kleinhirns (➤ Abb. 19.1).

19.3.1 Koordination, Umsetzung und Harmonisierung von Bewegungen

- Die Koordination von Bewegungen ist ein komplexer Prozess. Eine Gesamtbewegung setzt sich aus vielen kleinen Bewegungen zusammen, die innerhalb eines bestimmten Zeitraums koordiniert werden müssen. So müssen sich etwa die Antagonisten entspannen, damit sich die Agonisten anspannen können.
- Das Kleinhirn sorgt dafür, dass die gewünschte Bewegung ausgeführt wird.
- Es ist ein strukturierter ständiger Lernprozess, der es uns ermöglicht, Bewegungen harmonisch und unter geringstmöglichem Energieaufwand durchzuführen. Dies spielt eine entscheidende Rolle bei der Ausführung komplexer Bewegungen.

19.3.2 Chronometrie

Das Kleinhirn sendet Informationen an das Großhirn, damit dieses zeitnah und synchronisiert agiert. Vom motorischen und sensorischen Kortex erhält es Informationen über die Bewegungsintention. Es entsendet gemeinsam mit den Basalganglien Befehle an die Zentren, die notwendig sind, um die Bewegung in ihrer Richtung, ihrer Stärke und ihrer Dauer anzupassen.

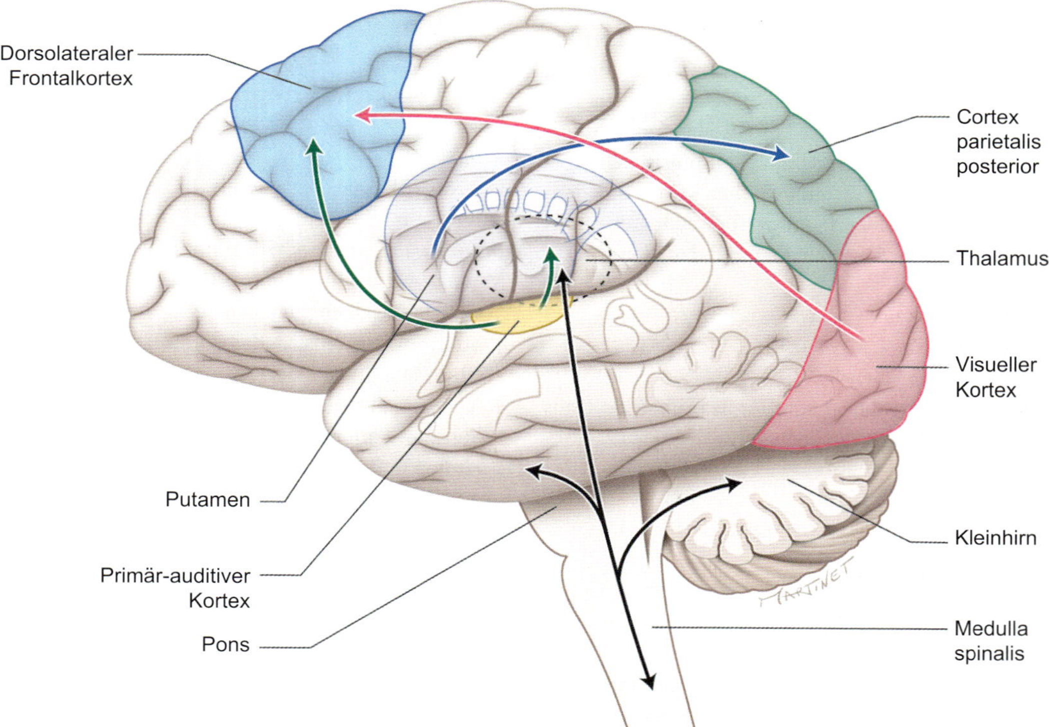

Abb. 19.1 Das Kleinhirn und seine Verbindungen
Quelle: Cyrille Martinet

19.3.3 Gleichgewicht, Aufrichtung und Haltung

Die meisten dieser Aktivitäten starten ein unbewusstes automatisches System. Dieses System richtet sich nicht direkt an den motorischen Kortex, sondern verwendet das Rückenmark, den Hirnstamm und das Kleinhirn als Schaltstellen.

Unbewusste Bewegungen auf Großhirnebene aktivieren eher den Parietallappen.

19.3.4 Bewegungsaufbau

Von den motorischen Arealen gehen Neuronen mit sehr langen Axonen ab, die Pyramidenzellen. Sie verfügen über zahlreiche Dendriten und viele Synapsen. Diese langen Neuronen durchziehen das Rückenmark und verbinden sich mit den Motoneuronen sowie mit den motorischen Zellkernen der Hirnnerven.

19.3.5 Komplexität des motorischen Nervensystems

Nimmt man einen Stift zur Hand, um etwas zu schreiben, werden viele Gehirnstrukturen aktiviert. Bei der Planung und Ausführung von Bewegung werden verschiedene Phasen durchlaufen: Motivation, Erinnerung an die Bewegung, Auswahl, Planung, Ausarbeitung, Antizipation, Initiierung, Harmonisierung, Anpassung der Muskelkraft, Teilnahme an kognitiven, ausführenden und verhaltensbezogenen Funktionen.

Glücklicherweise und solange alles gut funktioniert, geschehen diese verschiedenen Schritte fast vollständig unbewusst. Eine kleine Störung auf zentraler Ebene reicht jedoch aus, um Bewegungen stark zu beeinträchtigen.

19.4 Test und Behandlung

19.4.1 Indikationen

Indikationen sind psychomotorische Störungen. Diese können von schweren Erkrankungen bei schwerbehinderten Kindern bis zu kleinen Funktionsstörungen, die den Alltag und das Berufsleben beeinträchtigen, reichen.

Im Jahr 1981 haben wir gemeinsam mit unseren Berufskollegen in Grenoble einen Verein zur kostenlosen Behandlung von behinderten Kindern ins Leben gerufen. Diese Arbeit führte zu nicht immer konstanten, aber oft auch überraschenden Ergebnissen. Die Beschäftigung mit diesen Kindern gab uns die Möglichkeit, die Techniken für das Gehirn weiterzuentwickeln und zu verfeinern.

Die wichtigsten Indikationen in diesem Zusammenhang sind:

- Folgen von Schlaganfällen
- Folgen von Schädel-Hirn-Trauma
- Folgen von Gehirnoperationen
- Demyelinisierende Erkrankungen (Neuromyelitis-optica-Spektrum-Erkrankung, Multiple Sklerose, transverse Myelitis, Morbus Parkinson, Morbus Alzheimer usw.)
- Koordinationsstörungen

19.4.2 Kontraindikationen

Abgesehen von den bereits angeführten allgemeinen Kontraindikationen bestehen für die vorgeschlagenen Behandlungen keine Gegenanzeigen.

19.4.3 Funktionelle Tests

Mit diesen Tests sollen die verschiedenen motorischen oder Assoziationsareale lokalisiert werden, die bei bestimmten, durch den Patienten auszuführenden Übungen nicht aktiviert werden. Dabei vergleicht man die Reaktionen in den beiden Hemisphären, im Hirnstamm und im Kleinhirn.

Der Patient befindet sich in Rückenlage, seine Arme liegen seitlich neben dem Körper. Der Therapeut sitzt am Kopfende der Behandlungsliege und legt seine Handflächen für den kranialen Ecoute auf das Kranium.

19.4.4 Übungen

Der Therapeut bittet den Patienten, mit geschlossenen Augen zunächst einfache und dann

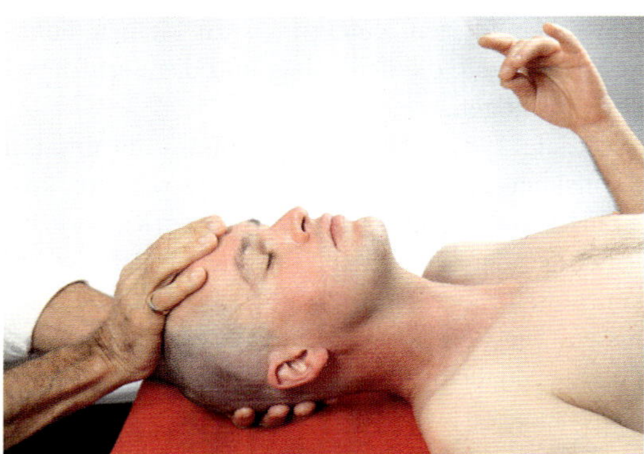

Abb. 19.2 Stimulation der Bewegungszentren

immer komplexere Bewegungen auszuführen (➤ Abb. 19.2). Bleiben die Augen geöffnet, nimmt das Gehirn dominante visuelle Informationen auf, die die motorischen Informationen überlagern.

Folgende Übungen sollen ausgeführt werden:

- Arm oder Bein anheben
- Arm und Bein auf der gleichen oder der gegenüberliegenden Seite zuerst langsam und dann etwas schneller anheben
- Mit dem Daumen die anderen Finger der Hand zunächst langsam und dann schneller berühren
- Handflächen zueinander gerichtet, berührt der Zeigefinger, der Mittelfinger usw. den Zeigefinger, den Mittelfinger usw. der anderen Hand
- Bewegungen ausführen und dabei zählen – wenn der Patient Schwierigkeiten hat, diese Übungen auszuführen, bittet man ihn, zu zählen und dabei gleichzeitig seine Extremitäten oder seine Finger zu bewegen. Manchmal sind die Übungen leichter auszuführen, wenn das Gehirn zwei Stimulationen gleichzeitig erhält.
- Eine Bewegung mit einem Wort assoziieren – wenn der Patient sich oft täuscht, bittet man ihn, ein positives Wort mit den Bewegungen zu verbinden, etwa linke Hand und „Sonne", rechtes Bein und „Bonbon" usw. Umgekehrt verwendet man Bewegungen, um die Sprache zu verbessern. Wenn der Patient ein Wort nicht richtig aussprechen kann, bittet man ihn, dieses mit einer Bewegung zu verbinden – auf diese Technik kommen wir in ➤ Kapitel 24 zurück.

19.4.5 Behandlung

Intensivierung-Stimulation

Wenn der Ecoute am Gehirn während der Übung schwach ist oder zu früh unterbrochen wird, verwendet man die Intensivierungs-Stimulations-Technik.

Dissipation-Inhibition

Manche Patienten zeigen eine sehr starke Aktivität in einer Seite des Gehirns, die die andere Seite zu beeinträchtigen scheint. In diesem Fall verwendet man eine Dissipations-Inhibitions-Technik auf der hyperaktiven Seite und eine Intensivierungs-Stimulations-Technik auf der hypoaktiven Seite.

Visualisierung von Gesten und Bewegungen

Bevor die Bewegungen ausgeführt werden, bittet man den Patienten, sich diese zunächst mit geöffneten und dann mit geschlossenen Augen vorzustellen.

Diese Übungen können auch für Sportler verwendet werden, die nicht nur Kraft brauchen, sondern auch eine perfekte Koordination. Bei Schirennläufern kommt es auf Hundertstelsekunden an. Auch wenn die Kraft wichtig ist, so sind es vor allem die Antizipation und die Koordination, die den kleinen Unterschied ausmachen. Man bittet daher den Schifahrer, sich die Rennstrecke vorzustellen, die einzelnen Tore, die Position der Schultern, des Körpers, der Schi usw. Der Ecoute zeigt die Schwachpunkte, die der Therapeut mit Intensivierung-Stimulation aktivieren kann.

Diese Technik aktiviert auch den Hippocampus, der den Streckenverlauf speichert (s. ➤ Kap. 16).

19.4.6 Auf emotionaler Ebene

Patienten haben immer Angst, etwas falsch zu machen, zu versagen. Diese Angst bildet ein echtes

Hindernis bei der Verbesserung der motorischen Funktionen. Neben den klassischen emotionalen Zentren findet man den Nucleus accumbens, der Teil des Belohnungs-, aber auch des Versagenssystems ist. Er befindet sich unterhalb und medial der Basalganglien. Man ermutigt Patienten, die versagt haben, und versucht damit das Belohnungssystem zu beeinflussen.

ANMERKUNG

Bei neurodegenerativen Erkrankungen ist es besonders wichtig, mit einfachen Übungen zu beginnen. Parkinsonpatienten beginnen bei Misserfolgen schnell zu weinen.

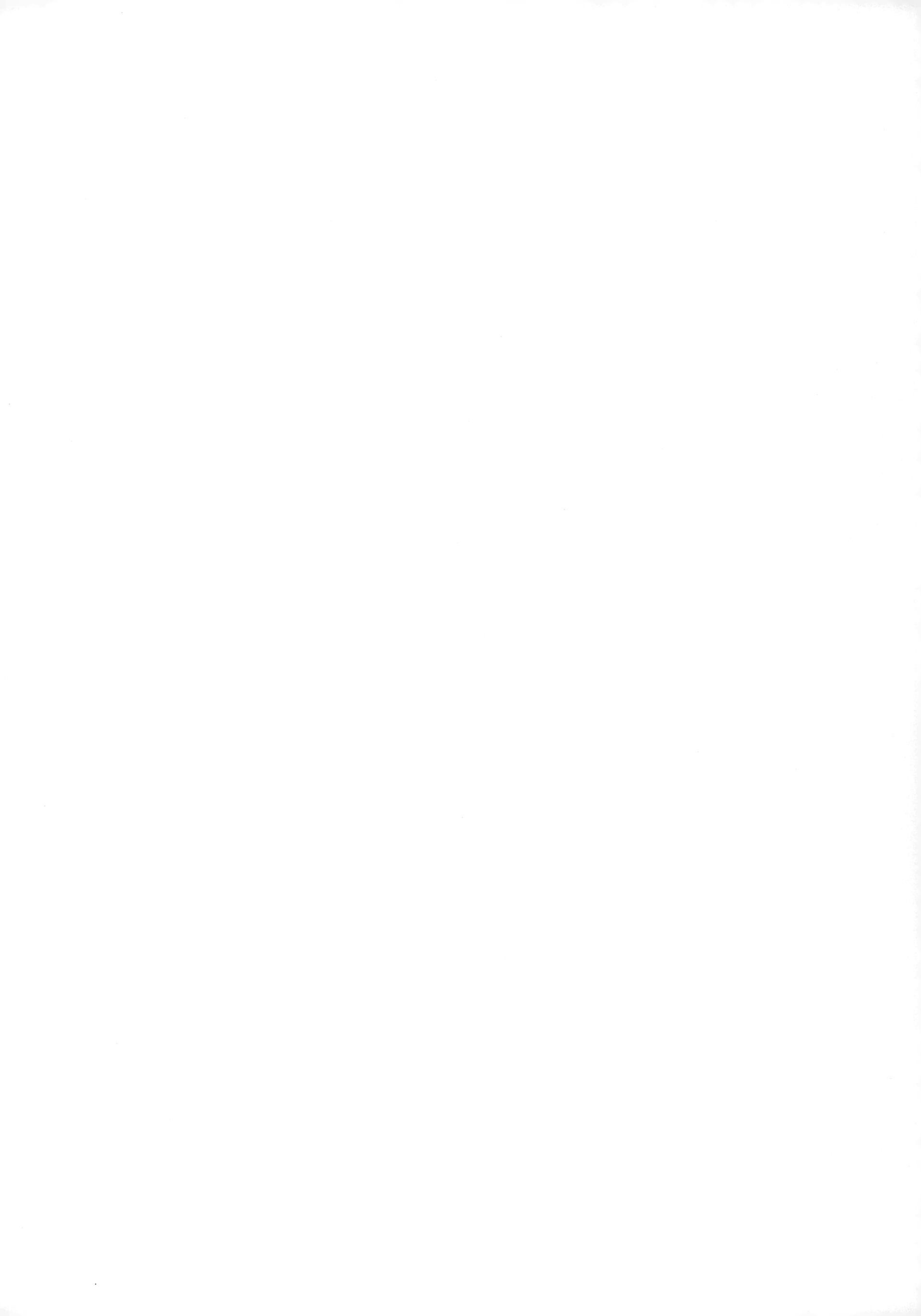

KAPITEL

20 Der Tastsinn und die Haut

20.1 Einleitung

Als Manualtherapeuten wissen wir um die Sensibilität des Tastsinns und wie wir ihn analysieren können. Auch wenn dies auf den ersten Blick einfach erscheint, werden über die Haut eine Vielzahl von Informationen in unsere Finger, ins Rückenmark, den Hirnstamm und das Gehirn weitergeleitet. Zu diesen Informationen zählen: Temperatur, Feuchtigkeit, Trockenheit, Weichheit, Rauheit, Behaarung, Dichte, Dicke usw. Hinzu kommen noch Geruch, Aussehen und emotionale Empfindungen.

Unter der Haut spürt man Faszien, Muskeln, Arterien, Venen und Organe. Um all diese Strukturen palpieren zu können, bedarf es vieler Jahre Praxis. Durch beharrliches und langjähriges Üben lernt man, diese verschiedenen Elemente zu analysieren. Die Feinheit der Berührung kennt keine Grenzen. Auch Weinkenner brauchen Jahre, um bestimmte Weine analysieren und erkennen zu lernen. Ähnlich verhält es sich mit der Haut, sie hat uns viel zu erzählen.

Wir erinnern uns gerne an den Satz von Prof. Pierre Rabischong: „Was auch immer man manuell tut, der Weg führt immer über die Haut."

Der Tastsinn umfasst, je nachdem welche Rezeptoren aktiviert werden, verschiedene Sinneswahrnehmungen.

20.2 Taktile Wahrnehmung

Die für die taktile Wahrnehmung verantwortlichen Rezeptoren der Haut (➤ Abb. 20.1) sind:

- *Merkelscheiben:* Diese Mechanorezeptoren liegen im Stratum basale der Epidermis unmittelbar über der Dermis. Sie liefern Informationen über den Grad, die Intensität und die Geschwindigkeit des Drucks auf der Haut und reagieren progressiv und langsam.
- *Meissner-Körperchen:* Sie befinden sich in der Dermis und sind über sehr feine Bindegewebsfasern mit anderen Teilen der Haut verbunden. Sie erkennen leichte Druckempfindungen. Man findet sie an den sensibelsten Stellen des Körpers wie an den Fingern, den Lippen, der Zunge, den Fußsohlen, den Innenseiten der Oberschenkel und den Genitalien.
- *Ruffini-Körperchen:* Sie liegen in der Dermis und sind langsam adaptierende Druck- und Dehnungsrezeptoren.
- *Vater-Pacini-Körperchen:* Sie befinden sich in der Dermis und im subkutanen Bindegewebe und reagieren vor allem auf Vibrationen.
- *Haarfollikelsensoren:* Dabei handelt es sich um Nervenendigungen, die von Haaren umgeben sind und auf die Bewegung der Haare reagieren.
- *Krause-Endkolben:* Sie sind thermosensibel und scheinen auch erogen zu sein.

OSTEOPATHISCHE RELEVANZ

- Um die einer Berührung entsprechenden Gehirnzone zu finden, kann man die Haut auf unterschiedliche Art stimulieren:
  - Effleurage
  - Oberflächlicher Druck
  - Tiefer Druck
  - Vibrationen
  - Dehnung
- Auch durch die spezifische Berührung bestimmter Zonen wie der Fingerkuppen, der Handflächen und der Fußsohlen können Gehirnzonen aktiviert werden.

Die Berührung der Haut durch eine andere Person erzeugt stärkere Reaktionen als die Eigenberührung.

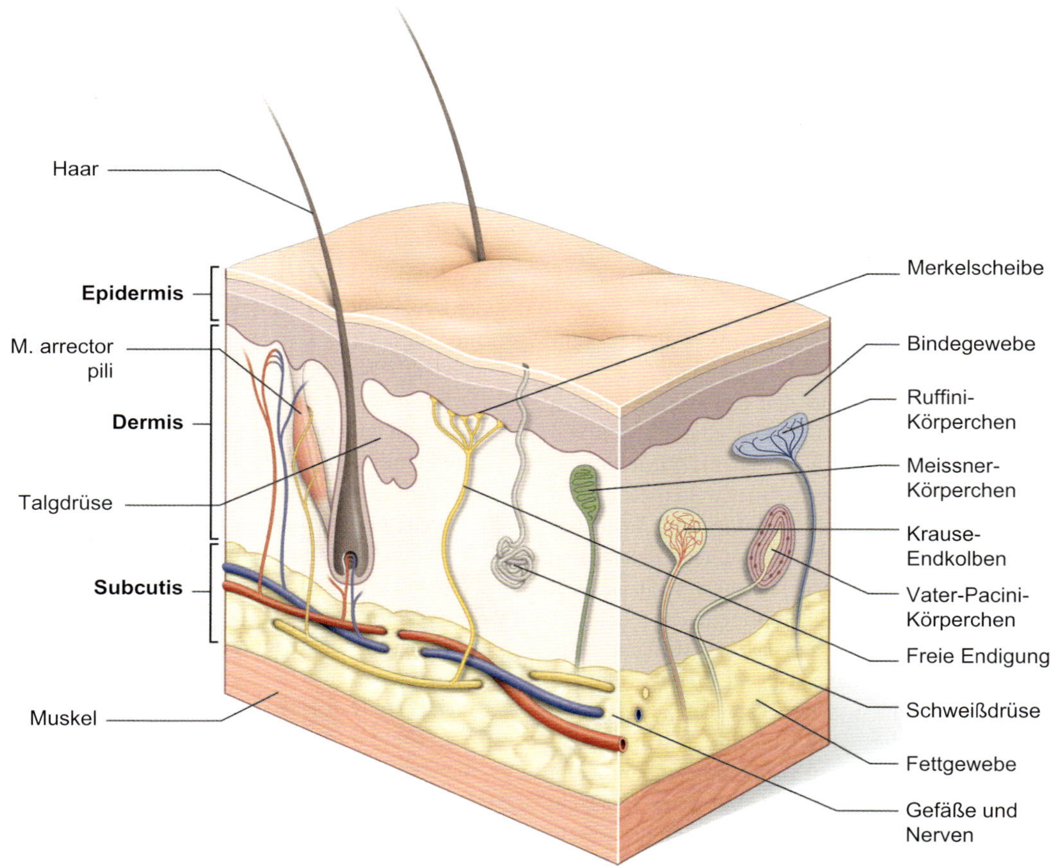

Abb. 20.1 Die Tastrezeptoren der Haut
Quelle: Cyrille Martinet

Von jemand anderem berührt zu werden, ist nie ein neutraler Vorgang. Das Gehirn erkennt sofort den Unterschied, vielleicht aufgrund der einer Berührung vorausgehenden Prozesse oder der Beteiligung des limbischen Systems.

20.3 Tastbahnen

Schematische Darstellung der Tastbahnen: Stimulation der Haut – Stimulation der Nerven – elektrischer Impuls – Aktivierung der sensiblen Nervenfasern – Rückenmark – Hirnstamm, Thalamus – somatosensorischer Kortex (Gyrus postcentralis) – zentrale Verarbeitung der Nervenimpulse – taktile Wahrnehmung – Cortex prefrontalis und Cortex cingularis.

20.4 Gesicht und Schädel

Der N. trigeminus entsendet Informationen an die Kerngebiete des Pons (➤ Abb. 20.2). Der Nerv verfügt auf der linken Seite des Gesichts über mehr Fasern als auf der rechten.

Die sensiblen Fasern verbinden sich im Ganglion trigeminale.

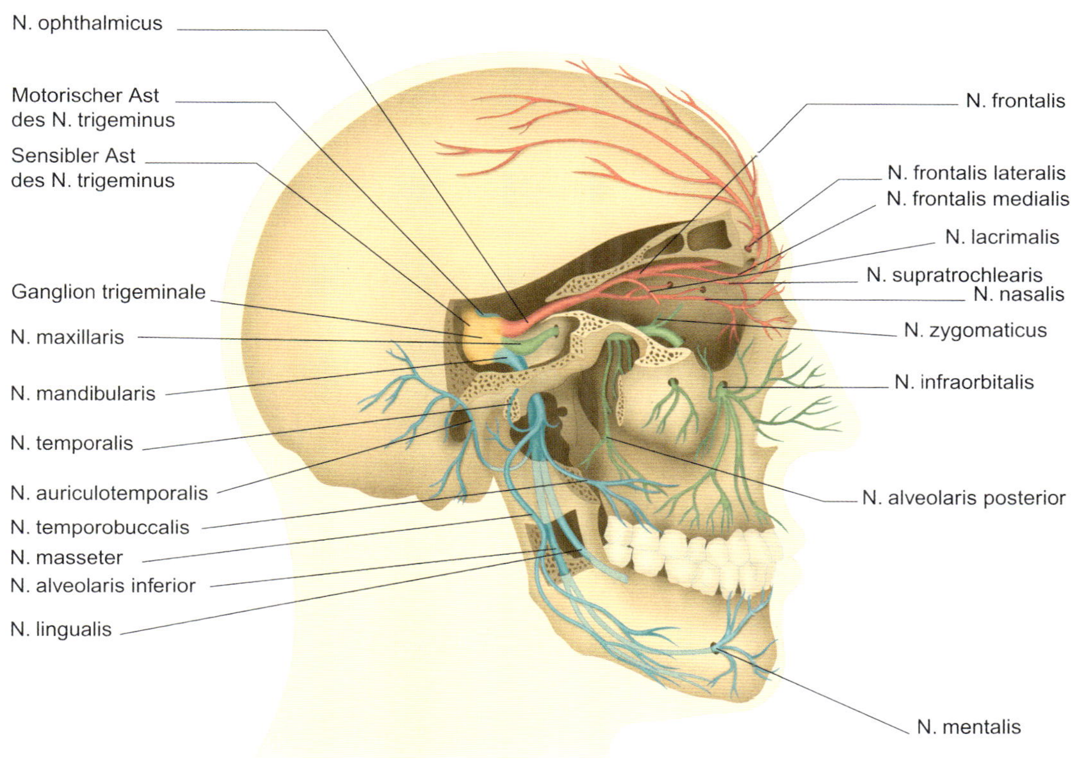

Abb. 20.2 Die sensiblen Nerven in Gesicht und Kranium
Quelle: Barral JP, Croibier A. *Manipulation kranialer Nerven.* Urban & Fischer/Elsevier GmbH 2018. Zeichnung: Éléonore Lamoglia.

Die drei Äste des N. trigeminus bilden im Gesicht, an den Zähnen und am Kranium drei klar abgrenzbare Dermatome.

20.5 Heterolateralität

Im Prinzip werden die sensiblen Informationen aus der linke Körperseite durch die rechte Hemisphäre verarbeitet. Dieser Umstand lässt sich, wie bei den motorischen Bahnen, im Ecoute nicht immer bestätigen.

20.5.1 Somatotopie

Der sensorische Homunculus entspricht den Großhirnarealen der Somästhesie und vor allem der sensorischen Repräsentation der Haut und der Dichte der Hautrezeptoren.

Dabei zeigt sich die große Bedeutung der Hände und Daumen (➤ Abb. 20.3), die wahrscheinlich damit zusammenhängt, dass der Mensch früher ein Vierfüßler war und sich von Ast zu Ast fortbewegte.

Gleichzeitig verwundert die geringe Repräsentation der Genitalien.

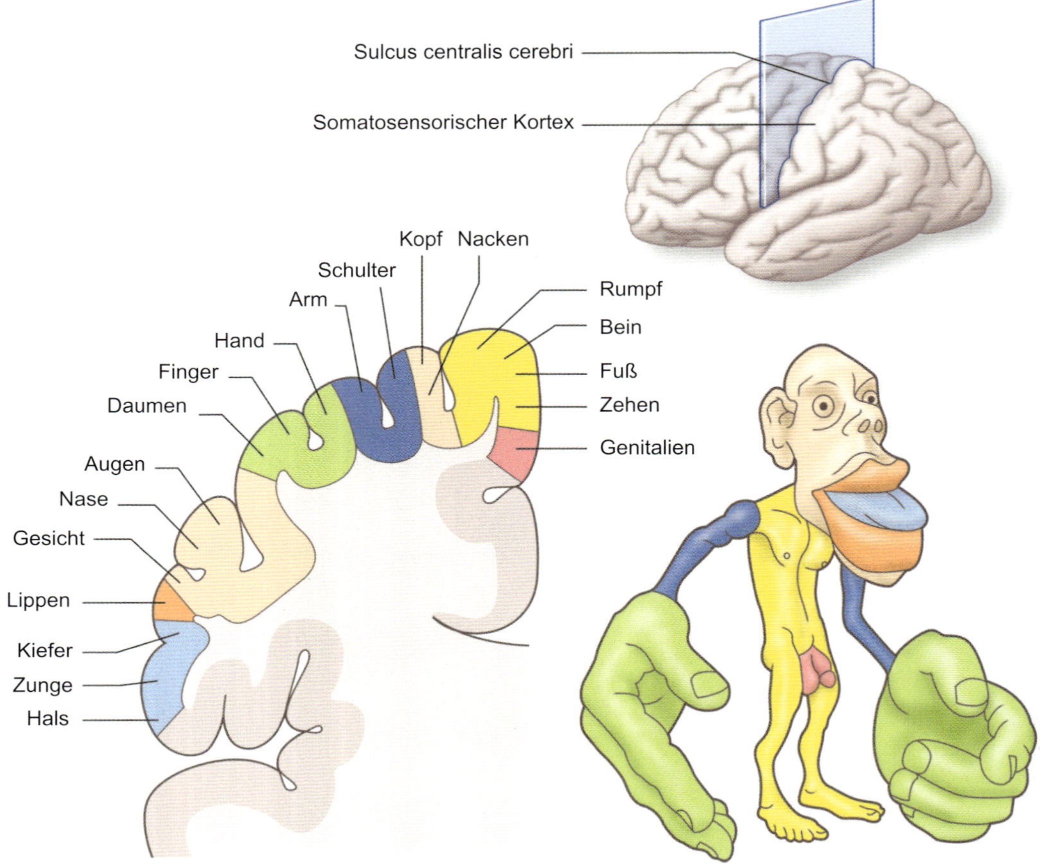

Abb. 20.3 Die Somatotopie
Quelle: Cyrille Martinet

20.5.2 Somatosensorischer Kortex

Informationen aus dem Rückenmark, dem Hirnstamm und dem Thalamus laufen in den primärsensiblen und anschließend in den sekundär-sensiblen Arealen zusammen und weiter zum Hippocampus und manchmal zur Amygdala.

Der somatosensorische Kortex wird wie folgt begrenzt:

- Anterior durch den Sulcus centralis cerebri
- Posterior durch den Sulcus parietooccipitalis
- Kaudal durch den Sulcus lateralis cerebri

Er breitet sich auf der lateralen und medialen Seite der beiden Hemisphären aus.

20.6 Die wichtigsten Großhirnwindungen

Dazu gehören:

- Gyrus postcentralis, zwischen Sulcus centralis, anterior, und Sulcus postcentralis, posterior
- Superiorer Parietallappen, posterior des Gyrus postcentralis und anterior begrenzt durch den Sulcus intraparietalis
- Lobus inferior, unter dem Sulcus intraparietalis, unterteilt in Gyrus supramarginalis, anterior, und Gyrus angularis, posterior.

Der somatosensorische Kortex hat folgende Funktionen:

- Bewusstsein für unseren Körper und den Raum, den er einnimmt
- Sensorische Somästhesie, verbunden mit den Körperbewegungen
- Integration anderer sensorischer Prozesse
- Sprache und Aufmerksamkeit, beispielsweise führt eine Läsion im rechten Parietallappen zu Störungen in der räumlichen Orientierung, während eine Läsion im linken Parietallappen das Verständnis der geschriebenen oder gesprochenen Sprache beeinträchtigt.

20.7 Plastizität

Die Größe der Frontal- und Parietallappen nahm im Laufe der menschlichen Entwicklung stark zu. Dieses als Plastizität (Eigenschaft eines Materials, sich zu verändern) bezeichnete Phänomen kann auch lokal erfolgen.

Wenn man nach einem Unfall die Sensibilität eines Teils des Körpers verliert, wird ein Teil des somatosensorischen Kortex deaktiviert. Schrittweise wird die Sensibilität dann in anderen Arealen aktiviert.

Die somatosensorischen Areale eines Therapeuten verfeinern sich mit der Praxis und können durch andere Stimuli wie Musik oder Literatur verstärkt werden.

20.8 Tests und Behandlung

20.8.1 Indikationen

Zu den Indikationen zählen Sensibilitätsverlust nach:

- Unfall
- Diskushernie
- Chirurgischem Eingriff
- Neurodegenerativer Erkrankung
- Psychischem Trauma
- Überempfindlichkeit der Haut

20.8.2 Test durch taktile Stimulation

Wie erwähnt, besitzt der Tastsinn verschiedene Grade an Reaktivität, die zwischen Effleurage und tiefem Druck variieren.

Der Patient hat die Augen geschlossen, um das Sehzentrum auszuschalten. Der Therapeut stimuliert mit einer Hand die Haut des Patienten, zunächst oberflächlich mittels Effleurage und dann mit immer tiefer gehendem Druck. Die Ecoute-Hand am Kranium spürt den Unterschied zwischen Effleurage und tiefem Druck (➤ Abb. 20.4).

20.8.3 Funktioneller Ecoute

Die Hand folgt dem Verlauf der taktilen Information, die im Hirnstamm und in den kortikalen Zonen oft stärker ausgeprägt ist.

20.8.4 Behandlung

Die Behandlung besteht entweder in Intensivierung-Stimulation auf verschiedenen wenig aktiven Zonen, oder in Dissipation-Inhibition der Zonen die, abhängig von den Symptomen, zu reaktiv sind.

Bei stark verminderter Sensibilität oder geringer Reaktivität, kombiniert man den Tastsinn mit anderen Reizen: Bewegung eines Arms oder Beins, einen Geruch wahrnehmen, ein Wort aussprechen.

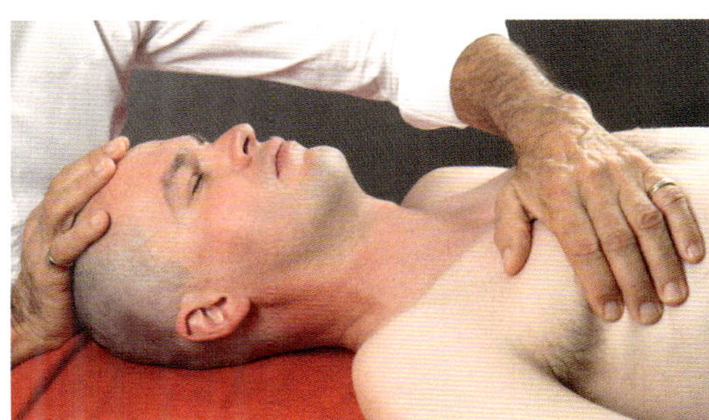

Abb. 20.4 Test zur taktilen Stimulation der Haut

20.8.5 Berührung und Schmerz

Die Bahnen für Berührung und Schmerz sind manchmal ähnlich. In manchen Fällen hat es sich bewährt, vor der Behandlung der Schmerzen den Tastsinn zu behandeln.

Der Schmerz wird im nächsten Kapitel behandelt. Chronischer Schmerz kann das Gehirn „kolonisieren“.

KAPITEL

21 Der Schmerz

21.1 Einleitung

Die Hauptfunktion des Schmerzes ist es, uns vor physischen und auch psychischen Schäden zu schützen.

Wenn man eine Hand auf eine heiße Herdplatte legt, wird ein Rückzugsreflex aktiviert, das ist relativ einfach. Bei psychischen Schmerzen aktiviert der Körper manchmal die gleichen Gehirnzonen, aber über komplexere Schaltkreise.

Die Analyse der Schmerzen auf zentraler Ebene ist oft paradox: Eine banale Verbrennung eines Fingers kann mehr Schmerzen verursachen als ein bösartiger und lebensbedrohender Tumor.

Unsere Techniken zur Linderung von Schmerzen eignen sich besonders gut für chronische Schmerzen, die Menschen daran hindern, ihr Leben zu genießen.

21.2 Wege der Schmerzübertragung

Schmerz wird durch unipodale und multipodale Nozizeptoren wahrgenommen, die folgender Bahn folgen: Körper – Rückenmark – Hirnstamm – Thalamus – Hypothalamus – somatosensorischer Kortex, Cortex cingularis, motorischer Kortex, Cortex orbitofrontalis und limbisches System (➤ Abb. 21.1).

Dabei gibt es aufsteigende und absteigende Bahnen.

21.2.1 Aufsteigende Bahnen bei einer Verletzung

Der Körper schüttet chemische und hormonelle Botenstoffe aus, die den Schmerz lindern und die Reparatur der Gewebe unterstützen.

Auf lokaler Ebene werden durch den Schmerz verschiedene Stoffe freigesetzt:

- Bradykinin zur Erweiterung der Gefäße und zur Erhöhung der Durchlässigkeit der Kapillaren
- Adenosin-Triphosphat (ATP) zur Bereitstellung der für die Abwehr und Reparatur der Gewebe erforderlichen Energie
- Histamin zur Erhöhung der lokalen Immunreaktion und der Mikrozirkulation der Zellen
- Serotonin und Substanzen, die sowohl auf spinaler als auch auf zentraler Ebene vorhanden sind

Auf Ebene des Rückenmarks

Die nozizeptiven Impulse werden an das Hinterhorn weitergeleitet.

Auf Ebene des Hirnstamms

Auf dieser Ebene findet man:

- Serotonin: Die serotonergen Neuronen befinden sich im Hirnstamm und im Rückenmark. Serotonin wird in die Synapsen freigesetzt. Es beeinflusst die Übertragung und die Kontrolle der Schmerzen.
- Substanz P ist an der Übertragung und der mit Schmerz verbundenen Angst beteiligt.
- Das autonome Nervensystem, das zu Tachykardie, Anstieg des Blutdrucks, Schwitzen, manchmal auch zu Unwohlsein und Bewusstlosigkeit führen kann.

Auf Ebene des Kortex

Der Thalamus filtert den Schmerz und entsendet Schmerzbotschaften an den primär

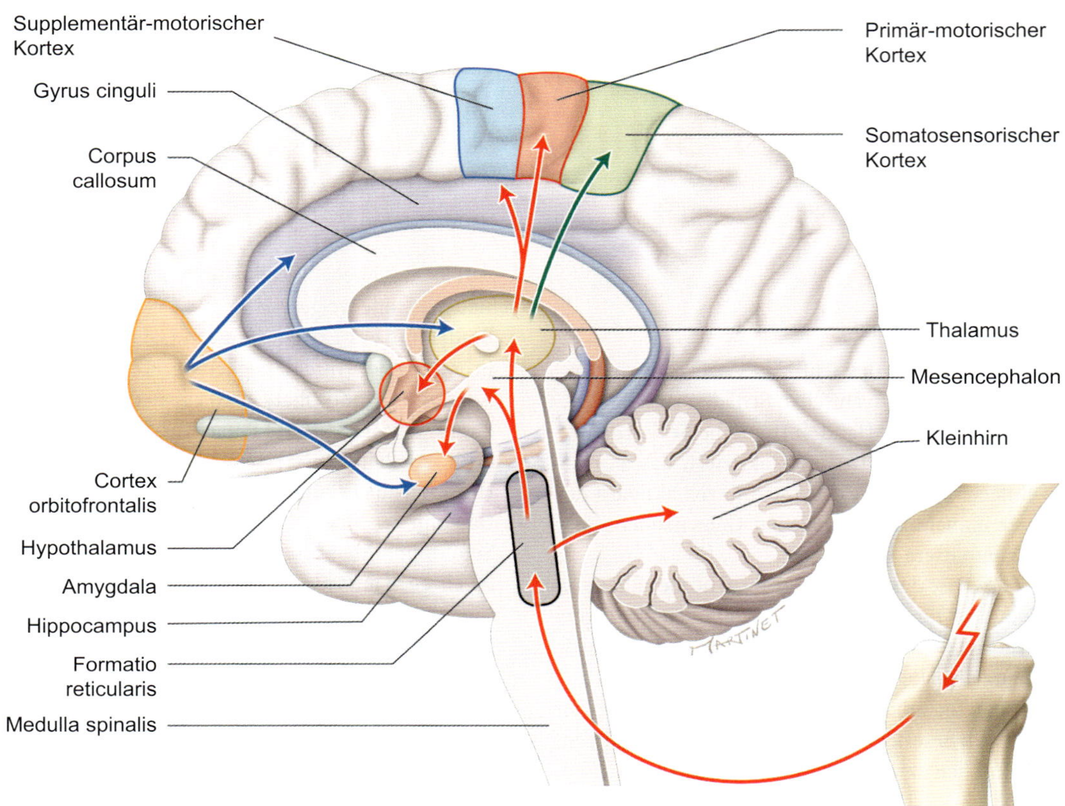

Abb. 21.1 Wege der Schmerzübertragung
Quelle: Cyrille Martinet

somatosensorischen Kortex, an den supplementärmotorischen Kortex, den Cortex cingularis, die Amygdala und den Cortex prefrontalis. Die Übertragung des Schmerzimpulses erfolgt nicht notwendigerweise in dieser Reihenfolge, die Amygdala kann beispielsweise sofort reagieren.

Der somatosensorische Kortex, die Insula und der Cortex cingularis anterior empfangen die Schmerzinformationen und analysieren sie, wobei sie zwischen dem Grad der Verletzung, der Qualität und der Intensität des Schmerzes unterscheiden.

In der Folge reagiert das gesamte Gehirn, um die beste Reaktion auf den Schmerz zu finden: das motorische System hilft, den aggressiven Reizen zu entkommen, die physiologische Reaktion mildert den Schmerz und verschiedene Abwehr- und Reparaturprozesse kämpfen gegen den Schmerz und beginnen Schäden zu reparieren.

21.2.2 Absteigende Bahnen

Bestimmte Nervenfasern im Gehirn setzen schmerzstillende Substanzen im Gehirn, im Hirnstamm und im Rückenmark frei.

Thalamus und Hypophyse produzieren natürliche Opioide wie Endorphine und Enkephaline, um starke Schmerzen zu lindern. Diese binden an den Opioidrezeptoren, die sich auf der Membranoberfläche der Schmerzneuronen befinden, an und mindern die durch das Gehirn empfangenen nozizeptiven Botschaften.

21.3 Arten von Schmerz

21.3.1 Physische Schmerzen

Dieser Schmerz wird durch die Aktivität des somatosensorischen Kortex und des Inselkortex, vor allem seines anterioren Teils, wahrgenommen.

Bei einer Verletzung wird der Schmerz meist so lange nicht wahrgenommen, solange das Gehirn die Informationen über die Verletzung nicht erhalten und verarbeitet hat. Erst der Anblick einer Verletzung, des Blutes oder einer Fraktur macht den Schmerz bewusst.

21.3.2 Viszerale Schmerzen

Paradoxerweise entsprechen viszerale Schmerzen nicht immer dem Schweregrade der Erkrankung und der ungünstigen Prognose. Es erstaunt immer wieder, wie unerträglich die Schmerzen sind, die durch abgehende Nierensteine (Nierenkolik) entstehen, obwohl das Leben des Patienten dadurch nicht in Gefahr ist. Andererseits breiten sich manche bösartige Tumore sehr stark aus, bevor sie oft zu spät zu Symptomen führen.

21.3.3 Schmerz und Angst

Schmerz ist meist ein Alarmsignal, das Angst erzeugt. Man lebt völlig unbeschwert und plötzlich taucht ein Schmerz auf. Schmerz verunsichert und macht besonders aufmerksam. Diese emotionale und affektive Komponente des Schmerzes aktiviert den Amygdala-Komplex, der diese somatosensorischen Informationen an das limbische System weiterleitet.

Der Mensch ist ein fragiles Wesen. Wenn alles gut geht, scheint alles perfekt, Schmerz hingegen zeigt uns sehr schnell unsere Verletzlichkeit und unsere Sterblichkeit.

21.3.4 Psychische Schmerzen

Angst, Furcht, Depression, Traurigkeit, Kummer, Verzweiflung, psychisches Leid, Trauer und Hilflosigkeit sind Manifestationen dieses Schmerzes.

Sie können von körperlichen Beschwerden unterschiedlichster Art begleitet werden: Schlaflosigkeit, Appetitlosigkeit, Unruhe, Apathie, Abgestumpftheit, viszerale Schmerzen, Hyper- oder Hypotonie, Erbrechen, Appetitlosigkeit oder Fresssucht.

21.3.5 Pathophysiologie

Es scheint, dass das Gehirn nicht unbedingt zwischen physischen und psychischen Schmerzen unterscheidet. Die Gehirnverbindungen sind im Wesentlichen die gleichen.

Der Cortex cingularis, der Inselkortex und der somatosensorische Kortex werden aktiviert. Unsere Untersuchungen mit einem SPECT-Scan zeigten im Gehirn keine eindeutigen Unterschiede zwischen physischem und psychischem Schmerz.

21.3.6 Beurteilung der Schmerzen von anderen

Wenn ein Patient von seinen psychischen Schmerzen erzählt, versucht man diese zu verstehen und sie vor dem Hintergrund seines Lebens zu analysieren, stößt dabei aber schnell an Grenzen. Entweder hat man einen ähnlichen Schmerz bereits selbst erfahren und erinnert sich an seine Reaktionen oder man kennt diesen Schmerz nicht und kann ihn deshalb nicht einordnen. Man entwickelt also ein rein theoretisches Schmerzmodell. Aber selbst wenn man mit dem Patienten mitfühlt, kann man nicht nachvollziehen, was der Patient spürt. Man sollte sich als Therapeut davor hüten, die Reaktionen des Patienten zu be- oder verurteilen. Letztlich ist jeder Mensch mit seinem Schmerz allein.

21.4 Schmerzgedächtnis

21.4.1 Neuronales Schmerzgedächtnis

Schmerz scheint in den Neuronen gespeichert zu werden, vielleicht im Bereich der Synapsen, deren Signalübertragung durch die Proteinkinase C (PKC) potenziert wird. Die neuronale Plastizität dürfte die Ursache für das Schmerzgedächtnis sein.

21.4.2 Zentrales Schmerzgedächtnis

Der Schmerz aktiviert verschiedene Arten von Gedächtnis: das episodische, das semantische und das emotionale Gedächtnis. Schmerz aktiviert, was wir fühlen, was man bereits selbst erfahren oder erlebt hat. Die Bilder und Vergleiche, die man zur Beschreibung eines Schmerzes verwendet, sind entscheidend. So erzeugt ein Myokardinfarkt einen Schmerz, der mit dem Verschlucken eines Pfirsichkerns verglichen wird, man kann sich gut vorstellen, wie sich dieser Schmerz anfühlt.

Der Schmerz wird im Hippocampus, im Cortex cingularis, im Precuneus, im präfrontalen Kortex, der Amygdala und letztlich im limbischen System gespeichert.

21.4.3 Die Unmöglichkeit, einen Schmerz erneut zu erleben

Es ist oft unmöglich, sich an einen Schmerz zu erinnern. Man beschreibt ihn mit Worten (semantisches Gedächtnis), aber man spürt ihn nicht wirklich. Das ist auch gut so, da uns Schmerz sonst an vielen Aktivitäten hindern würde. Ein Sportler, der sich bei einem Fußballspiel das Knie verletzt hat, erwägt in diesem Augenblick, den Sport an den Nagel zu hängen, vergisst diesen Vorsatz jedoch sehr bald wieder.

21.4.4 Schmerz des Gehirns

Eine Besonderheit unseres Körpers ist, dass zwei der grundlegendsten Organe, das Gehirn und das Herz, über keine sensible Innervation verfügen.

Während einer Gehirnoperation am wachen Patienten kann der Neurochirurg das Gehirn bewegen, ohne Schmerzen zu verursachen, Gleiches gilt auch für das Herz.

Das Gehirn ist nicht sensibel, aber es lässt uns die schmerzhaften Zonen des Körpers spüren.

21.4.5 Kopfschmerzen

Wenn das Gehirn keinen Schmerz verspürt, wie lassen sich dann Kopfschmerzen erklären?

Denys Fontaine vom Verband der Universitätskrankenhäuser von Nizza erklärt zur intrakranialen Sensibilität, dass die Hirnhäute (➤ Abb. 21.2) den Schmerz weiterleiten und eine wichtige Rolle bei Kopfschmerzen spielen. Die Stimulation des N. trigeminus erzeugt eine Entzündung und führt zur Erweiterung der die Dura mater durchziehenden Gefäße, die den Schmerz auslösen. Es ist vor allem die am Kortex anhaftende Pia mater, die von zahlreichen Gefäßen durchzogen wird, die den Schmerz verursacht. Um das eben Gesagte zu bestätigen, haben die Autoren drei Neurochirurgen gebeten, bei 53 Patienten, denen im Wachzustand ein Tumor entfernt wurde, eventuell auftretende Schmerzen und vor allem Schmerzen, die durch Stimulation, Kompression, mechanische Traktion als Folge des chirurgischen Eingriffs entstanden, zu notieren. Die Studie bestätigte, dass die Schmerzen sowohl von der Dura mater als auch von der Pia mater erzeugt werden. Die Patienten spürten auf der Seite, auf der die Hirnhaut unter Zug gebracht wurde, einen kurzen Schmerz. Zwei Drittel der Schmerzen traten nach Stimulation der Dura mater auf. Die empfindlichsten Bereiche waren die Stirn, die Orbita, die Kornea, die Nase und die Schläfen.

Der N. trigeminus und die die Hirnhäute versorgenden Gefäße sind also für den Kopfschmerz verantwortlich. Zudem verfügt das Gehirn über eine chemische Sensibilität, insbesondere gegenüber Ammoniak.

21.4.6 Kopfschmerzen und Tumore

Ein Gehirntumor zeigt sich oft durch Kopfschmerzen, die den Patienten während der Nacht oder am frühen Morgen wecken. Um den Tumor bildet sich ein Ödem, das den intrakranialen Druck erhöht. Nimmt die Größe des Tumors zu, steigt auch der intrakraniale Druck, was zu Übelkeit, Sehstörungen, Diplopie, Erbrechen usw. führt. Weitere funktionelle Störungen entstehen durch die Kompression der Hypophyse: Dysmenorrhoe, Amenorrhoe, Galaktorrhoe usw.

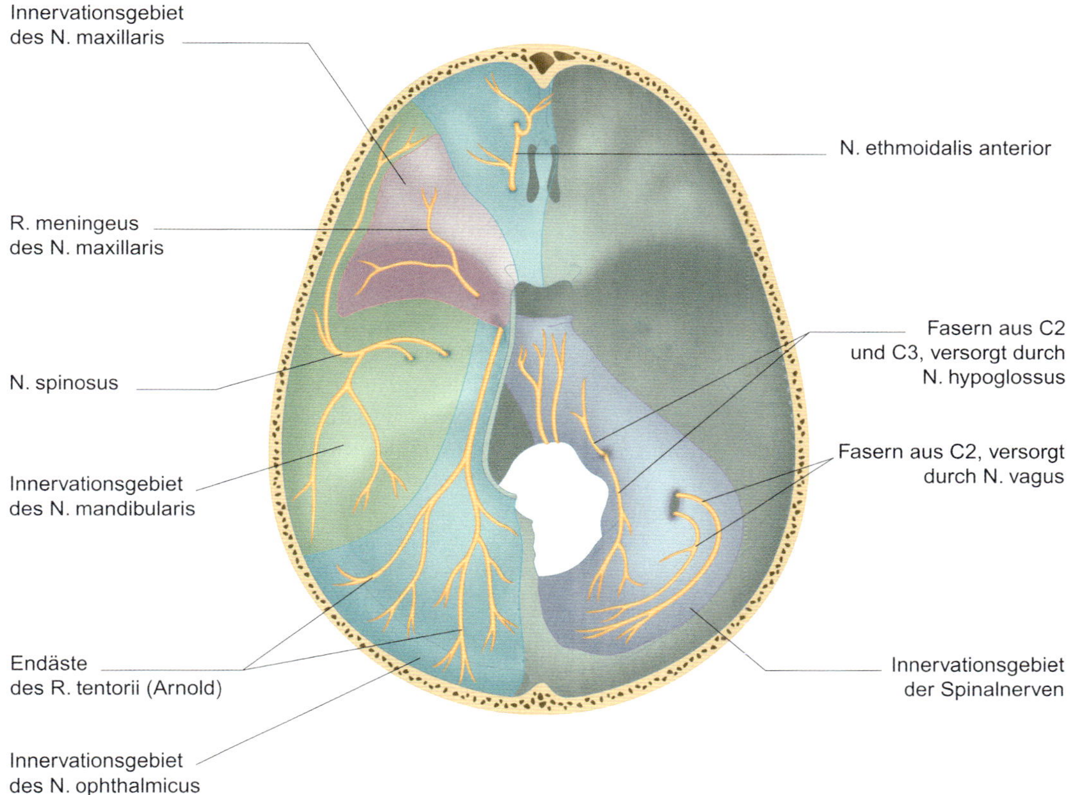

Abb. 21.2 Die Sensibilität der Hirnhäute
Quelle: Barral JP, Croibier A. *Manipulation kranialer Nerven.* Urban & Fischer/Elsevier GmbH, 2018. Zeichnung: Éléonore Lamoglia.

Husten, Niesen, Vorwärtsbeugen und Stuhlentleerung erhöhen den intrakranialen Druck und erzeugen sehr schnell unerträgliche Schmerzen. Ein weiterer Beweis dafür, dass die Drücke in den verschiedenen Hohlräumen des Körpers miteinander verbunden sind und sich gegenseitig beeinflussen.

21.5 Die Wirkung unserer Hände

Da der N. trigeminus für die Sensibilität der Dura mater verantwortlich ist, entspannen wir ihn indirekt und direkt mit den Techniken, die in unserem Buch *Manipulation kranialer Nerven* beschrieben werden:

- Indirekt über den N. occipitalis major zwischen C1 und C2
- Direkt über:
  - N. frontalis, einen Endast des N. ophthalmicus (V_1), der eine Anastomose mit dem N. occipitalis major bildet; Behandlung v. a. im Bereich der Sutura coronalis
  - N. infraorbitalis, einen Ast des N. maxillaris (V_2), und N. supraorbitalis aus dem N. frontalis (V_1)
  - Nn. palatini aus dem N. maxillaris (V_2)

ANMERKUNG
Der N. trigeminus führt links mehr sensible Fasern als rechts. Bei linksseitigem Kopfschmerz untersucht man den N. trigeminus etwas genauer, v. a. auch seine Verbindung zu den Zähnen und den Nasennebenhöhlen.

21.6 Tests und Behandlung

21.6.1 Tests

Nozizeptiver Stimulationstest

Der Patient liegt mit geschlossenen Augen auf der Behandlungsliege, die Arme seitlich neben dem Körper. Der Therapeut legt seine dominante Hand zum Ecoute auf das Kranium. Mit zwei Fingern der anderen Hand kneift er die Haut im medialen Teil des Oberarms des Patienten, eine sehr sensible Region (➤ Abb. 21.3).

Der Therapeut warnt den Patienten vorher, dass er nun einen Schmerz verspüren wird, wobei er etwas übertreibt, um die Reaktionsfähigkeit der spinalen und zentralen Areale zu erhöhen.

Die Hand auf dem Kranium folgt der Schmerzbahn. Diese folgt nicht immer einem logischen Muster. Es heißt, dass Schmerzen auf einer Seite des Körpers das Gehirn auf der anderen Seite aktivieren, das ist jedoch nicht immer der Fall.

Test mit eingebildetem Schmerz

Der Therapeut legt seine Hand wieder in der klassischen Ecoute-Position auf das Kranium und bittet den Patienten, an einen erlebten Schmerz zu denken und sich dabei alle Aspekte seines Leidens vorzustellen: Was hat er gesehen, gerochen, gehört, hatte er Angst, Symptome, Bewegungsunfähigkeit.

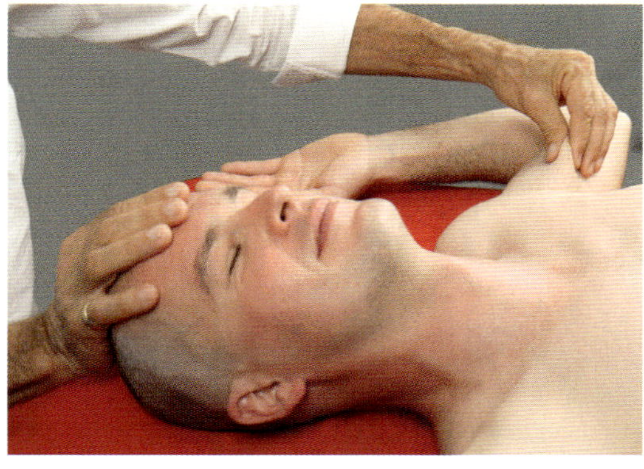

Abb. 21.3 Nozizeptiver Stimulationstest

Der Therapeut folgt dem Verlauf des Schmerzes mittels funktionellem Ecoute und evaluiert den Verlauf und das Ende des Schmerzes in verschiedenen Gehirnzonen.

Erinnerung an einen psychischen Schmerz

Der Therapeut bittet den Patienten, an einen psychischen Schmerz zu denken, der ihn besonders getroffen hat, und folgt dem Verlauf über den Ecoute. Diese Technik wird in ➤ Kapitel 28 beschrieben.

Unabhängig davon, ob Schmerzen körperlich oder psychisch sind, beinhalten sie immer eine emotionale Komponente.

21.6.2 Behandlung – Dissipations-Inhibitions-Technik

Gemäß unserem Prinzip versuchen wir nicht, das Schmerzgedächtnis auszulöschen, sondern seine Wirkung, die ein destabilisierender Faktor ist, zu verringern. Beispiel: ein Sportler, der einen Bänderriss im Knie erlitten hat und erfolgreich operiert wurde. Das Gehirn hat im Zusammenhang mit diesem Trauma unterschiedliche Botschaften gespeichert: Schmerz, Instabilität, erzwungene Ruhephase, mangelndes Selbstvertrauen, Angst, sich wieder zu verletzen. Wenn er seine sportliche Aktivität wieder aufnimmt, sind Schmerz und Angst in seinem Gehirn gespeichert und können seine Leistung beeinträchtigen.

Die Technik erfolgt über den funktionellen Ecoute. Der Therapeut bittet den Patienten, über den Schmerz zu sprechen und sich die Umstände, unter denen der Schmerz aufgetreten ist, ins Gedächtnis zu rufen. Er bittet ihn weiter, den Schmerz in Gedanken zu übertreiben, um das zugehörige Gehirnareal besser spüren zu können.

Mit Hilfe einer Zahnwatterolle, die der Patient fest zwischen den Zähnen hält, um die Arbeit am Gehirn topografisch präziser zu machen, führt der Therapeut eine Dissipations-Inhibitions-Technik an der betroffenen Region aus. Die Dissipationstechnik wird während der kranialen Expansionsphase eingesetzt.

21.7 Chronischer Schmerz

21.7.1 Merkmale

Chronische Schmerzen nehmen im zeitlichen Verlauf einen immer größeren Platz im Gehirn ein. Sie werden zu regelmäßigen Reizen. Das Gehirn erwartet bis zu einem gewissen Grad den Schmerz, man könnte sagen, dass das Gehirn den Schmerz braucht.

Wenn jemand sehr laute Nachbarn hat, wird das Gehirn tagtäglich mit diesen negativen Reizen bombardiert. Eines Tages ist der Lärm nicht mehr zu hören. Das Gehirn, das sich in einem Zustand der Wachsamkeit gegenüber diesem Lärm befand, ist verwirrt, es fehlt etwas, das Gehirn erwartet die Lärmbelästigung. Bei manchen chronischen Schmerzen ist es ähnlich: Das Gehirn erwartet den Schmerz, der Teil seiner üblichen Reize ist.

21.7.2 Fazilitationszonen im Gehirn

Dabei handelt es sich um Schmerzzonen im Gehirn, in denen die Reiz- und die Reaktionsschwelle stark herabgesetzt sind.

Nehmen wir an, jemand hat sich als Kind den Arm gebrochen. Es war das erste Mal, dass es einen so heftigen Schmerz verspürte und das Gefühl hatte, sowohl körperlich als auch psychisch angegriffen worden zu sein. Da der Teil des Gehirns, in dem diese Erinnerung gespeichert wurde, eine sehr geringe Reizschwelle hat, verstärken alle anderen Schmerzen, die im Laufe des Lebens auftreten, diese Gehirnzone. Sogar psychische Schmerzen können auf diese Zone einwirken. Umgekehrt ist es genauso: Eine psycho-emotionale Erinnerung kann durch ein physisches Problem verstärkt werden.

21.7.3 Technik

Die Technik besteht aus drei Phasen:

- Übertreibungsphase: Der Therapeut bittet den Patienten zu übertreiben, „ja das stört mich“, „das ist unerträglich“, „es wird nie aufhören“ usw., um die Zone mittels funktionellem Ecoute präzise eingrenzen zu können.
- Dissipations-Inhibitions-Phase: Die Technik wird in der vom funktionellen Ecoute angezeigten Zone ausgeführt, die sich auch im Hirnstamm, im Thalamus, im Cortex cingularis, im orbitofrontalen Kortex oder an anderer Stelle befinden kann.
- Positive Phase: Der Therapeut bittet den Patienten, positiv zu denken. Er sagt beispielsweise: „ich werde eine Lösung finden“, „eines Tages wird es vorbeisein“, „jemand wird die Lösung finden.“ Diese positiven Gedanken schaffen einen neuen funktionellen Ecoute, der mit einer Intensivierungs-Stimulations-Technik behandelt wird.

KAPITEL

22 Das Gedächtnis

22.1 Einleitung

Das Gedächtnis ermöglicht es, Erinnerungen zu bewahren, sie mehr oder weniger wahrheitsgetreu wiederherzustellen und Erlerntes zu behalten. Das Gedächtnis hängt von unserer Bildung, dem Land, dem Ort, an dem wir leben, und von unseren Interessen ab.

Ohne Gedächtnis kann man nichts lernen, nichts wissen und auch seine Intelligenz nicht unter Beweis stellen.

Erinnerungen werden aus Bildern, Wörtern und persönlichen Eindrücken zusammengestellt. Es ist unsere Interpretation, aus der im Laufe der Zeit unsere Geschichte entsteht. Aus diesem Grund unterscheiden sich unsere Erinnerungen immer von denen anderer Personen, selbst wenn sie die gleiche Situation am gleichen Ort erlebt haben.

Alle Teile des Gehirns tragen zur Wiederherstellung der Vergangenheit bei. Wir haben unser eigenes Gedächtnis, unsere Erinnerungen, unser persönliches Interesse an bestimmten Erinnerungen, aber auch an Erinnerungen unserer Vorfahren, und unseren Instinkt, der ein angeborenes Gedächtnis ist.

Es gibt ein Langzeit- und ein Kurzzeitgedächtnis.

22.2 Das Gehirn und das Gedächtnis

Der Hippocampus ist für die Wiederherstellung von Erinnerungen jeglicher Art eine grundlegende Struktur (➤ Abb. 22.1). Die Erinnerung ist vielfältig: Man erinnert sich an einen Ort, eine Handlung, ein Wort, eine Musik, eine Landschaft, eine Bewegung, einen Geruch, einen Seelenzustand. Es kann keine vollständige Liste erstellt werden, manche Erinnerungen tauchen ohne offensichtlichen Grund auf.

Diese unterschiedlichen Erinnerungen beeinflussen je nach Qualität die Gehirnzonen, die sie betreffen. So aktivieren Erinnerungen an einen Ort den visuellen Kortex im Okzipitallappen.

Der Hippocampus hat lange Fortsätze, die weit entfernte kortikale Areale erreichen können.

Jedes Neuron hat viele synaptische Verbindungen, die es ihm ermöglichen, Informationen aus verschiedenen kortikalen Arealen zu erhalten. Zum Beispiel kann ein Geruch, das Bild eines Dorfes, eines Hauses, eines Zimmers dieses Hauses, einer Person, die in diesem Haus lebt, einen emotionalen Konflikt usw. auslösen.

Im Folgenden werden die verschiedenen Arten von Gedächtnis beschrieben, die unser Gehirn beinhaltet.

22.2.1 Langzeitgedächtnis

Einige Fakten sind lebenslang gespeichert, unser Geburtsdatum, bestimmte Orte unserer Kindheit. Das Langzeitgedächtnis hat unterschiedliche Kategorien.

Implizites (prozedurales) Gedächtnis

Das implizite Gedächtnis verleiht uns motorische, kognitive und verbale Fähigkeiten.

Es ermöglicht unser automatisches Verhalten, das Auto- oder Fahrradfahren, das Spielen von Musik.

Es ist das Gedächtnis der Erfahrung und der Routine.

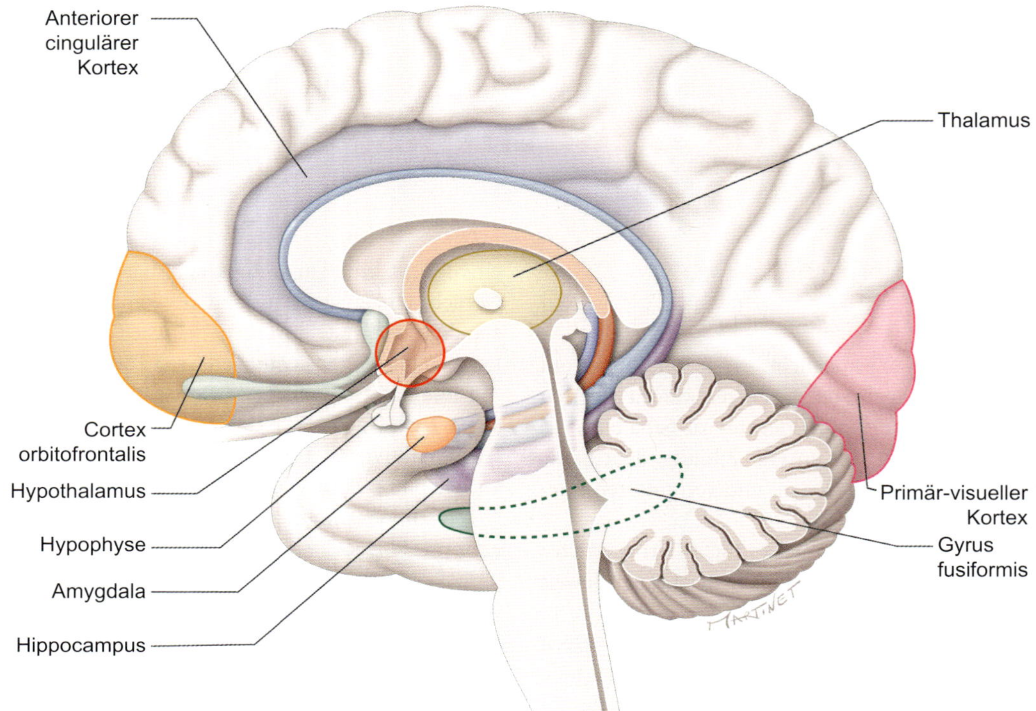

Abb. 22.1 Gehirn und Gedächtnis
Quelle: Cyrille Martinet

Perzeptives Gedächtnis

Dieses Gedächtnis ist mit allen Reizen verbunden, die uns umgeben, ohne dass wir uns dessen bewusst sind: Lärm, Wind, Regen, Gesichter, Stimmen, Orte.

Es bedient sich unseres sensorischen Systems.

Semantisches (explizites) Gedächtnis

Das semantische Gedächtnis ist das Gedächtnis unseres allgemeinen Wissens, der Sprache. Es wird während unseres ganzen Lebens aufgebaut. Es ist das Gedächtnis des Lernens, der Bedeutung von Wörtern, des Satzbaus und der Grammatik.

Es wird hauptsächlich im Frontallappen gespeichert und lenkt und beurteilt unser Verhalten.

Episodisches Gedächtnis

Das episodische Gedächtnis betrifft die Ereignisse, die unser Leben, unsere Autobiografie begleiten. Es wird im Alter zwischen 3 und 5 Jahren aufgebaut.

Es benötigt das semantische Gedächtnis, um in Worten ausgedrückt werden zu können. Es liefert die Elemente unserer Kultur und unseres Allgemeinwissens.

Der Frontallappen beurteilt die Relevanz unseres episodischen Gedächtnisses.

22.2.2 Kurzzeitgedächtnis

Das Kurzzeitgedächtnis speichert die Informationen, die für eine sehr begrenzte Zeit benötigt werden. Um sich nicht mit Unnötigem zu belasten, versucht das Gehirn unwichtige Fakten zu vergessen.

Wenn man Brot kaufen möchte, aber die Geldbörse vergessen hat, so ist das ein unbedeutender Zwischenfall, der schnell vergessen wird. Wenn man eine Person besucht, erinnert man sich an den Straßennamen, kurze Zeit später hat man ihn wieder vergessen.

Manchmal fließen Informationen aus dem Kurzzeitgedächtnis ins Langzeitgedächtnis ein. Das Kurzzeitgedächtnis ist auch der Arbeitsspeicher, in dem Fakten, wie etwa eine Telefonnummer, die man wählen möchte, kurzzeitig im Gedächtnis behalten werden.

22.2.3 Engramme

Unter diesem Begriff versteht man die biologische Spur der Erinnerung im Gehirn. Sie entspricht einer biochemischen Veränderung der Synapsen zwischen mehreren Neuronen.

Die sympathische Verbindung wird durch bestimmte Proteine stimuliert, die vom Gehirn produziert und transportiert werden.

Wir glauben, auch wenn wir das nicht beweisen können, dass die vom Gehirn erzeugten elektromagnetischen Felder einen großen Einfluss auf den Prozess des Erinnerns haben.

22.2.4 Konsolidierung von Erinnerungen

Einige Erinnerungen werden konsolidiert. Reize, die von unseren Sinnesorganen registriert werden, stehen in Beziehung mit dem Sehen, Hören, Berühren, Riechen und auch mit der Propriozeption, die eine neuronale Stimulation erzeugt, die vom Gehirn kodiert wird.

Je nach Intensität, Qualität und Bedeutung der zentralen Stimulation wird die Erinnerung mehr oder weniger stark im Gedächtnis verankert.

Hier einige Elemente, die unsere Erinnerungen beeinflussen:

- Die regelmäßige Aktivität der synaptischen Verbindung festigt die Erinnerung.
- Das langfristige Erinnern hängt von der Aktivität des Hippocampus ab, der die Ereignisse in Erinnerungen umwandelt.
- Schlaf und Träume formen und festigen die Erinnerungen.

22.2.5 Kognitive Speicherung

Diese Form der Speicherung erhöht die Effizienz der neuronalen Reserve für die Ausführung einer Aufgabe. Sie ist abhängig von:

- Lernen
- Bildungsstand
- Intellektueller und auch physischer Anziehung
- Sozioprofessionellen Beziehungen
- Lebensweise
- Genetischem Erbe

Da das Gedächtnis aus vielen Faktoren besteht, ist seine Evaluierung kompliziert. So kann man über ein ausgezeichnetes mathematisches Gedächtnis verfügen und in der Rechtschreibung sehr schlecht sein.

22.2.6 Aufbau des Gedächtnisses

Laut Rita Carter, Autorin des Buches *The Human Brain Book,* dauert es 2 Jahre, bis die verschiedenen Ereignisse und Erfahrungen, die wir erleben, konsolidiert und in unserem Gedächtnis gespeichert werden.

Die verschiedenen Phasen und ihre Dauer, die es uns ermöglichen, auf ein Ereignis zu reagieren sind:

- Die Aufmerksamkeit: 0,2 Sekunden. Der Thalamus hält die Gehirnaktivität in Bezug auf die erinnerungswürdige Tatsache aufrecht. Der Frontallappen ermöglicht die Konzentration auf eine Tatsache.
- Die Emotion: 0,25 Sekunden. Die emotionalen Zentren werden bei wichtigen Ereignissen schnell aktiviert. Die Amygdala reagiert sofort und aktiviert instinktiv die *Kampf-Flucht-Reaktion.* Die Amygdala kann auch Erinnerungen speichern und zu ihrer Verschlüsselung beitragen.
- Das Gefühl: 0,2 bis 0,5 Sekunden. Erinnerungen alarmieren die visuellen, olfaktorischen, gustatorischen und auditiven Zentren. Je stärker die Empfindungen sind, umso eher wird eine Erinnerung im Gedächtnis gespeichert.
- Das Kurzzeitgedächtnis: 0,5 Sekunden bis 10 Minuten. Es speichert die visuellen, räumlichen

und auditiven Daten des somatosensorischen Kortex und des Frontallappens, der die Erinnerung bewusst macht.

- Die Verarbeitung durch den Hippocampus: 10 Minuten bis 2 Jahre. Wichtige Informationen aus dem Kurzzeitgedächtnis stimulieren den Hippocampus, der sie verschlüsselt und an andere Zentren wie den visuellen und den auditiven Kortex weiterleitet.
- Die Konsolidierung: nach 2 Jahren. Eine Erinnerung braucht 2 Jahre, um konsolidiert zu werden. Das Hin und Her zwischen den verschiedenen stimulierten kortikalen Zonen bewirkt die Konsolidierung. Dieser sich wiederholende Dialog findet insbesondere während des Tiefschlafs statt.

22.2.7 Wiederauftauchen von Erinnerungen

Man kann eine Erinnerung erzählen, manchmal aber taucht sie auch völlig unvermutet wieder auf, wenn wir eine ähnliche Situation erleben oder uns an dem Ort befinden, an dem die Erinnerung gespeichert wurde. So kann die einfache Tatsache, dass wir frieren, uns an einen Aufenthalt in den Bergen oder einen Bergunfall erinnern.

22.2.8 Räumliches Gedächtnis

Der Hippocampus erfasst unsere Position in Bezug auf das Umfeld (s. ➤ Kap. 16). Das räumliche Gedächtnis ist unverzichtbar. Bei Morbus Alzheimer wird es geschädigt.

Wie bereits erwähnt, hatte Cicero erkannt, dass man sich einen langen Text am besten merkt, wenn man sich einen Spaziergang an einem bestimmten Ort vorstellt. An jeder Etappe erinnert man sich an einen Teil des Textes. Die Erinnerung an den Text wird durch das visuell-räumliche Gedächtnis verstärkt.

22.2.9 Gesichtserkennung

Die Erkennung eines Gesichts findet vor allem im Gyrus fusiformis statt, der sich am Übergang zwischen Temporal- und Okzipitallappen befindet. Er liegt auf der kaudalen Fläche des Temporallappens zwischen dem Sulcus collateralis und dem Sulcus occipitotemporalis.

Die Enkodierung von Gesichtern lässt sich anhand des Modells nach Bruce und Young erklären, das die zwei wichtigsten Enkodierungsmodule beschreibt:

- Ein Modul zur Verarbeitung des Gesichtsausdrucks, der Bewegung des Gesichts bei der Kommunikation und die Blickrichtung.
- Ein anthropometrisches Modul über die Größe und die Form von Nase, Mund, Ohren, Stirn, Kinn, Augen, also aller Gesichtsmerkmale.

22.2.10 Erkennen einer Person

Das Erkennen basiert auf vielen Informationen: Gesicht, Körper, die Art, sich zu bewegen, allgemeine Haltung. Manchmal ist es schwierig eine Person wiederzuerkennen, weil man sie schon lange nicht mehr gesehen hat, dann jedoch tauchen die zur Person gehörenden Merkmale schnell wieder auf und die Erinnerung kehrt zurück.

Jeder Mensch hat seinen eigenen Erkennungsprozess, der sich auf eines oder mehrere der eben beschriebenen Merkmale konzentriert.

22.2.11 Falsche Erinnerung

Wir können von der Realität einer Erinnerung überzeugt sein, obwohl sie nie stattgefunden hat. Es ist die Ähnlichkeit mit anderen erlebten Ereignissen, die diese falschen Erinnerungen erzeugen. Mit der Zeit sind wir fest davon überzeugt, dass unsere Erinnerung der Realität entspricht.

Oft, wenn ein Ereignis häufig erzählt wird, werden bestimmte Details beschönigt oder negativer dargestellt, dann werden aus Geschichten Legenden.

22.2.12 Traumatische Erinnerungen

Während eines Autounfalls durchlaufen zahlreiche, mehr oder weniger bewusste Informationen unseren Körper und die verschiedenen kortikalen Zentren:

- Visueller Kortex: Man sieht die Situation vor und nach dem Aufprall.

- Auditiver Kortex: Geräusch des Aufpralls, gefolgt von einer schweren Stille und der nachfolgenden hektischen Aktivität der Zeugen und Einsatzkräfte.
- Olfaktorischer Kortex: Geruch von Benzin, Öl, Verbranntem, Urin, Blut und Adrenalin, dem wichtigsten Angsthormon.

Letztlich bewahrt das bewusste Gedächtnis nur einige Elemente auf, die das Opfer immer wieder erwähnt. Aber das Gehirn hat alles gespeichert und dieses Phänomen trägt zum posttraumatischen Stress bei, der durch unbewusste Erinnerung gefördert wird.

Manche Erinnerungen tauchen während einer Behandlung, einem anderen Trauma, beim Anblick einer Landschaft, wenn man die Sirene eines Einsatzfahrzeugs hört, etwas Verbranntes riecht usw., wieder auf.

22.3 Pathologie

22.3.1 Prosopagnosie

Der Begriff bezeichnet die Unfähigkeit, Menschen anhand ihres Gesichts zu erkennen. Sie kann angeboren sein oder durch einen neurodegenerativen Prozess, einen Schlaganfall, ein Schädel-Hirn-Trauma oder einen Tumor verursacht werden.

22.3.2 Amnesie

Das Gedächtnis enkodiert mit unseren Sinnen, unserem Wissen und unseren Erfahrungen verbundene Wahrnehmungen. Wenn das Gedächtnis nicht mehr funktioniert, entstehen verschiedene Arten von Amnesie:

- Retrograde Amnesie: Unfähigkeit, sich an Informationen zu erinnern, die vor einem bestimmten Ereignis aufgenommen wurden.
- Antegrade Amnesie: Unfähigkeit, neue Erinnerungen zu speichern.
- Dissoziative Amnesie: transiente globale Amnesie, die v. a. das retrograde Gedächtnis nach einem sehr belastenden emotionalen Trauma (Todesfall, Vergewaltigung, Aggression) betrifft.
- Psychogene Amnesie: entspricht der dissoziativen Amnesie. Sie tritt nach einem schweren körperlichen Trauma (Autounfall, Sturz, tätlicher Angriff) auf. Sie kann physiologisch bedingt oder der Ausdruck von Verleugnung sein (die Realität wird nicht akzeptiert oder berücksichtigt).

22.3.3 Plötzlicher Gedächtnisverlust

Der Gedächtnisverlust entsteht häufig durch einen Schlaganfall. Viele Patienten kommen wegen Nackenschmerzen in Verbindung mit Kopfschmerzen zur Behandlung und oft ist es die Begleitperson, die die Gedächtnisstörung anspricht. Transitorische ischämische Attacken sind relativ leicht zu diagnostizieren.

Man sollte v. a. auf Anzeichen achten, die erst kürzlich aufgetreten sind:

- Leichte Ptose
- Schiefer Mund
- Unmöglichkeit zu pfeifen oder den Mund wie zum Pfeifen zu formen
- Leichte, meist zeitweise Verwirrung
- Ungewöhnliche Müdigkeit

Diese Patienten sollten so schnell wie möglich ins Krankenhaus gebracht werden.

Ursachen für diese Symptome sind u. a. Schlaganfall, Probleme an den Herzkranzgefäßen, Gehirnblutung, Epilepsie, transiente globale Amnesie, transitorische ischämische Attacke.

Patienten mit sehr auffälligen Symptomen landen nicht in unserer Praxis. Es sind vielmehr jene mit leichten Symptomen, die uns aufsuchen. Manchmal verschwinden die ursprünglichen Anzeichen schnell wieder, trotzdem ist das Rezidivrisiko hoch.

Weitere mögliche Ursachen für Gedächtnisverlust sind: Überbeanspruchung, neurodegenerative Erkrankungen, Epilepsie, Alkohol- und Drogenmissbrauch, Alter, Neurosen.

WICHTIG

Es ist nicht normal, sein Gedächtnis zu verlieren. Wir vergessen alle Dinge wie Namen, Daten, Orte, aber wenn es häufig passiert, sollte man besser einen Arzt aufsuchen.

22.4 Tests und Behandlungen

22.4.1 Erkennen eines bekannten Gesichts – funktioneller Ecoute

Der Therapeut bittet den Patienten, mit geschlossenen Augen das Gesicht eines Familienmitglieds oder einer anderen, für ihn wichtigen Person oder auch einer berühmten Persönlichkeit zu beschreiben.

Der Patient beginnt mit der Gesichtsform (rund, länglich, kantig, Backenknochen, Kinn) und beschreibt dann die Haare (Länge, Farbe), die Ohren (symmetrisch, abstehend), das Gebiss (regelmäßig, unregelmäßig), den allgemeinen Gesichtsausdruck (friedlich, gequält).

Während der Beschreibung folgt der Therapeut dem Ecoute, der meist ins Zentrum des Gehirns, zu Thalamus, Hippocampus, Cortex cingularis und Gyrus fusiformis im kaudalen Abschnitt des Temporallappens führt.

Abhängig von der emotionalen Bedeutung des beschriebenen Gesichts, kann der Ecoute auch zur Amygdala oder Insula führen. Wenn die Beschreibung intellektuell anstrengt, spürt man den Frontallappen.

Bei der Behandlung werden Zonen mit verminderter Leitfähigkeit mit der Intensivierungs-Stimulations-Technik und Zonen mit Blockaden mit der Dissipations-Inhibitions-Technik behandelt. Dieser Ansatz wird bei allen im Folgenden beschriebenen Übungen verwendet.

22.4.2 Behandlung des impliziten Gedächtnisses

Der Therapeut bittet den Patienten, sich vorzustellen, dass er Rad oder Schi fährt, ein Auto lenkt, und dabei alle Etappen zu beschreiben.

22.4.3 Behandlung des semantischen und emotionalen Gedächtnisses

Der Therapeut bittet den Patienten, ein Wort oder einen Satz zu analysieren und neben der objektiven Bedeutung auch anzuführen, ob sie bestimmte Erinnerungen erwecken. Die Vorstellung von Wellen, die kommen und gehen, gibt der Patient zunächst den Sinn an und analysiert dann, welche Erinnerungen sie in ihm auslösen. Die Wellen können die Angst zu ertrinken wecken oder das entspannende Gefühl, sich von ihnen schaukeln zu lassen.

22.4.4 Zum emotionalen Gedächtnis

Emotionen müssen für unsere persönliche Entwicklung, unsere Verteidigung und unser psychisches Gleichgewicht gespeichert werden. Neben dem Hippocampus spielen auch manche andere Gehirnregionen eine wichtige Rolle für das emotionale Gedächtnis. Die aktivsten Gehirnregionen sind:

- Der Thalamus, der die sensiblen, nozizeptiven, sensorischen Impulse, die Eindrücke und Gefühle integriert und verteilt.
- Die Amygdala, die neben ihrer Tendenz, unmittelbar zu reagieren, auch ein emotionales Gedächtnis hat. Sie reguliert die spontanen und instinktiven Reaktionen, die unser Leben schützen.
- Der Frontalkortex verleiht den verschiedenen emotionalen Informationen Sinn und verhindert körperliche und verbale Reaktionen, die uns schaden könnten.

Der Hippocampus spielt eine große Rolle bei der emotionalen Verarbeitung der Erinnerung, da er Verbindungen zum Cortex cingularis und zum Corpus mamillare unterhält.

22.4.5 Behandlung des traumatischen Gedächtnisses

Menschen, die bei einem Autounfall das gleiche Trauma erlebt haben, haben nicht notwendigerweise die gleichen Erinnerungen. Das Gehirn sortiert und unterstreicht, was uns berührt (Geräusche, Gerüche, Angst, Kälte usw.). Diese Empfindungen werden unmittelbar im Gedächtnis unseres emotionalen Systems gespeichert und bewirken unterschiedlich starke Reaktionen.

Der funktionelle Ecoute und der emotionale Ecoute geben dem Therapeuten die Möglichkeit, die betroffenen Zonen zu identifizieren und zu behandeln.

22.4.6 Behandlung des episodischen Gedächtnisses

Der Patient spricht spontan über ein Ereignis, das ihm wichtig erscheint, und beschreibt es in allen Details.

Die markanten Tatsachen werden im Hippocampus gespeichert, wo sie kodiert und ins Langzeitgedächtnis übertragen werden. Manche Regionen des Gehirns reagieren spezifisch und schneller auf bestimmte Reize. Das Gedächtnis ist nicht neutral. Es entwickelt sich mit all dem, was unsere Persönlichkeit ausmacht.

KAPITEL

23 Lesen und Schreiben

23.1 Das Lesen

23.1.1 Allgemeine Anmerkungen

Das Lesen wurde im Laufe der menschlichen Evolution erst sehr spät eingeführt. Lesen stimuliert viele Gehirnareale und fördert die Plastizität des Gehirns. Lesen ist keine instinktive oder automatische Aktivität. Es ist vielmehr das Ergebnis eines langen Lernprozesses, denn man wird nicht mit der Fähigkeit lesen zu können geboren.

Das französische Lexikon *Larousse* definiert das Lesen wie folgt: das Erkennen von grafischen Zeichen einer Sprache und das Bilden von Lauten – im Geist oder mit lauter Stimme –, die diese Zeichen und ihre Kombinationen darstellen, und ihnen dabei einen Sinn verleihen.

Bestimmte Bereiche der Seh-, Hör- und Sprachfelder entwickeln sich schrittweise weiter, um uns das Lesen zu ermöglichen. Dabei handelt es sich nicht um einen spontanen Erwerb einer Fähigkeit. Bestimmte Teile des Gehirns, die andere Funktionen erfüllen, werden in den Dienst des Lesens gestellt.

Lesen und schreiben können nicht voneinander getrennt werden.

23.1.2 Das Lesenlernen, beteiligte Gehirnareale und Interaktionen

Ein Team internationaler Forscher unter der Leitung von Stanislas Deshaene (Inserm-CEA) und Laurent Cohen (Inserm) befasste sich eingehend mit dem Vergleich zwischen dem Gehirn von Analphabeten und dem von Personen, die das Lesen beherrschten. Mit Hilfe der funktionellen MRT identifizierten sie die dabei aktivierten Gehirnareale.

Die betreffenden Gehirnareale (➤ Abb. 23.1) sind:

- Die visuellen Areale, um die schriftliche Form der Buchstaben zu erkennen
- Die auditiven Areale, insbesondere jene für die gesprochene Sprache, die an der Kodierung der Phoneme und der Kommunikation zwischen gesprochener und geschriebener Sprache beteiligt sind

In den Studien wird immer versucht, die Zentren für das Lesen mit jenen für das Schreiben, die Sprache und die Bewegungen in Verbindung zu bringen.

23.1.3 Die wichtigsten Leseareale des Gehirns

Dazu gehören:

- Der visuelle Kortex im linken Okzipitallappen zur Dekodierung des Textes.
- Der Gyrus fusiformis im linken Temporallappen, der für das Erkennen der Wörter zuständig ist. Er liegt zwischen dem Sulcus collateralis (medial) und dem Sulcus occipitotemporalis (lateral). Der Sulcus collateralis trennt den Gyrus fusiformis von der Region des Parahippocampus.
- Das Broca-Areal, im kaudalen Gyrus frontalis inferior, meist auf der linken Seite. Es stellt die Verbindung zwischen dem gesprochenen und dem geschriebenen Wort her.
- Der Temporallappen, knapp oberhalb des Gyrus fusiformis.
- Der linke Hippocampus, denn um lesen zu können, braucht man ein Gedächtnis. Der Hippocampus wird aktiviert, um Wörter zu erkennen und das Lesen flüssiger zu machen. Er verleiht den gesprochenen und geschriebenen Wörtern eine affektive Bedeutung.

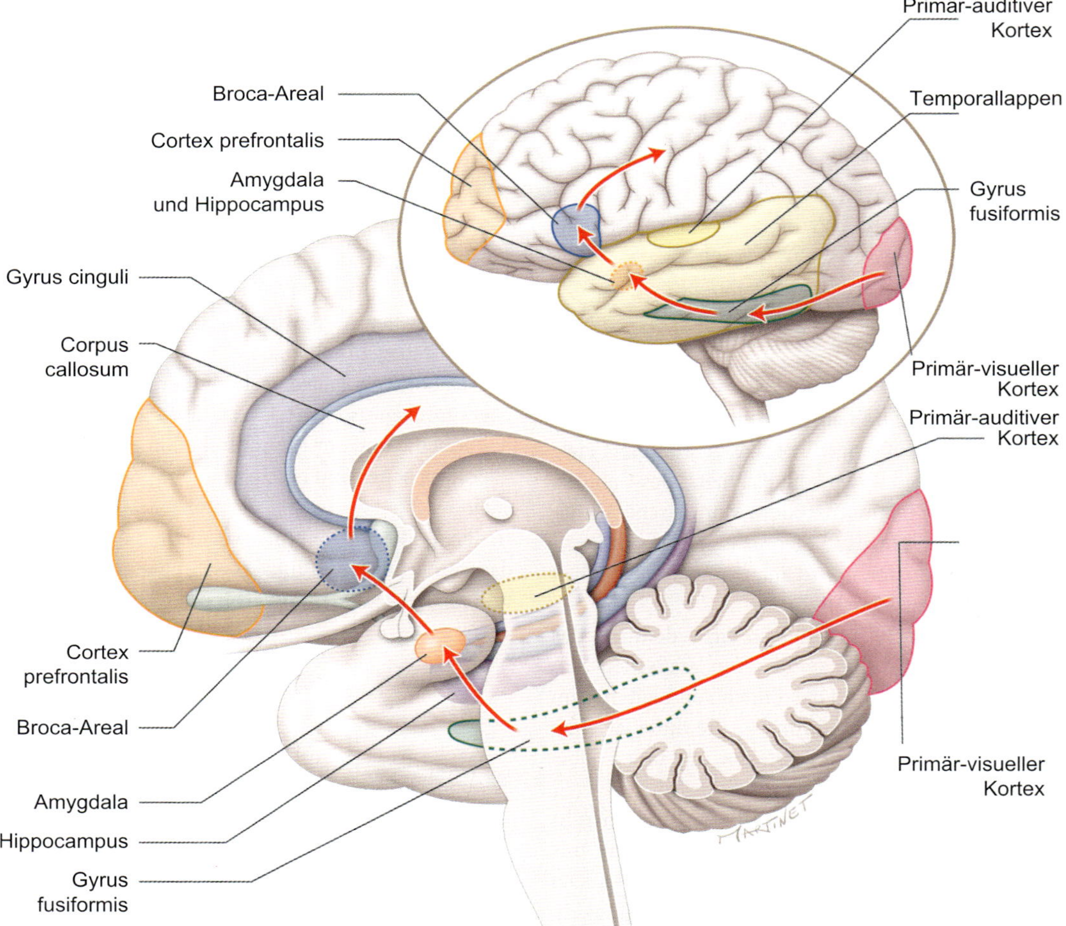

Abb. 23.1 Die Gehirnareale für das Lesen und Schreiben
Quelle: Cyrille Martinet

- Der auditive Kortex im oberen Teil des Temporallappens wird stimuliert, wenn man laut liest, und auch dann, wenn man keine hörbaren Laute dabei erzeugt.
- Der Frontalkortex, der den Wörtern Sinn verleiht, das ist der intellektuelle Teil des Lesens.
- Das limbische System. Lesen ist kein neutraler Prozess, sondern das Ergebnis eines Lernprozesses und manche Wörter haben eine beachtliche emotionale Ladung, sie aktivieren den Hippocampus, den Cortex cingularis anterior und die Insula. Schüchterne und zurückhaltende Menschen finden es oft schwierig, laut vorzulesen.

23.1.4 Legasthenie

Die Legasthenie und ihre zahlreichen Formen betrifft mehr Menschen, als man annimmt. Diese Sprachstörung, die das Lesen, die Rechtschreibung und das Schreiben beeinträchtigt, kann auch genetisch bedingt sein. Das kognitive Defizit beeinflusst das phonologische Bewusstsein, sodass die einzelnen Phoneme schlecht miteinander kombiniert werden können.

Beim Lesen ist die Gehirnaktivität in der linken Hemisphäre gering, insbesondere im okzipitotemporalen Bereich.

Legasthenie hat immer auch eine psychische Komponente. Dies wird besonders deutlich, wenn man vor Publikum laut vorlesen muss. Der Klang und die Geschwindigkeit des Lesens sind aufschlussreich; es ist, als würde man sich vor seinem Publik ausziehen. Man fühlt sich irgendwie schutzlos. Man kann sich hinter Schweigen verstecken, indem man die Augen senkt, aber nicht, indem man laut spricht.

Aus diesem Grund verwenden wir bei unseren Techniken die Stimme und den Körper zum Lesen. Lesen aktiviert einen motorischen, visuellen, auditiven, intellektuellen und emotionalen Prozess.

23.1.5 Tests und Behandlungen

Indikationen

Wir behandeln vor allem Legastheniker und selten auch Personen, die stottern.

Zu unseren Patienten zählen Kinder und Jugendliche, die langsam und schwerfällig lesen. Sie lesen im Laufe der Zeit immer weniger, um sich ihr Scheitern nicht eingestehen zu müssen. Sie verwechseln Wörter, verdrehen oder trennen Wörter oder Buchstaben. Sie überspringen Wörter, die sie nicht lesen können, und ersetzen sie einfach durch andere. Sie lesen automatisch, ohne zu versuchen, die Bedeutung der Wörter oder Sätze zu verstehen.

Leseschwierigkeiten werden immer mit anderen Problemen in Verbindung gebracht, wie etwa Schwierigkeiten beim Schreiben, Schüchternheit, eine zu strenge Erziehung, mangelnde Zuneigung, körperlicher oder psychischer Missbrauch.

Wir behandeln diese Kinder in Zusammenarbeit mit Psychiatern, Logopäden und Psychomotorikern.

Funktioneller Ecoute

Der Therapeut bittet den Patienten, einen Buchstaben, ein Wort, einen Satz, einen Text zu lesen, d. h. er erhöht schrittweise die Schwierigkeit, um den Einstieg zu erleichtern.

Folgende Übungen werden verwendet:

- Einen Buchstaben lautlos und dann laut lesen
- Einen Absatz lautlos und dann laut lesen
- Einen Absatz laut und mit Interpretation lesen
- Ein einfaches Bild betrachten und dann einen Satz lesen, um verschiedene Bereiche des visuellen Kortex zu unterscheiden. Die Erkennung von Wörtern erfolgt grundsätzlich im Gyrus fusiformis.

Intensivierung-Stimulation

Diese Übungen aktivieren je nach Komplexität die visuellen und auditiven Areale, das Broca-Areal und das limbische System. In jeder Übung versucht man die Schwachstelle zu identifizieren, jenen Bereich, in dem der Ecoute weniger ausgeprägt ist, um ihn mit einer Intensivierungs-Stimulations-Technik zu behandeln.

Dissipation-Inhibition

In selteneren Fällen versucht man ein Areal, das bei einer Übung zu aktiv war und sogar andere Areale daran hinderte, aktiv zu werden, zu beruhigen – beispielsweise, wenn die Aktivität der visuellen Areale so stark ist, dass sie auf Kosten der auditiven Areale geht.

Behandlung in Kombination mit Bewegungen

Wenn der Patient bei einer Übung Schwierigkeiten mit dem Lesen hat, bittet man ihn, das Lesen mit einer Bewegung zu kombinieren. Man beginnt mit einem Buchstaben, fährt mit einem Wort fort und geht dann über zu einem Absatz. Immer dann, wenn die Übung schwierig ist, bewegt der Patient die Hand oder den rechten Arm (➤ Abb. 23.2). Wenn im Wort „Appartement" das „te" schwer auszusprechen ist, sagt der Patient zunächst „Appar" und drückt für das „te" die rechte Hand nach unten.

Diese Technik aktiviert die Muskeln des Sprechens, der Bewegung und der Koordination. Sie hilft dem Patienten, die Schwierigkeit zu umgehen. Wenn das Gehirn in dem Augenblick, in dem es beim Lesen steckenbleibt, den Befehl erhält, die Hand zu bewegen, ist das auch ein Ablenkungsmanöver. Je schwieriger das Wort zu lesen ist, umso stärker führt der Patient die Bewegung aus, manchmal auch schon, bevor er das Wort ausspricht.

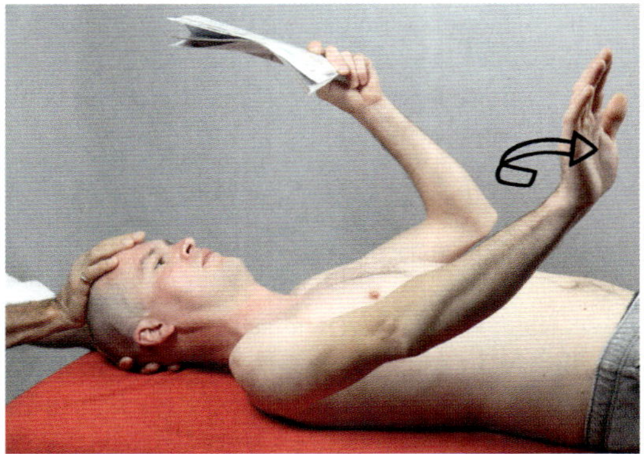

Abb. 23.2 Lesen in Kombination mit Bewegung

Warum die rechte Hand?

Bei Rechtshändern ist normalerweise die linke Hemisphäre beim Lesen dominant. Man erzeugt also eine doppelte Stimulation der linken Hemisphäre durch das Lesen und durch die Bewegung des rechten Arms. Bei Linkshändern wird nicht immer die rechte Hemisphäre stimuliert, es kann auch die linke sein.

Lesen und das Wort in die Luft schreiben

Man verwendet wieder das Prinzip der Mehrfachstimulation. Man erhöht die visuelle Aktivität und verbindet sie mit den Schreibarealen. Verwendet man die rechte Hand, betont man die Aktivität der linken Hemisphäre.

23.2 Schreiben

23.2.1 Allgemeine Anmerkungen

Die Unterscheidung zwischen Schreiben und Lesen ist willkürlich. Gleichzeitig wissen wir, dass „das gesprochene Wort verfliegt, das Geschriebene bleibt". Aus diesem Grund kann das Schreiben schwieriger erscheinen. Es hinterlässt eine Spur, ist Zeugnis unseres Denkens und unserer Fehler. Diese Spur macht uns für das, was wir schreiben, verantwortlich.

Schreiben wird wie folgt definiert: das Zeichnen grafischer Zeichen, die zu Systemen organisiert werden, die andere lesen und interpretieren können. Es ist die Darstellung der Sprache durch Zeichen.

Schreiben ist ein komplexer Vorgang, der ausschließlich dem Menschen vorbehalten ist. Beim Schreiben werden im Wesentlichen die gleichen Gehirnareale aktiviert wie beim Lesen (s. u.).

Um sozial zu überleben, gibt es eine Hierarchie: Zuerst lernt man sprechen, dann lesen und schreiben. Schreiben erfordert Vokabular, Grammatik und Semantik.

Es wird angenommen, dass zu dem Zeitpunkt, als das Gedächtnis nicht mehr ausreichte, um zu kommunizieren, die Schrift unverzichtbar wurde. Die Schrift ist das Werkzeug, um unsere Geschichte und die Geschichte der Menschheit zu erzählen. Es handelt sich um ein relativ neues Phänomen, das erst vor 4.000 Jahren entstand.

23.2.2 Die verschiedenen Gehirnareale des Schreibens

Linke Hemisphäre

Die linke Hemisphäre ermöglicht es dem Menschen zu analysieren, zu argumentieren, zu zählen und analytisch zu denken. Sie ist beim Schreiben dominant und wird immer mit anderen Gehirnarealen kombiniert.

Sie ist der Bereich des Sprechens, Denkens, Rechnens, Lesens und Schreibens.

Die linke Hemisphäre wird hauptsächlich beim Schreiben stimuliert, das nicht spontan, sondern nach einer langen Lernphase entsteht.

Visueller Kortex

Schreiben wird mit Hilfe von Logogrammen, Piktogrammen und Ideogrammen durchgeführt. Beim Schreiben müssen Bilder interpretiert werden.

Broca-Areal

Wenn man schreibt, spricht man im Kopf die Worte aus, anfänglich sagt man sie auch laut.

Hippocampus

Der Hippocampus ist das Zentrum des Lernens sowie des Speicherns persönlicher Erinnerungen und daher für das Schreiben unerlässlich. Mit Hilfe des Temporallappens lässt er uns die Wörter und ihre Bedeutungen verstehen.

Frontalkortex

Jean-François Démonet, Forschungsdirektor im Inserm führte in Zusammenarbeit mit einem Spezialisten für neurochirurgische Wachoperationen Studien zu den Schreibzentren durch. Die beiden Forscher fanden einen kleinen Bereich im linken Frontalkortex, der bei Rechtshändern – und weniger systematisch auch bei Linkshändern – während des Schreibens sehr aktiv ist.

Der Frontalkortex ordnet den geschriebenen Wörtern ihre tiefe Bedeutung zu.

Limbisches System

Schreiben macht uns verantwortlich und das gilt vor allem dann, wenn die geschriebenen Wörter emotional aufgeladen sind. Es macht einen großen Unterschied, ob man jemandem sagt, dass er für einen unentbehrlich ist, oder ob man es ihm schreibt.

Schreibstörungen sind meist mit anderen Problemen verbunden. Im Folgenden beschreiben wir die Indikationen und Lösungen, die wir anbieten können.

23.2.3 Tests und Behandlung

Indikationen

Dysgraphie

Die Dysgraphie bezeichnet die Schwierigkeit zu schreiben. Die Buchstaben sind schwer oder gar nicht lesbar, die Zwischenräume chaotisch, das Schreiben nimmt viel Zeit in Anspruch und bleibt doch unleserlich.

Die Dysgraphie betrifft Kinder in der Lernphase, aber auch Erwachsene nach einer Hirnverletzung (Schädeltrauma, Schlaganfall).

Dysorthographie

Bei der Rechtschreibschwäche hat das Kind große Schwierigkeiten, die Rechtschreibung zu erlernen und zu beherrschen, was das Schreiben schwierig macht.

Bei Erwachsenen erzeugen Dysgraphie und Dysorthographie ein Gefühl der Scham. Sie vermeiden es zu schreiben, indem sie vorgeben, Schmerzen zu haben (rezidivierende Sehnenentzündungen, Schreibkrampf) oder schlecht zu sehen.

Koordinationsstörungen

Koordinationsstörungen betreffen die Motorik, die Psychomotorik und die Emotionen. Die Verbesserung einer Dysgraphie wirkt sich positiv auf das Lesen, das Gehen, die Bewegung aus. Und umgekehrt ist es genauso: Die Verbesserung des Gehens und der motorischen Koordination wirkt sich positiv auf das Schreiben aus.

Tests

Der Patient befindet sich in Rückenlage. Der Therapeut sitzt am Kopfende der Behandlungsliege und nimmt die klassische Position für den kranialen Ecoute ein.

Folgende Tests können durchgeführt werden:

- Mit geöffneten Augen mit zwei Fingern in die Luft schreiben, zuerst einen Buchstaben, dann ein Wort und anschließend einen Satz.
- Mit geschlossenen Augen mit zwei Fingern in die Luft schreiben, um die visuelle Verbindung zu umgehen Man wiederholt diese Übung, da das Gehirn die Spur der visuellen Verbindung aus der ersten Übung zunächst behält.
- In die Luft schreiben und das Wort deutlich aussprechen.
- In die Luft ein Wort mit emotionaler Bedeutung schreiben, zum Beispiel ein gefährliches Tier, eine erlebte Gefahr, den Namen einer angenehmen oder unangenehmen Person.

- Mit der linken und anschließend mit der rechten Hand in die Luft schreiben.
- Hat der Patient Schwierigkeiten, ein Wort zu schreiben, soll er es aussprechen und dabei den rechten Fuß bewegen. Da sich alle motorischen Nerven kreuzen, wird dadurch die linke Hemisphäre, die für das visuelle Schreiben zuständig ist, stimuliert. Der Patient kann das Wort auch aussprechen, indem er eine Silbe besonders betont, als wolle er sie singen.

Behandlung

Es wird wieder nach dem gleichen Prinzip vorgegangen. Sobald der Therapeut durch den Ecoute wahrnimmt, dass die Verbindung abnimmt oder unterbrochen wird, führt er eine Intensivierungs-Stimulations-Technik durch. Im Falle einer plötzlichen Unterbrechung des funktionellen Ecoute wird zunächst eine Dissipation-Inhibition und anschließend eine Intensivierung-Stimulation durchgeführt.

Wenn das Problem sehr schwerwiegend ist, beschränkt man sich zunächst auf Buchstaben und sehr einfache Wörter, da ein Patient, der mehrmals scheitert, möglicherweise eine Blockade entwickelt. Der Therapeut sollte nicht zögern, den Patienten immer wieder zu ermutigen. Auch die Stimulation des Nucleus abducens kann hilfreich sein.

KAPITEL

24 Die Sprache

24.1 Einleitung

Die Frage, die immer wieder gestellt wird, lautet: Basiert Sprache auf einer genetischen Veränderung oder auf einer Weiterentwicklung aufgrund sozialer und durch das Umfeld erzeugter Stimuli?

Sprache ist das, was den Menschen ausmacht und ihn vom Tier unterscheidet. Sprechen bedeutet, etwas präzise ausdrücken zu können, und ist mehr als das Erzeugen von Lauten.

Durch die Aufrichtung des Menschen senkte sich das Zungenbein ab und erleichterte die Bildung bestimmter Laute. Am Zungenbein setzen zahlreiche Muskeln an.

Dank der Positionsveränderung von Pharynx und Larynx war der Mensch in der Lage, komplexere Laute zu bilden.

Jedes Land hat seine eigene Sprachform. Gab es zunächst eine einzige Sprache, die sich in der Folge in den einzelnen Ländern schrittweise veränderte?

24.2 Sprachareale

Die wichtigsten Sprachareale, die dem Menschen das Sprechen ermöglichen sind in ➢ Abb. 24.1 dargestellt.

24.2.1 Broca-Areal

Das Broca-Areal liegt vor dem prämotorischen Kortex, im kaudalen Teil des Frontalkortex, meist auf der linken Seite. Tatsächlich war es nicht Broca, der dieses Sprachzentrum entdeckte, sondern Dr. Marc Dax, der feststellte, dass Verwundete mit Verletzungen auf der linken Seite des Gehirns unter Aphasie und einer rechtsseitigen Hemiplegie litten.

Es gilt als das Gehirnareal, in dem die Wörter gebildet werden, was allerdings von vielen Chirurgen in Frage gestellt wird. Bei Wachoperationen haben Neurochirurgen wie der französische Arzt Hugues Duffau festgestellt, dass zahlreiche Teile des Gehirns an der Sprachbildung beteiligt sind. H. Duffau schrieb ein Buch mit dem Titel *The Error of Broca,* in dem er die auf einen Gehirnbereich zentrierte Sprachbildung in Frage stellt. Das Gehirn ist, wie bereits erwähnt, nicht so hochspezialisiert.

Beim manuellen Ecoute kann man dennoch dieses Areal häufig in Kombination mit anderen Teilen des Gehirns spüren.

24.2.2 Thalamus

Der Thalamus spielt eine wichtige Rolle in Bezug auf die Sprache, insbesondere das Pulvinar (kaudaler Teil), das mit dem Frontalkortex und dem Nucleus ventralis, der an der Sprachbildung beteiligt ist, verbunden ist.

24.2.3 Wernicke-Areal

Das im linken Temporallappen gelegene Wernicke-Areal befindet sich nahe dem primär auditiven Kortex (Gyri temporalis transversi/Heschl-Querwindung).

Es ist das Zentrum für die semantische Verarbeitung der gesprochenen oder nicht gesprochenen Wörter (sensorisches Sprachzentrum). Es ist Teil des auditiven Assoziationskortex.

Die Wernicke-Aphasie zeichnet sich durch fehlendes Verständnis für gesprochene und geschriebene Sprache aus.

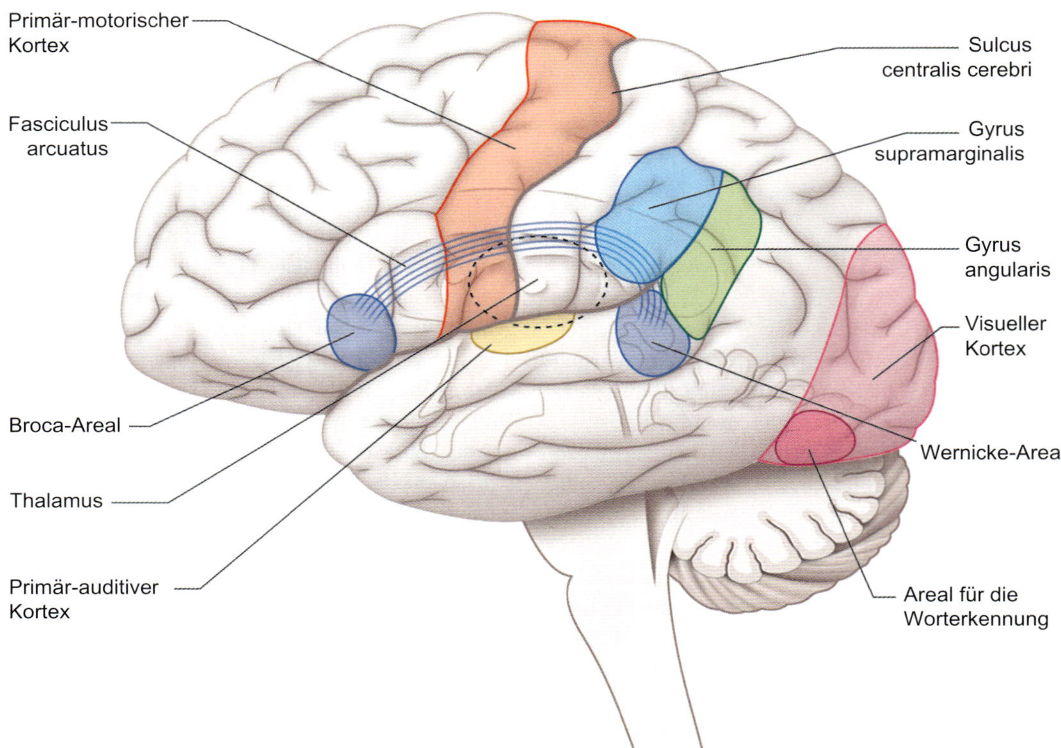

Abb. 24.1 Sprachareale
Quelle: Cyrille Martinet

24.2.4 Fasciculus arcuatus

Der Fasciculus arcuatus ist eine Assoziationsbahn, die das Broca- und das Wernicke-Areal miteinander verbindet. Er liegt oberhalb des Sulcus lateralis cerebri und verbindet auditive und motorische Sprachareale. Die Schädigung des Fasciculus arcuatus führt zu Leitungsaphasie, bei der jedoch das Sprachverständnis erhalten bleibt, die Sprache ist flüssig, aber mit Aussprachefehlern behaftet.

24.2.5 Lobus parietalis inferior

Dabei handelt es sich um eine, im Englischen auch als *Geschwind´s territory* bezeichnete kortikale Zone, die das Broca- und das Wernicke-Areal verbindet und eine alternative Verbindungsbahn zum Fasciculus arcuatus bildet. Der Lobus parietalis inferior befindet sich im kaudalen Teil des Parietallappens am Kreuzungspunkt zwischen dem auditiven, visuellen und somatosensorischen Kortex.

Er setzt sich aus Gyrus angularis und Gyrus supramarginalis zusammen.

24.2.6 Insula

Ihr anteriorer Teil ist an der Produktion und der Artikulation von Sprache und an der emotionalen Verbindung der Sprache beteiligt.

24.2.7 Rechts- und Linkshänder – die Hemisphären

Bei fast allen Rechtshändern befindet sich das Sprachzentrum auf der linken Seite, wohingegen es nur bei 70 % der Linkshänder auf der rechten Seite liegt. Im Allgemeinen wird Sprache mit der dominanten Seite des Gehirns assoziiert, die die dominante und geschicktere Hand kontrolliert und aktiviert.

Nachstehend die Sprachfunktionen und ihr Bezug zu den beiden Hemisphären – natürlich gibt es dabei auch Ausnahmen und selbstverständlich arbeiten die beiden Gehirnhälften symbiotisch zusammen:

- Linke Hemisphäre: Artikulation von Sprache, Verständnis, Lesen, Schreiben, Erkennen und Analysieren von Wörtern, verbales und semantisches Gedächtnis
- Rechte Hemisphäre: Intonation, tonische Betonung, Satztempo, Erkennung des Sprechers und seiner Gestik, visuell-räumlicher Aspekt der Wörter, Emotion, Bewegung im Raum, taktile Empfindung und auditives Gedächtnis

24.2.8 Zonen, die durch ein gehörtes Wort aktiviert werden

Das Ohr, der primär auditive Kortex, das Wernicke-Areal, der Fasciculus arcuatus, das Broca-Areal und die Muskeln der Sprache werden aktiviert, um Wörter zu hören und zu verstehen.

24.2.9 Ein gelesenes Wort

Der visuelle Kortex und der Gyrus angularis verbinden sich im Wernicke-Areal, um die Wörter, die visuellen und auditiven Formen, zu lesen, um sie auszusprechen.

24.3 Sprachstörungen

24.3.1 Globale Aphasie

Dabei handelt es sich um eine Störung des Sprachverständnisses und der Sprachproduktion, bei der das Verständnis fehlt und oft nur Sprachautomatismen vorkommen. Verlangsamte und mühsame Sprachproduktion. Die Läsionen sind großflächig.

24.3.2 Motorische transkortikale Aphasie

Läsionen im Bereich des Broca-Areals. Das Sprachverständnis ist gut. Die Sprachproduktion ist auf ein oder zwei ständig wiederholte Sätze beschränkt. Eine Patientin antwortete auf jede Frage systematisch mit „katu-katu".

Der Patient kann manchmal Wörter nachsprechen.

Singen ist möglich, aber die Sprachproduktion ist sehr vereinfacht.

24.3.3 Leitungsaphasie

Sie wird durch eine Störung des Fasciculus arcuatus verursacht und beeinträchtigt die Fähigkeit, gehörte Wörter nachzusprechen, und führt zum Vertauschen von Lauten. Die Sprachproduktion ist fließend, das Verständnis ist gut.

24.3.4 Stottern

Diese Sprachstörung betrifft ein Prozent der Bevölkerung und kommt in 75 % der Fälle bei Männern vor. Die Störung tritt zwischen dem 2. und 6. Lebensjahr auf.

Die beim Stottern aktivierten Sprachbereiche sind so zahlreich, dass der betroffene Bereich oft nur schwer zu erkennen ist. Hinzu kommt ein emotionaler Aspekt durch das limbische System. Der Sprachfluss ist gestört, Laute werden wiederholt und verlängert und durch Pausen unterbrochen.

Die genauen Ursachen des Stotterns sind nicht bekannt. Psychische Störungen oder biologische Prädisposition werden als Ursachen erwähnt.

24.3.5 Andere Sprachstörungen

Die Störungen können in Zusammenhang stehen mit:

- einem intellektuellen, zerebralen Problem bei älteren Menschen, die Gedanken sind verwirrt, wahnhaft oder fehlen,

- einem vaskulären Problem ausgelöst durch Ischämie oder Blutung,
- einer neurologischen Degeneration (Morbus Parkinson, Morbus Alzheimer, Multiple Sklerose usw.),
- einer Dysarthrie, die eine motorische Sprechstörung zentralen oder peripheren Ursprungs beschreibt und oft durch Schädigungen von Hirnnerven – N. glossopharyngeus, N. hypoglossus, N. vagus, N. facialis und N. accessorius – ausgelöst wird.

Als Symptome gelten die Störung der Artikulation, ein abgehackter Sprachrhythmus und eine oft schwer verständliche Stimme.

Es handelt sich im Wesentlichen um Nervenschädigungen, die die Sprachmotorik beeinträchtigen.

Dysphasie

Dabei handelt es sich um ein schwerwiegendes Problem des Spracherlernens, das manchmal von psychomotorischen Störungen begleitet wird und zu Schwierigkeiten bei der oralen und verbalen Kommunikation und beim Sprachverständnis führt. Es werden verschiedene Grade der Dysphasie beschrieben. Die Symptome beginnen etwa im Alter von 2 bis 3 Jahren.

Die besten Ergebnisse erzielt man bei weniger schweren Fällen in Kombination mit Logopädie und Psychomotorik-Sitzungen. Unsere Behandlungen helfen oft, eine Hürde zu überwinden.

Legasthenie und Dysorthographie

Dabei handelt es sich um Probleme mit der geschriebenen Sprache, die zu Lese-, Schreib- und Rechtschreibschwierigkeiten führen. Sprachstörungen müssen gemeinsam mit Lese- und Schreibstörungen behandelt werden (s. ➤ Kap. 23).

ANMERKUNG

Bei Kindern sollte auch an eine Hörminderung gedacht werden, die die Ursache von Sprachschwierigkeiten sein kann. Diese treten oft nach rezidivierender Otitis auf.

Auf emotionaler Ebene

Wir behandeln auch Kinder, die im Babystadium verharren wollen („er spricht in Babysprache"). Dahinter steckt oft eine symbiotische Eltern-Kind-Beziehung. Die Eltern halten das Kind oft unbewusst im Stadium des Babys fest.

Auch intensive Angst kann Kinder daran hindern, normal zu sprechen. Wir erinnern uns an ein 5-jähriges Kind, das, nachdem es von einem Hund gebissen worden war, nicht mehr sprach.

Unterhaltung

Sich zu unterhalten scheint einfach zu sein und dennoch werden dabei viele Gehirnareale angesprochen. Man muss zunächst hören, verstehen, dann sprechen und all das in Rekordzeit.

- Das Ohr empfängt die Laute. Diese werden in elektrische Signale umgewandelt und im auditiven Kortex analysiert.
- Das Wernicke-Areal entschlüsselt die Laute und aktiviert die linke Hemisphäre und kontrolliert den Sprachfluss und die Bedeutung der Wörter.
- Die rechte Hemisphäre interpretiert die Intonation und den Rhythmus der Wörter.
- Die Amygdala analysiert den emotionalen, negativen oder bedrohlichen Tonfall.
- Der Frontalkortex analysiert, interpretiert, korrigiert und verleiht den Wörtern Sinn. Dies erfolgt auch auf der Basis unserer Erfahrungen und Lernprozesse. Eine Sinn erzeugende Äußerung steht mehr mit der linken Hemisphäre in Verbindung.
- Der motorische Kortex und der Hirnstamm werden aktiviert und ermöglichen die Bewegung von Kiefer, Zunge, Stimmbändern, Kehlkopf, Hals, Gesicht, Händen und Körper. Wenn man einem Menschen beim Sprechen zusieht, erkennt man, dass fast alle Körperteile bewegt werden. Wir nutzen diese körperlichen, die Sprache begleitenden Bewegungen in unserer Behandlung.

24.4 Tests und Techniken

Der Patient befindet sich in Rückenlage. Der Therapeut nimmt die klassische Ecoute-Position am Kranium ein, um die Gehirnzonen zu spüren, die bei der Aussprache bestimmter Buchstaben, Sätze oder während eines Gesprächs mehr oder weniger aktiviert werden. Beim funktionellen Ecoute ist es auch sehr wichtig, die Unterbrechungen in der Weiterleitung der Botschaft im Fasciculus arcuatus zu analysieren.

24.4.1 Tests

Der Patient hat die Augen geschlossen und spricht mit lauter Stimme:

- einen einfachen Buchstaben,
- ein einfaches Wort, das er automatisch wiederholt,
- ein komplexes Wort, dessen Bedeutung er versteht,
- einen kurzen Satz,
- einen langen Satz, ohne ihn zu verstehen oder zu analysieren,
- einen komplexen Satz,
- ein Wort mit starker Betonung.

Der Therapeut versucht zu erkennen, ob die Botschaften mehr zum linken oder zum rechten Gehirn verlaufen. Ein Wort oder ein Satz mit starker Betonung sollte die rechte Gehirnhälfte stärker stimulieren, einen Satz zu verstehen, sollte mehr das Wernicke-Areal stimulieren.

24.4.2 Behandlung

Intensivierung-Stimulation

Diese Technik wird in jenen Bereichen verwendet, in denen der Ecoute schwach ist oder unterbrochen wird. Nach der Behandlung sollte der Patient die Wörter oder Sätze nochmals wiederholen. Wenn sich nach 5 bis 6 Wiederholungen keine Verbesserung ergibt, sollte man das Sprechen mit Bewegung kombinieren.

Sprechen und Bewegung

Wenn ein Patient über ein Wort oder einen Satz stolpert, bittet man ihn, das Wort oder den Satz zu wiederholen und dabei den Arm zu bewegen. Wenn das Sprechen schwierig wird, soll er seine Hand weit nach vorne schieben. Das Gehirn erhält zwei Stimulationen: Durch die eine werden die Sprachzentren, durch die andere die motorischen Zentren aktiviert.

Diese Technik kann auch bei stotternden Patienten verwendet werden, wenn sie ein Wort nicht aussprechen können. Es ist, als versuche man mit der Hand das Problem von sich wegzuschieben.

Sprechen mit einer Farbe

Der Patient hat seine Augen geöffnet. Bei Sprachschwierigkeiten wird die Aussprache des Wortes mit einer Farbe assoziiert, zum Beispiel statt „Stabilität" sagt man „ Sta-blau-bilität. Auch dabei empfängt das Gehirn zwei Stimulationen, eine sprachliche und eine visuelle.

Sprechen und ein Lied trällern

Der Patient spricht das schwierige Wort nicht aus, sondern trällert es. Musik stimuliert das Belohnungssystem durch die Freisetzung von Dopamin. Der Patient konzentriert sich nicht mehr auf die Aussprache, die ihn ängstigt, sondern auf die Musik, die er gerne hört.

Bei dieser Behandlung spürt man häufig den rechten Teil des Kleinhirns.

TIPP

Der Patient sollte diese Übungen mehrmals pro Tag wiederholen.

24.4.3 Sprechen und dabei die Handflächen gegeneinanderdrücken

Um ein schwieriges Wort oder einen schwierigen Satz auszusprechen, drückt der Patient eine Handfläche gegen die andere. Wieder muss das Gehirn auf zwei Stimuli gleichzeitig reagieren, wenn es auf einen nicht reagieren kann, verwendet es den anderen.

Sprechen mit Zahlen

Wenn der Patient Schwierigkeiten hat, ein Wort auszusprechen, fügt er eine Zahl ein, gelingt es ihm zum Beispiel nicht, das Ende des Wortes „Verbindung" auszusprechen, sagt er Verbin-7-dung.

Dissipation-Inhibition

Wenn der Therapeut spürt, dass bei der Aussprache des Wortes immer noch ein Hindernis besteht, also die Ecoute-Hand steckenbleibt, verwendet er die Dissipations-Induktions-Technik, um das Hindernis zu überwinden.

Unterhaltung und Emotionen

Der Therapeut stellt dem Patienten Fragen, die zunächst neutral sind und dann einen immer höheren emotionalen Gehalt haben. Dabei verändert sich die aktivierte Gehirnzone und das limbische System wird, meist in der rechten Hemisphäre (Insula), aktiviert.

Der Therapeut verwendet die Dissipation-Inhibition für Emotionen, indem er mit der Hand sehr leichten Druck ausübt.

Ein Gespräch ist ein komplexer Prozess, der folgende Aspekte umfasst:

- Die vom Sprecher geäußerten Laute.
- Das Gehör des Zuhörers, das das Gesagte im auditiven Kortex registriert und im Wernicke-Areal in der linken Hemisphäre entschlüsselt. Die rechte Hemisphäre analysiert die Intonation und den Rhythmus der Sätze.
- Die rechte Kleinhirnhälfte, die während des Sprechens mit der linken Gehirnhälfte verbunden ist.
- Die Amygdala, um auf die eher negative affektive und emotionale Intonation zu reagieren.

24.5 Das zweisprachige Gehirn (➢ Abb. 24.2)

24.5.1 Phoneme

Phoneme sind die kleinsten bedeutungsunterscheidenden sprachlichen Einheiten, aus denen gesprochene Wörter gebildet werden. Das Französische hat nur wenige Phoneme, ungefähr 36, während das Englische 44 und das Deutsche 40 Phoneme umfasst. Dies bedeutet, dass das Gehirn nicht für alle Laute empfindlich ist. Außerdem verwendet das Französische nur wenige tonische Akzente und die Laute sind eher verhalten.

Zum Zeitpunkt der Geburt ist ein Baby für alle menschlichen Phoneme empfänglich. Ab dem Alter von 25 Jahren kann man in einer Fremdsprache einen guten Akzent nicht mehr erwerben.

Im Allgemeinen ist das Broca-Areal bei zweisprachigen Menschen sehr aktiv.

Um eine Fremdsprache zu sprechen, müssen viele Gehirnareale aktiviert werden. Die Person muss

- hören – auditiver Kortex,
- verstehen – Wernicke-Areal und präfrontaler Kortex,
- ungewohnte Laute hervorbringen – Broca-Areal und motorischer Kortex,
- sich erinnern – Hippocampus und Cortex cingularis,
- wagen – limbisches System,
- dem Gesprochenen eine affektive Note geben – Amygdala.

24.5.2 Behandlung

Der Therapeut bittet den Patienten, an ein Wort in seiner Muttersprache und anschließend in einer Fremdsprache zu denken. Er verfolgt den Verlauf mittels kranialem Ecoute.

Er kann eine Intensivierungs-Stimulations-Technik an jenen Stellen, an denen die Leitung unterbrochen wird, und am Ende der Übersetzung durchführen.

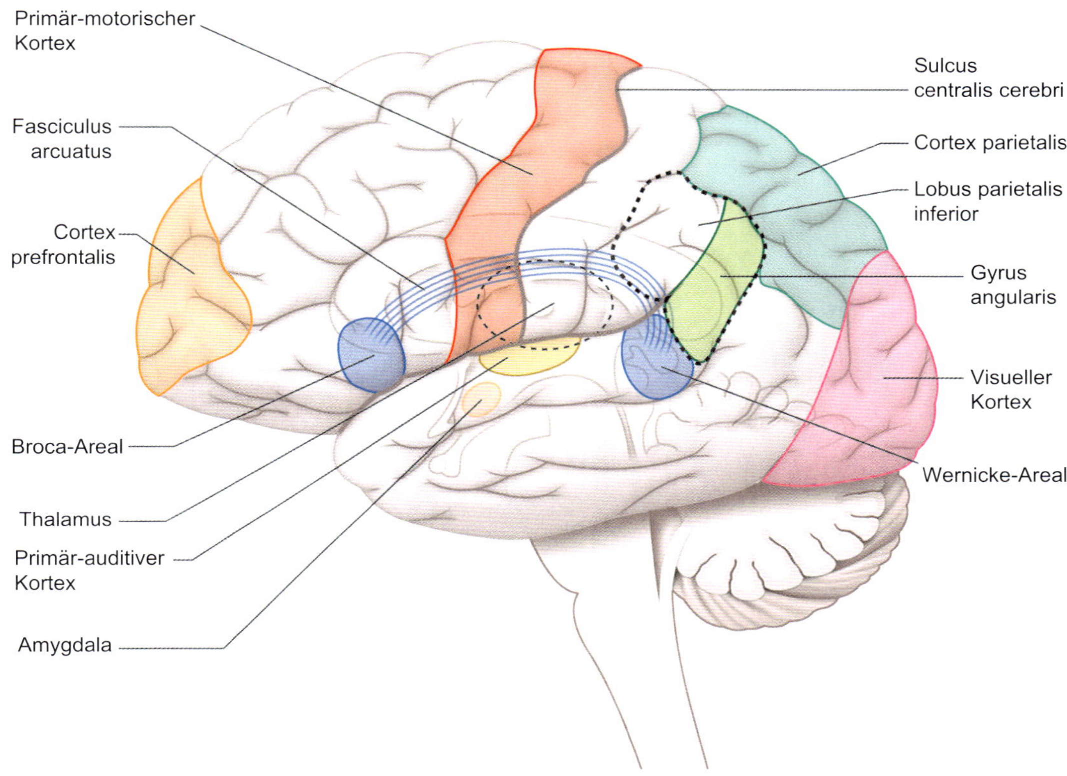

Abb. 24.2 Das zweisprachige Gehirn
Quelle: Cyrille Martinet

KAPITEL

25 Kopfrechnen

Behandelt man eine Person, die unter psychomotorischen Problemen, Legasthenie oder Rechtschreibschwäche (Dysorthographie) leidet, verwendet man alle Techniken, die dem Gehirn helfen, sich besser zu organisieren.

Kopfrechnen ist dabei interessant, da es das Denken mit Geschwindigkeit verbindet.

25.1 Zählen lernen

Kinder lernen zu zählen, ohne die Bedeutung tatsächlich zu verstehen. Im Alter von etwa 2 Jahren wissen sie, was die Zahl 1 bedeutet, und später lernen sie die anderen Zahlen.

Zählen umfasst viele Funktionen wie das Sehen, Sprechen und Hören. Kinder zählen zunächst mit ihren Fingern, eine wichtige Etappe, um Zählen zu lernen.

Manche Tiere, vor allem Affen und Vögel, können bis 9 zählen.

25.2 Gehirnareal für das Rechnen

Der wichtigste Bereich für das Rechnen ist der Sulcus intraparietalis, an der superolateralen Seite des Parietallappens (➤ Abb. 25.1).

Er hat seinen Ursprung im Sulcus postcentralis, von wo er zum Okzipitallappen zieht, ab diesem Bereich wird er Sulcus intraoccipitalis genannt.

Der Sulcus intraparietalis trennt den Lobus parietalis superior vom Lobus parietalis inferior. Letzterer setzt sich aus zwei Gehirnwindungen zusammen: Gyrus angularis und Gyrus supramarginalis.

25.2.1 Gyrus angularis

Diese Windung im Inneren des Parietallappens schmiegt sich um das posteriore Ende des Sulcus temporalis superior.

Der Gyrus angularis ist an der somatischen Verarbeitung von Sprache beteiligt und nimmt auditive, visuelle und somatosensorische Impulse auf.

Der linke Gyrus angularis ist bei präzisen Rechenaufgaben aktiver, während sich der rechte mehr mit der Semantik befasst.

25.2.2 Gyrus supramarginalis

Die Funktionen des Gyrus supramarginalis lassen sich nicht wirklich von jenen des Gyrus angularis trennen. Er könnte der Ursprung von Konzepten und Abstraktionen sein und organisiert möglicherweise die phonologische und artikulatorische Verarbeitung von Wörtern und Zahlen.

25.2.3 Von der rechten zur linken Hemisphäre

Das Erlernen des Zählens verläuft von der rechten Hemisphäre zur linken Hemisphäre, die beim präzisen und komplexen Zählen stärker aktiviert wird, vielleicht aufgrund des sprachlichen Ausdrucks.

Bei Überschlagsrechnungen wird der sprachliche Ausdruck weniger gefordert.

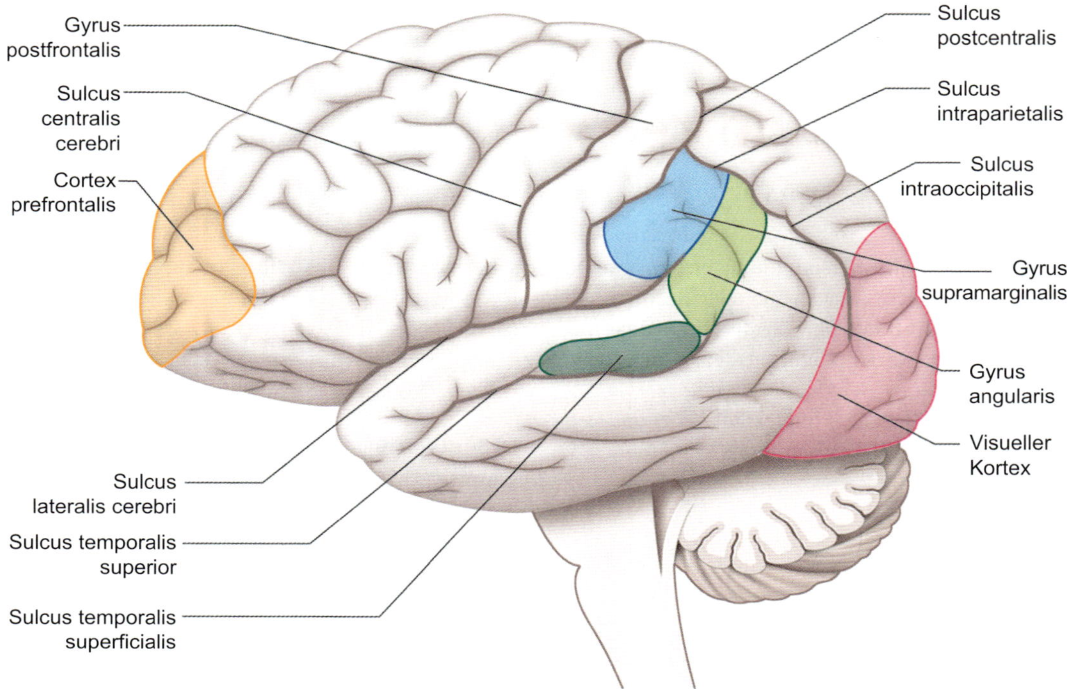

Abb. 25.1 Das Gehirnareal für das KopfrechnenQuelle: Cyrille Martinet

25.2.4 Die Funktion des Rechnens

Diese Funktion braucht:

- Gedächtnis und Konzentration – Hippocampus,
- entlang präziser Bahnen verlaufende räumlich-visuelle Informationen – Okzipitallappen, Thalamus,
- auswendig gelernte arithmetische Ergebnisse – Frontallappen.
- Gerstmann-Syndrom. Dieses sehr seltene Syndrom wird nur erwähnt, weil es im Läsionsfall die wichtige Rolle des linken Parietallappens unterstreicht. Der Patient leidet unter einer Finger-Agnosie (Verlust der Interpretationsfähigkeit wahrgenommener Informationen), die es ihm unmöglich macht, die Finger seiner Hände oder anderer zu erkennen; tritt oft in Verbindung mit Dysgraphie und Dyskalkulie auf.

25.3 Tests und Übungen

25.3.1 Indikationen

- Psychomotorische Störungen und insbesondere mangelnde Koordination.
- Dyskalkulie (Rechenstörung), Legasthenie, Dysorthographie, Agraphie (Verlust der Schreibfähigkeit).

25.3.2 Tests

Der Patient führt verschiedene Zählübungen aus und der Therapeut folgt mittels funktionellem Ecoute dem Verlauf im Gehirn und identifiziert bei Schwierigkeiten die Blockadezonen oder die Zonen mit verminderter Intensität.

Die Blockadezonen werden mit Dissipation-Inhibition behandelt, Zonen mit verminderter Intensität mit Intensivierung-Stimulation.

25.3.3 Übungen

Folgende Übungen können verwendet werden:

- Mit den Fingern zählen und dabei die Finger ansehen, um die räumlich visuelle Zone zu aktivieren.
- Mit den Fingern zählen, ohne diese anzusehen, um die parietale Zone ohne die räumlich visuelle Zone zu aktivieren.
- Laut zählen.
- Kopfrechnen mit geschlossenen Augen und ohne die Finger zu bewegen, zunächst einfache Rechnungen und dann komplexere, einschließlich Additionen, Subtraktionen und Multiplikationen.

Man kann den Patienten auch fragen, wie man die Zahl 45 erhält: 30 + 15, 3 × 15 oder 20 + 25?

25.3.4 Fehler

Wenn der Therapeut dem Patienten sagt, dass sein Rechenergebnis falsch ist, verändert sich der funktionelle Ecoute. Wenn sich der Patient über den Fehler ärgert oder er sich dadurch minderwertig fühlt, kann der Ecoute Richtung Thalamus, Hypothalamus, Amygdala und Hippocampus ziehen. Wenn der Patient den Fehler weniger persönlich nimmt, werden der Frontalkortex bzw. der Orbitofrontalkortex aktiviert.

Wenn das Ergebnis stimmt und wenn der Patient dafür gelobt wird, wird der Nucleus accumbens aktiviert und Dopamin und Serotonin ausgeschüttet. Die Nuclei accumbens (s. ➤ Kap. 30) liegen nahe der Basalganglien.

KAPITEL

26 Steuerung und automatische Regulation

26.1 Einleitung

Um die Homöostase aufrechtzuerhalten, muss das Gehirn zahlreiche Botschaften aus dem Körper und der Umgebung empfangen, analysieren und darauf reagieren. Diese Botschaften können sensibler, sensorischer, hormoneller, reflektorischer und emotionaler Art sein.

Verschiedene miteinander verbundene Zentren regulieren die automatische Aktivität im Rückenmark, im Hirnstamm, im Klein- und Großhirn.

Reflexe sind die einfachste und schnellste Art der Steuerung. Sie verwenden eine begrenzte Anzahl von Neuronen. Die bekanntesten Reflexantworten sind das Zurückziehen eines Arms, wenn eine Spritze gesetzt wird, oder jene, die Herz- und Atemrhythmus sicherstellen, auf die wir im Weiteren noch eingehen werden. Beginnen wir zunächst mit dem Hirnstamm.

26.2 Hirnstamm

Der Hirnstamm umfasst den zwischen Rückenmark und Diencephalon liegenden Teil des Zentralnervensystems (s. ➤ Abb. 2.10), der aus folgenden Strukturen besteht:

- Medulla oblongata
- Pons
- Mesencephalon

Er befindet sich in der hinteren Schädelgrube unterhalb des Tentorium cerebelli und enthält die Kerngebiete der Hirnnerven III bis XII. Nur der N. opticus (I) und der N. olfactorius (II) liegen oberhalb des Tentorium cerebelli.

Der Hirnstamm hat eine schräg nach kranial und anterior verlaufende Ausrichtung mit einem Winkel von ungefähr 30°.

Nach kranial hat er Verbindung zum Großhirn, zum Chiasma opticum, zum Tractus opticus und zur Incisura tentorii.

26.3 Atemzentren (➤ Abb. 26.1)

26.3.1 Atemregulation

Die Atemfrequenz, die im Normalzustand ungefähr 16 Zyklen pro Minute umfasst, kann man, im Gegensatz zur Herzfrequenz, bewusst verändern.

Durch die Atmung wird sichergestellt, dass der Sauerstoffpartialdruck (pO_2) und der Kohlenstoffpartialdruck (pCO_2) im arteriellen Blut in konstantem Gleichgewicht bleiben.

Die Atmungszentren liegen in der Medulla oblongata und im Pons. In der Medulla oblongata befindet sich ein Atemschrittmacher, der den Atemrhythmus präzise reguliert und über seine Motoneuronen die Atemmuskeln kontrolliert. Da einige dieser Motoneuronen Verbindungen zum motorischen Kortex haben, können wir unsere Atmung verändern.

Die Atmungszentren der Medulla oblongata und des Pons haben eine rhythmogene und motorische Aktivität, Letztere wirkt sich auf das Diaphragma und die Interkostalmuskulatur aus.

26.3.2 Nervenbahnen

Der Hirnstamm wird von großen auf- und absteigenden Nervenbahnen durchzogen.

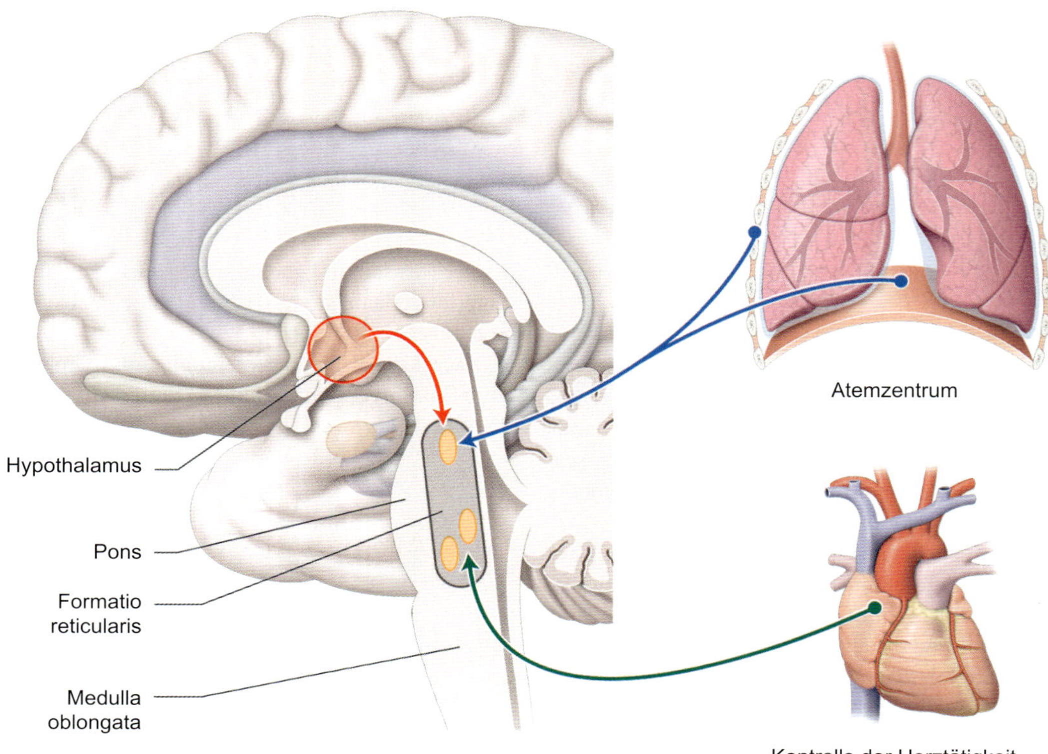

Abb. 26.1 Atem- und Kreislaufzentrum
Quelle: Cyrille Martinet

Absteigende Bahn

Dabei handelt es sich um die motorischen Fasern der Pyramidenbahn, die am Übergang zwischen Medulla und Rückenmark in der Pyramidenbahnkreuzung die Mittellinie kreuzen. Im Rückenmark verlaufen sie auf der Seite der nicht aktivierten Hemisphäre.

Aufsteigende Bahn

Dabei handelt es sich um die sensiblen Bahnen, die im Rückenmark aufsteigen, um das Kleinhirn und das Großhirn zu innervieren. Sie kreuzen sich an der Mittellinie und enden in der kontralateralen Hemisphäre.

26.3.3 Formatio reticularis

Dieses breite Band aus grauer Substanz zieht von der Medulla oblongata zum Mesencephalon. Hier konvergieren die sensiblen, viszeralen und emotionalen Afferenzen.

Die Formatio reticularis reguliert das autonome Nervensystem und kontrolliert

- den kardiorespiratorischen Rhythmus,
- den Wachheitszustand (Aufmerksamkeit, Wachzustand, Schlaf),
- die vegetativen Funktionen wie Speichelfluss, Verdauung, Schwitzen, Urinproduktion, sexuelles Verlangen, Kreislauf,
- den Schmerz,
- die Motrizität, die motorischen Reflexe.

Es wird davon ausgegangen, dass mehr als 50 % der Neuronen des Zentralnervensystems Kontakt zur Formatio reticularis haben.

ANMERKUNG

Übt man direkten Druck auf das Auge aus, kommt es über Vermittlung der Formatio reticularis zu einem Abfall der Herzfrequenz, dies wird als okulokardialer Reflex bezeichnet.

26.3.4 Die verschiedenen Stimuli

Der Hirnstamm erhält Informationen aus der Pleura, der Interkostalmuskulatur, dem Diaphragma, den Mechanorezeptoren der Rippenknorpel, den Rippen, dem Sternum, dem Mediastinum, dem Pharynx, dem Larynx, über die Viskosität und die Feuchtigkeit der Luft usw. All diese Informationen stehen in Verbindung mit den Herzzentren und werden über den N. glossopharyngeus, den N. vagus und den N. phrenicus übermittelt.

26.3.5 Dehnungsrezeptoren der Lunge

Die Mechanorezeptoren messen den Druck in den Lungenbläschen. Ist der Alveolardruck zu hoch, kann es zu Rissen oder Rupturen der Lungenbläschen und zu Lungenfibrose kommen.

Normalerweise wird eine zu starke Dehnung der Lungen dadurch verhindert, dass die Inspiration über den Hering-Breuer-Reflex gehemmt wird.

26.3.6 Hering-Breuer-Reflex

Durch diesen Reflex wird zu hoher Druck in den Lungen vermieden. Steigt der Druck in den Lungen zu sehr an, inhibiert der Hirnstamm über sensible, durch den N. vagus vermittelte Informationen die Inspiration. Dies wird als inhibierender Hering-Breuer-Reflex bezeichnet.

Kommt es hingegen zu einer zu starken Abnahme des Lungenvolumens, wird durch einen weiteren Reflex die Inspiration verstärkt, dies ist der exzitatorische Hering-Breuer-Reflex.

26.3.7 Die verschiedenen Kontrollmechanismen

Atemautomatik

Man unterscheidet zwei Zentren, die die Atemautomatik regulieren:

- Das pneumotaktische Zentrum liegt im Pons und kontrolliert den Punkt, an dem die Inspiration gestoppt und die Expiration ausgelöst wird, es ist das wichtigere der beiden.
- Das apneumotische Zentrum inhibiert das pneumotaktische Zentrum und verstärkt bei erhöhtem Sauerstoffbedarf die Inspiration.

Allerdings scheinen noch gewisse Zweifel hinsichtlich der tatsächlichen Funktionen dieser Zentren zu bestehen.

Chemische Atemregulation

Die chemische Atematemregulation erfolgt größtenteils über das Glomus caroticum, einem als Chemorezeptor fungieren Paraganglion, das Veränderungen im Kohlendioxidpartialdruck pCO_2, im Sauerstoffpartialdruck pO_2 und im pH-Wert registriert.

Es wird durch den N. glossopharyngeus, der mit dem N. vagus anastomiert, innerviert. Daneben gibt es auch Chemorezeptoren im Bereich des Aortenbogens.

Hormonelle Steuerung

Die parasympathischen Nerven bewirken über die Ausschüttung von Acetylcholin eine Bronchokonstriktion. Die sympathischen Nerven bewirken über das Noradrenalin eine Bronchodilatation.

Das peptiderge System, dessen Mediatoren hauptsächlich das *Vasoactive Intestinal Peptid* (VIP), die Substanz P und das *Calcitonin-Gen-Related Peptid* (CGRP) sind, beeinflusst den Tonus der Bronchien und das Kapillarsystem.

Emotionaler Einfluss

Unser Seelenzustand kann dazu führen, dass wir hyper- oder hypoventilieren. Das limbische System informiert die Zentren im Hirnstamm, die über den Thalamus umgeschaltet werden. Dies erklärt, dass man bei Angst schnell, schwer oder kurz atmet. Andererseits kann man seine Angst durch die Atmung und vor allem durch die Inspiration beeinflussen.

OSTEOPATHISCHE RELEVANZ

Um die Atemfunktion des Hirnstamms zu verbessern, sollte man zunächst die Blutversorgung mit Techniken an der A. vertebralis (s. ➤ Kap. 6) und an der A. basilaris (s. u.) optimieren. Hier einige Techniken, die zur Vorbereitung dienen können:

- Dehnung der Pleura und der Interkostalmuskulatur
- Lösen von intraossären und intrachondralen Spannungen
- Stimulation von N. vagus und N. phrenicus, entweder durch direkte Techniken oder über das umgebende Gewebe
- Entspannung des Sinus caroticus und des Glomus caroticum
- Lösung von emotionalen Spannungen wie die Angst, keine Luft zu bekommen, zu ertrinken oder zu ersticken.

26.4 Regulation des Herzrhythmus

Die Herzfrequenz kann willentlich nicht verändert werden. Allerdings gibt es Techniken, mit denen man den Herzrhythmus beeinflussen und vor allem verlangsamen kann.

Das Herz verfügt über zwei Nervensysteme, das intrinsische und das extrinsische Nervensystem.

26.4.1 Intrinsisches Nervensystem

Darunter versteht man das Erregungsleitungssystem des Herzens, das aus folgenden Strukturen besteht:

- Sinusknoten, der eine Frequenz von 120 Schlägen pro Minute erzeugt.
- Atrioventrikularknoten (AV-Knoten), dessen Frequenz 70 Schläge pro Minute beträgt.
- His-Bündel, verläuft im Kammerseptum (Septum cordis) und überträgt elektrische Impulse vom Vorhof zur Herzkammer.

26.4.2 Extrinsisches Nervensystem

Dabei handelt es sich um:

- das parasympathische System und insbesondere um die Nn. vagi:
  - der rechte N. vagus verläuft vor der A. subclavia,
  - die linke N. vagus vor dem Aortenbogen;
- das sympathische System mit den drei Zervikalganglien:
  - das Ganglion cervicale superius, aus dem der N. cardiacus cervicalis superior entspringt. Auf die Bedeutung des Ganglions für die Blutversorgung des Gehirns wurde bereits hingewiesen,
  - das Ganglion cervicale medium, aus dem der N. cardiacus cervicalis medius, ein inkonstanter Nerv, entspringt,
  - das Ganglion cervicale inferius (Ganglion stellatum), das den N. cardiacus cervicalis inferior abgibt.

26.4.3 Emotionaler Einfluss

Es ist bekannt, dass das Herz im Rhythmus unserer Emotionen schlägt und unter dem Einfluss des autonomen Nervensystems und des limbischen Systems steht. Besonders interessant ist die Entdeckung von Clayton Mosher et al., die herausfanden, dass das Gehirn mit jedem Herzschlag erschüttert wird und dass diese Erschütterungen im Okzipitalbereich stärker sind und das Gehirn bei jedem Herzschlag um 3 Mikrometer bewegen.

Diese Mikrobewegungen können die neuronale Aktivität verändern. Mosher und sein Team vermuten, dass der Herzschlag und die Atmung unser Verhalten und die Lernprozesse beeinflussen können. Auch wird vermuten, dass diese „Herzerschütterungen" das limbische System stimulieren.

Der weiter kaudal liegende Hirnstamm wird von den Herzschlägen noch stärker beeinflusst, ein weiterer Grund, die Zirkulation in A. vertebralis und A. basilaris im Hirnstamm zu verbessern.

26.4.4 Sensible Innervation des Perikards

Das Perikard wird über den N. phrenicus und den N. vagus, die Nervenfasern austauschen, innerviert.

OSTEOPATHISCHE RELEVANZ

Neben den erwähnten Techniken für die Atmung, die den Herzrhythmus und den Blutdruck beeinflussen, können auch Techniken für das Perikard, das fibröse Skelett des Herzens (s. Barral JP, Croibier A. *Manipulation viszeraler Gefäße*), die großen Gefäßstämme, den Aortenbogen, die A. subclavia und den N. vagus durchgeführt werden. Wir befassen uns im Folgenden mit dem N. vagus, da er unter allen Hirnnerven eine entscheidende Rolle für den Herzrhythmus und, in geringerem Ausmaß, für den Atemrhythmus, der willentlich beeinflusst werden kann, spielt.

26.4.5 Atmung und Herzfrequenz

Die Inspiration erhöht über die sympathische Stimulation die Herzfrequenz. Die Expiration reduziert über die parasympathische Stimulation die Herzfrequenz.

Veränderungen des thorakalen Drucks und des Lungenvolumens informieren die parasympathischen Fasern des Plexus cardiacus und verändern die Frequenz.

26.4.6 Rolle der Barorezeptoren

Die Herzfrequenz steigt, wenn der Blutdruck sinkt und das Blutvolumen zunimmt. Damit wird eine venöse Stase oberhalb des Herzens vermieden. Dieser die Volämie beeinflussende Reflex wird über den N. vagus gesteuert.

26.4.7 Zentrale Regulation

Der zentrale Regulationsmechanismus wird über den Thalamus und den Hypothalamus vermittelt und an den motorischen, den prämotorischen Kortex, den Inselkortex, den Cortex cingularis, den Temporal-, Frontal- und Orbitofrontalkortex weitergeleitet.

26.4.8 Hormonelle Regulation

Dabei spielen Hormone wie das im Nebennierenmark gebildete Adrenalin, die Schilddrüsenhormone, die die Kontraktilität des Herzmuskels erhöhen, sowie das durch die Stimulation des N. vagus ausgeschüttete Acetylcholin eine Rolle.

Weitere Regulationsparameter sind die Zusammensetzung der Blutgase, also die Sauerstoffsättigung und der Kohlendioxidgehalt, sowie der pH-Wert.

26.4.9 Sinus caroticus und Glomus caroticum

Der Sinus caroticus und das Glomus caroticum reagieren auf Veränderungen des Drucks, des Sauerstoff- bzw. Kohlendioxidgehalts und des pH-Werts im Blut und verändern auf dieser Grundlage die Atem- und Herzfrequenz.

26.5 Hirnnerven – N. vagus

Alle Hirnnerven sind für das Funktionieren des Körpers wichtig. Sie werden in unserem gemeinsam mit Alain Croibier verfassten Buch „*Manipulation kranialer Nerven*“ eingehend behandelt. Die Techniken, die in diesem Abschnitt beschrieben werden, sind anders.

Wir befassen uns v. a. mit dem N. vagus, da er auf vielfältige Weise den Körper beeinflussen kann. Dieser Nerv sollte Teil eines globalen Behandlungsschemas sein und nicht isoliert behandelt werden.

Eine detaillierte Beschreibung den N. vagus würde den Rahmen hier sprengen, man müsste ihm ein ganzes Buch widmen. Der N. vagus hat ein sehr umfangreiches Versorgungsgebiet und liefert sowohl sensible als auch sensorische und motorische Informationen. Im Folgenden konzentrieren wir uns auf Techniken für den oberen Abschnitt des Nervs.

Der N. vagus verlässt das Gehirn im Sulcus posterolateralis der Medulla oblongata über Fasern, die nach kranial und anterior ins Foramen jugulare ziehen.

Er durchzieht die Gefäß-Nerven-Scheide der Vagina carotica posterior und lateral der A. carotis communis.

26.5.1 Linker N. vagus

Der linke N. vagus verläuft anterior des Aortenbogens und zieht zur Rückseite des Lungenhilus

(➤ Abb. 26.2). In diesem Bereich kann er gut behandelt werden.

26.5.2 Rechter N. vagus

Der rechte N. vagus verläuft zwischen der rechten A. subclavia und der V. brachiocephalica (Venenwinkel).

Er zieht rechts der Trachea nach kaudal zur Rückseite des rechten Hauptbronchus und des rechten Lungenhilus. Auf dieser Höhe liegt auch die Verbindung von V. azygos und V. cava superior. Es handelt sich um eine wichtige Zone für die Behandlung des Bronchien- und Lungenbereichs und des venösen Systems. Diese Zone ist bei Asthma, Ekzemen, Psoriasis und Allergien häufig angespannt.

OSTEOPATHISCHE RELEVANZ

Nach dieser sehr oberflächlichen Beschreibung des N. vagus im Herzbereich sollte man sich mit jenen Zonen befassen, an denen der N. vagus behandelt werden kann:
- Herz und Herzbeutel, insbesondere der Ventrikelbereich
- Große Gefäße: Aortenbogen, Vena cava superior
- Verbindung zwischen N. vagus, A. carotis und V. jugularis
- Sinus caroticus und Glomus caroticum
- Ganglion cervicale superius, medius und inferius
- Foramen jugulare
- A. und V. vertebralis und basilaris

26.6 Test und Behandlung

Aufgrund seiner funktionellen Bedeutung ist der Hirnstamm an vielen Funktionen beteiligt. Er wird

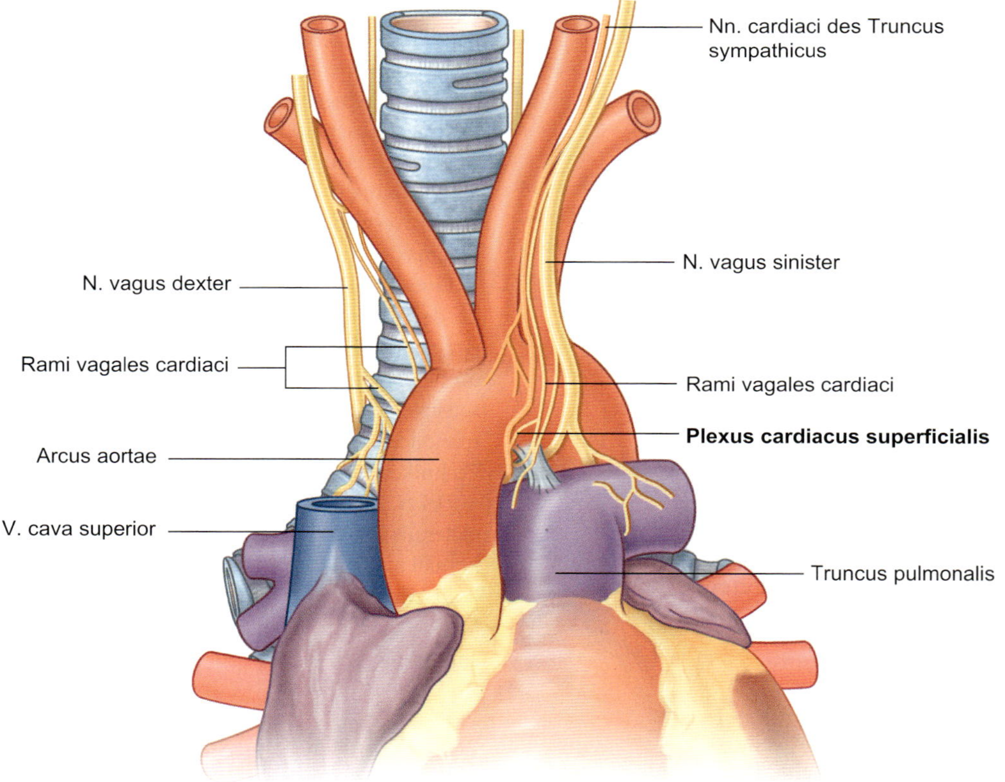

Abb. 26.2 N. vagus sinister
Quelle: Drake RL, Vogl AW, Mitchell AWM. *Gray's Anatomie pour les étudiants.* 4e éd. Paris : Elsevier Masson; 2020. Mit Genehmigung der Autoren.

oft gemeinsam mit anderen Teilen des Gehirns und des peripheren Nervensystems behandelt, um die Wirkung der Techniken zu verfeinern und zu konsolidieren.

26.6.1 Indikationen

Unter den vielen Indikationen zur Behandlung des Hirnstamms werden nachstehend jene erwähnt, die wir am häufigsten behandeln:

- Herzprobleme – Tachykardie, Bradykardie, Arrhythmie, Vorhofflimmern –, natürlich erst nach Abklärung durch den Kardiologen, da es sich um schwere Pathologien handeln kann.
- Atemprobleme – insbesondere Bronchospasmus bei Asthma, aber auch traumatische Brustverletzungen
- Vagotonie und andere neurovegetative Dystonien mit unzähligen Symptomen: Verdauungs- und Herz-Kreislauf-Probleme, Depressionen, vegetativ oder emotional bedingte Schmerzen.

Wir haben Patienten behandelt, die fast ertrunken oder fast erstickt sind. Diese Patienten reagieren auf die kleinsten Reize, die die Atemfunktion beeinträchtigen und ihre tief verankerte Angst vor dem Sterben wecken.

26.6.2 Kombination von Techniken

Man kombiniert verschiedene Techniken, darunter auch jene, die in diesem Buch bereits beschrieben wurden, wie die Techniken für:

- Sinus caroticus und den Glomus caroticum
- Augen
- A. carotis und A. vertebralis

Andere in früheren Büchern beschriebene Techniken betreffen die großen Gefäßstämme, den Aortenbogen, die A. subclavia, die Verbindung V. azygos – V. cava superior und den Hauptbronchus, die Hirnnerven und die peripheren Nerven (s. Barral JP, Croibier A. *Manipulation kranialer Nerven* und *Manipulation peripherer Nerven*).

Die Techniken für den Hirnstamm betreffen das vaskuläre und neuronale System. Wir konzentrieren uns im Folgenden auf den N. vagus, aber natürlich dürfen die anderen Hirnnerven nicht vernachlässigt werden.

26.6.3 Atemtests

Der Patient befindet sich in Rückenlage. Der Therapeut verwendet den klassischen funktionellen Ecoute. Der Patient atmet zunächst normal und beschleunigt dann den Atemrhythmus (Tachypnoe), verlangsamt ihn (Bradypnoe) anschließend und hält dann den Atem an. Der Therapeut folgt dem Verlauf sowie dem Ende des funktionellen Ecoute.

Im Prinzip, hängt die Bradypnoe mit dem parasympathischen System und die Tachypnoe mit dem sympathischen System zusammen.

Daher verwendet man die Intensivierungs-Stimulations-Technik, wenn der Ecoute zu schwach ist und die Dissipations-Inhibitions-Technik, wenn er zu stark ist.

26.6.4 Tests und Techniken für das Herz

Man dehnt das Perikard und führt eine Kompressions-Induktions-Technik in der Präkordialregion und am Aortenbogen aus, um den Herzrhythmus zu beeinflussen. Meist ist es der N. vagus, der reagiert und eine Bradykardie erzeugt.

Der Therapeut folgt den Veränderungen des funktionellen Ecoute am Kranium und passt dann die Intensivierungs-Stimulations-Technik an die Bradykardie und die Dissipations-Inhibitions-Technik an die Tachykardie, das Vorhofflimmern und die Arrhythmie an.

26.6.5 Techniken für den Hirnstamm

Diese Techniken betreffen das vaskuläre System des Hirnstamms, d. h. die A. vertebralis und die A. basilaris, sowie die Hirnnerven, die ihren Ursprung im Hirnstamm haben.

Der Therapeut legt den Daumen einer Hand unmittelbar unter den Processus transversus von C6 an den Eingang des Foramen transversarium und bewegt die Gefäße vorsichtig nach kaudal. Er platziert zwei Finger der anderen Hand unter das Okziput und dehnt dieses nach kranial und fügt langsam eine ca. 30° umfassende Flexion sowie eine Seitneigung hinzu. Am Ende bewegt er den Kopf in eine leichte Rotation zur Gegenseite, um die A. und die V. vertebralis noch besser zu dehnen (➤ Abb. 26.3).

Bei dieser Technik werden die A. vertebralis und auch der Hirnstamm über die Dura mater der hinteren Schädelgrube gedehnt.

Nach 5 bis 6 Bewegungen prüft der Therapeut mit den Herz- und Atemtests, ob sich etwas verändert hat.

Für eine kombinierte Technik Hirnnerven-Hirnstamm positioniert der Therapeut den Daumen auf dem Hirnnerv, etwa auf dem N. vagus – im Bereich der Vagina carotica – oder auf dem N. trigeminus – im Bereich des Foramen infraorbitale (➤ Abb. 26.4).

26.6.6 Auf emotionaler Ebene

Diese Techniken verwendet man nach der Dissipations-Inhibitions-Technik für Emotionen (s. ➤ Kap. 28). Der Therapeut bittet den Patienten, die ihn beeinträchtigenden Probleme anzusprechen und gleichzeitig seine Atmung zu verändern. Dadurch

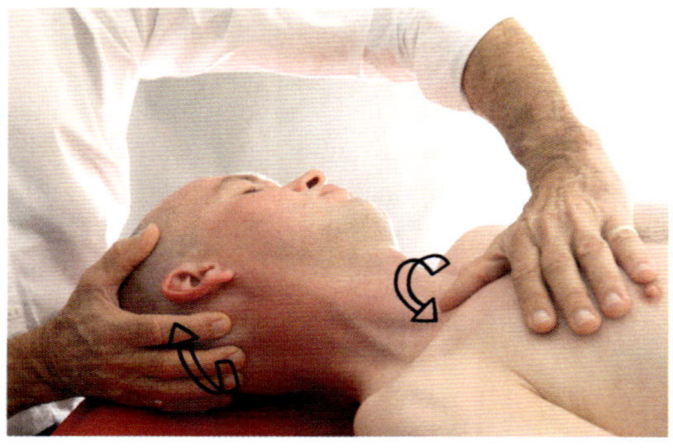

Abb. 26.3 Technik für den Hirnstamm

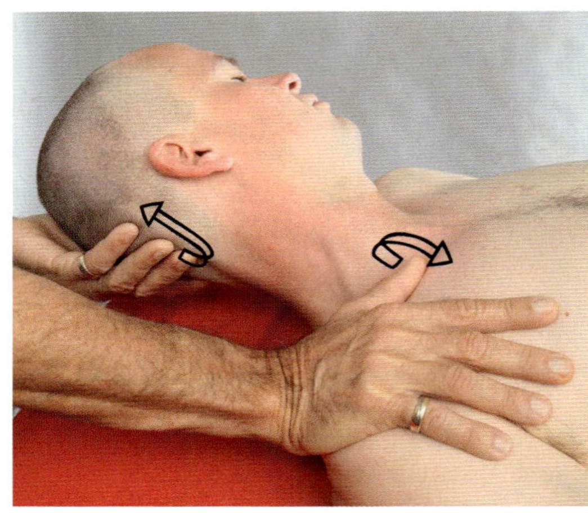

Abb. 26.4 Kombinierte Technik für den Hirnstamm und den N. vagus

erhält das Gehirn Informationen aus dem limbischen System und dem Hirnstamm. Große Emotionen werden fast immer von Veränderungen im Herz- und Atemrhythmus begleitet.

Der Patient liegt auf dem Rücken, seine Arme liegen seitlich am Körper. Der Therapeut führt einen funktionellen Ecoute am Kranium aus. Der Patient spricht ein Problem an, das ihm am Herzen liegt, der Therapeut folgt über den Ecoute den verschiedenen limbischen Zentren, die mit Dissipation-Inhibition behandelt werden. Anschließend bittet er den Patienten, nochmals von seinen Problemen zu sprechen und dabei seine Atmung zu verändern, um eine Reaktion des Hirnstamms zu erzeugen.

Anschließend führt er die oben beschriebenen Techniken am Hirnstamm aus.

Hatte der Patient ein Erlebnis, bei dem er fast ertrunken oder erstickt wäre, kann der Therapeut die Gehirnzone, die stark reagiert hat, deutlich wahrnehmen.

KAPITEL

27 Gleichgewicht und Propriozeption

27.1 Gleichgewicht

Das Gleichgewicht wird nicht nur durch einen Teil des Körpers geregelt. Es ist vielmehr das Ergebnis einer Vielzahl sensorischer Informationen. Werfen wir zunächst einen Blick auf das Gleichgewichtsorgan.

27.1.1 Vestibularorgan

Das Gleichgewichtsorgan besteht aus zwei Makulaorganen, Sacculus und Utriculus, und drei Bogengängen, die jeweils mit Endolymphe gefüllt sind (➤ Abb. 27.1).

Sacculus und Utriculus

Die beiden Vorhofsäckchen Sacculus und Utriculus liegen im Vestibulum labyrinthi. In ihrem Inneren befinden sich Haarzellen, die in eine Gallertmasse (Statolithenmembran) eingebettet sind, deren Oberfläche zahlreiche kleine Kalziumkarbonat-Kristalle, Statolithen, aufweist.

Bei linearer Beschleunigung ziehen die Statolithen die Gallertmasse mit und erzeugen eine Scherbewegung an den Haarzellen. Es ist also die Bewegung der Flüssigkeit, die zur Stimulation der Haarzellen führt.

Diese werden erregt und die dadurch erzeugten Nervenimpulse werden an das Gehirn weitergeleitet. Damit kann das Gehirn die Bewegung des Körpers an den Kopf anpassen.

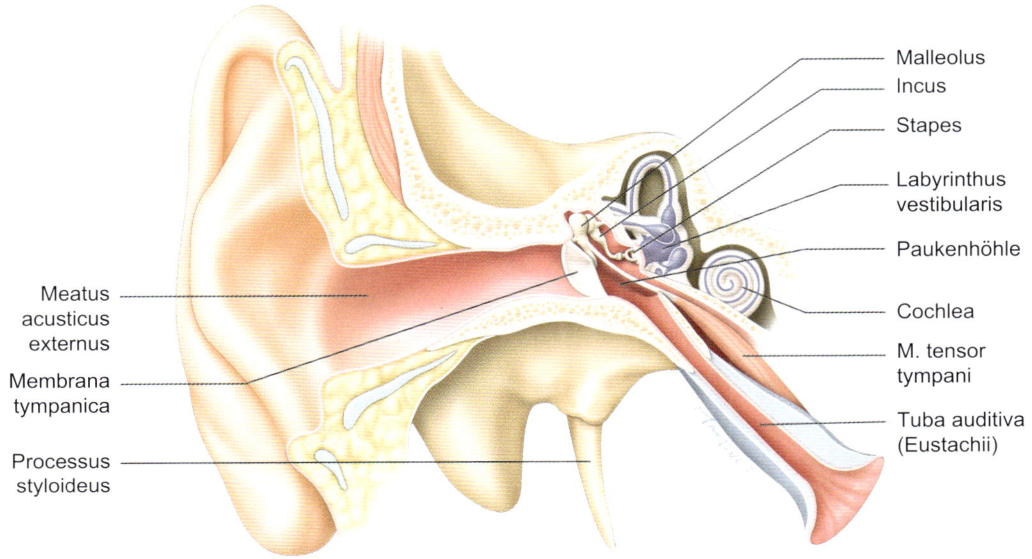

Abb. 27.1 Vestibularorgan
Quelle: Cyrille Martinet

Wenn sich die Statolithen lösen und in die Bogengänge gelangen, können sie einen Lagerungsschwindel verursachen.

Sensorische Informationen und Gleichgewicht

Im Stehen muss man sich stabil fühlen. Wenn man sich bewegt, müssen alle für das Gleichgewicht verantwortlichen Rezeptoren und Strukturen aktiviert werden, um das Gehirn mit entsprechenden Informationen zu versorgen. Diese Rezeptoren reagieren nicht alle mit der gleichen Geschwindigkeit, sie leiten Informationen unterschiedlich weiter und passen sich unterschiedlich an.

Kleinhirn und Großhirn müssen diese Informationen integrieren und aufeinander abstimmen.

Vestibularsyndrom

Das Vestibularsyndrom umfasst verschiedene Symptome, die auf eine Fehlfunktion des Vestibularorgans selbst oder seiner zentralen Verschaltungen im Gehirn zurückzuführen sind. Zu diesen Symptomen gehören:

- Schwindel, oft begleitet von vegetativen Reaktionen wie Blässe, Schwitzen, Übelkeit und manchmal Erbrechen
- Instabilität
- Nystagmus, ruckartige Bewegungen des Auges, die entweder physiologisch – die Augenmuskeln müssen die Stabilität der Augen garantieren, um gutes Sehen zu ermöglichen – oder pathologisch sind. Wird er von einem Strabismus begleitet, ist das oft ein Hinweis auf ein neurologisches Problem
- Hörprobleme

Die Störungen können peripher oder zentral sein.

Periphere Störungen

In diesem Fall liegt das Problem im Bereich der Bogengänge oder des N. vestibulocochlearis (VII). Die häufigsten Pathologien sind:

- Benigner paroxysmaler Lagerungsschwindel, verursacht durch das Ablösen der Statolithen von der Statolithenmembran.
- Morbus Menière entsteht durch Überproduktion, Abflussstauung oder Resorptionsstörung der Endolymphe, was zu Überdruck im Innenohr führt (Endolymphhydrops).
- Neuritis vestibularis viralen oder ischämischen Ursprungs.
- Labyrinthitis, verursacht durch ein Akustikusneurinom oder ein Schädel-Hirn-Trauma.
- Schädeltraumata, die die Verbindungen zwischen Mittel- und Innenohr beeinträchtigen.

Zentrale Störungen

Sie entstehen durch Fehlfunktionen oder Störungen der Gleichgewichtszentren im Zentralnervensystem und treten häufig auf Ebene des Hirnstamms oder des Kleinhirns auf. Sie stehen mit folgenden Pathologien in Verbindung: Multiple Sklerose, Hirntumore, Arnold-Chiari-Malformation, Wallenberg-Syndrom (häufig verursacht durch eine vaskuläre Störung in einem Ast der A. cerebelli posterior inferior, die aus der A. vertebralis entspringt).

27.1.2 Kleinhirn

Die Anatomie des Kleinhirns wurde kurz in ➤ Kapitel 2 (s. ➤ Abb. 2.11) beschrieben. Im Folgenden befassen wir uns mit der Entwicklung, den Funktionen und den Symptomen des Kleinhirns.

Entwicklung und Funktionen des Kleinhirns

Die Schädigung des Kleinhirns führt weder zu Lähmungen noch zu Wahrnehmungsstörungen, sondern zu Ataxie (Gleichgewichts- und Koordinationsstörungen).

Im Laufe der Evolution entstanden drei unterschiedliche Teile des Kleinhirns: Archicerebellum, Paleocerebellum und Neocerebellum.

Archicerebellum (Lobus flocculonodularis)

Der phylogenetisch älteste Teil des Kleinhirns organisiert das Gleichgewicht über das Zusammenspiel verschiedener Muskeln. Er empfängt sensorische Informationen aus dem Vestibularorgan. Bei Verletzung dieser Struktur zeigt der Patient Koordinationsstörungen (vestibuläre Ataxie).

Dabei treten folgende Symptome auf: Instabilität, häufige Stürze, Abspreizen von Füßen und Armen beim Gehen, tanzender, torkelnder Gang, permanente Anspannung der anterioren Beinmuskulatur, um das Gleichgewicht aufrechtzuerhalten.

Paleocerebellum

Der phylogenetisch zweitälteste Teil sichert über seinen Einfluss auf die Muskeln die statisch-dynamische Haltung. Er integriert Informationen über den Muskeltonus während der Ausführung von Bewegungen.

Bei Störung treten folgende Symptome auf: Hypotonie, funktionell schlecht angepasste Körperhaltung, passive Bewegungen chaotisch und übermäßig.

Neocerebellum

Der entwicklungsgeschichtlich jüngste Teil sorgt für die Harmonisierung der allgemeinen und komplexen willkürlichen Bewegungen, indem er die Informationen des supplementär-motorischen Kortex und des assoziativen Kortex verfolgt.

Das Neocerebellum koordiniert auch die Muskeln des Gesichts, des Gaumensegels, des Pharynx und des Diaphragmas.

Allgemeine Symptome bei Störungen des Kleinhirns

Dazu zählen:

- Adiadochokinese: Unfähigkeit, schnelle koordinierte (antagonistische) Bewegungen auszuführen, z. B. die Hände abwechselnd schnell in Pronation und Supination zu bewegen (Marionettentest)
- Hypermetrie: Willkürbewegungen sind zu langsam, erkennbar durch den Zeigefinger-Nase-Test
- Dyschronometrie: Patient braucht lange, um die Bewegung zu starten und beendet sie nicht rechtzeitig.

ANMERKUNG

Die beschriebenen Symptome entsprechen nicht unbedingt den beschriebenen Störungen, sind jedoch Anzeichen für ernst zu nehmende Probleme.

27.1.3 Tests und Behandlung

Indikationen

Patienten konsultieren uns hauptsächlich wegen Schwindel, Instabilität, Gleichgewichtsstörungen, Zittern, Haltungsproblemen, Problemen beim Schreiben, Sprechen, dem Erlernen motorischer Fähigkeiten, der Koordination und seltener bei Verhaltensproblemen.

Meist sehen wir Patienten, die unter einem Lagerungsschwindel oder den Folgen eines Schädel- oder HWS-Traumas und seltener unter einem Hirn-Trauma leiden.

Benigner paroxysmaler Lagerungsschwindel

Dieser Schwindel betrifft Frauen doppelt so häufig wie Männer (hormonabhängig?). Er tritt vor allem bei Positionswechsel auf: wenn sich die Person auf den Rücken oder die Seite legt – wobei eine Bewegung den Schwindel stärker auslöst – oder wenn sie aus dem Bett aufsteht.

Der Schwindel löst starke Angst, manchmal sogar Todesängste aus.

Patienten, die unter Schwindel leiden, sollten diesen unbedingt vorher von einem Facharzt abklären lassen. Schwindel kann als Folge von Störungen des ZNS, durch Tumore, Schlaganfälle und durch demyelinisierende Erkrankungen ausgelöst werden.

Schleudertrauma

Verletzungen von Kopf und Nacken erzeugen häufig Schwindel. Die Diagnose ist nicht immer leicht, da die Beschwerden oft lange nach dem Trauma auftreten.

Das HWS-Trauma wirkt sich auf die Zervikalganglien aus und beeinträchtigt damit die A. vertebralis und die A. basilaris, die Subokzipitalmuskulatur und die Dura mater im Zervikalbereich.

Das Schädeltrauma führt zu Problemen an Knochen, Suturen und der Dura, zu zerebralen Läsionen, die den intrakranialen Druck verändern.

Tests

Asymmetrischer Blutdruck und Adson-Wright-Test

Man sollte den Blutdruck immer an beiden Armen messen. Meist besteht die Asymmetrie aufgrund einer Kompression der A. subclavia im Bereich der Thoraxapertur, was Auswirkungen auf die A. vertebralis der gleichen Seite hat.

Wenn der Adson-Wright-Test im Bereich des Thorax positiv ist, sollte man überprüfen, ob er Auswirkungen auf das Klein- bzw. das Großhirn hat (Adson-Wright-Test für das Gehirn, s. ➤ Kap. 6). Ist das Kleinhirn betroffen, wird die Hand beim funktionellen Ecoute in Richtung der hinteren Schädelgrube gezogen.

Gleichgewichtstests

Aufrechter Stand mit geöffneten bzw. geschlossenen Augen

Der Therapeut „schubst" den stehenden Patienten leicht in verschiedene Richtungen, um seine Adaptationsfähigkeit zu überprüfen. Das Problem befindet sich meist auf der Seite, auf der er das Gleichgewicht nicht halten kann.

Auf den Fersen gehen mit geöffneten bzw. geschlossenen Augen

Der Patient geht im Fersengang eine virtuelle Gerade entlang. Die Übung ist mit geöffneten Augen leichter als mit geschlossenen. Das Problem befindet sich meist auf der Seite, auf der das Gleichgewicht nicht gehalten werden kann.

Aufrechter Stand mit der Vorstellung, über einen Baumstamm zu balancieren

Dabei verliert der Patient häufig, möglicherweise auch aus emotionalen Gründen, das Gleichgewicht.

Techniken

Vorbereitende Techniken

Bevor der Therapeut gezielt Techniken zur Behandlung von Gleichgewichtsstörungen durchführt, sollte er unbedingt das Gehör des Patienten mit folgenden Tests überprüfen:

- Nerven des äußeren Gehörgangs, des Gesichts, N. vagus und N. trigeminus
- Sinus venosi
- Os sphenoidale und seine Muskelansätze

Er sollte auch Blockaden an folgenden Strukturen ausschließen:

- Thoraxapertur
- Halswirbelsäule und C0-C1
- A. und V. vertebralis
- Knochen, Suturen und Dura mater cranialis

Übergang von der aufrechten in die liegende Position

Damit sich der Patient auf den Rücken legen kann, ohne dass dadurch ein Schwindel ausgelöst wird, ist es wichtig, dass

- der Therapeut seinen Kopf in maximaler Flexion hält und keinesfalls loslässt,
- ein großes Kissen auf der Liege platziert wird,
- der Patient sehr langsam und vorsichtig in die liegende Position gebracht wird und beim geringsten Anflug von Schwindel der Kopf leicht angehoben wird (➤ Abb. 27.2).

Vorsicht: Wenn der Kopf des Patienten das Kissen erreicht hat, darf der Therapeut den Kopf keineswegs nach hinten loslassen, der Kopf sollte immer in einer leichten Flexion positioniert werden.

Technik für den Porus acusticus externus

Diese relativ große Öffnung liegt im posterioren Anteil der Pars tympanica des Os temporale. Sie bildet den Beginn des ungefähr 2 bis 3 cm langen Meatus acusticus externus, der Richtung Trommelfell zieht. Über

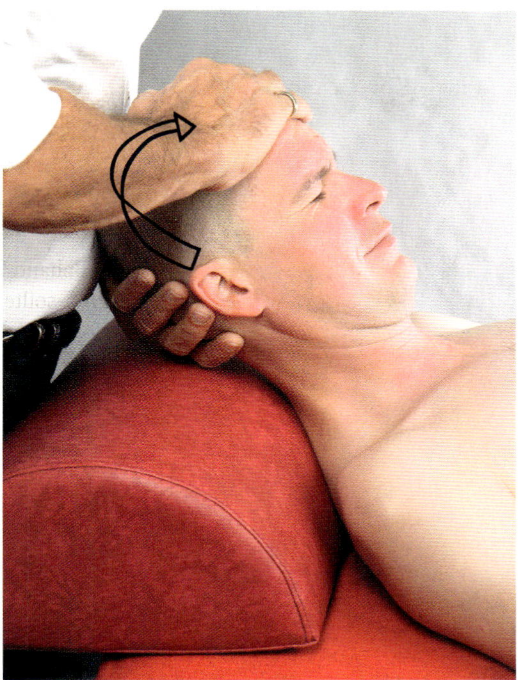

Abb. 27.2 Übergang von der aufrechten in die liegende Position

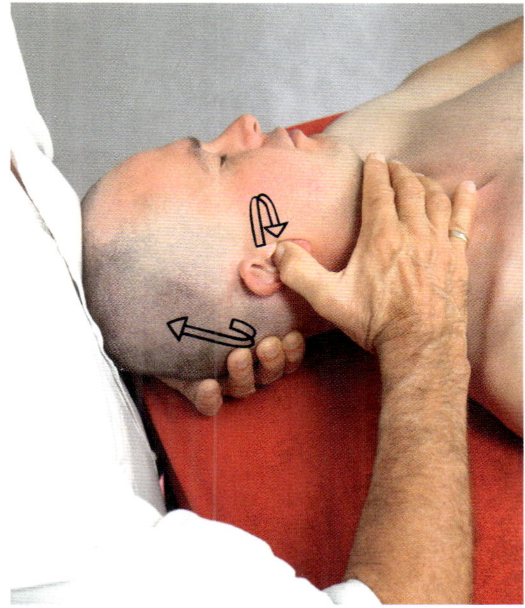

Abb. 27.3 Technik für den Porus acusticus externus

den Porus acusticus externus kann man indirekt auch den Porus acusticus internus beeinflussen, durch den der N. facialis, der N. vestibulocochlearis und die A. labyrinthis (A. basilaris) ziehen.

Der Therapeut legt einen Daumen auf den anterioren Rand des Porus acusticus externus und drei Finger der anderen Hand auf den Processus jugularis des Okziputs (➤ Abb. 27.3). Er übt mit dem Daumen Druck nach anterior und lateral aus, während die Finger der anderen Hand den Processus jugularis nach posterior und medial ziehen. Gleichzeitig kontaktiert der Therapeut mit seinem Thorax das Schädeldach des Patienten und übt leichten Druck nach anterior aus. Dieser Druck erhöht die laterale Traktion am Porus acusticus externus.

Die Technik wird auf beiden Seiten ausgeführt, zunächst direkt und anschließend mittels Induktion, bis sich das Kranium weicher anfühlt.

In Bauchlage

Vorsicht: Der Patient muss sehr vorsichtig in diese Position gebracht werden. Wenn die Positionsänderung einen Schwindel auslöst, sollte man die Position wechseln.

Der Patient legt seine Fäuste unter das Abdomen und erhöht damit den abdominalen Druck, der auch den Druck im Thorax und im Kranium beeinflusst. Der Therapeut legt seinen Daumen in den Porus acusticus externus und führt eine Traktion nach anterior und etwas nach kaudal aus. Er nimmt mit seinem Thorax Kontakt mit der Stirn des Patienten auf und übt leichten Druck nach posterior aus.

Tentorium cerebelli

Mit den Techniken für die A. vertebralis und den okzipitozervikalen Übergang kann man den Druck und die Zirkulation im Kleinhirn verbessern und damit seine Funktion positiv beeinflussen.

Es folgt eine Technik in Seitenlage. Dabei ist zu beachten, dass eine Seite oft Schwindel auslösen kann. In diesem Fall sollte sich der Patient auf die Seite legen, die keinen Schwindel auslöst, oder der Therapeut führt die Technik in Rückenlage aus. Ziel dieser Technik ist es, die Spannungen im Tentorium zwischen den Processus clinoidi anteriores und dem posterioren Rand des Okziputs zu lösen.

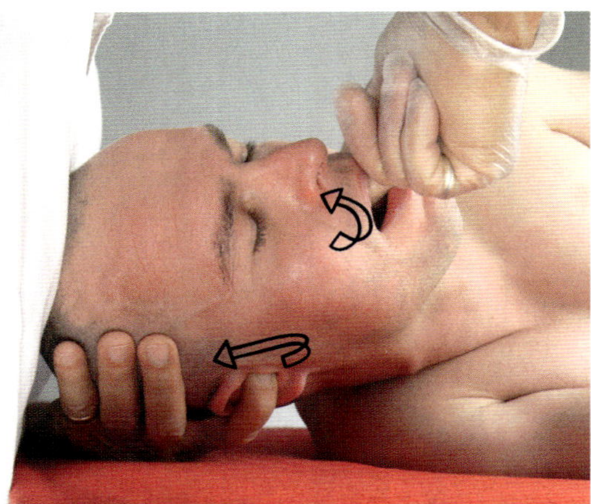

Abb. 27.4 Technik für das Tentorium cerebelli in Seitenlage (Phase 1)

Der Therapeut steht am Kopfende der Behandlungsliege, legt seinen Zeigefinger im Mundraum gegen den Processus palatinus maxillae und übt leichten Zug nach anterior aus (➤ Abb. 27.4).

- In der ersten Phase der Technik legt er den Zeigefinger der anderen Hand in den Porus acusticus externus und übt Zug nach posterior und lateral aus.
- In der zweiten Phase legt er den Finger unter den Processus mastoideus und zieht ihn nach posterior und lateral.

Der Therapeut legt seinen Thorax gegen den Kopf des Patienten und übt Druck nach posterior und lateral aus.

Vorsichtsmaßnahmen beim Aufsetzen

Bevor sich der Patient aufsetzt, sollte der Therapeut den Kopf für mindestens 30 Sekunden in maximale Flexion bringen. Dadurch kann die orthostatische Hypotonie vermieden werden. Erst dann kann sich der Patient aufsetzen bzw. aufstehen.

Zentrale Technik

Der Therapeut entscheidet auf der Grundlage des Ecoute, welche Zonen er behandeln muss. Folgende Zonen sind häufig zu behandeln:

- Hirnstamm und Kleinhirn: vaskuläre Techniken an A. vertebralis und A. basilaris, Techniken am Tentorium cerebelli und an der Dura mater
- Primär- und sekundär-auditiver Kortex sowie polysensorieller Kortex: Intensivierungs-Stimulations-Technik.

ANMERKUNG

Manchmal sollte man vor der Verwendung der Intensivierungstechnik an der am wenigsten aktiven oder unterbrochenen Zone eine Dissipations-Inhibitions-Technik an der aktivsten Zone ausführen.
Mit diesen Techniken erreichen wir relativ gute Ergebnisse bei Schwindel.

27.2 Propriozeption

Die Propriozeption wird auch der sechste Sinn bezeichnet. Sie ist eine komplexe Sinneswahrnehmung, über die das Gehirn über die Position, die Bewegungen und die Haltung des Körpers informiert wird.

Dafür sind unzählige Verbindungen zwischen dem peripheren und dem zentralen Nervensystem erforderlich. Hier eine äußerst vereinfachte Darstellung dieses Systems.

27.2.1 Elemente der Propriozeption

Die Liste der Elemente, die an der Propriozeption beteiligt sind, kann niemals vollständig sein. So tragen Augen, Ohren, Haut, Muskeln, Faszien, Sehnen und Bänder, Gelenke und Knochen, Diaphragma, Organe und Gehirn, einschließlich des limbischen Systems, zur Propriozeption bei.

Die Erforschung der Propriozeption steht in engem Zusammenhang mit jener des Gleichgewichts (s. o.)

27.2.2 Jenseits des Gelenksystems

Das Gehirn kann geschätzte 10 Milliarden Informationen pro Sekunde aufnehmen, von denen viele aus dem propriozeptiven System stammen.

Alle Zellen des Körpers tragen zur Orientierung im Raum bei. Nehmen wir als Beispiel eine Person, die sich schlecht ernährt und zu viel Alkohol trinkt. Dieser Zustand führt zu einem Stauungszustand in der Leber und damit zu erhöhter mechanischer Spannung an den Befestigungsstrukturen an Peritoneum, Diaphragma und Rippen. Neben den Verdauungsproblemen wird die Person vermutlich auch unter Rückenschmerzen leiden. Da die Mechanorezeptoren aufgrund dieses Umstandes keine oder falsche propriozeptive Informationen liefern, läuft die Person Gefahr, sich bei einer banalen Bewegung den Fuß oder das Knie zu verstauchen.

27.2.3 Bewusste Propriozeption

Die bewusste Propriozeption gibt uns Auskunft über unsere Position im Raum. Sie verläuft über die Leitungsbahnen des Hinterstrangs zum Thalamus und nach Umschaltung im Nucleus ventralis posterior zu dem im Parietallappen liegenden primär somatosensorischen Kortex (Gyrus postfrontalis).

Die aufsteigende Leitungsbahn des Hinterstrangs setzt sich aus Fasciculus gracilis und Fasciculus cuneatus zusammen, die Fasern der epikritischen Sensibilität führen und Informationen aus den Rezeptoren von Faszien, Sehnen, Kapseln und Synovialis übertragen. Diese Fasern kreuzen sich im Hirnstamm, bevor sie zum Thalamus und zum primären somatosensorischen Kortex ziehen.

27.2.4 Unbewusste Propriozeption

Die unbewusste Propriozeption umfasst Informationen zur unbewussten Bewegungssteuerung, die unseren axialen Tonus betreffen. Sie erfolgt über den Tractus spinocerebellaris, der Nervenimpulse aus den Muskelspindeln und dem Golgi-Sehnenorgan aufnimmt.

Das Kleinhirn nimmt diese Informationen auf und verändert und adaptiert den Muskeltonus. Es koordiniert und harmonisiert die automatischen Bewegungen, sichert die Stabilität, die Mobilität und das Gleichgewicht des Körpers.

27.2.5 Gleichgewicht

Die Muskel- und Sehnenrezeptoren und die oben erwähnten Elemente interagieren mit den Haarzellen des Vestibulum labyrinthi und den Bogengängen des Innenohrs.

ANMERKUNG

Wie bereits erwähnt, kann man die Propriozeption nicht auf die Mechanorezeptoren in den Gelenken reduzieren. „Alles ist Propriozeption." Bei Störungen der Propriozeption ist daher der gesamte Körper zu behandeln. Dabei ist der in unserem diagnostischen Ansatz verwendete globale Ecoute ein unerlässliches Werkzeug.

27.2.6 Techniken

Indikationen

- Stimulation der Propriozeptoren bei Sportlern, die eine besonders leistungsfähige räumliche wie zeitliche Propriozeption brauchen.
- Folgen von:
  - Schlaganfall
  - Gelenkchirurgie
  - Rezentem oder rezidivierendem Gelenkstrauma
  - Demyelinisierende Krankheiten
  - Läsionen des N. vestibulocochlearis

Zusätzlich werden die oben erwähnten Techniken für die Wiederherstellung des Gleichgewichts angewandt. Ziel ist es, die Gehirnzonen zu finden, die aktiviert werden, während der Patient Übungen zur Stimulation der Propriozeption ausführt.

Technik

- Der Patient befindet sich in Rückenlage. Der Therapeut wendet die klassische Ecoute-Haltung am Kranium an und registriert die vom Ecoute vorgegebene Richtung.
- Der Patient steht auf, hält sich an einer Wand fest, stellt sich auf ein Bein und verändert den Druck

des Körpergewichts auf dem Fuß (Varus, Valgus, Zehenstand, Fersenstand usw.).

- Er legt sich wieder auf den Rücken und der Therapeut wendet erneut den kranialen Ecoute an, um jene Zonen zu identifizieren, die reagiert haben.

Diese Bereiche werden auf der aktiven Seite mit einer Intensivierungs-Stimulations-Technik und auch auf der symmetrisch gegenüberliegenden Seite behandelt, um die zentralen Rezeptoren zu stimulieren. Dann bittet der Therapeut den Patienten aufzustehen und verschiedene Bewegungen sehr schnell und auf den Millimeter genau auszuführen.

In Rückenlage, mit den Händen

Der Patient bewegt eine Hand nach der anderen in Richtung der Hände des Therapeuten. Er führt drei bis vier Bewegungen aus. Der Therapeut beurteilt den funktionellen Ecoute und führt eine Intensivierungs-Stimulations-Technik in dem Bereich des Gehirns aus, der durch den funktionellen Ecoute identifiziert wurde.

In Rückenlage, mit den Füßen

Der Patient bewegt einen Fuß nach dem anderen rasch und so präzise wie möglich in Richtung der Hände des Therapeuten (so, als wollte er eine Ball schießen). Der Therapeut evaluiert und behandelt wie bei der Übung mit den Händen.

Der Therapeut kann sich weitere unterschiedliche Übungen ausdenken.

KAPITEL

28 Limbisches System

28.1 Allgemeine Einführung

Seit über 40 Jahren befassen wir uns mit dem manuellen emotionalen Release bestimmter Gehirnregionen. Dabei bedienen wir uns einer nüchternen Vorgehensweise ohne Dekompensation und Theatralik. Wir arbeiten mit der gleichen Präzision wie bei der Lösung physischer Gewebespannungen.

28.1.1 Klarstellung

Wir möchten zunächst kurz unsere Sicht auf das Thema Emotionen darstellen. Die Spuren, die Emotionen oder intensiver Stress im Körper hinterlassen, können nicht gelöscht werden, sie sind Teil unseres Lebens. Auch wenn sie oft Leiden verursachen, helfen sie uns auch, uns psychisch weiterzuentwickeln.

Während unseres Lebens tragen wir einen großen Rucksack mit uns herum, der oft zu schwer auf unseren Schultern lastet, da er mit den vielen Ereignissen unseres Lebens vollgepackt ist. Manchmal ist er aufgrund unserer Genetik, unserer Erziehung, den Einflüssen unserer Gesellschaft und ihren Traditionen bereits übervoll.

Genetik, intrauterines Leben, Geburt, Krankheiten, physische und emotionale Traumata, ungesunde Ernährung, Umweltverschmutzung, sozialer Stress: Unzählige Aspekte kennzeichnen unser Leben und prägen uns. Sind wir wirklich frei?

28.1.2 Unsere Aufgabe

Unsere Aufgabe als Therapeut ist es, das Gewicht dieses Rucksacks zu reduzieren. Emotionen können nicht ausgelöscht werden, sie sind Teil von uns. Deshalb sollte man als Therapeut nicht so anmaßend sein und von „Heilung“ sprechen. Wir wollen dem Körper helfen, besser mit dem Erlebten zurechtzukommen und die gespeicherten Belastungen besser zu kompensieren.

28.1.3 Die rechte Gehirnhälfte

Lange bevor es funktionelle MRT-Untersuchungen gab, haben wir bereits 1972 festgestellt, dass Emotionen oft in der rechten Hemisphäre und vor allem im rechte Parietal- und Temporallappen gespeichert werden. In der Folge bestätigten die bildgebenden Verfahren, dass Emotionen eher in der rechten Hemisphäre gespeichert werden und zwar aus folgenden Gründen:

- Die Insula ist rechts stärker entwickelt.
- Negative Erinnerungen werden im Allgemeinen mehr in der rechten Hemisphäre verortet.
- Signale von Traurigkeit und Angst hängen mehr von Signalen aus der rechten Hemisphäre ab.
  Dr. Scott Rauch von der Harvard Medical School zeigte durch Neuroimaging, dass bei Stress in erster Linie die rechte Hemisphäre aktiviert wird.
- Die rechte Amygdala reagiert stärker auf Stress.

28.1.4 Limbisches System

Der Begriff „limbisches System“ (s. ➤ Abb. 2.7) wurde 1952 von Paul MacLean geprägt. Tatsächlich war es jedoch Paul Broca, der ein Areal nahe der Zirbeldrüse als Limbus, also als Rand einer Struktur, bezeichnete. MacLean entwickelte auch das Konzept der drei Gehirne: Reptiliengehirn, limbisches System und Neokortex.

28.1.5 Papez-Kreis und neuere Forschungen

Der amerikanische Neuroanatom James Papez entwickelte den Begriff des Neuronenkreises des limbischen Systems, der vom Hippocampus zu den Corpora mamillaria, zum Thalamus und weiter zum Cortex cingularis und über die Area entorhinalis wieder zum Hippocampus projiziert.

Zuvor hatte der Argentinier Christfried Jakob bereits die Idee eines emotionalen Zentrums, das sich im Bereich des Cortex cingularis befindet und unsere Emotionen reguliert bzw. entwickelt. James Papez gab sich nicht mit der Vorstellung eines Zentrums zufrieden, sondern beschrieb ein Art Schaltkreis.

Die Arbeiten von Papez und Jakob trugen wesentlich zu einem besseren Verständnis des emotionalen Systems des Menschen bei und waren Ausgangspunkt zahlreicher weiterer Forschungen. Die Vorstellung eines genau festgelegten Schaltkreises ist heute jedoch bereits überholt, tatsächlich scheint das gesamte Gehirn an der Verarbeitung unserer Emotionen beteiligt zu sein.

28.1.6 Beitrag von Professor Damasio

Der Portugiese Dr. Antonio Rosa Damasio, Professor für Neurowissenschaften an der University of California, ist eine Autorität auf dem Gebiet der Erforschung kognitiver Prozesse und ihrem Zusammenhang mit Emotionen, Verhalten und Gefühlen. Als Autor vieler Bücher hat er zu einem besseren Verständnis des emotionalen Systems beigetragen und forscht immer noch auf diesem Gebiet.

28.1.7 Die Emotion

Eine einfache Definition der Emotion lautet: „Es ist das, was uns im Innersten bewegt, die Bewegungen der Seele".

Emotionen drängen sich uns auf, es sind spontane Reaktionen, die uns angesichts einer Situation kaum eine Wahl lassen.

Sie führen zu körperlichen (Blässe, Röte, Herzrasen, beschleunigte Atmung, Tränen) und psychischen (Freude, Traurigkeit, Wut, Angst, Frustration) Reaktionen.

Über Tränen werden scheinbar bestimmte im Blutkreislauf zirkulierende Stresshormone ausgeschieden, deshalb hat Weines etwas Erleichterndes. Tränen enthalten u. a. Prolaktin, das sich auf die Libido auswirkt, und Leucin-Enkephalin, ein körpereigenes Schmerzmittel. Der Sympathikus erhöht die Tränenproduktion, wohingegen der Parasympathikus ihre Produktion vermindert.

Emotionen wirken über das limbische System auf die Tränendrüsen. Es scheint, dass eine genetische Mutation dafür verantwortlich ist, dass Menschen weinen, wenn sie traurig sind oder unter großem Stress leiden.

Nach dem Weinen fühlt man sich müde und wie losgelöst vom Problem. Etwas später beginnt der Körper Cortisol und Adrenalin auszuschütten.

28.1.8 Die Gefühle

Gefühle sind psychische und affektive Zustände und nachhaltiger als Emotionen. Zu diesen gehören: Misstrauen, Vertrauen, Unsicherheit, Scham usw.

Oft entstehen Gefühle aus Emotionen heraus.

28.2 Das Speichern von Emotionen im Gedächtnis

Das Gehirn neigt dazu, traurige, tragische, also negative Ereignisse besonders nachhaltig zu speichern. Wenn diese Erinnerungen wieder an die Oberfläche kommen, destabilisieren sie uns. Sie senken die Reaktionsschwelle ab, sodass wir auf ein Wort oder eine Situation unangemessen reagieren.

28.2.1 Beruht das Speichern von Erinnerungen auf einem neuronalen Prozess?

Es ist einfacher, eine Antwort auf die Frage „Wo liegt unsere Erinnerung?" zu finden als auf die Frage „Wie speichern wir Erinnerung?". Handelt es sich dabei um eine biochemische Aktivität, an der Neurotransmitter, elektromagnetische Potenziale oder andere Phänomene beteiligt sind?

Marcel Hibert und Alexandre Charlet von der Universität Straßburg gelang es, durch die Aktivierung von Oxytocin-produzierenden Neuronen Angst zu löschen oder aber länger andauern zu lassen. Neurotransmitter haben einen erheblichen Einfluss auf die Speicherung von Emotionen.

Das Forscherteam um Hasan et al. entdeckte die biologische Spur von oxytocinergen Neuronen im Hypothalamus.

28.2.2 Kodierung

Unter diesem Begriff versteht man den Umstand, dass eine Information, eine Emotion oder eine Situation in unser Gedächtnis eindringt und dort, oft zulasten anderer Stimuli, gespeichert wird.

28.2.3 Engramme

Der Begriff Engramm wurde vom deutschen Biologen Richard Semon geprägt. Er bezeichnet die Gedächtnisspur, die ein Ereignis, eine Erfahrung oder eine gelebte Situation dauerhaft im Gehirn hinterlässt. Engramme erzeugen durch eine biochemische Veränderung der synaptischen Übertragung eine biochemische Spur im Gehirn.

28.2.4 Konsolidierung

Emotionale Information wird im Langzeitgedächtnis abgespeichert, also jenem Gedächtnis, das Erinnerungen speichert und sie spontan oder ausgelöst durch ein Ereignis wieder an die Oberfläche holt.

28.2.5 Abruf

Emotionale, meist negative Erinnerungen tauchen manchmal ohne offensichtlichen Grund wieder auf. Bei genauerer Betrachtung geschieht dies oft während einer Begegnung, nach einem Traum, nachdem man ein bestimmtes Wort oder die Nachrichten gehört hat oder während einer Auseinandersetzung mit einer anderen Person.

28.2.6 Verstärkung

Abhängig von den Ereignissen, die wir erlebt haben, und unserem sozialen Umfeld verändern sich emotionale Erinnerungen im Hinblick auf Genauigkeit und ihren Inhalt. Manchmal bekommt ein kleines, relativ banales Ereignis eine übergroße Bedeutung. Aus diesem Grund sollte man emotionale Reaktionen nicht be- oder verurteilen, auch wenn sie übertrieben erscheinen – jeder hat sein eigenes Leben.

28.2.7 Das emotionale und das rationale Gehirn

Das emotionale Gehirn ist die Quelle unserer Motivationen, Wünsche, Handlungen und unseres Seins.

Das rationale Gehirn muss sich ständig anpassen, um unser Verhalten gegenüber der Gesellschaft und unseren unterschiedlichen Verpflichtungen anzugleichen. Es hat auch die Aufgabe, unsere Triebe zu kontrollieren.

Der präfrontale und der orbitofrontale Kortex nehmen sensorische und emotionale Informationen auf und passen sie an die verschiedenen familiären und gesellschaftlichen Regeln an.

Auf der Grundlage unserer Erziehung, des Landes, in dem wir leben, und unserer Persönlichkeit entscheiden sie, was angemessen und was nicht angemessen ist.

28.3 Die verschiedenen emotionalen Zentren

Die verschiedenen emotionalen Zentren werden in der ➢ Abb. 28.1 dargestellt.

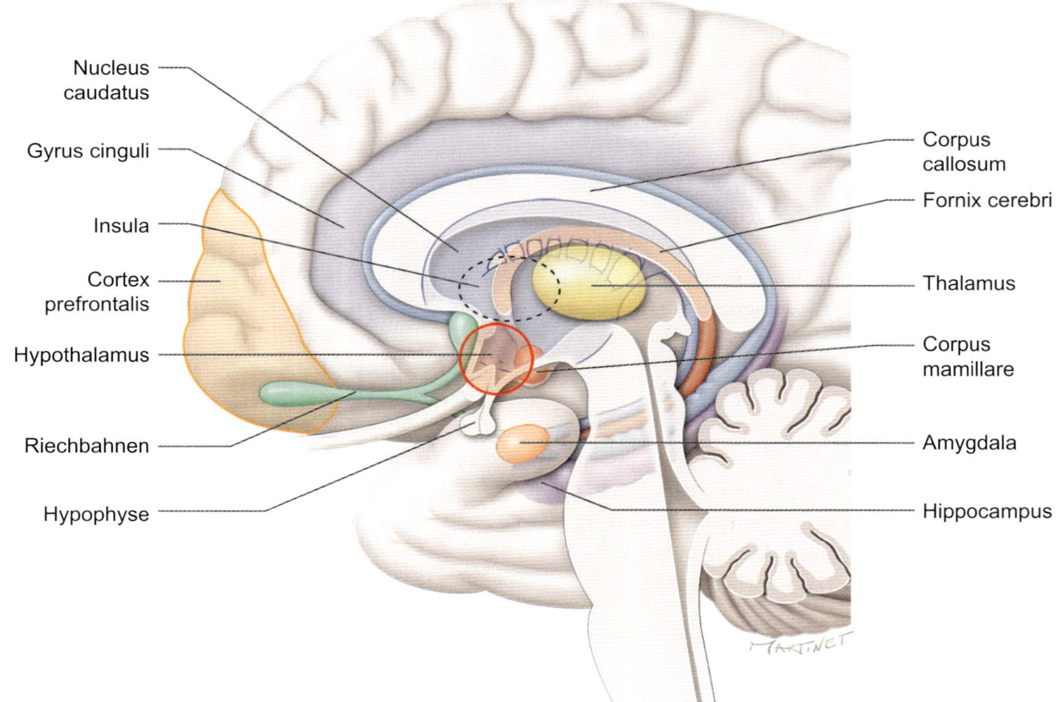

Abb. 28.1 Die verschiedenen emotionalen Zentren
Quelle: Cyrille Martinet

28.3.1 Ist das gesamte Gehirn limbisch?

Emotionen hängen vom Gedächtnis ab. Wäre dem nicht so, würden wir alle auf negative Stimuli spontan und stereotyp reagieren.

Das Gedächtnis aktiviert viele Strukturen des Groß- und Kleinhirns. Der Papez-Kreis (s. o.) stellte einen großen Fortschritt für das Verständnis von Emotionen dar, ist jedoch ein wenig zu begrenzt. Wir glauben, dass das gesamte Gehirn auf emotionalen Stress reagieren kann. Die Konsolidierung und Speicherung ist jedoch auf einige wichtige Strukturen wie die Insula, die Amygdala und den Cortex cingularis beschränkt. Gleichzeitig bleiben emotionale Reaktionen immer auch etwas rätselhaft.

Die verschiedenen Strukturen des limbischen Systems werden im Folgenden beschrieben.

28.3.2 Amygdala

Die Amygdala hat die Größe eines Mandelkerns.

Sie liegt bilateral im anteromedialen Teil des Temporallappens auf Ebene des hackenförmigen Uncus gyri parahippocampalis. Die Amygdala analysiert die Reize, die auf uns einwirken und bewertet sie nach ihrer emotionalen Bedeutung und dem Grad der Bedrohung.

Amygdalakerne

Man unterscheidet verschiedene Gruppen von Amygdalakernen, die mit folgenden Strukturen in Verbindung stehen:

- Bulbus olfactorius – die Amygdala kann spontan, ohne Umschaltung im Thalamus, auf olfaktorische Reize reagieren
- Somatosensorischer Kortex
- Hirnstamm und Hypothalamus
- Striatum, bestehend aus Nucleus caudatus und Putamen, gehört zu den Basalganglien
- Cortex cerebri

Die bedrohlichen Reize

Die als Bedrohung wahrgenommenen Reize können aus verschiedenen Gehirnarealen – dem visuellen, auditiven, somatosensorischen, gustatorischen und olfaktorischen Kortex – stammen. Im Prinzip werden sie, mit Ausnahme der olfaktorischen Stimuli, zunächst im Thalamus, manchmal auch im Frontalkortex, verarbeitet und erst dann durch die Amygdala analysiert.

Entscheidend hierfür ist der Grad der Bedrohung. Manchmal sind die Reaktionen blitzschnell und beschränken sich auf die Reflexbahnen des Rückenmarks und des Hirnstamms.

Funktionen der Amygdala

In Situationen mit erheblichem Stress reguliert die Amygdala die Anpassung des Gehirns an starke Emotionen und an bedrohliche Stimuli.

Dabei löst sie die Produktion von Neurotransmittern aus. Sie ist dadurch eines der wichtigsten Elemente unseres Sicherheitssystems.

Sie synthetisiert den wichtigsten inhibitorischen Neurotransmitter des ZNS, die Gamma-Aminobuttersäure (GABA).

Angst

Die Amygdala spielt eine entscheidende Rolle bei der Entschlüsselung erschreckender und bedrohlicher Reize. Sie kann uns zwingen zu fliehen oder wie versteinert stehenzubleiben, um dann die bestmögliche Antwort auf diese Reize zu finden.

Sie ist hormonabhängig, ein Umstand, der eine mögliche Erklärung dafür ist, warum Frauen und Männer unterschiedlich auf eine Gefahr reagieren. Dabei sind unsere Reaktionen auch von unserer Erziehung abhängig, da Angst leicht übertragen werden kann.

Übelriechende Reize

Die Amygdala kann durch einen schlechten Geruch, aber auch durch subtilere Gerüche wie etwa den Geruch von Adrenalin stimuliert werden.

Eine bedrohliche, aber auch verängstigte Person kann uns verstören, ohne dass wir darüber nachdenken, nur durch Nachahmung.

Klüver-Bucy-Syndrom

Der Psychologe Klüver und der Neurochirurg Bucy analysierten Patienten mit Schädigungen der Amygdala. Sie stellten folgende Symptome fest:

- Fehlendes Misstrauen gegenüber anderen Personen
- Unfähigkeit, Angst, Wut, Überraschung oder Ekel im Gesicht anderer zu erkennen
- Fehlender Ausdruck eigener Emotionen
- Neutrales Verhalten gegenüber emotionalen Reaktionen im Umfeld

Reaktionsfähigkeit der Amygdala

Die Reaktionsfähigkeit hängt von verschiedenen Parametern ab:

- Angst und welches Angstverhalten man gelernt hat – wir lernen von anderen und wir lernen, selbst Angst zu haben.
- Misstrauen und Angst vor anderen durch: einen bedrohlichen Blick, Gewalt ausdrückende Wörter, unangenehme Gerüche, Ekel beim Sehen eines Objekts oder einer Person, sexuelle Anziehung und sexuelle Emotion, Wut, Traurigkeit.
- Wörter mit negativem Inhalt wie Vergewaltigung, Aggression, Mord, Diebstahl.
- Kodierung emotionaler Erinnerungen, die zur Ausschüttung von Adrenalin und Glukokortikoiden durch die Nebennieren führen.

Hyperreaktivität der Amygdala

Bei Menschen, die an Angststörungen, Depressionen, Phobien, Paranoia oder hypochondrischen Störungen leiden, ist die Sensibilitäts- und Reaktivitätsschwelle sehr niedrig. Damit kann ein schwacher und banaler Reiz Panikreaktionen auslösen.

Die Amygdala ist immer an Hyperemotivität beteiligt.

28.3.3 Thalamus

Der Thalamus ist, wie bereits erwähnt, an all unseren Handlungen und Aktivitäten beteiligt. Als Schaltzentrale des Gehirns sortiert und gliedert er die verschiedenen Informationen und übermittelt wichtige Impulse an die verschiedenen emotionalen Zentren wie die Amygdala.

28.3.4 Hypothalamus

Dieses sehr kleine mandelgroße Organ ist ein zentrales Element des Hormonsystems. Es beeinflusst die Reaktionen des Körpers auf das physische und emotionale Umfeld. So entsendet der Hypothalamus Botschaften an die Nebennieren und trägt zu unserem Schutz bei. Er bildet die Verbindung zwischen dem Nerven- und dem Hormonsystem.

28.3.5 Corpus mamillare

Der Mamillarkörper wird als Teil des Hypothalamus beschrieben. Das Corpus mamillare hat Verbindung zum Thalamus und, über die Fornix, eine C-förmige Projektionsbahn des Gehirns von 10 cm Länge, zum Hippocampus.

Er verbindet Erinnerung und Emotion und macht uns wachsam. Er ist an der Speicherung und Konsolidierung der Emotionen beteiligt.

28.3.6 Cortex cingularis

Hierbei handelt es sich um einen Teil des Kortex, der den anderen Zentren des limbischen Systems am nächsten liegt. Er umfasst spindelförmige Zellen, die eine entscheidende Rolle bei der Wahrnehmung der Emotionen und Gefühle anderer spielen und auch für die Art, wie man emotional reagiert.

Es ist der Bereich der Empathie, des Zuhörens und der Aufmerksamkeit anderen gegenüber, insbesondere was das Gesicht und den Ausdruck von Freude, Wut und Angst betrifft.

28.3.7 Hippocampus

Der Hippocampus mildert über die Ausschüttung von Oxytocin die Aktivität der Amygdala. Wenn man zum Beispiel nachts im Dunkeln spazieren geht und ein lautes Geräusch wahrnimmt, wird man zuerst flüchten, und sich dann allmählich beruhigen. Der Hippocampus greift auch in den Aufbau von Gedächtnis und in das Wiederaufleben von Erinnerungen ein.

Die Amygdala speichert unter anderem die Erinnerung an erschreckende emotionale Traumata, zum Beispiel ein Bild oder einen Laut, bevor diese ins Bewusstsein gelangen. Der Hippocampus stellt insofern eine Schaltstelle dar, bevor die Information den Frontalkortex erreicht, um analysiert zu werden und ins Bewusstsein zu gelangen. Gleichzeitig sendet die Amygdala Informationen an den Hypothalamus, um die Kampf-Flucht-Reaktion zu aktivieren.

28.3.8 Corpus callosum

Diese Kommissur sichert die Übertragung von Emotionen zwischen den beiden Gehirnhälften und insbesondere zwischen den beiden Amygdalae. Das ist mit ein Grund, warum es schwer zu glauben ist, dass nur eine Hemisphäre auf Emotionen reagiert, auch wenn die rechte Seite tatsächlich stärker darauf anspricht. In der rechten Hemisphäre werden die intensivsten emotionalen Stressereignisse unter Einbeziehung anderer Gehirnregionen sortiert und gespeichert.

28.3.9 Riechbahn

Die Riechbahn wurde bereits in ➤ Kapitel 17 beschrieben. Der Bulbus olfactorius entsendet Geruchsbotschaften mit ihrem emotionalen Gehalt direkt an das limbische System, ohne den Umweg über den Thalamus. Die Riechbahn erzeugt eine direkte, sofortige und starke emotionale Antwort, meist ohne dass diese vorher durch den auditiven und visuellen Kortex analysiert wurde. Die Informationen gehen dem Bewusstsein voraus.

28.3.10 Insula

Der Inselkortex spielt eine Rolle bei der Selbstwahrnehmung, den somatosensorischen Erfahrungen und Eindrücken, der Interozeption und den viszeralen Informationen.

Emotionen lösen meist kurz- oder langfristige viszerale Reaktionen aus. Umgekehrt kann uns ein Organ in einem bestimmten emotionalen Zustand halten.

Die eng mit der Amygdala verbundene Insula empfängt vor allem negative emotionale Informationen, die eine schnelle Reaktion erzeugen. Das interozeptive Bewusstsein wird aktiviert, wenn wir mit unseren realen oder eingebildeten (und oft besonders starken) Ängsten konfrontiert werden. Es trägt auch zum Gleichgewicht zwischen Sympathikus und Parasympathikus bei.

Über die Insula ist noch wenig bekannt, sie ist Gegenstand zahlreicher Forschungen. Es ist anzunehmen, dieser Teil des Kortex aktiviert ist, wenn wir uns mit unseren Emotionen beschäftigen.

28.3.11 Positive Emotionen

Die positiven Emotionen folgen nicht genau dem gleichen Kreislauf. Sie verlaufen über den Hirnstamm, der die Dopaminproduktion erhöht und den Nucleus accumbens aktiviert. Der Nucleus accumbens liegt zwischen dem Nucleus caudatus und dem Globus pallidus und gehört zu den Basalganglien.

Dieses Kerngebiet ist ein wichtiger Teil des Belohnungssystems und an Motivation und Risikoverhalten beteiligt.

28.4 Posttraumatische Belastungsstörung

Die posttraumatische Belastungsstörung ist Gegenstand vieler Forschungen. Sie tritt als Folge eines sehr schweren Traumas auf und erzeugt Angst vor Verletzung, Verstümmelung und Tod. Dabei handelt es sich um Urängste, die durch das Trauma heftig geweckt werden.

Dass wir geboren werden, bedeutet zwar auch, dass wir irgendwann sterben müssen, dessen sind wir uns aber nicht ständig bewusst. Ein Trauma beraubt uns eines Teils unseres Lebens und unserer Unbeschwertheit.

28.4.1 Die unmittelbaren Folgen des Traumas

Das Opfer ist zunächst erregt, benommen oder erschöpft. Diese Zustände verändern sich allmählich hin zu Überempfindlichkeit, Hyperreaktivität und erhöhter Vigilanz. Wenn diese Reaktionen länger als einen Monat anhalten, spricht man von posttraumatischer Belastungsstörung.

Professor Patrick Clervoy, ein für den medizinischen Dienst der Armee arbeitender Psychiater, beschreibt den posttraumatischen Belastungszustand als die Krankheit des Wiedererlebens des Traumas, der Erinnerung an die Hölle. Seiner Ansicht nach lässt sich anhand der in Zeitlupe erlebten Flashbacks eine Vorhersage über den posttraumatischen Stresszustand treffen.

28.4.2 Posttraumatische Stressreaktionen

Dazu gehören:

- Flashbacks
- Vermeidungsverhalten
- Entrealisierung
- Schuldgefühle
- Beschämung
- Sozialer oder emotionaler Rückzug
- Wut
- Abgestumpftheit
- Hyperreaktivität
- Schlaflosigkeit
- Zwanghafte Bilder

28.4.3 Rolle der Amygdala

In einer schwer erträglichen Stresssituation erzeugt die Amygdala zunächst Übererregbarkeit oder Erstarrung. In der Folge trägt sie gemeinsam mit dem Hypothalamus zur Produktion jener Neurotransmitter bei, die eine bessere Stressanpassung ermöglichen.

Dies ergibt sich aus der engen Verbindung zwischen dem Locus caeruleus (Hirnstamm) und der dort stattfindenden Noradrenalinausschüttung und den beta-adrenergen Rezeptoren der Amygdala.

28.4.4 Frontallappen

Der Frontallappen hat eine beruhigende Wirkung auf unsere instinktiven, spontanen oder übertriebenen Reaktionen. Bei intensivem Stress gerät er in Panik und reagiert wie ein Kleinkind, d. h. er kommt seiner Kontrollfunktion nicht mehr nach.

28.5 Tests und Behandlung

28.5.1 Emotionaler Ecoute

Die Hand des Therapeuten ruht wie beim tissulären Ecoute auf dem Kranium, wobei der Kontakt äußerst leicht ist, so als würde man fast den Kontakt verlieren.

Die Tatsache, dass ein sehr leichter Kontakt eine bessere Verbindung zu den emotionalen Zentren ermöglicht, lässt sich logisch nicht erklären. Sie ist das Ergebnis von Erfahrung, Pragmatismus und den Verbesserungen, die wir mit dieser Vorgehensweise erzielen konnten.

Der emotionale Ecoute führt den Therapeuten häufig in den bereits erwähnten Bereich des rechten Parietal- und Temporallappens. Er bewegt die Handfläche oft in eine Region, die sich von der Zone, die mit Hilfe des tissulären Ecoute lokalisiert wird, unterscheidet.

28.5.2 Der Unterschied zwischen tissulärem und emotionalem Ecoute

Es scheint, dass sich die emotionale Zone auf elektromagnetischer Ebene von der Gewebeebene unterscheidet. Die Reaktionen des Gehirns sind so schnell, dass eine biochemische Erklärung nicht überzeugend erscheint.

Da die Infrarotstrahlung ein Teil des elektromagnetischen Felds ist, haben wir den Teil des Kraniums, der sich im Ecoute als auffällig erwies, vor und nach der Behandlung einer Temperaturmessung unterzogen. Wir fanden tatsächlich Temperaturunterschiede, allerdings fehlte es unseren Messungen an der für die wissenschaftliche Forschung erforderlichen Objektivität.

28.5.3 Topografische Interpretation

Die Hand wird hauptsächlich nach lateral in Richtung des rechten Parietal- und Temporallappens gezogen.

Wird sie nach anterior bewegt, befindet man sich, abhängig von der Tiefe, eher im Bereich der Insula, den anterioren Abschnitten des Hippocampus und des Cortex cingularis.

Wird die Hand mehr zur Mittellinie gezogen, befindet man sich eher im Bereich des Thalamus.

28.5.4 Techniken

Dissipation von Emotionen

Dabei geht es darum, die Emotionen abzuleiten und die im Ecoute identifizierte emotionale Zone zu entspannen, so als wollte man die Sensibilitäts- und Reaktivitätsschwelle anheben.

Wie erwähnt, wird man die Emotionen nicht auflösen können. Zu glauben, dass man einen Teil des emotionalen Gedächtnisses löschen kann, zeugt von einem mangelnden Verständnis der Komplexität des Menschen und vom Wunsch, den Patienten beherrschen zu wollen, ein für einen Therapeuten inakzeptables Verhalten.

Die Behandlung der emotionalen Zone ermöglicht eine bessere Anpassung und Kompensation gegenüber dem Stress, der dennoch Teil unserer emotionalen Geschichte bleibt.

Dissipations-Inhibitions-Technik zur Behandlung von Emotionen

Sobald der Therapeut die emotionale Zone identifiziert hat, führt er eine Dissipations-Inhibitions-Technik aus. Dabei lässt er seine Hand zunächst zu dieser Zone gleiten und versucht anschließend, die

Hand von der Zone zu trennen, behält dabei aber einen äußerst leichten Kontakt aufrecht.

Die Bewegung ist sehr kurz, erscheint aber durch die gedankliche Begleitung sehr lang.

Die Einstellung des Therapeuten

Der Therapeut sollte sich bei dieser Behandlung wohlwollend neutral verhalten, er darf weder empathisch sein noch hysterische Projektionen fördern. Therapeuten sind da, um sachlich-nüchtern zu helfen, ohne Theatralik und in den Erklärungen und der Behandlung so professionell wie möglich.

Dabei spielt die Positionierung im Raum eine wichtige Rolle. Der Therapeut bewahrt eine angemessene Distanz zum Patienten und achtet darauf, weder seinen Kopf noch seinen Körper zum Patienten zu neigen. Seine Füße stehen flach und gut geerdet auf dem Boden.

Um sein Verhältnis zum Patienten klar zu definieren, kann der Therapeut folgenden Satz für sich wiederholen: Er ist er und ich bin ich. Mit dem Patienten zu leiden, trägt nicht zur Lösung des Problems bei und raubt dem Therapeuten Energie.

Keine Fragen vor der Behandlung

Der Therapeut stellt dem Patienten keine Fragen zu den schwierigen oder tragischen Aspekten seines Lebens. Das Gehirn des Patienten entscheidet, welches Ereignis behandelt werden soll. Die Hand ist bereit für den Ecoute. Sie nimmt mit der emotional aufgeladenen Zone Kontakt auf und zerstreut sie, dabei versucht der Therapeut, sie mit Hilfe von Bildern so präzise wie möglich einzugrenzen.

Erzeugung von Bildern

Der Therapeut bittet den Patienten um Mithilfe. Er bittet ihn sich einen Baum, ein Haus, einen Weg oder einen Kreis vorzustellen. Dabei soll er an so viele Details wie möglich denken, um den Ecoute präziser zu machen. Es ist, als würde er mit einem großen Kreis beginnen, diesen immer mehr verkleinern und letztlich auf einen exakten Punkt in der Tiefe reduzieren.

Beispiel: das Bild eines Baums

Der Therapeut bittet den Patienten, sich einen Baum vorzustellen (➤ Abb. 28.2) und befragt ihn zu verschiedenen Details:

- Handelt es sich um einen Laub- oder einen Nadelbaum?
- Ist der Stamm dick, dünn, dunkel, hell?
- Sieht man den Wipfel des Baums oder den unteren Teil?
- Sind die Äste gleichmäßig verteilt oder links oder rechts stärker entwickelt, auf einer Seite dunkler?

Langsam sinkt die Ecoute-Hand tiefer ein und grenzt die beschriebene Zone immer mehr ein.

Das Ziel des Therapeuten ist es, ein Detail zu finden, das überraschend ist, zum Beispiel einen großen Stamm mit winzigen Zweigen.

Der Baum ist reich an Symbolen:

- Der Stamm verweist auf Stärke, Selbstvertrauen, die von den Eltern und der Familie erzeugte Stabilität.
- Die Zweige symbolisieren die Familie und Menschen, die uns nahestehen, so deutet ein Ungleichgewicht zwischen den Ästen auf der linken und der rechten Seite auf ein immer wiederkehrendes familiäres Problem hin.
- Wenn man die Spitze des Baums nicht sieht, ist das ein Hinweis auf mangelnde Kommunikation, die Unzugänglichkeit einer Person, oft ist es der Vater oder die Mutter.
- Ein Baum, der von mehreren imposanteren Bäumen umgeben ist, bedeutet Schüchternheit, Zweifel, Misstrauen.

Der Therapeut verwendet eine Dissipations-Induktions-Technik an dem nicht ins Bild passenden Detail, das eine Zone mit hoher Spannung symbolisiert. Er spricht mit dem Patienten darüber, der oftmals eine Erklärung für das Detail liefern kann.

ANMERKUNG

Die Bilder drücken ein Symbol aus, wobei es nicht unbedingt um etwas Reales geht, sondern um eine emotionale Spannungszone. Man könnte sagen, dass die genaue Lage im Hinblick auf das Gedächtnis wichtiger ist als die Erklärung.

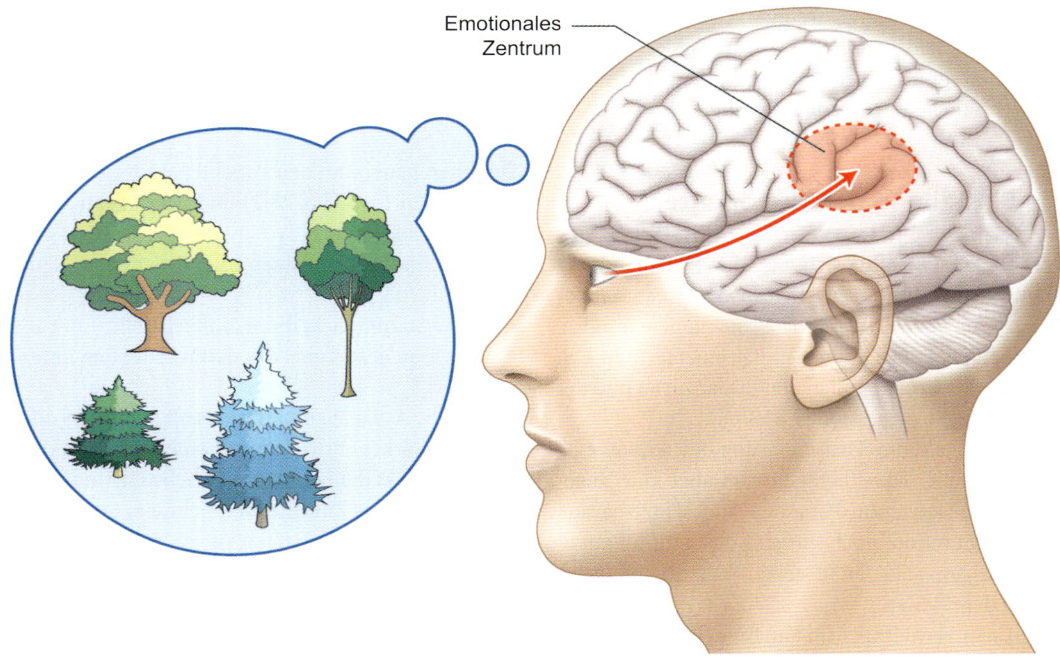

Abb. 28.2 Beispiel: das Bild eines Baums
Quelle: Cyrille Martinet

Beispiel: das Bild eines Hauses

Der Patient stellt sich vor, dass er vor einem Haus oder einer anderen Art von Wohnung steht (➤ Abb. 28.3). Er liefert verschiedene Details:

- Höhe und Breite des Hauses,
- Anzahl und Verteilung der Fenster,
- Position der Tür (Mitte oder Seite).

Anschließend stellt sich der Patient vor, dass er das Haus betritt und wieder auf Fragen des Therapeuten antwortet:

- Sieht der Patient einen Flur, eine Treppe, einen Raum?
- In welche Richtung geht es (nach links, nach rechts, nach oben)?
- Ist der Raum dunkel, gibt es Fenster? Ist er bewohnt?

Der Therapeut sollte das gleiche Bild wie der Patient entwickeln. Er fragt den Patienten, was er spürt, während er durch das Haus geht. Einige Elemente haben einen hohen symbolischen Gehalt: niedriges Haus ohne Fenster, dunkler Raum, unbewohnt, Gefühl von Einsamkeit, Verlassenheit usw.

Wenn der Therapeut das Gefühl hat, am Punkt der Blockade angekommen zu sein, behandelt er die Zone mittels Dissipation-Inhibition.

Beispiel: das Bild eines Kreises

1. Phase

Der Patient stellt sich einen Kreis vor (➤ Abb. 28.4). Er ist das Symbol für emotionales Eingesperrtsein. Ist der Kreis groß oder klein, ist der Rand des Kreises sehr deutlich erkennbar, hat er eine dunkle Farbe? Der Therapeut stellt sich den Kreis auch vor, bis sein Bild dem des Patienten entspricht.

Je deutlicher die Grenze des Kreises erkennbar und je dunkler die Farbe im Inneren des Kreises, umso stärker ist die emotionale Spannung.

2. Phase

Der Therapeut bittet den Patienten aufzustehen und sich vorzustellen, dass er im Inneren des Kreises gefangen ist. Dabei erkennt er, dass es im Kreis einen kleinen Spalt gibt, durch den er entkommen kann. Der Patient spürt, dass er sich in diesem Kreis

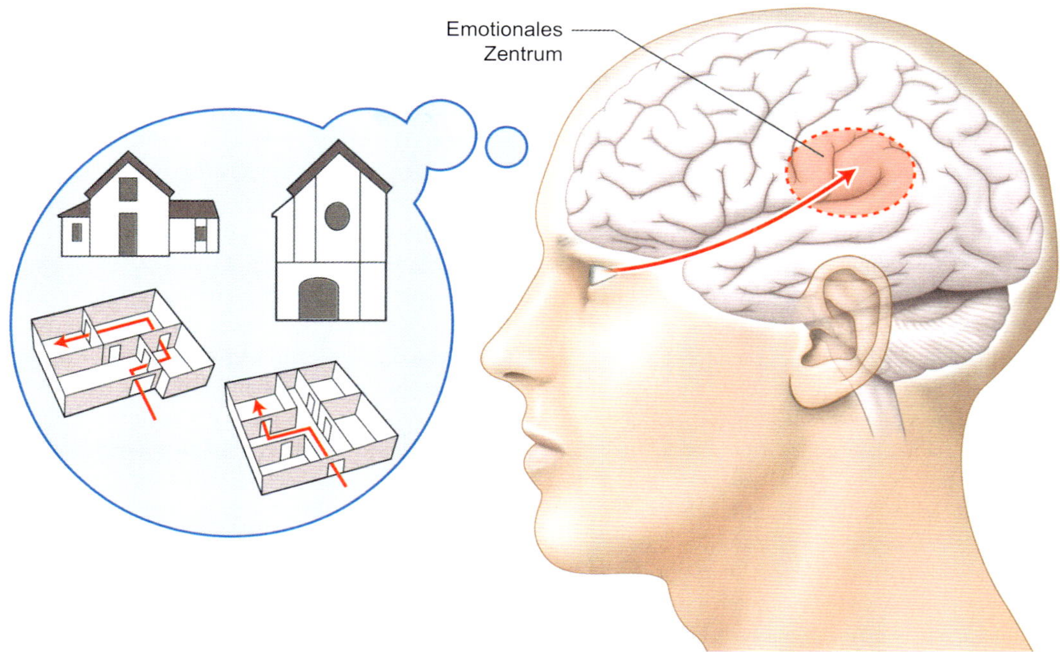

Abb. 28.3 Beispiel: das Bild eines Hauses
Quelle: Cyrille Martinet

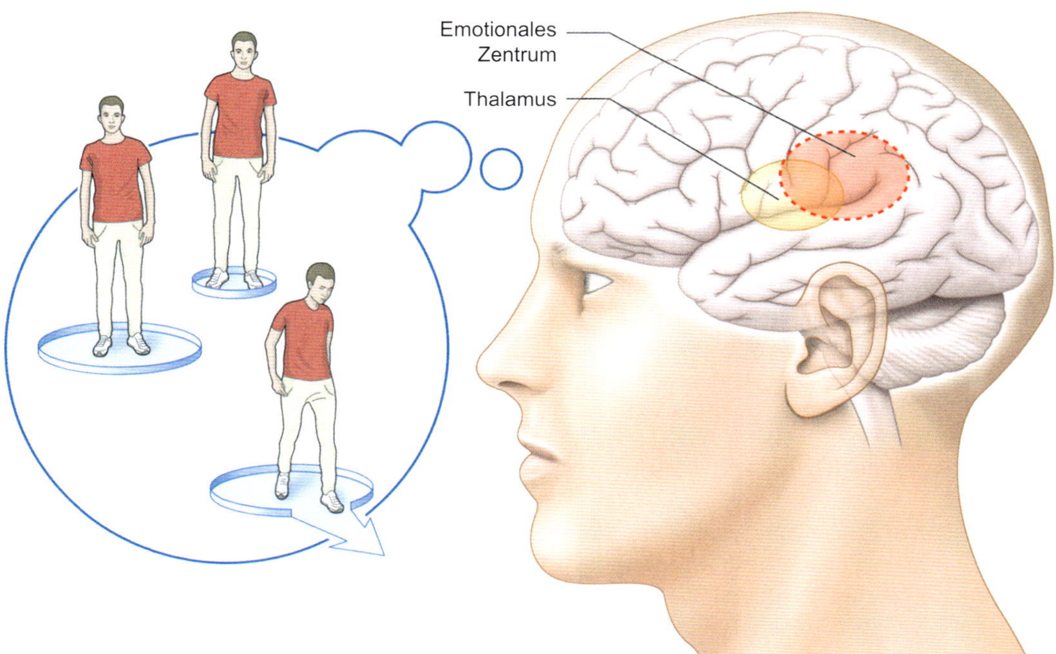

Abb. 28.4 Beispiel: das Bild eines Kreises
Quelle: Cyrille Martinet

nicht wohl fühlt, dass er nicht mehr eingesperrt sein möchte und sich befreien möchte.

Er macht einen Schritt auf den Spalt zu und denkt daran, dass er sich von einer Last befreien wird, dass er sich freier fühlt, so als würde er sich einer Bürde entledigen.

Er legt sich wieder auf die Behandlungsliege und der Therapeut führt im Bereich des Spalts im Kreis die Dissipations-Inhibitions-Technik aus. Auch wenn er nicht gesehen hat, dass der Patient einen Schritt in Richtung Spalt gemacht hat, kann er diesen im emotionalen Ecoute leicht erkennen.

Wir verstehen die Skepsis, die so mancher angesichts des Konzepts der Ableitung (Dissipation) von Emotionen haben kann, gleichzeitig muss man sich aber auch fragen, wie viel Objektivität und Logik in unseren Seelenzuständen enthalten ist. Mit dieser Technik haben wir einige gute Resultate erzielt, die uns aber keineswegs Anlass zu Euphorie geben. Wenn der Patient diese Techniken gut verstanden und durchgeführt hat, fühlt er sich besser. Er sollte diese Übungen zu Hause immer dann wiederholen, wenn er sich nicht gut fühlt.

Ergebnis

Nach der Behandlung mit der emotionalen Dissipationstechnik fühlt sich der Ecoute völlig anders an. Man könnte dem entgegenhalten, dass wir unsere eigenen Ergebnisse beurteilen. Interessant ist jedoch, dass sich der Patient nachher entspannter und freier fühlt, sich seine Haltung verändert und er das Gefühl hat, aufrechter zu stehen und leichter zu sein.

Bei schweren und komplexen Fällen empfehlen wir dem Patienten immer, sich an einen Psychiater oder einen Psychotherapeuten zu wenden.

28.5.5 Viszerale Manipulationen

Vor und nach der Behandlung kann man viszerale Manipulationen ausführen. Die mit Organen verbundenen Emotionen wurden in Barral JP, *Die Botschaft unseres Körpers* analysiert. Jedes Organ entspricht einer bestimmten Emotion und einem bestimmten Gefühl.

Betrachten wir zum Beispiel die Leber und das Pankreas. Die Leber spiegelt die Beziehung zu uns selbst wider, unseren Lebensweg (woher kommen wir?, wohin gehen wir?), den tiefen Sinn des Lebens, die Speicherung unseres Stresses und die Beziehung zu unseren Eltern.

Das Pankreas ist das Organ des Inakzeptablen, der Tod eines Kindes, ein schwerer Unfall, eine tödliche Krankheit, die Angst vor dem Sterben.

In diesem Zusammenhang erinnern wir uns an das Beispiel eines Patienten, der beim Segelfliegen auf einer kleinen Plattform auf einem 600 m hohen Felsen notlanden musste. Die Angst verursachte eine starke Verengung der Pankreasarterien und eine Läsion des Pankreas, was zu Diabetes führte, obwohl es keinerlei familiäre Vorbelastung gab!

Eine Frage stellt sich immer wieder: Kann ein Organ Emotionen speichern und verstärken? Kann man den Patienten durch die Behandlung des Organs von einem Teil der Belastung, die er verspürt, befreien? Dazu kann sich jeder seine eigenen Gedanken machen …

Für die viszerale Behandlung von Emotionen identifiziert der Therapeut das Organ mit Ecoute oder manueller Thermo-Diagnose. Er übt sehr leichten Druck auf das Organ aus, vergleichbar mit dem Druck am Gehirn. Er führt eine emotionale Dissipations-Inhibitions-Technik aus, bis er das Gefühl hat, dass sich die Hand vom Organ löst.

Nach der viszeralen Behandlung sollte man die emotionale Zone am Gehirn nochmals testen. Dabei stellt man immer wieder fest, dass sich die ursprüngliche Zone verändert hat, dass sie weniger ausgeprägt ist.

KAPITEL

29 Die Angst

29.1 Einleitung

Angst ist ein unverzichtbares Gefühl. Sie schützt uns vor realen und manchmal auch vor eingebildeten Gefahren.

Manche Ängste sind normal, etwa die Angst vor Schlangen, manche Ängste entstehen durch Erlebnisse und sind sehr persönlich.

Angst und Schmerz werden manchmal von den gleichen Gehirnarealen empfangen und interpretiert. Im Folgenden befassen wir uns zunächst mit dem Amygdala-Komplex, dem Angstzentrum des Gehirns.

29.2 Amygdala-Komplex

Die Amygdala, deren Anatomie bereits in ➢ Kapitel 2 beschrieben wurde, liegt im anteromedialen Abschnitt des Temporallappens auf Ebene des Uncus und vor dem Hippocampus.

29.2.1 Unterschied zwischen den beiden Amygdalae

Die linke und die rechte Amygdala scheinen auf unterschiedliche Reize zu reagieren.

- So dürfte es die rechte Amygdala dem Menschen ermöglichen, physisch auf eine Gefahr und Angst zu reagieren, sie ist beim Mann stärker ausgebildet.
- Die linke Amygdala ist bei Frauen aktiver, sie verfügt über ein größeres emotionales Gedächtnis als die rechte.

Die Amygdalakerne sind hormonabhängig, was Frauen anfälliger für Angst machen könnte.

29.2.2 Wichtigste Afferenzen

Die Amygdala erhält Afferenzen aus folgenden Strukturen (➢ Abb. 29.1):

- Bulbus olfactorius
- Septum pellucidum
- Hypothalamus
- Thalamus
- Hirnstamm
- Hippocampus
- Cortex orbitofrontalis, Cortex frontalis, Cortex cingularis und Cortex insularis
- Corpus callosum

29.2.3 Wichtigste Efferenzen

Die Efferenzen der Amygdala betreffen im Wesentlichen die gleichen Areale wie die Afferenzen. Zudem bestehen Efferenzen zu den Basalganglien des Hirnstamms und den GABA-ergen Fasern.

29.2.4 Funktionen der Amygdala

Analyse von Angst und Angstreaktionen

Die Amygdala empfängt und analysiert viele mehr oder weniger negative Informationen aus dem sensorischen System (Gesichts-, Gehör-, Geruchssinn, Emotionen), die mit Angst und Schmerz verbunden sind.

In manchen Situationen veranlasst sie uns zu intuitiven Reaktionen, um einer Gefahr zu entgehen. In anderen Situationen sendet sie Informationen an den Thalamus und den Frontalkortex, die das Ereignis analysieren und den Prozess von Angst und Panik, der uns noch größerer Gefahr aussetzen würde, abzuschwächen oder sogar zu unterbrechen.

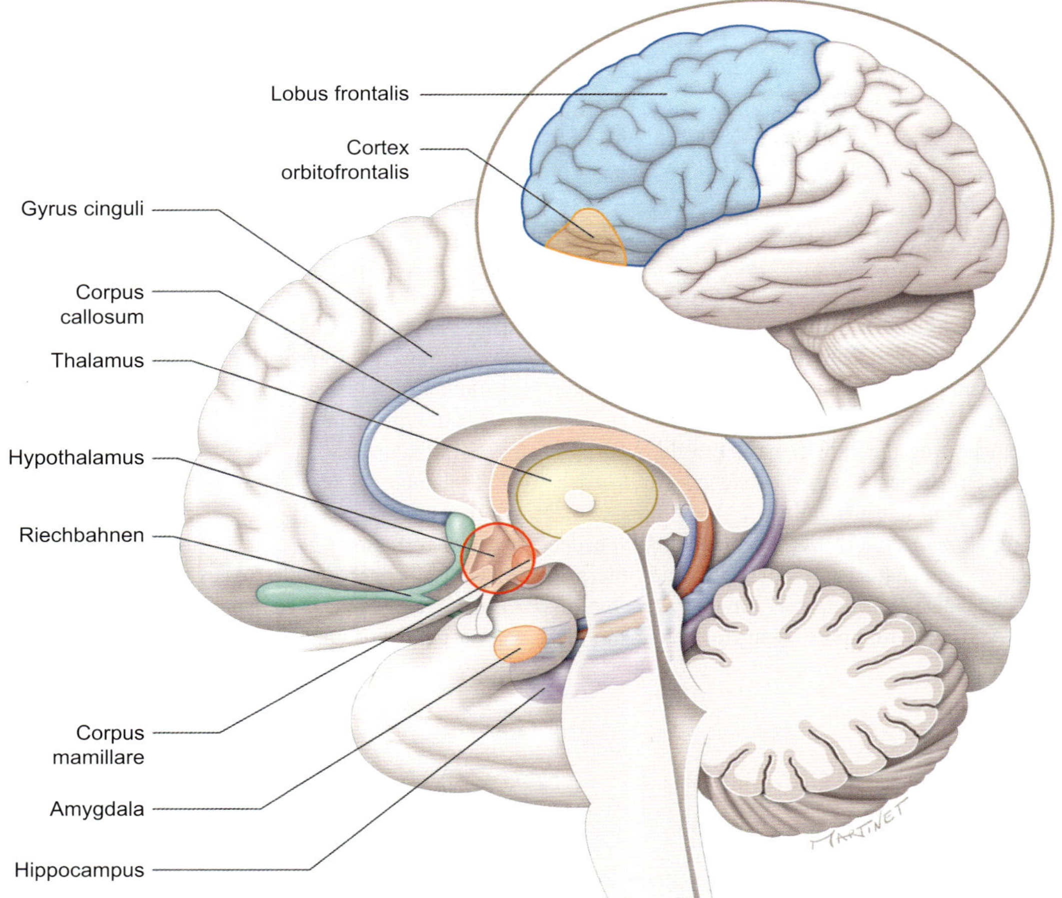

Abb. 29.1 Die Afferenzen der Angst
Quelle: Cyrille Martinet

Spiegelfunktion

Über die Amygdala können wir auch Emotionen und Angst, die in anderen Menschen zu nicht willentlich erzeugtem und unangemessenem Verhalten führen, wahrnehmen.

Reaktivitätsschwelle

Personen, die an Depressionen, Angst oder Phobien leiden, haben eine hyperreaktive Amygdala.

Bei bestimmten Amygdala-Läsionen kann der Betroffene im Gesicht alle Emotionen mit Ausnahme der Angst zum Ausdruck bringen.

29.3 Tests und Techniken

Da sich erlebte Angst systematisch auf das limbische System auswirkt, bittet man den Patienten, sich an eine Angst zu erinnern, die ihn besonders geprägt hat.

29.3.1 Erinnerung an eine Angst

Der Therapeut führt einen funktionellen Ecoute am Kranium aus und bittet den Patienten, sich an eine Angst zu erinnern, die ihn besonders belastet hat. Dabei folgt er dem Verlauf bis zum Endpunkt. Diese

Angst kann mit einem Unfall, einer Krankheit, einer Operation, einem Schmerz, einer Aggression oder mit einer anderen Person zusammenhängen.

Der Therapeut führt eine Dissipations-Inhibitions-Technik auf der am stärksten betroffenen Gehirnzone aus.

29.3.2 Hervorrufen einer Angst

Der Patient denkt an eine Szene, eine Situation, eine Person oder ein Tier, die oder das in ihm Unbehagen erzeugt und ihm Angst einflößt.

Der Therapeut folgt dem Verlauf der Angst mit Hilfe des Ecoute. Dabei sollte er sich nicht von seinem theoretischen Wissen leiten lassen, sondern sich auf jene Gehirnzonen konzentrieren, die durch den Ecoute angezeigt werden.

Während sich der Patient die Angst ins Gedächtnis ruft, sollte er auf Ersuchen des Therapeuten die visuellen, olfaktorischen, auditiven oder schmerzhaften Aspekte seiner Angst verstärken. Der Therapeut achtet auf die körperlichen Reaktionen: Beschleunigung der Atmung, Überkreuzen der Beine, Blinzeln mit den Augen, Handbewegungen usw.

Nach der Behandlung spricht der Patient nochmals, aber nun deutlich ruhiger über die verspürte Angst. Der Ecoute ist nun ebenfalls schwächer.

KAPITEL

30 Belohnung, Verlangen, Befriedigung, Abhängigkeit und Sucht

30.1 Einleitung

Eine hedonistische Sichtweise impliziert, dass gewisse Funktionen nur dann tatsächlich sichergestellt werden, wenn sie in uns ein Gefühl von Freude oder Glück hervorrufen.

Essen, Trinken und Fortpflanzung stellen sicher, dass eine Spezies überlebt, lebt und fortbesteht. Das Empfinden von Verlangen und Befriedigung erklärt auch, warum diese Aktivitäten immer wieder aufs Neue wiederholt werden.

Das Belohnungssystem entstand, um bestimmte, mit unseren grundlegenden Bedürfnissen verbundene Verhaltensweisen durch immer wiederkehrende angenehme Erfahrungen zu begünstigen.

Sucht und Abhängigkeit erzeugen ein zwanghaftes Bedürfnis oder das Verlangen nach einem bestimmten Stimulus, der sich über Rationalität und Verbote hinwegsetzt.

30.2 Belohnungssystem

Am Anfang steht ein Verlangen, ein Stimulus wie Hunger oder Durst, der den Kortex dazu anregt, dieses Verlangen zu stillen. Gleichzeitig wird das limbische System aktiviert und setzt z. B. Opioide frei.

Sobald das Verlangen gestillt ist, folgt die Phase der Befriedigung. Die Neurotransmitter verändern den Dopaminspiegel. Wenn das Verlangen nicht zufriedenstellend gestillt wurde, beginnt die Belohnungsschleife von neuem, in seltenen Fällen wird das Verlangen auch vergessen.

Die verschiedenen mit Verlangen und Belohnung verbundenen Zentren befinden sich im Nucleus accumbens, dem Präfrontalkortex, dem limbischen System, der Insula und dem Hippocampus.

30.2.1 Nucleus accumbens

Diese paarige Struktur liegt an der Spitze des Nucleus caudatus und des Putamen, lateral des Globus pallidus und anterior des Thalamus (➤ Abb. 30.1).

Nucleus caudatus, Putamen und Globus pallidus sind Teil der Basalganglien. Funktionell zählt auch der N. accumbens – ebenso wie die Substantia nigra und der Nucleus subthalamicus – zu den Basalganglien.

Der Nucleus accumbens bewertet den hedonistischen, Freude und Wohlgefühl erzeugenden Wert einer Aktivität, die Motivation, die uns zum Handeln drängt. Er stimuliert die motorische Zone, die die Umsetzung ermöglicht.

Die Funktionen des Nucleus accumbens basieren auf drei essenziellen Neurotransmittern: Dopamin, GABA und Serotonin.

Dopamin

Dieser Botenstoff steht in Zusammenhang mit dem Empfinden von Freude oder Glück, dem Verhalten, der Kognition, der Motivation, der Belohnung, dem Gedächtnis, der Risikobereitschaft, dem Sexualverhalten und den motorischen Funktionen.

Dopamin wird in der Pars compacta der Substantia nigra (Locus niger) im Bereich des Mesencephalons und des Diencephalons produziert.

Die Substantia nigra umfasst zudem etwa 400.000 GABA-erge Neuronen.

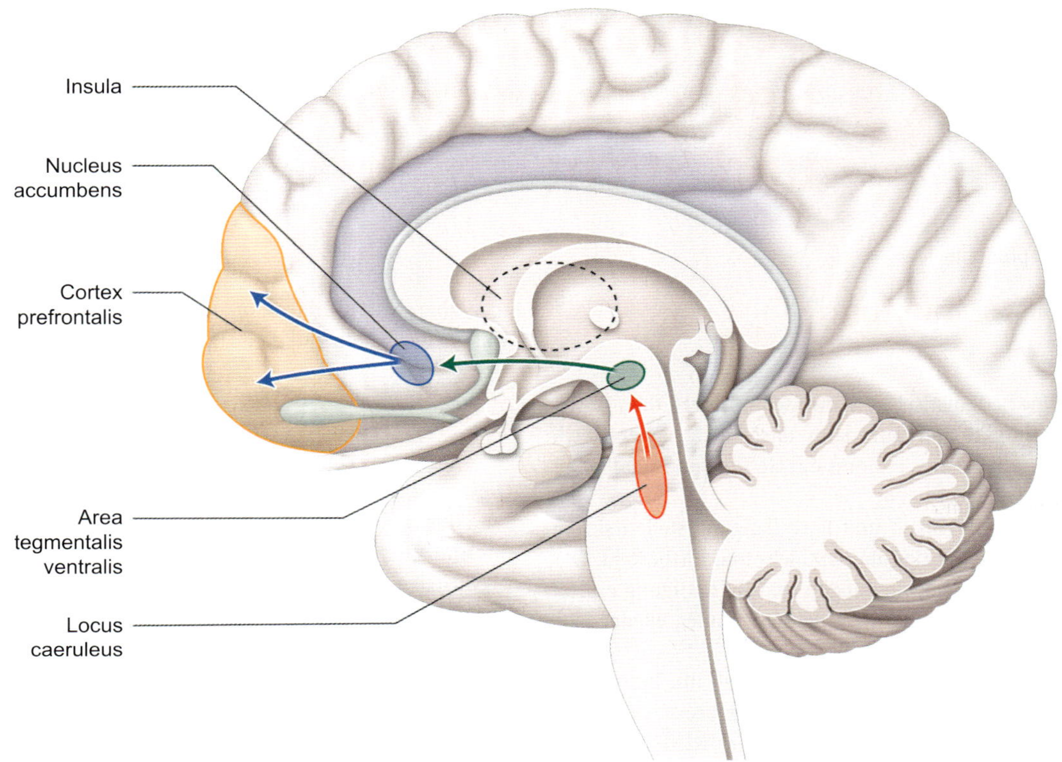

Abb. 30.1 Nucleus accumbens
Quelle: Cyrille Martinet

GABA

Die wichtigste Funktion von GABA (*Gamma-Aminobuttersäure*) ist die Kontrolle von Furcht und Angst. Fast die Hälfte aller im menschlichen Gehirn vorhandenen Synapsen reagieren auf GABA, dem Neuromodulator und Inhibitor des Zentralnervensystems.

Serotonin

Serotonin ist ein Autakoid, ein lokales Hormon, das im Nerven- und Verdauungssystem vorhanden ist. Serotonin ist an der Steuerung der Stimmung, dem Eindruck oder dem Gefühl von Glück beteiligt. Im Gegensatz zu Dopamin, das die Risikobereitschaft erhöht, hält Serotonin einen angenehmen Zustand der Entspannung aufrecht, der uns in Ruhe und Glückseligkeit verharren lässt.

30.2.2 Area tegmentalis ventralis

Dieses umschriebene Areal befindet sich im Mesencephalon (➤ Abb. 30.2). Die meisten Neuronen der Area tegmentalis ventralis sezernieren Dopamin, die anderen GABA und Glutamat. Dopamin wird zum Nucleus accumbens weitergeleitet.

30.2.3 Präfrontaler Kortex

Der Präfrontaler Kortex ist ein wichtiger Baustein des Belohnungssystems. Er reagiert ebenfalls auf Dopamin. Er analysiert, plant und steuert unsere Reaktionen. Er reagiert auf Verlangen und Belohnung und sorgt dafür, dass „vernünftige“ Entscheidungen getroffen werden.

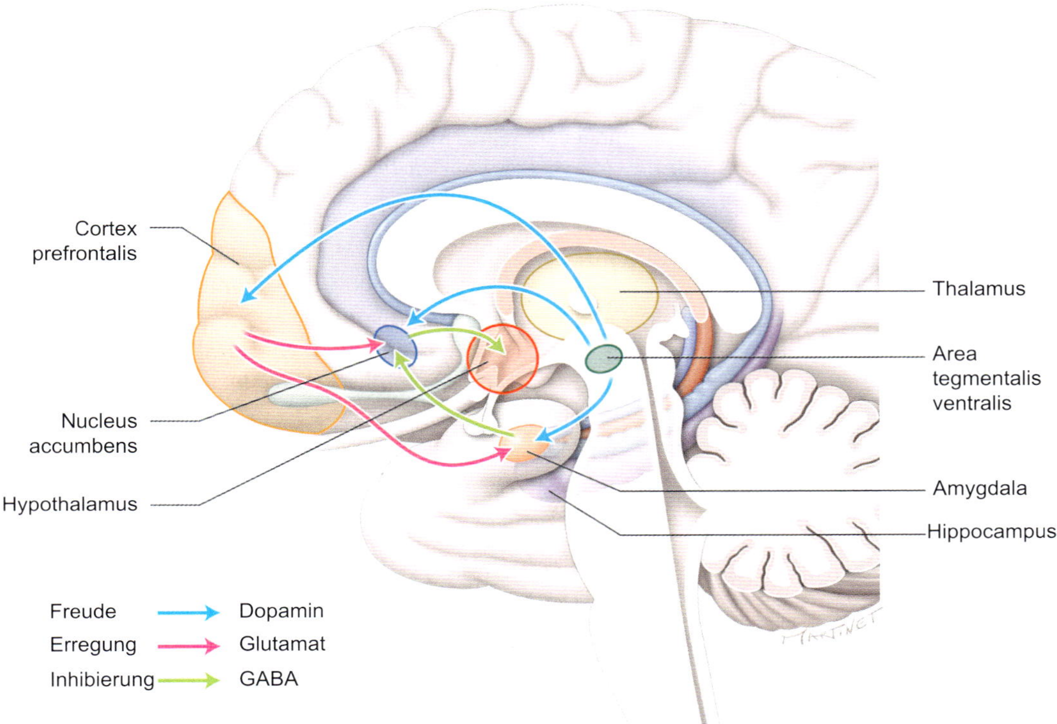

Abb. 30.2 Area tegmentalis ventralis
Quelle: Cyrille Martinet

30.2.4 Limbisches System

Vier Elemente des limbischen Systems sind am Belohnungssystem beteiligt: Amygdala, Insula, Locus caeruleus und Hypothalamus.

Amygdala

Die Amygdala speichert unsere Erinnerungen, insbesondere jene, die mit Angst verbunden sind, aber auch jene, die einen Bezug zu Verlangen und Lustgewinn haben.

Insula

Die genaue Funktion der Insula ist noch nicht hinreichend geklärt, sie scheint an der Suche nach Wohlbefinden und Glück beteiligt zu sein. Nach Antonio Damasio ist die Insula eine der wichtigsten Schaltstellen zwischen Viszera und Emotionen. Unsere Organe übernehmen eine wichtige Rolle beim Sättigungs- oder Hungergefühl und das sowohl auf mechanischer als auch auf neuroendokriner Ebene.

Locus caeruleus

Dieser subkortikale Kern befindet sich im Hirnstamm, im hinteren Teil des Pons. Er hat enge Verbindung zur Amygdala und zum N. trigeminus. Er wird in Zeiten des Mangels aktiviert und spielt eine entscheidende Rolle bei Angst und Panik. Es regt Menschen möglicherweise dazu an, regelmäßig Opiate, Beruhigungsmittel oder Alkohol zu sich zu nehmen.

Hypothalamus

Der Hypothalamus koordiniert das autonome und das endokrine Nervensystem. Er steuert und reguliert viele mit dem Nucleus accumbens verbundene Funktionen wie Hunger, Durst und Schlaf.

Vereinfachtes Schema von Verlangen

Folgendes Schema lässt sich erkennen: Objekt der Begierde – Entsendung einer sensorischen Botschaft an den Präfrontalkortex, Interpretation der Botschaft – Weiterleitung an die Area tegmentalis ventralis, Aktivierung von dopaminergen Neuronen im Nucleus accumbens – Weiterleitung an den Locus caeruleus und das limbische System.

30.3 Abhängigkeit und Sucht

Abhängigkeit ist ein Ungleichgewicht zwischen Verlangen und dem durch die Befriedigung des Verlangens einsetzenden Wohlgefühl. Nehmen wir ein Beispiel: Wenn eine Person regelmäßig Alkohol oder Drogen konsumiert, muss sie mit der Zeit die Menge erhöhen, um die gleiche Befriedigung zu erlangen. Damit beginnt der Teufelskreis. Über kurz oder lang ist das Gefühl von Verlangen und Mangel größer als das Wohlgefühl seiner Befriedigung.

Es gibt einen Unterschied zwischen Abhängigkeit und Sucht.

- Abhängigkeit entspricht dem Wunsch, eine psychoaktive Substanz erneut einzunehmen, dabei ist Kontrolle noch möglich.
- Sucht dagegen zwingt die Person, eine Substanz einzunehmen, von der sie weiß, dass sie ihr schadet. Sucht ist eine sehr schwer heilbare Krankheit.

Abhängigkeit und Sucht stehen beide mit dem Nucleus accumbens in Verbindung.

30.4 Test und Behandlung

Personen, die uns konsultieren, wollen sich v. a. von einer Abhängigkeit befreien. Sucht fällt eher in den Kompetenzbereich der psychiatrischen Medizin.

30.4.1 Test

Der Therapeut macht einen funktionellen Ecoute am Kranium und bittet den Patienten, an seine Abhängigkeit von Alkohol, Nikotin, Nahrung, Salz, Zucker usw. zu denken.

Normalerweise sind der Verlauf und der Endpunkt des Ecoute klar erkennbar. Der Therapeut verwendet eine Dissipations-Inhibitions-Technik in der Zone, in der der Ecoute am stärksten ausgeprägt ist.

Beispiel: ein schwerer Raucher

Der Therapeut bittet den Patienten, den Genuss, den er beim Rauchen verspürt, im Detail zu beschreiben: das Päckchen Zigaretten nehmen, es öffnen, eine Zigarette entnehmen, sie berühren, ihre Form fühlen, ihren Geruch wahrnehmen, das Feuerzug entzünden, die Flamme und das glühende Ende der Zigarette sehen, der erste Zug, der Genuss, der den Körper durchdringt, …

Dabei ist es wichtig, weder zu be-, noch zu verurteilen: Der Satz „Das ist nicht gut/gesund" ist tabu. Während der Dissipations-Inhibitions-Technik kann der Therapeut den Patienten dazu auffordern die verschiedenen negativen Auswirkungen des Rauchens anzusprechen und dabei spüren, ob der orbitofrontale und der frontale Kortex reagieren.

Er kann den Patienten auch bitten, eine abweisende Geste mit der Hand zu machen, so als wollte er die Zigarette von sich wegschieben, während er eine Dissipations-Inhibitions-Technik durchführt, und diese Bewegung immer dann zu wiederholen, wenn er das Bedürfnis zu rauchen verspürt (➤ Abb. 30.3).

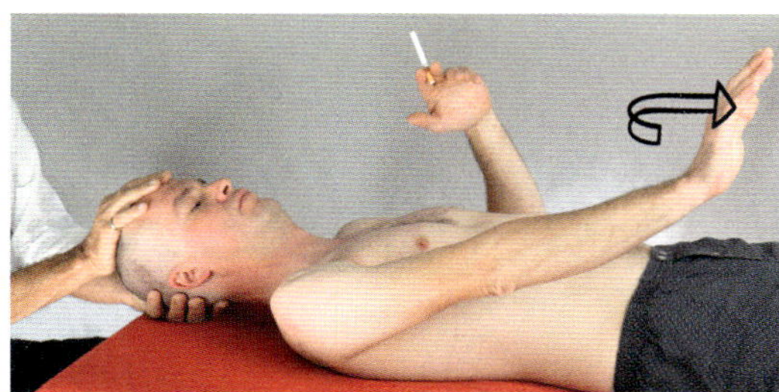

Abb. 30.3 Beispiel: ein schwerer Raucher

Wenn man einer Person dabei helfen will, mit dem Rauchen aufzuhören, ist die erste Grundvoraussetzung, dass die Person auch tatsächlich aufhören will. Unsere Behandlung ist eine interessante Ergänzung.

30.4.2 Übung für das Belohnungssystem

Der Therapeut bittet den Patienten, an eine Handlung, eine Situation zu denken, bei der er den Eindruck hatte, er würde einer Person helfen, eine gute Tat vollbringen oder wichtig zu sein, um jene Zone zu identifizieren, die sich im Gehirn aktiviert, und sie anschließend mit einer Intensivierungs-Stimulations-Technik zu behandeln.

Diese Zone kann auch bei Personen stimuliert werden, die schüchtern sind und sich selbst für minderwertig halten.

KAPITEL

31 Hypothalamus-Hypophysen-System

31.1 Einleitung

Dieses System bezeichnet das komplexe Zusammenspiel zwischen Hypothalamus und Hypophyse. Es handelt sich um ein endokrines Regulationssystem, das permanent und ohne dass wir uns dessen bewusst sind, funktioniert. Gerät es jedoch aus dem Gleichgewicht, kann dies schwerwiegende Konsequenzen nach sich ziehen.

Im Folgenden wird dieses System nur in seinen Grundzügen beschrieben, da es im Rahmen der manuellen Therapie nicht erforderlich scheint, auf all die komplizierten und oft unverständlichen chemischen Formeln und Zusammenhänge einzugehen. Die Ausführungen konzentrieren sich auf die Anatomie, die bei der Behandlung der Patienten von Relevanz ist. Betrachten wir zunächst die Hypophyse.

31.2 Hypophyse

Die Hypophyse hat die Größe eines Traubenkerns oder einer kleinen Erbse und wiegt weniger als 1 g (➤ Abb. 31.1). Ihre Merkmale verändern sich mit dem Alter, dem Geschlecht, während der Schwangerschaft und im Laufe des Hormonzyklus.

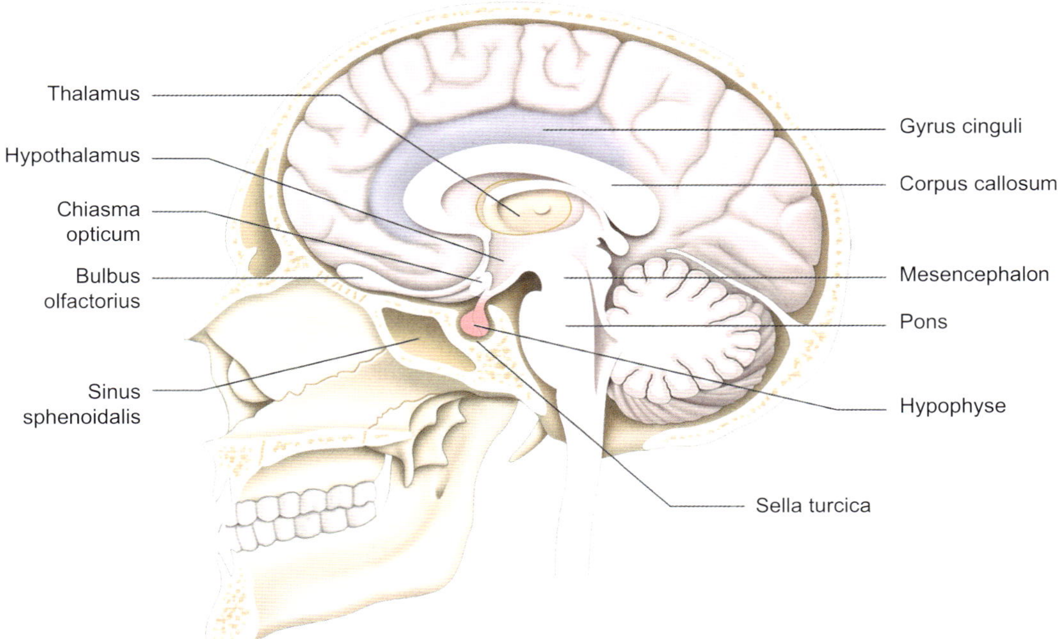

Abb. 31.1 Hypophyse
Quelle: Cyrille Martinet

Die Hypophyse liegt von Dura mater umgeben in der Sella turcica des Os sphenoidale.

31.2.1 Sella turcica und Diaphragma sellae

Die Sella turcica ist eine Vertiefung an der Oberseite des Corpus ossis sphenoidalis (➤ Abb. 31.2).

- Ihre Unterseite bildet den 1 mm dicken Boden der Sella turcica.
- Nach oben hin wird sie vom Diaphragma sellae überspannt, das mit einer Öffnung für den Hypophysenstiel (Infundibulum) versehen ist.

Das Diaphragma sellae ist eine Duplikatur der Dura mater, die dem posterioren Rand des Sulcus chiasmatis anhaftet.

- An der anterioren Seite, im superolateralen Winkel der Sella turcica, befinden sich nahe den Processus clinoidei anteriores beidseits die Öffnungen des Canalis opticus.
- Posterior wird die Sella turcica durch das Dorsum sellae begrenzt.
- Die beiden Seitenwände der Sella turcica bilden links und rechts die medialen Wände des Sinus cavernosus.

31.2.2 Lagebeziehungen des Hypophysenstiels

Das Infundibulum hat Beziehungen zu folgenden Strukturen:

- Anterior zum Chiasma opticum
- Lateral zum Circulus arteriosus cerebri und zum Tractus opticus
- Posterior zur Fossa interpeduncularis, eine zwischen den Pedunculi cerebri liegende Vertiefung, in die sich, neben dem Infundibulum, die Corpora mamillaria einfügen.

31.2.3 Sinus cavernosus

Dieser zu den Sinus venosi gehörende venöse Blutleiter wird von einer Duplikatur der Dura mater gebildet (s. ➤ Abb. 5.1 a) und befindet sich zu beiden Seiten der Sella turcica.

Der Sinus cavernosus wird von mehreren Leitungsbahnen durchzogen, die ihn damit zu einem strategischen Ort des Kraniums machen:

- N. oculomotorius (III)
- N. trochlearis (IV)
- N. ophthalmicus (V_1)

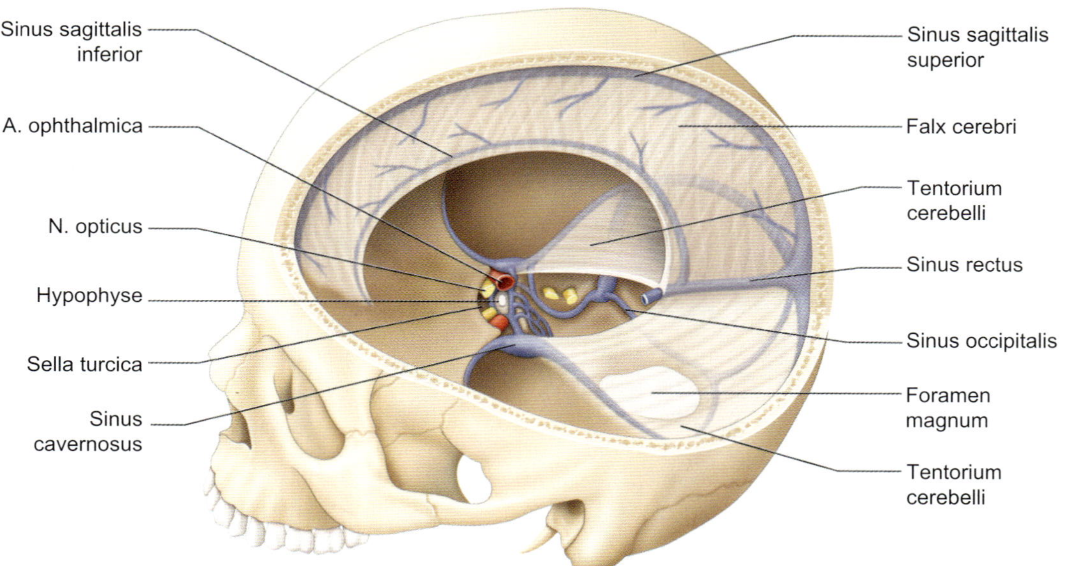

Abb. 31.2 Sella turcica
Quelle: Cyrille Martinet

- N. maxillaris (V_2)

Die genannten Nerven verlaufen in der lateralen Wand des Sinus cavernosus und ziehen, mit Ausnahme des N. maxillaris, durch die Fissura orbitalis superior. Der N. maxillaris zieht nach anterior und weiter zum Foramen rotundum.

- A. carotis interna und die sie begleitenden sympathischen Fasern
- N. abducens (VI)

Auf den im Sinus cavernosus liegenden Karotissiphon wird im Abschnitt über die Vaskularisation eingegangen (s. ➤ Kap. 6).

OSTEOPATHISCHE RELEVANZ

Druckanstieg im Sinus cavernosus hat unmittelbar Auswirkungen auf die zahlreichen Gefäße und Nerven, die diesen Raum durchziehen.

31.2.4 Vaskularisation

Organe mit einer neuroendokrinen Funktion wie die Hypophyse brauchen eine sehr umfangreiche und effiziente Gefäßversorgung. Es folgt eine Beschreibung der Äste der A. carotis interna, dem Herzstück dieses Systems.

Aa. hypophysiales

- A. hypophysialis superior, entspringt unmittelbar nach dem Austritt der A. carotis interna aus dem Sinus cavernosus.
- A. hypophysialis medialis, verläuft im Inneren des Sinus cavernosus.
- A. hypophysialis inferior, entspringt innerhalb des Sinus cavernosus (➤ Abb. 31.3).

Portalgefäßsystem

Ein Pfortadersystem verbindet zwei gleichartige Kapillarnetze und fügt sich in den Verlauf eines größeren Gefäßes ein. Es unterscheidet sich vom klassischen Gefäßnetz, in dem die Arterien in das venöse System übergehen und im Herz enden.

Hypothalamohypophysäres Pfortadersystem

Dabei handelt es sich um ein arterielles System. Es besteht aus einem über die A. hypophysialis superior vaskularisierten Kapillarbett im Bereich des

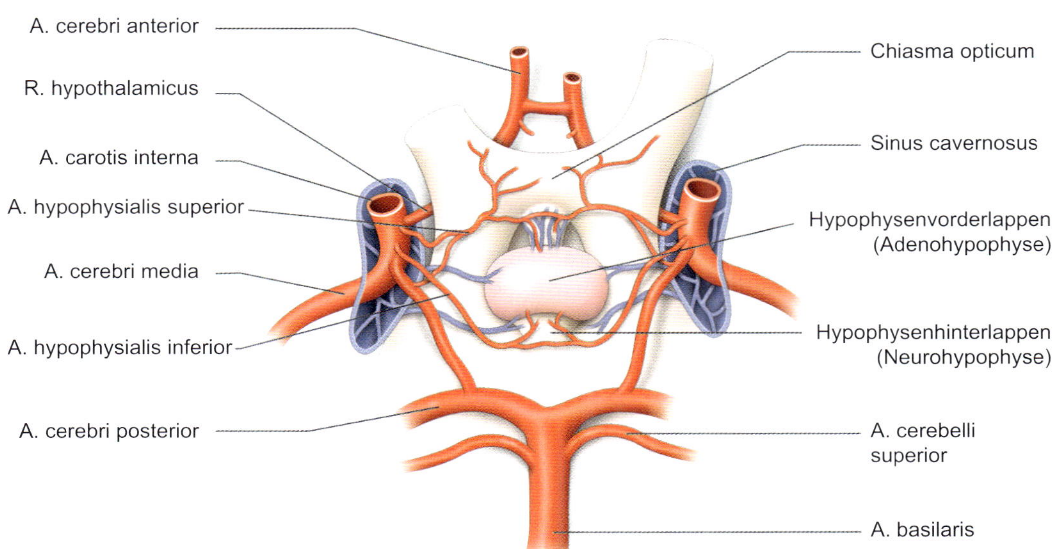

Abb. 31.3 Das Gefäßsystem der Hypophyse
Quelle: Cyrille Martinet

Hypophysenstiels (Eminentia mediana), das als Primärplexus bezeichnet wird.

In der Pars intermedia des Hypophysenvorderlappens (HVL) besteht ein zweites Kapillarbett, der Sekundärplexus.

Venenplexus

Die Venen der Hypophyse umgeben die Arterien mit einem dichten Venenplexus, der eine wichtige barometrische Funktion erfüllt.

Karotissiphon

Die A. carotis interna nähert sich der Sinusloge in ihrem posterolateralen Winkel, wo sie von zahlreichen Venen und sympathischen Nervenfasern umgeben wird. Sie dringt von kaudal in den Sinus cavernosus ein, folgt im Sinus einem S-bogenförmigen Verlauf (Karotissiphon, s. ➤ Abb. 6.15) nach anterior und durchbohrt das Dach des Sinus cavernosus.

Kurz nachdem sie den Sinus cavernosus verlassen hat, gibt sie die A. ophthalmica ab, die gemeinsam mit dem N. opticus durch den Canalis opticus zieht und u. a. die A. centralis retinae abgibt.

Das Gehirn toleriert keine großen Blutdruckunterschiede:

- Ist der Blutdruck zu niedrig, sind die Zellen unterversorgt, da das Gehirn über keine Glukose- und Sauerstoffreserven verfügt.
- Ist der Blutdruck zu hoch, kann es im Bereich des Karotissiphons zu Schäden an den Arterien kommen, was langfristig Blutungen verursachen kann.

Der Karotissiphon übernimmt die Rolle eines Blutdruckreglers. Er hilft, die großen Druckveränderungen, die durch Husten, Niesen und den Toilettengang sowie bei Bluthochdruck, einem Trauma oder einem Tumor entstehen, auszugleichen.

Regulation des arteriellen Blutflusses

Im Bereich der A. hypophysialis wird der Blutfluss reguliert durch:

- das Ganglion cervicale superius, das zwischen C2 und C3 liegt,
- die parasympathischen Fasern aus dem Ganglion pterygopalatinum, die den Bahnen des Plexus caroticus folgen,
- den N. canalis pterygoidei, der Fasern aus dem Plexus caroticus internus führt und zum Ganglion pterygopalatinum zieht. Er entsteht im Canalis pterygoideus durch die Verbindung von N. palatinus major und N. palatinus profundus.

Der N. palatinus major ist für uns von großem Interesse. Er ist leicht palpier- und behandelbar. Über diesen Nerv kann man die sensiblen Fasern de N. maxillaris beeinflussen. All diese Verbindungen erklären die schädlichen Auswirkungen eines Zahnproblems auf die Blutzirkulation im Gehirn.

31.2.5 Chiasma opticum

Die Sehnervenkreuzung liegt oberhalb des Diaphragma sellae und der Hypophyse. Wenn sich ein Hypophysenadenom über die Sella turcica hinaus ausbreitet, leidet der Patient unter bitemporaler Hemianopsie (halbseitiger Gesichtsfeldausfall) und teilweisem Sehverlust an einem oder beiden Augen.

31.2.6 Canalis opticus

Der Raum innerhalb des Canalis opticus wird durch den N. opticus und die A. carotis interna begrenzt.

OSTEOPATHISCHE RELEVANZ

Die vorangehenden Ausführungen lassen die Vermutung zu, dass es verschiedene Möglichkeiten gibt, die Hypophyse zu beeinflussen: über die Dura mater, die A. carotis interna und die Vv. carotides sowie über die sie begleitenden Nerven.

31.2.7 Dura mater

Die Dura umgibt den Sinus cavernosus, die Gefäße und die verschiedenen Foramina des Os sphenoidale.

Sie durchzieht den Canalis opticus und umgibt das Chiasma opticum. Ihre Duplikatur bildet das Diaphragma sellae.

31.2.8 A. carotis interna

Die A. carotis interna ist die Arterie der Hypophyse. Sie kann über die Behandlung folgender Strukturen beeinflusst werden:
- Bifurcatio carotidis
- Canalis caroticus und seine perivaskuläre Faszie
- Karotissiphon
- A. ophthalmica
- Sinus venosi

31.2.9 Nervensystem

Das Nervensystem der Hypophyse umfasst:
- Chiasma opticum
- N. palatinus major und minor
- Ganglion cervicale superius

31.2.10 Lokalisation der Hypophyse

Hüten wir uns davor zu behaupten, die Hypophyse tatsächlich spüren zu können. Das Gehirn wiegt 1.400 g und die Hypophyse 1.400-mal weniger! Man kann die Hypophyse zwar topografisch lokalisieren, aber eine gut funktionierende Hypophyse kann man nicht spüren. Durch das Flüssigkeitssystem und die barometrischen Einflüsse beträgt das effektive Gewicht des Gehirns 50 g. Welches Gewicht hat dann die Hypophyse?

Nimmt die Hypophyse aufgrund eines Adenoms an Größe und Gewicht zu, kann sie tatsächlich mit dem manuellen Ecoute erspürt werden.

Angesichts des Gewichts und der Konsistenz dieser Drüse erscheint es kaum vorstellbar, dass man die Hypophyse tatsächlich beeinflussen kann. Allerdings dürfte es möglich sein, ihre Funktion über die sie umgebende Dura, die Gefäße und Nerven zu stimulieren.

31.2.11 Funktionen der Hypophyse (➢ Abb. 31.4)

Die Hypophyse lässt sich in die Adenohypophyse (Hypophysenvorderlappen) und die Neurohypophyse (Hypophysenhinterlappen) unterteilen.

Hypophysenhinterlappen

Die Neurohypophyse umfasst den posterioren Anteil der Hypophyse. Sie besteht, wie aus ihrem Namen hervorgeht, aus Nervengewebe. Sie ist eine Struktur des Hypothalamus und damit ein Teil des Gehirns, in dem wichtige Fortsätze der Zellen des Nucleus supraopticus und des Nucleus paraventricularis enden.

Sie synthetisiert selbst keine Hormone, sondern speichert und sezerniert folgende Hormone:
- Antidiuretisches Hormon (ADH)
- Oxytocin, wichtig für die Wehentätigkeit, die Milchbildung, die Sexualfunktion und die Mutter-Kind-Bindung

Die Neurohypophyse wird durch die A. hypophysialis inferior vaskularisiert.

Hypophysenvorderlappen

Die Adenohypophyse ist eine endokrine Drüse. Sie steht unter dem Einfluss des Hypothalamus und sezerniert verschiedene Hormone, die Stress, das Wachstum, den Stoffwechsel und die Fortpflanzung beeinflussen:
- Wachstumshormon (GH): stimuliert das Wachstum von Knochen, Knorpeln und Muskeln, insulinähnlicher Wachstumsfaktor (blutzuckersenkend).
- Prolaktin (PRL): stimuliert nach der Geburt die Milchproduktion.
- Follikelstimulierendes Hormon (FSH): stimuliert die Follikelreifung und die Spermatogenese.
- Luteinisierendes Hormon (LH): stimuliert die Synthese und Sekretion von Androgenen bzw. Östrogenen (Eisprung).
- Adrenocorticotropes Hormon (ACTH): reguliert die Kortisolsekretion in der Nebennierenrinde.
- Thyreoidea-stimulierendes Hormon (TSH): reguliert die Schilddrüse, stimuliert die Jodaufnahme, die Bildung der Schilddrüsenhormone und die Umwandlung von T_4 zu T_3.
- Melanozyten-stimulierendes Hormone (MSH): stimuliert die Melaninsynthese, deren Sekretion durch visuelle Stimuli angeregt wird.
- Schmerzlindernde, entspannende und angstlösende Endorphine.

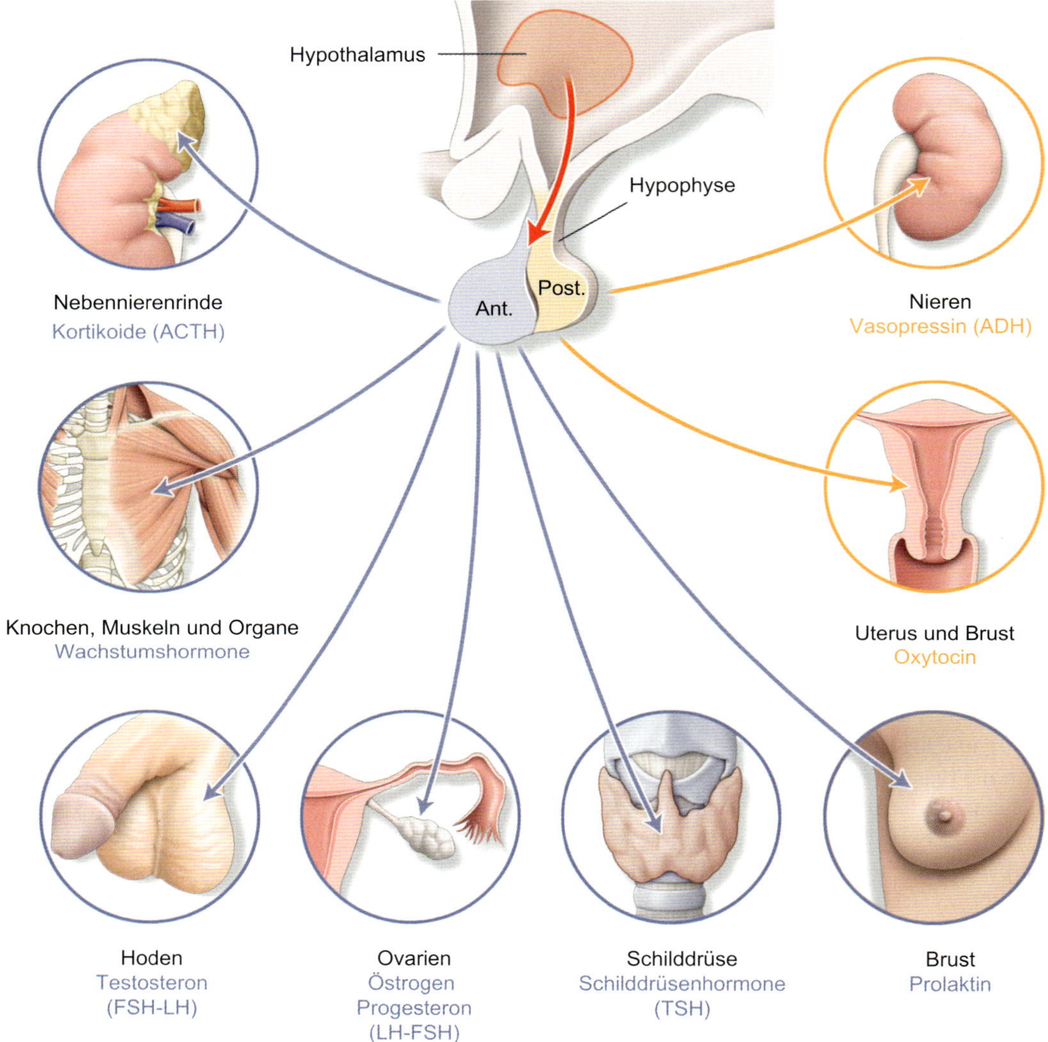

Abb. 31.4 Die Funktionen der Hypophyse
Quelle: Cyrille Martinet

Die Adenohypophyse wird über das hypophysäre Pfortadersystem indirekt durch die A. hypophysialis superior versorgt.

Hypothalamohypophysäres Pfortadersystem

Das Pfortadersystem der Hypophyse ist Teil der Hypothalamus-Hypophysen-Achse, ein endokriner Regulationsweg im ZNS, der durch das komplexe Zusammenspiel von Hypothalamus und Hypophyse die Aktivität zahlreicher endokriner Drüsen im gesamten Körper steuert.

Die durch den Hypothalamus freigesetzten Steuerhormone stellen die Verbindung zwischen dem Gehirn und der Hypophyse her. Sie werden unterteilt in:

- Releasing-Hormone, die die Sekretion von CRH, TSH, GHRH usw. fördern, und
- Inhibiting-Hormone, zu denen Dopamin und Somatostatin zählen.

Zirkulation der Hormone

Über die Kapillarbetten (Primärplexus und Sekundärplexus) werden die Steuerhormone über die Blutgefäße des Pfortadersystems direkt zur Adenohypophyse transportiert. Die im Hypothalamus gebildeten Releasing- und Inhibiting-Hormone gelangen somit ohne Umweg über den Körperkreislauf und in hoher Konzentration zu den endokrinen Zellen des Hypophysenvorderlappens und steuern dort die Hormonausschüttung.

31.2.12 Pathologie – Adenome

Gutartigen Tumore der Hypophyse sind selten. Das Hypophysenadenom ist die häufigste Pathologie der Hypophyse. Wir können nicht wirklich behaupten, dass wir mit unseren Behandlungen diese gutartigen Tumore tatsächlich beeinflussen bzw. verkleinern können, auch wenn sich gewisse Symptome nach der Behandlung zu verbessern scheinen. Die Adenome sind meist kleiner als 1 cm.

Auswirkungen des Hypophysenadenoms

Zu den Folgen der operativen Entfernung des Hypophysenadenoms konnten wir einige Erfahrungen sammeln. Zudem ermöglichte uns diese Pathologie, die Physiologie der Hypophyse besser zu verstehen. Abhängig von der Größe und der Region, die durch das Adenom komprimiert wird, treten unterschiedliche Probleme auf:

- Kompression des Chiasma opticum mit:
  - Gesichtsfeldausfall (Hemianopsie)
  - Ungewöhnliche Kopfschmerzen, die v. a. nachts oder am frühen Morgen auftreten
- Vermehrte Freisetzung von Prolaktin; Prolaktinome sind mit 40 % die häufigsten endokrin aktiven Hypophysenadenome und führen zu folgenden Symptomen:
  - Bei Frauen:
    - Galaktorrhoe
    - Dysmenorrhoe
    - Manchmal asymptomatisch
  - Bei Männern:
    - Verminderte Libido
    - Impotenz
- Wachstumshormon (GH)-produzierende Adenome mit folgenden Symptomen:
  - Dysmorphie von Gesicht, Händen und Füßen
  - Prognathie, Exostose, Organomegalie und Riesenwuchs
- ACTH-produzierende Adenome: Hyperkortisolismus (Morbus Cushing) mit Vollmondgesicht, Stiernacken, Stammfettsucht, Muskelschwäche, Dehnungsstreifen, dünne und trockene Haut, Osteoporose und Bluthochdruck
- TSH-produzierende Adenome mit allen Anzeichen einer Hyperthyreose als Folge der Beschleunigung des Stoffwechsels.

Operative Zugangswege

Die Zugänge hängen von der Größe und der Invasivität des Adenoms ab. Wenn die Konturen unregelmäßig sind, wird ein transsphenoidaler Zugang gewählt.

- Beim sublabialen Zugang führt der Neurochirurg einen Schnitt an der Oberlippe aus, um unterhalb der Nase zur Sella turcica zu gelangen.
- Der endonasale Zugang ist der am häufigsten verwendete Zugang. Die Sella turcica wird über das rechte Nasenloch erreicht. Sella turcica und Dura mater werden eröffnet. Dabei besteht postoperativ ein gewisses Risiko für Diabetes insipidus.

Lokalisation der Hypophyse

Die Sella turcica befindet sich im Zentrum des Kraniums, ungefähr 3 cm medial der Sutura frontozygomatica und 4 oder 5 cm posterior des Bulbus olfactorius.

Man kann den Patienten bitten, einen Geruch wahrzunehmen, um über den funktionellen Ecoute den Bulbus olfactorius und 4 bis 5 cm weiter posterior die Sella turcica zu lokalisieren.

Manuelle Lokalisation eines Adenoms

Wie bereits erwähnt, kann man eine funktionierende Hypophyse manuell nicht erspüren. Bei einem Adenom spürt man beim tissulären Ecoute am Kranium eine klar eingegrenzte punktförmige Zone etwas lateral der sagittalen Mittellinie des Kraniums, etwas kaudal und posterior der Fossa temporalis und medial der Sutura sphenosquamosa. Die betreffende Stelle kann sich je nach betroffenem Hypophysenlappen links oder rechts befinden. Wir haben mehr Adenome auf der rechten Seite gefunden, woraus sich jedoch keine allgemeingültige Regel ableiten lässt.

31.3 Hypothalamus

Manche bezeichnen den Hypothalamus (➤ Abb. 31.5) als den Dirigenten und die Hypophyse als die erste Geige.

Unserer Auffassung nach kann man die Behandlung der Hypophyse und des Hypothalamus nicht voneinander trennen, da die beiden Organe funktionell eng miteinander verbunden sind. Nur nach einer Hypophysenadenektomie ist eine andere Behandlung erforderlich.

Der Hypothalamus ist etwa mandelgroß und damit etwas größer als die Hypophyse und wiegt etwa 4 g, also 350-mal weniger als das Gehirn. Er besteht aus 12 unabhängigen Nervenkernen.

Der Hypothalamus lässt sich topografisch lokalisieren, aber manuell nicht ertasten.

Er befindet sich:

- unterhalb des Thalamus,
- oberhalb der Hypophyse, mit der er über das Infundibulum verbunden ist,
- er bildet den Boden des 3. Ventrikels,
- er bildet den ventralen Teil des Diencephalons.

31.3.1 Hypophysenstiel

Das Infundibulum stellt die Hormonzirkulation vom Hypothalamus zur Hypophyse sicher. Es ist eine sehr fragile Struktur, die bei Unfällen und vor allem bei Motorradunfällen oft durchtrennt wird.

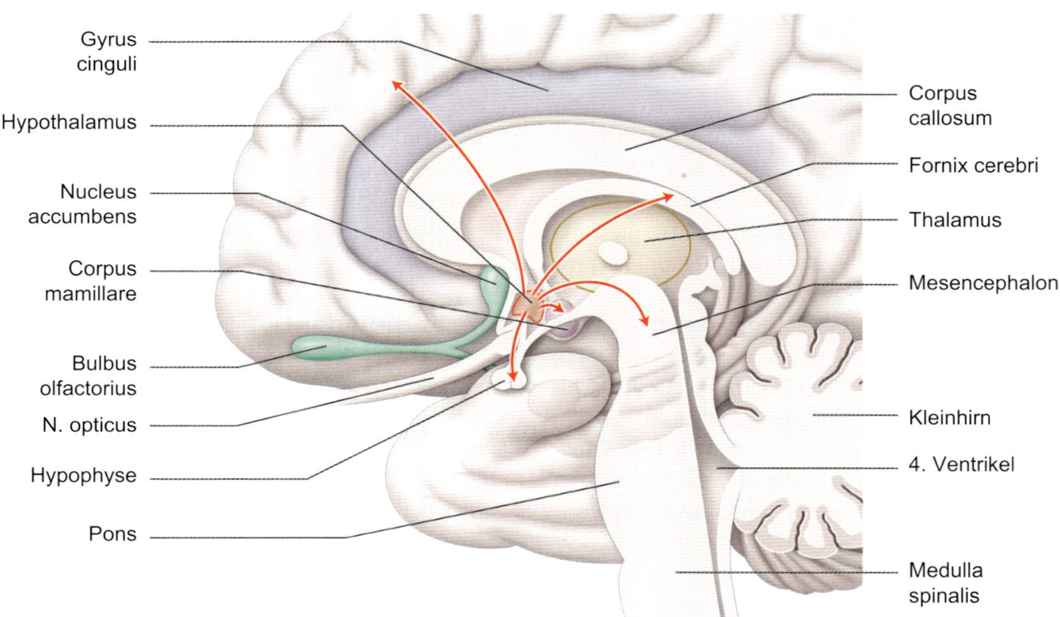

Abb. 31.5 Hypothalamus
Quelle: Cyrille Martinet

31.3.2 Chiasma opticum

Die Sehnervenkreuzung liegt anterior der Hypophyse, des Hypophysenstiels und des Hypothalamus. Probleme an diesen Strukturen können sich auf das Chiasma opticum auswirken.

31.3.3 Die verschiedenen Nervenfaserbündel

Aufgrund seiner vielen Funktionen verfügt der Hypothalamus über viele Faserverbindungen:
- Tractus hypothalamohypophysialis, erreicht über den Hypophysenstiel die Neurohypophyse
- Fasciculus telencephalicus medialis
- Fasciculus longitudinalis medialis
- Fornix, sichert die Verbindung zum Hippocampus
- Stria terminalis, bildet die Verbindung zur Amygdala
- Fasciculus mamillothalamicus und Fasciculus mamillotegmentalis. Die Corpora mamillaria sind zwei komplexe Nuclei des Hypothalamus, die das anteriore Ende der Fornix bilden.

31.3.4 Funktionen des Hypothalamus

Der Hypothalamus ist das oberste Regulationszentrum und steuert eine Vielzahl von Funktionen:
- Hunger
- Appetit
- Schlaf
- Körpertemperatur
- Emotionen
- Zirkadianer Rhythmus
- Stress
- Lust
- Sexualverhalten
- Abwehrmechanismen
- Stimmung
- Fruchtbarkeit

Um all diese Funktionen ausführen zu können, ist der Hypothalamus mit allen Teilen des Gehirns und des Körpers verbunden.

Über das Nervensystem empfängt er Informationen über Stress, Alarmbereitschaft, Vigilanz und viele hormonelle, nervale Stimuli aus der Peripherie. Er ist zweifelfrei der Dirigent des autonomen Nervensystems.

31.3.5 Die verschiedenen Reize

Licht

Das sich im Tages- und Jahreszeitenrhythmus verändernde Licht hat beachtlichen Einfluss auf unsere Stimmung und unser Verhalten.

Sich an einem regnerischen, kalten, dunklen und kurzen Novembertag gut zu fühlen, ist nicht vergleichbar mit dem Gefühl, das man an einem heißen sonnigen Julitag empfindet.

Der wichtige interne Zeitgeber für den zirkadianen Rhythmus, der Nucleus suprachiasmaticus, liegt im anterioren Teil des Hypothalamus und sezerniert das antidiuretische Hormon (ADH).

ADH wird vom Hypothalamus zum Hypophysenhinterlappen transportiert und in die Blutbahn abgegeben. Dieses Hormon lagert Wasser im Körper ein, wenn die Lichtintensität am Abend abnimmt. Es schützt den Körper, indem es dafür sorgt, dass uns auch nachts, wenn wir nicht trinken, ausreichend Flüssigkeit zur Verfügung steht.

Gerüche

Die Pheromone scheinen den Hypothalamus über das vomeronasale Organ zu aktivieren. Dieses Organ war sicherlich früher besser entwickelt, als sich Mann und Frau für den Fortbestand der Spezies über den Geruchsinn und nicht über das Internet fanden.

Viszerale Reize

Fast alle Organe sind entweder über das autonome Nervensystem oder über die in der Blutbahn transportierten Hormone wie Leptin, Ghrelin, Insulin, vasoaktives intestinales Peptid (VIP) und Angiotensin mit dem Hypothalamus verbunden.

Neurale Reize

Die über das Nervensystem und insbesondere über den N. vagus vermittelten Informationen über die mechanische Spannung und den Füllgrad der Organe sind ein entscheidender Faktor der hormonellen Regulation.

Die Verbindungen mit dem Hypothalamus erfolgen fast ausschließlich über das autonome Nervensystem (ANS), das dem Hypothalamus Informationen aus den Organen, den endokrinen und exokrinen Drüsen, über die Vasomotorik und die Viszerosensibilität übermittelt.

Das genaue Studium des ANS würde Hunderte von Seiten füllen und den Rahmen dieses Buches sprengen. Daher verweisen wir nur kurz auf die übergeordneten Zentren des ANS:

- Hypothalamus
- Hirnstamm, v. a. der Nucleus dorsalis n. vagi
- Rückenmark
- Präviszerale Ganglien

Emotionale Reize

Die Glukokortikoide (Kortisol) informieren den Hypothalamus über Stress und Angst.

Sexuelle Reize

Die Sexualhormone (Testosteron, DHEA, Östrogen, Progesteron usw.) aktivieren den Hypothalamus.

Infektionen

Bei Infektionen aktiviert der Hypothalamus verschiedene Abwehrmechanismen, er erhöht die Körpertemperatur und begünstigt damit die Sekretion und die Zirkulation der Antikörper.

Appetit

Über Neuropeptide, die das Gedächtnis, das Verlangen, die Planung und die Ablehnung von Nahrung aktivieren, reguliert der Hypothalamus den Appetit.

31.3.6 Endokrine Funktionen

Die vom Hypothalamus ausgeschütteten Neurohormone steuern die Physiologie der Hypophyse. Hypothalamus und Hypophyse bilden einen Komplex und können in ihrer Wirkung kaum voneinander getrennt werden.

Die Hypophyse besteht aus einem Hinterlappen, der als Teil des Gehirns betrachtet wird, und einem Vorderlappen, der eine Drüse darstellt.

Der Hypophysenhinterlappen wird vor allem über das Oxytocin und das ADH gesteuert.

Vaskularisation

Das hypothalamohypophysäre Pfortadersystem verbindet die Gefäße von Hypophyse und Hypothalamus, sodass die Hormone direkt und unverdünnt und unter Umgehung des Körperkreislaufs vom Hypothalamus zur Hypophyse vermittelt werden können.

Alle im Folgenden beschriebenen Hormone werden über das hypothalamohypophysäre Pfortadersystem, das über den Hypophysenstiel verläuft, zur Hypophyse geleitet.

- Es bildet ein Wundernetz (*Rete mirabile*), das das Kapillarnetz der Adenohypophyse versorgt.
- Es bildet das Kommunikationsnetzwerk zwischen Hypothalamus und Adenohypophyse und ist damit ein grundlegendes Element für die Hypothalamus-Hypophysen-Achse.

Hormone

Oxytocin

Oxytocin ist während der Geburt eines Kindes für die Wehen verantwortlich, es stimuliert die Bildung und die Sekretion der Muttermilch und fördert die Mutter-Kind-Bindung.

Oxytocin wird durch das Saugen an der Brustwarze, aber auch durch das Schreien und Weinen des Babys freigesetzt.

ADH

ADH (antidiuretisches Hormon, Vasopressin) reguliert das Blutvolumen und den Wasserhaushalt. Wenn der Körper an Wasser verliert, sinkt das Blutvolumen und die Natriumkonzentration steigt an. Bei Diabetes insipidus kann der Patient 10 bis 20 Liter Wasser pro Tag trinken!

Der Unterschied zwischen Diabetes mellitus und insipidus ist, dass bei Ersterem der Blutzuckerspiegel erhöht ist, während bei Letzterem mehr Wasser eingelagert wird, beide Formen führen zu Polyurie und Polydipsie.

Thyrotropin-Releasing-Hormon (TRH)

Dieses Hormon stimuliert die Produktion von Thyreoidea-stimulierendem Hormon (TSH) und Prolaktin (PRL).

Somatostatin (GHIH)

Dieses Hormon hemmt die Ausschüttung von Hormonen im Körper, insbesondere in Magen, Leber und Pankreas. Es ist ein Gegenspieler von Gastrin und Sekretin.

Gonadotropin

Dieses Hormon steuert die Sekretion des follikelstimulierenden Hormons (FSH) und des luteinisierenden Hormons (LH). Es spielt eine wichtige Rolle beim Beginn, der Auslösung und der Stabilisierung des Hormonzyklus. Es löst den Eisprung aus und stimuliert die Testosteronproduktion.

Somatoliberin (GHRH)

Dieses Hormon stimuliert die Freisetzung des Wachstumshormons Somatotropin (STH).

Corticotropin-Releasing-Hormon (CRH)

CRH fördert die Produktion von Corticotropin (ACTH), das in der Stressbewältigung eine Rolle spielt.

Dopamin

Dopamin wird hauptsächlich in der Substantia nigra und in der Area tegmentalis ventralis des Hirnstamms, aber auch im Hypothalamus gebildet, um die Freisetzung von Prolaktin zu hemmen. Die Substantia nigra ist funktionell mit den Basalganglien verbunden.

Dopamin und Mikrobiota

Zwischen den Darmbakterien und dem Gehirn besteht eine Kommunikation, die als Hirn-Darm-Achse bezeichnet wird.

Patienten, die an Morbus Parkinson erkrankt sind, erhalten Levodopa (L-Dopa), das in Dopamin umgewandelt wird. Bestimmte Darmbakterien unterstützen die Umwandlung von L-Dopa in Dopamin. Daher ist es wichtig den Magen (Verbesserung der Entleerung des Magens) sowie den Darm und v. a. Dünndarm, Zäkum und Colon ascendens zu behandeln.

31.3.7 Hypothalamus-Hypophysen-Nebennieren-Achse

Diese Achse wird v. a. bei Stress aktiviert, nachdem die Information durch das limbische System und v. a. durch die Amygdala und den Hippocampus interpretiert wurde (➤ Abb. 31.6).

Der Locus caeruleus ist Teil der Formatio reticularis und sorgt für die Noradrenalin-Ausschüttung im Gehirn. Damit wirkt er auf verschiedene kortikale Zentren sowie auf die Nebennieren ein.

Wenn der Adrenalinspiegel im Blut steigt, kommt es zur Freisetzung von Noradrenalin in den sympathischen Nervenfasern.

Die Zellen der Nebennieren produzieren das Corticotropine-Releasing Hormon (CRH) und ADH und begünstigen damit die ACTH-Sekretion und die Sekretion von Cortisol, wodurch verschiedenste Reaktionen ausgelöst werden: Erhöhung der Herz- und Atemfrequenz, Erhöhung des Blutdrucks, vermehrter Verbrauch an Glukose durch die Muskeln, Glukogenese, Verminderung der Verdauungsaktivität zugunsten der Muskelaktivität.

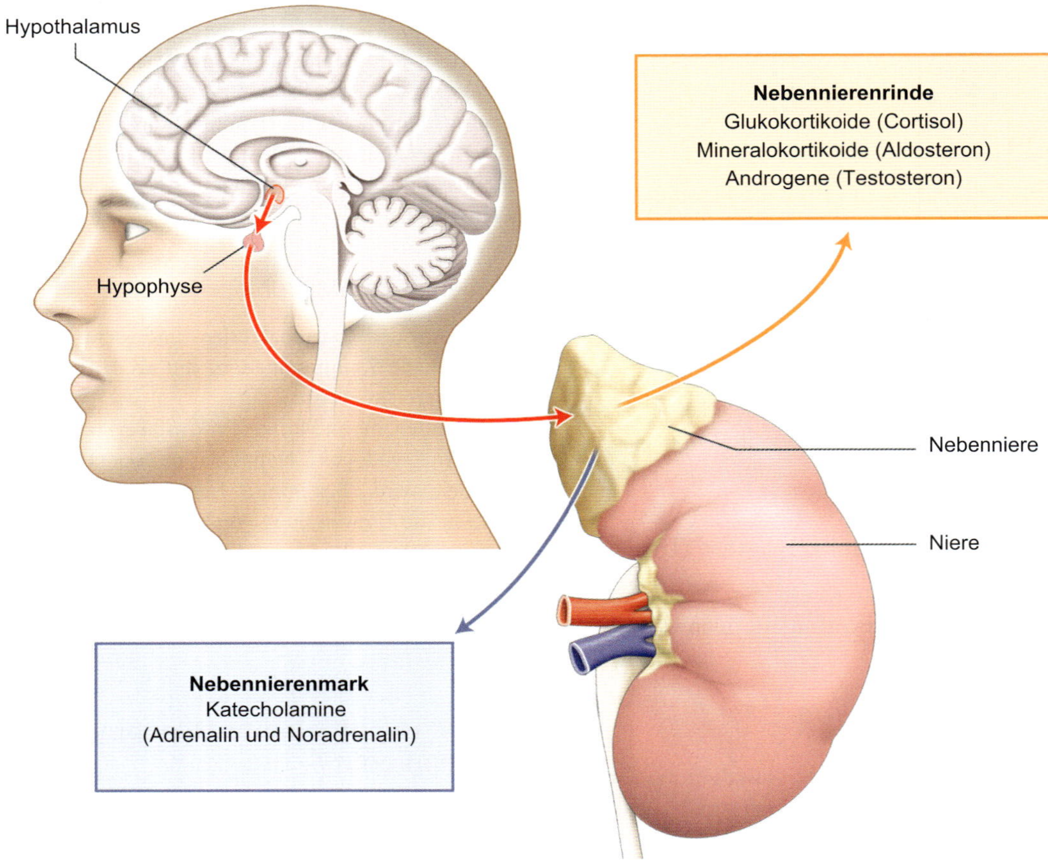

Abb. 31.6 Die Hypothalamus-Hypophysen-Nebennieren-Achse
Quelle: Cyrille Martinet

31.3.8 Emotionale Rolle des Hypothalamus

Der Hypothalamus koordiniert alle über das autonome Nervensystem vermittelten Informationen und steuert Funktionen wie Atmung, Herzrhythmus, Verdauung, Hunger, Durst und Schlaf.

Er überträgt die Auswirkungen von Emotionen, und nicht die Gefühle selbst, an den Körper.

Er steuert Verhalten wie Bindung, Zurückhaltung, Abwehr, Stressreaktionen, Verlangen, Triebe und Sexualität.

Damit hängt der Hypothalamus von unseren Emotionen, unseren sozialen Bedingungen, von den zirkulierenden Hormonen, der Lichtintensität, der Umgebungstemperatur, der Ernährung und dem körperlichen Gleichgewicht, Lernprozessen sowie der Kultur unserer Familie, unserer Region und unseres Landes ab.

Er ist der Teamleiter der Homöostase. Dieses komplexe Organ und seine Funktionen auf wenigen Seiten wiedergeben zu wollen, ist schwierig, nicht zuletzt auch deshalb, weil viele Funktionen noch nicht vollständig geklärt sind.

Der Hypothalamus steuert überdies das autonome Nervensystem und passt die emotionalen Reaktionen der Organe an. Damit wird verständlich, wie viszerale Manipulationen Reaktionen im Gehirn und im limbischen System erzeugen können.

Diese Reaktionen helfen uns, die emotionalen Dissipations-Inhibitions-Techniken präziser auszuführen. Dabei bleibt die Frage offen, ob die Organe tatsächlich über ein emotionales Gedächtnis verfügen oder ob sie nur aufgrund ihrer neurohormonellen Verbindungen mit dem Hypothalamus auf emotionaler Ebene von Bedeutung sind.

31.4 Subthalamus

Der Subthalamus ist die Übergangszone zwischen dem Hirnstamm und dem Diencephalon und befindet sich zwischen dem Thalamus und dem Mesencephalon. Er ist an der Regulation des Muskeltonus, der Fazilitation und der Harmonisierung von Bewegungen beteiligt.

31.5 Techniken für Hypothalamus und Hypophyse

31.5.1 Indikationen

Da die Hypothalamus-Hypophysen-Nebennieren--Achse eine entscheidende Funktion im Körper erfüllt, gibt es eine große Anzahl von Indikationen. Allerdings suchen uns nur wenige Patienten auf, weil sie ein funktionelles Problem mit ihrem Hormonsystem haben.

Häufig behandeln wir Patienten nach einer Hypophysenoperation und aufgrund von allgemeinen Problemen, die sie nicht unbedingt mit ihren Hormondrüsen in Zusammenhang bringen.

Die häufigsten Indikationen sind:

- Bei Frauen: Dysmenorrhoe, Amenorrhoe, Galaktorrhoe, verminderte Libido, Nachwirkungen von chirurgischen Eingriffen und der Entfernung eines Hypophysenadenoms
- Bei Männern: Erektionsstörungen
- Bei Kindern: Wachstumsprobleme
- Und allgemein: bei Bluthochdruck, Depression und sehr großer Müdigkeit.

31.5.2 Kontraindikationen

Uns sind keine Kontraindikationen bekannt. Nach der Entfernung eines Hypophysenadenoms sollte man allerdings mindestens einen Monat warten, bevor man endonasale oder maxilläre Techniken verwendet.

31.5.3 Lokalisation des Hypothalamus

Eine genaue Lokalisation ist im Gegensatz zur Hypophyse beim Hypothalamus nicht möglich, da sich der Hypothalamus nicht in einer klar umgrenzten Zone wie der Sella turcica befindet. Er liegt eingebettet zwischen der Hypophyse und dem Thalamus.

ANMERKUNG

- Angesichts ihrer Größe lassen sich Hypothalamus und Hypophyse durch strukturelle Manipulationen, wie sie etwa bei der Leber durchgeführt werden, nicht behandeln.
- Allerdings brauchen diese Organe wie alle Hormondrüsen eine optimale Blutversorgung, die mit unseren Techniken stimuliert werden kann.
- Da diese Organe von Dura umgeben sind und über ein komplexes Nervensystem verfügen, behandeln wir Dura und Nerven.

31.6 Achsen der Behandlung

Einige Techniken wurden in den früheren Kapiteln bereits beschrieben, worauf wir speziell hinweisen werden. Die Techniken müssen natürlich individuell an die Person, ihre klinischen Symptome und die Ergebnisse der Tests angepasst werden.

31.6.1 Vaskuläre Achse

Arterien

Hierfür werden alle Techniken für die A. carotis interna verwendet, die in ➤ Kapitel 6 beschrieben wurden. Dazu gehören Techniken an folgenden Strukturen:

- A. carotis communis
- Bifurcatio carotidis
- Canalis caroticus und Karotissiphon
- Vagina carotica
- A. ophthalmica
- Aortenbogen

Venen

Diese Techniken wurden ebenfalls bereits in ➤ Kapitel 6 beschrieben und betreffen folgende Strukturen:
- Foramen jugulare
- Vagina carotica
- Thoraxapertur
- Sinus cavernosus

Dabei sollte nicht vergessen werden, dass die Vv. hypophysiales aus dem venösen Wundernetzwerk des Hypothalamus, der *Rete mirabile,* stammen.

31.6.2 Neuronale Achse

Diese Achse umfasst folgende Elemente:
- Vagina carotica für den N. vagus
- Sinus carotis und Glomus caroticum (s. ➤ Kap. 6)
- N. opticus und Chiasma opticum (s. ➤ Kap. 14).
- Anulus tendineus communis (s. ➤ Kap. 14)
- Ganglion cervicale superius zwischen C2 und C3
- Die Nerven des Sinus cavernosus über die die Nerven umgebende Dura: N. abducens (VI), N. oculomotorius (III), N. trochlearis (IV) und N. ophthalmicus (V_1) (Technik für die Fissura orbitalis superior)
- N. palatinus major und minor
- Plexus caroticum (s. ➤ Kap. 6)

31.6.3 Dura-Faszien-Achse

Man entspannt die Dura mater und die Faszien an der Schädelbasis, um die Strukturen, die sie umgeben, zu entspannen:
- Nerven des Sinus cavernosus (s. ➤ Kap. 6)
- N. opticus und Chiasma opticum (s. ➤ Kap. 14);
- Falx cerebri
- Duraansätze an der Sella turcica und im Bereich des Sinus cavernosus (s. u.)
- Tuberculum pharyngeum für den anterioren Anteil der Dura mater (s. ➤ Kap. 12)
- M. capitis posterior minor und seine Verbindung zur Dura mater (s. Barral JP, Croibier A. *Gelenke – ein neuer osteopathischer Behandlungsansatz: Wirbelsäule*)
- Sinus paranasales und insbesondere der Sinus sphenoidalis, mit Hilfe eines Wattestäbchen über einen endonasalen Zugang und Augenbewegung (s. ➤ Kap. 8)
- Perivaskuläre Faszien der A. carotis interna und der V. jugularis interna und externa (s. ➤ Kap. 6)

31.6.4 Viszerale Achse

Unser Interesse gilt vor allem folgenden Strukturen:
- Nebennieren über die Gefäßtechniken für die Nieren und das Diaphragma (s. Barral JP, Croibier A. *Fortgeschrittene viszerale Osteopathie,* ➤ Kap. 15)
- Schilddrüse über die Arterien und die Viskoelastizität ihres Parenchyms (s. Barral JP, Croibier A. *Fortgeschrittene viszerale Osteopathie,* ➤ Kap. 22)
- Hirn-Darm-Achse und v. a. Dünndarm, Zäkum und Colon ascendens
- Alle Organe, die aufgrund ihrer Nervenbeziehungen und v. a. ihrer Beziehung zum N. vagus Dysfunktionen aufweisen

31.6.5 Glymphatische und barometrische Achse

Zur Behandlung dieser Achse verwendet man v. a. die Techniken für die Viskoelastizität des Kraniums, die sich auf das venöse, das glymphatische und das vasogene System auswirken.

31.6.6 Knochen-Knorpel-Achse

Diese Achse sollte insbesondere nach einer Intervention an der Hypophyse behandelt werden. Je nach operativem Verfahren sollte man, mit Hilfe eines Wattestäbchens, das Nasenseptum, die Sutura frontomaxillaris, die Sutura frontonasalis, das Os nasale, die Nebenhöhlen und die Nasengänge behandeln.

31.6.7 Ernährung

Die Ernährung ist ein wichtiges Element für die Aufrechterhaltung der Homöostase. Dieser kurze Abschnitt vermittelt einige Ratschläge zur Verbesserung der Hirn-Darm-Achse. Diese Achse basiert auf dem N. vagus und den vielen Bakterien, die mit dem Gehirn und insbesondere mit dem Hypothalamus kommunizieren. Der Zusammenhang zwischen der L-Dopa-Synthese und Morbus Parkinson wurde bereits erwähnt.

Hier einige Ratschläge zu den Lebensmitteln, die man vermeiden bzw. bevorzugt essen sollte, um die Hirn-Darm-Achse zu unterstützen.

- Zu vermeiden sind:
  - Zucker, besonders schädlich für das Zäkum, senkt den pH-Wert
  - Alkohol, wegen seiner negativen Auswirkungen im Allgemeinen und seiner spezifischen Wirkung auf den Hypothalamus
  - Schokolade, wegen ihrer schädlichen Wirkung auf die Leber und das Colon ascendens
  - Obst und Gemüse, das zu sauer ist oder zu viel Säure erzeugt, unreife Früchte oder rohe Gemüse wie Grünkohl, Rosenkohl, Rhabarber, gekocht sind sie aufgrund ihrer antioxidativen Wirkung zu empfehlen
  - Rotes und sehr fettes Fleisch
  - Fische aus Aquakulturen (Antibiotika)
- Zu bevorzugen sind:
  - Roggen- oder Haferbrot
  - Schwarzer oder brauner Reis
  - Quinoa
  - Ballaststoffreiches, reifes und nicht saures Obst, Feigen, Pflaumen, Birnen, Äpfel und Pfirsiche
  - Kartoffeln mit Schale, Artischocken, Mangos, Papayas, Karotten
  - Mageren Fisch: Kabeljau, Rochen, Wittlinge usw.
  - Viel und in kleinen Mengen trinken.

Wenn möglich, sollte man sich viel bewegen und Sport treiben, um die Ausscheidung zu verbessern und das Gehirn besser zu durchbluten, damit mehr Nährstoffe ins Gehirn gelangen.

31.6.8 Emotionale Achse

An Dysfunktionen von Hypothalamus und Hypophyse sind oft auch emotionale Probleme beteiligt. Ein gutes Beispiel hierfür ist die nach großem Stress auftretende Amenorrhoe.

31.7 Technik für die Sella turcica

31.7.1 Viszeroelastische Technik

Hierfür konzentriert man Kompressions-, Dekompressions- und Induktionstechniken auf die Sella turcica.

Variante 1

Der Patient befindet sich in Rückenlage, seine Arme ruhen seitlich neben dem Körper (➤ Abb. 31.7). Der Therapeut sitzt am Kopfende der Behandlungsliege und kontaktiert mit seinem Thorax das Kranium des Patienten. Er legt seine Handflächen über den posterioren Teil der Fossa temporalis und lenkt den Druck entlang einer transversal und etwas posterior

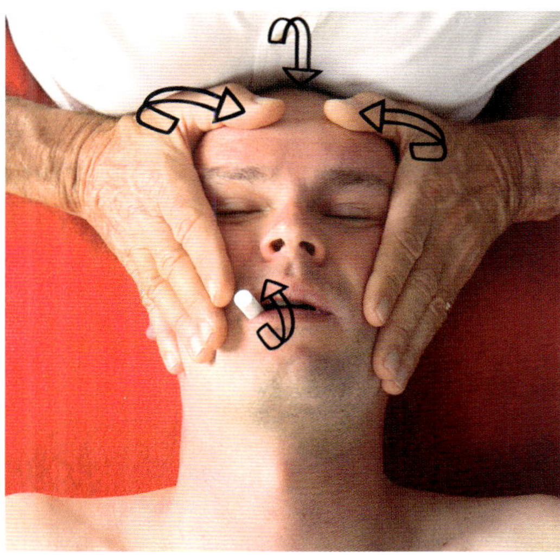

Abb. 31.7 Viskoelastische Technik für die Hypophyse – Variante 1

und kranial von Zygion verlaufenden Linie in Richtung Fossa hypophysialis.

Durch Kompression-Induktion wird die Technik effizienter, vor allem wenn die Zone angespannt und gestaut ist.

Nach 5 bis 6 Bewegungen fühlt sich das Kranium weicher an. Natürlich werden bei dieser Technik auch andere Strukturen als die Hypophyse und der Hypothalamus angesprochen, vor allem das Gehirngewebe und die verschiedenen Foramina und Fissuren des Os sphenoidale.

Um die Wirkung dieser Technik zu erhöhen, nutzt man:

- eine Zahnwatterolle zwischen den vorderen Backenzähnen auf beiden Seiten, um die Kompression präziser zu machen,
- die Atmung, aufgrund ihrer barometrischen und venösen Wirkung,
- die Augenbewegungen, aufgrund ihres Einflusses auf die Dura mater und das Chiasma opticum.

Variante 2

Während der Patient die Zahnwatterollen zwischen den vorderen Backenzähnen zusammenpresst, legt der Therapeut den Daumen einer Hand auf die Kalvaria entlang der Hypothalamus-Hypophysen-Achse und seinen Thorax gegen den Daumen, um den Druck in Richtung Hypophyse zu erhöhen. Der Therapeut bittet den Patienten, die Watterollen mehrmals fest zusammenzudrücken, während er das Kranium in Richtung Hypophyse komprimiert.

Der Zeigefinger der anderen Hand komprimiert den Processus palatinus maxillae nach kranial und etwas nach posterior.

Abschließend wirken der auf der Kalvaria liegende Daumen und der auf der Maxilla liegende Finger zusammen und konzentrieren den Druck auf die Sella turcica:

31.7.2 Technik für den Bereich um und in der Sella turcica

Der Patient befindet sich in Seitenlage (➤ Abb. 31.8). Ziel der Technik ist es, einen barometrischen Effekt

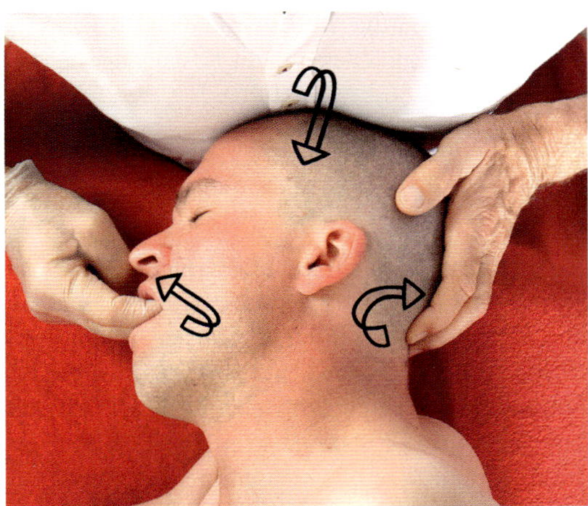

Abb. 31.8 Technik für die Sella turcica in Seitenlage

auf die Sella turcica zu erzeugen. Dazu verwendet man folgende Fingerpositionen:

- Zwei Finger auf dem Processus palatinus maxillae üben eine Traktion nach anterior aus.
- Zwei Finger am Okziput erzeugen gleichzeitig eine Traktion nach posterior.
- Der Thorax komprimiert das Kranium auf Höhe der Fossa temporalis.
- Kompressions-Induktions-Technik. Es gibt immer einen Bereich, in dem der Widerstand erhöht ist, diesem sollte besondere Aufmerksamkeit geschenkt werden.

31.7.3 Emotionale Achse

Man verwendet die emotionale Dissipations-Inhibitions-Techniken (s. ➤ Kap. 28). Hypophyse und Hypothalamus sind eng mit dem limbischen System verbunden. Je größer und beeinträchtigender der Stress war, desto besser helfen diese Techniken dem Patienten, sein Problem zu überwinden.

31.7.4 Schlusswort

Tatsächlich gibt es zahlreiche Möglichkeiten, um die Hypophyse und den Hypothalamus zu stimulieren. Besonderes Augenmerk sollte dabei auf die Blutzufuhr sowie auf die Nerven und die umliegenden Gewebe gelegt werden.

KAPITEL

32 Selbstbewusstsein

32.1 Einleitung

Es ist nicht einfach, den Begriff Selbstbewusstsein zu definieren. Sich seiner selbst bewusst zu sein, bedeutet, ein inneres Gefühl seiner Existenz zu empfinden. Wir erhalten Empfindungen und Informationen von unserem gesamten Körper und von allem, was uns umgibt. Meist passiert das automatisch. Sich seiner selbst bewusst zu sein, bedeutet auch, sich bewusst sein zu wollen.

Moralisch betrachtet, steht das Bewusstsein in Verbindung mit unseren Werturteilen, die das Ergebnis unserer Erziehung, unserer Erinnerungen, unserer Gefühle, unseres Verhalten, unseres Wissens, unseres Verständnisses der anderen und der Welt im Allgemeinen sind.

Die Selbstbeobachtung ist vielleicht der effektivste Weg, um sich seiner selbst bewusst zu sein.

32.2 Die verschiedenen Arten von Bewusstsein

Dazu gehören:

- Das gegenwärtige Bewusstsein: Das Gehirn empfängt, interpretiert und registriert Reize und Ereignisse, während sie geschehen.
- Das Selbstbewusstsein: Man denkt darüber nach, was man tut, denkt, plant, in der Gegenwart und in der Vergangenheit.
- Das erwachte Bewusstsein: Da man sich seiner selbst bewusst ist, werden Ereignisse registriert und im Gedächtnis kodiert.
- Das Unbewusste: Ohne auf die psychoanalytische Bedeutung des Wortes eingehen zu wollen, kann man sich fragen, ob es das Unbewusste tatsächlich gibt. Das Gehirn nimmt alles wahr und registriert alles, ohne es manifest zu machen, und doch bleiben kleine Spuren erhalten. Ist das Unbewusste nur das Fehlen von Bewusstsein?

32.3 Mit dem Bewusstsein verbundene Gehirnareale

Die Gehirnareale werden im Folgenden nicht in ihrer hierarchischen Reihenfolge beschrieben (➤ Abb. 32.1). Das Bewusstsein mobilisiert zahlreiche, unentbehrliche Gehirnstrukturen.

- *Thalamus.* Er gilt als der große Filter, der die unzähligen sensorischen Informationen sortiert, analysiert und filtert.
- *Hippocampus.* Er ermöglicht die langfristige Kodierung von Erinnerungen, ohne den Hippocampus wären wir uns unserer selbst nicht bewusst.
- *Präfrontaler Kortex.* Dieser Teil des Frontallappens liegt vor den motorischen Arealen. Er plant unser kognitives Verhalten und ist am Ausdruck unserer Persönlichkeit und unseres gesellschaftlichen Verhaltens beteiligt.

Primär-visueller Kortex. Das an der medialen und posterioren Seite des Okzipitallappens liegende Gehirnareal bildet das Zentrum des bewussten Sehens, das für das Bewusstsein unerlässlich ist.

- *Temporoparietaler Übergang.* In diesem Bereich befindet sich das „Ich" in Abgrenzung zu anderen und zum Umfeld.
- *Motorischer Kortex.* Er ist der Sitz des physischen Bewusstseins, ohne das Körperbewusstsein scheint ein geistiges Bewusstsein nicht möglich. Viele Körpertechniken werden dazu verwendet, ein besseres Selbstbewusstsein zu entwickeln.

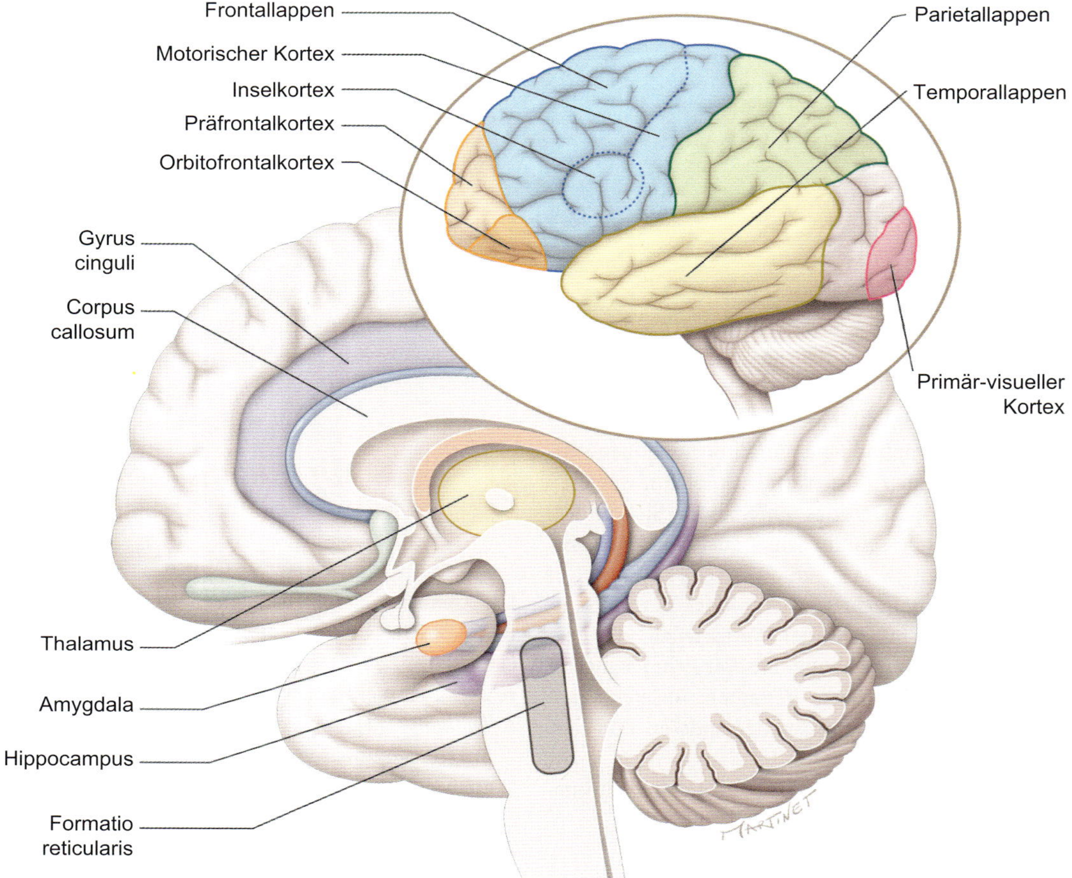

Abb. 32.1 Die mit dem Bewusstsein verbundenen Gehirnareale
Quelle: Cyrille Martinet

Diese Besonderheit drückt sich auch in folgendem Satz aus: „Ein Gehirn ohne Körper ist nichts, ebenso wenig wie ein Körper ohne Gehirn."

- *Supplementär-motorischer Kortex.* Dieses vor dem motorischen Kortex liegende Areal spielt eine wichtige Rolle für die willkürlichen Bewegungen und die Koordination der Hände, die sehr wichtige Elemente unseres Bewusstseins darstellen.
- *Temporallappen.* Diese Gehirnregion umfasst die sensiblen Bereiche des Gehör-, Geruchs- und Geschmacksinns und des Sprachverständnisses. Sie ist eine unerlässliche Schaltstelle für die Etablierung unseres Bewusstseins.
- *Orbitofrontaler Kortex.* Er ermöglicht bewusste Emotionen und ist sehr eng mit unserer Persönlichkeit und unserem Sozialverhalten verbunden.
- *Insula.* Sie dürfte mit dem Hypothalamus, der Quelle unseres viszeralen Bewusstseins, unseres Stoffwechsels, aber auch der viszero-emotionalen Beziehungen in Verbindung stehen.
- *Hirnstamm.* Für Antonio Damasio befindet sich die Grundlage des Bewusstseins im Hirnstamm, der es uns von Anfang an ermöglicht, Lust und Schmerz, zwei grundlegende Gefühle des menschlichen Wesens, zu spüren. Um sich seiner selbst bewusst zu sein, muss das Gehirn wach sein, dafür sorgt die im Hirnstamm liegende Formatio reticularis.
- *Limbisches System.* Emotionen sind ein grundlegender Faktor des Bewusstseins, da wir analysieren und interpretieren, was wir fühlen. Ein

Gedanke, der von einer Emotion begleitet wird, weckt und stärkt unser Bewusstsein.

32.4 Das Ich und das Bewusstsein

Das Ich ist ein großes Ganzes, das sich aus unseren Gedanken, unseren Absichten, unseren Gewohnheiten, unseren Projekten, unseren physischen Empfindungen, unseren Ängsten, unseren Freuden und Sorgen zusammensetzt.

32.5 Mechanismen der Aufmerksamkeit

Wenn ein Reiz unsere Aufmerksamkeit erregt, weckt das Gehirn das aktivierte Sinnesorgan.

Tritt beispielsweise eine bekannte Person in unser Gesichtsfeld, wird der auf Gesichtserkennung spezialisierte Gyrus fusiformis im Temporallappen aktiviert. Zeitgleich wird die Formatio reticularis aktiviert, damit auch andere Gehirnareale stimuliert werden.

32.6 Behandlung

32.6.1 Veränderung des Bewusstseins

Bewusstseinsveränderungen können viele sowohl körperliche als auch psychische Ursachen haben.

Die meisten Patienten, die wir behandelt haben, hatten ein Schädel-Hirn-Trauma erlebt. Andere waren heftigem psychischen Stress ausgesetzt oder entwickelten eine neurodegenerative Erkrankung.

Um einer Person dabei zu helfen, sich ihrer selbst bewusst zu sein, muss sie dazu intellektuell in der Lage sein und ein funktionierendes Gedächtnis haben. Das Gedächtnis ist für den Zustand des Bewusstseins unverzichtbar.

32.6.2 Physisch-geistige Stimulation

Für die Propriozeption und den Tastsinn wurden in diesem Buch bereits Stimulationsübungen beschrieben. Für das Selbstbewusstsein stimuliert man das sensibel-sensorische System, indem man den Patienten bittet, unmittelbar an seine Existenz, seine Projekte, seine Erinnerungen und seine Absichten zu denken.

Alle Reize, die ihn an seine eigene Existenz denken lassen, können ihm helfen. Er kann auf die Uhr schauen, um sich der Zeit bewusst zu werden, und gleichzeitig darüber nachdenken, was er in diesem Augenblick ist. Er kann sich im Spiegel betrachten und sich die Frage stellen: Wer bin ich eigentlich wirklich?

Er kann die Augen schließen und wieder öffnen und sein Umfeld betrachten. Anstatt es zuzulassen, dass Menschen und Gegenstände seinen sensorischen Raum besetzen, kann er sich ihnen selbst durch seine Blicke nähern.

Schlussendlich ist es einfacher, das Bewusstsein dadurch zu wecken, dass man sowohl das physische als auch das geistige Ich stimuliert. Dadurch wird sich der Patient seiner Gedanken und seines Körpers bewusst.

32.6.3 Selbstbeobachtung

Der Therapeut bittet den Patienten, eine Selbstbeobachtungsübung zu machen, indem er an sich, an den gegenwärtigen Augenblick, an seine Vergangenheit, seine Projekte, seine Schwächen, seine angenommenen Fehler, an das, was er ist oder zu sein scheint, denkt, um ihn schrittweise an positive Dinge heranzuführen. Dies kann zur Herausbildung seines Selbstbewusstseins beitragen. Das Ende der Selbstbeobachtung muss positiv und konstruktiv sein.

32.6.4 Auf osteopathischer Ebene

Viele Gehirnzentren sind am Selbstbewusstsein beteiligt. Der Therapeut sollte sich nicht von der Theorie einengen lassen, sondern dem folgen, was er mit seinen Händen spürt.

Er folgt dem funktionellen Ecoute am Kranium und stärkt mittels Intensivierung-Stimulation jene Zonen, die schwach erscheinen, wenn der Patient positiv denkt. Umgekehrt verwendet er eine Dissipations-Inhibitions-Technik an den Zonen, die besonders stark hervortreten, wenn der Patient negative Gedanken äußert und sich selbst abwertet.

KAPITEL

33 Behandlungsbeispiele

33.1 Einleitung

Im Folgenden beschreiben wir zwei Behandlungsbeispiele, die die Präzision und das Feingefühl unserer Techniken veranschaulichen. Die beiden Patienten sind ein 16-jähriger Epileptiker und ein 55-jähriger Schlaganfallpatient.

Um die manuelle Diagnose nicht zu beeinflussen, stellt man dem Patienten am Beginn der Behandlung nur wenige Fragen. Die Hand folgt nur zu gerne einer bereits vorher erstellten Diagnose. Auch Röntgenbilder, MRTs usw. werden nicht sofort betrachtet. Erst nach der manuellen Untersuchung wird die vollständige Anamnese erhoben und werden verfügbare Befundberichte gelesen.

33.2 Pierre, 16 Jahre, Epileptiker

Der Patient hatte seine ersten, ohne erkennbaren Grund auftretenden Anfälle im Alter von 9 Jahren. Im Durchschnitt hat er zwei Anfälle pro Woche, begleitet von kurzer Bewusstlosigkeit, starrem Blick und Klonus in den oberen Extremitäten.

33.2.1 Unsere Befundung

Die Untersuchung führte zu folgenden Ergebnissen:

- Adson-Wright-Test für den Thorax positiv auf der rechten Seite.
- Blutdruck an beiden Armen 110/60 mmHg.
- Kompression der Augen zeigt mehr Widerstand auf dem rechten Auge, das sensibel ist.
- Adson-Wright-Test für das Gehirn positiv auf der rechten Seite.
- Kranialer Ecoute zeigt eine Zone im rechten Temporoparietalbereich an, eine tiefe tunnelartige Zone, die zur Mittellinie und eher in Richtung Basalganglien und Mesencephalon gerichtet ist.
- Am Ende des Ecoute verändert diese Zone ihre Richtung etwas nach posterior und links.
- Bilaterale Blockade der Facettengelenken von Th7, Verbindung zur Leber.

33.2.2 Anamnese

Die Anamnese ergab:

- Gelegentliche optische Halluzinationen
- Gedächtnisstörung
- Kurze Bewusstseinsausfälle oder mehr oder weniger wache Traumzustände
- Kurze Angstkrisen
- Zwanghafte Bewegungen von kurzer Dauer
- Nach dem Anfall Sprachschwierigkeiten

33.2.3 Ergebnis der bildgebenden Verfahren

Der Bericht zeigt eine dünne, laterale Zone im Temporallappen, die weniger tief reicht und kaudal keine Richtungsänderung aufweist. Als Diagnose wird eine fokale kortikale Dysplasie angeführt.

33.2.4 Medizinische Behandlung

Dem Jugendlichen wurde Lacosamid, ein Antikonvulsivum der neuen Generation, verschrieben, das nur anfänglich gute Ergebnisse brachte. Andere Antiepileptika wurden ohne nennenswerte Veränderungen getestet.

33.2.5 Erste Behandlung

Die erste Behandlung umfasste:
- Entspannung der retroklavikulären und akromioklavikulären Gewebe im rechten Thorax
- Kompression-Induktion des rechten Temporoparietalbereichs
- Dissipation-Inhibition im Endbereich der im Ecoute identifizierten Zone
- Entspannung der Augenmuskeln beider Augen und insbesondere des M. rectus medialis
- Behandlung der Viskoelastizität der Leber

33.2.6 Zweite Behandlung

Die zweite Behandlung fand einen Monat später statt:
- Es zeigte sich keine wesentliche Verbesserung, leichte Zunahme der Anzahl der Anfälle in den ersten beiden Wochen.
- Adson-Wright-Test für den Thorax normal.
- Im Ecoute erweist sich der obere Teil der tunnelartigen Zone weniger markant, die Richtungsänderung im kaudalen Abschnitt ist immer noch vorhanden.
- Zudem bringt der Ecoute eine Zone im rechten Parietalbereich zu Tage, die weniger ausgeprägt und im Vergleich zu linken Seite fast symmetrisch ist.

Behandlung:
- Direkte Manipulation von Th7.
- Dissipation-Inhibition des tunnelartigen Bereichs und insbesondere Entspannung der Richtungsänderung und des symmetrischen Anteils.
- Dissipation-Inhibition einer Zone nahe der rechten Insula.

33.2.7 Dritte Behandlung

Die Behandlung erfolgte einen Monat nach der zweiten Behandlung und zeigt:
- Einen deutlichen Rückgang der Anzahl der Anfälle, die tunnelartige Zone ist kaum mehr wahrnehmbar.
- Th7 ist frei.

Behandlung:
- Dissipation-Inhibition im Bereich der tunnelartigen Zone
- Dissipation-Inhibition auf emotionaler Ebene mit Fokus auf die Angstkrisen.
- Elektromagnetische Manipulation des Bereichs um die tunnelartige Zone.

33.2.8 Vierte Behandlung

Diese Behandlung erfolgte vier Monate nach der dritten Behandlung:
- In diesem Zeitraum gab es nur einen Anfall, der durch einen schulischen Misserfolg ausgelöst wurde.
- Der Ecoute ist relativ unauffällig.
- Es wird beschlossen, die Behandlung zu beenden und sie nur bei einem Rückfall wieder aufzunehmen.

33.2.9 Diskussion

Unsere Techniken bringen manchmal erhebliche Verbesserungen. Wir beharren auf den für die Osteopathie so typischen „ganzheitlichen Ansatz“ und behandeln daher nicht nur einen Parameter.

Wir haben Pierre ein Jahr später wiedergesehen, es ging ihm immer noch gut. Der kraniale Ecoute zeigte jedoch immer noch eine kleine, tiefliegende Zone im rechten Parietallappen, die jedoch kaum wahrnehmbar war. Sie war nicht ausgeprägt genug, um das Gehirn irritieren zu können, und beeinträchtigte auch das elektromagnetische Feld nicht.

33.3 Jacques, 55 Jahre, Schlaganfallpatient

Dieser schwerarbeitende Möbeltischler wurde wegen Bluthochdruck behandelt und litt immer wieder unter Kopfschmerzen.

Er ist verheiratet und hat 2 Kinder, die nicht mehr zu Hause wohnen.

Er suchte uns 12 Monate nach seinem Schlaganfall auf. Nach dem Ereignis machte er anfänglich vor allem beim Sprechen Fortschritte, in weiterer Folge gab es keine weiteren Verbesserungen.

33.3.1 Unsere Befundung

Die Untersuchung ergab:

- Der kraniale Ecoute zeigt eine Zone im linken Frontallappen, die zum linken Auge zieht, und eine Sinusregion neben dem Auge an.
- Der Ecoute im Bauch- und Beckenbereich führt zum Bereich Sigmoid und Rektum.
- Kein asymmetrischer Blutdruck, Blutdruck liegt bei 140/85 mmHg.
- Kompression und rechte Seitneigung des linken Auges, das Auge ist sensibel und der Kontakt unangenehm.
- Spannung im Bereich Diskus und Gelenk auf Höhe von L2-L3 links.

33.3.2 Medizinische Behandlung

Die Behandlung des Patienten umfasste:

- Ein blutdrucksenkendes Medikament
- Aspirin
- Logopädie
- Physiotherapie

33.3.3 Anamnese

Die Anamnese ergab:

- Schwierigkeiten beim Sprechen, Dysphasie und Dyslexie, oft werden die Fragen von der Ehefrau beantwortet.
- Mangelnde Koordination der oberen Extremitäten.
- Unregelmäßig auftretende Gleichgewichtsstörungen.
- Ethmoiditis, ausgelöst durch die bei seiner Tätigkeit verwendeten Lacke, 5 Jahre vor dem Schlaganfall.
- Kopfschmerzen ohne bestimmtes Muster.

33.3.4 Ergebnis der bildgebenden Verfahren

Die Bilder zeigen eine Läsion im linken Frontallappen, verursacht durch den Infarkt im Bereich der A. cerebri media und ihres aufsteigenden anterioren Asts.

33.3.5 Erste Behandlung

Die erste Behandlung umfasste:

- Dissipation-Inhibition der Zone im linken Frontallappen; Versuch, v. a. die äußeren Grenzen der Zone zu behandeln, ohne das Gefühl, erfolgreich zu sein.
- Kompression und rechte Seitneigung des linken Auges, gefolgt von Kompression und linker Seitneigung des rechten Auges.
- Endonasale Technik mit Hilfe eines Wattestäbchens, um die Nebenhöhle zu beeinflussen, sehr vorsichtig, da der Patient sehr ängstlich ist.

33.3.6 Zweite Behandlung

Diese Behandlung erfolgte einen Monat nach der ersten Behandlung. Der Patient gibt an, dass es ihm besser gehe, seine Frau bezweifelt das.

Durchgeführt werden:

- Übungen für das Sprechen, bei der der Patient einfache Wörter wiederholt, um dem funktionellen Ecoute folgen zu können.
- Intensivierung-Stimulation der Zonen mit schwacher oder unterbrochener Leitfähigkeit.
- Übungen für das Sprechen mit einfachen Sätzen.
- Übung, die Sprache und Bewegung der oberen Extremitäten kombiniert.
- Entspannung des N. maxillaris (V_2) im infraorbitalen Bereich.
- Dissipation-Inhibition der Zone am linken Frontallappen.
- Dissipations-Inhibition für die Emotionen.

Der Patient erhält Sprechübungen für zu Hause.

33.3.7 Dritte Behandlung

Diese Behandlung erfolgte einen Monat nach der zweiten Behandlung. Seine Frau gibt an, dass er weniger häufig über Wörter „stolpert" und dass er vor allem weniger weint.

- Die Sprechübungen können leichter und schneller ausgeführt werden.
- Übungen, bei denen mehrere Sätze mit Bewegungen der oberen und unteren Extremitäten verbunden werden, Intensivierung-Stimulation der Zonen mit verminderter Leitfähigkeit.
- Die Zone im Frontalbereich strahlt nicht mehr in die Neben- und Nasenhöhlen aus. Sie folgt vielmehr dem Sulcus lateralis cerebri.
- Die Behandlung von Sigmoid und Rektum führt zur vollständigen Lösung der Spannungen im Lendenwirbelbereich.
- Der Patient erhält Ratschläge zur Ernährung und Lebensführung.

33.3.8 Vierte Behandlung

Diese Behandlung erfolgte einen Monat nach der dritten Behandlung.

- Der Patient hält sich aufrechter und hält Blickkontakt.
- Er ergreift bewusst vor seiner Frau das Wort. Seine Frau erklärt uns, dass er fast nicht mehr weint.
- Der Redefluss ist schneller und er stolpert weniger oft über Wörter.
- Wieder Intensivierung-Stimulation an einer Zone posterior der ursprünglichen zerebralen Läsion entlang des Sulcus lateralis cerebri.

33.3.9 Diskussion

Wir haben den Eindruck, Jacques auf den richtigen Weg gebracht zu haben. Der Logopäde und seine Frau haben ihm ebenfalls sehr geholfen. Seine Frau glaubt, dass wir ihn aus einer Routine befreit haben, in die sich Jacques resigniert zurückgezogen hatte.

Schlusswort

Unser Gehirn ist ein sehr kostbares Gut und wir sollten alles tun, um es zu schützen, zu entlasten und zu entwickeln. Dies gilt sowohl für unsere Patienten als auch für uns selbst.

Um die Gesundheit des Gehirns zu erhalten, bedarf es einer guten Lebensweise, einer gesunden Ernährung, regelmäßiger körperlicher Aktivität, psychisch-intellektueller Dynamik und harmonischer Beziehungen zu den uns umgebenden Menschen.

Gleichzeitig sollte man Alkohol, Zigaretten, Drogen, gesättigte Fettsäuren und Zucker vermeiden oder zumindest reduzieren. Zuckerkonsum bereits in jungen Jahren ist fast genauso schädlich für die Funktionen unseres Körpers wie Alkohol.

Dass das Verdauungssystem mit dem Gehirn verbunden ist, ist eine unumstrittene Tatsache. Insbesondere der N. vagus dient als neuroendokriner Vermittler zwischen den Organen, den Emotionen und dem Gehirn.

Die Insula und der Hypothalamus nehmen die physiologischen und emotionalen Informationen aus den Organen auf. Wir wissen alle, wie schlecht man sich nach einem Abend, an dem man zu viel Alkohol getrunken hat, fühlt.

Körperliche Aktivität beschleunigt den Blutfluss in den Gefäßen und verbessert die Nährstoffversorgung des Gehirns. Zudem erhöhen Sport und Bewegung die Synthese und die Zirkulation bestimmter endogener Neuropeptide, die zu Ruhe und Entspannung führen und uns helfen, mit Stress besser umzugehen.

Der manuelle Ansatz zur Behandlung des Gehirns ermöglicht es uns, seine Reaktivität und seine Komplexität besser wahrzunehmen. Wir spüren unter unseren Fingern wie es, oftmals auf unvorhersehbare Weise, aktiviert wird.

Dieses Buch stellt einen neuen therapeutischen Ansatz vor, der dazu beitragen soll, Menschen, die Probleme auf Ebene des Gehirns haben und unsere Hilfe benötigen, zu unterstützen. Das Thema Gehirn ist ein weites Feld und bedarf noch zahlreicher weiterer Ansätze.

Wir möchten dieses Buch mit den beiden folgenden Sätzen beenden.

Wir formulieren unser Leitmotiv neu: Ein Kopf ohne Körper ist nichts und ein Körper ohne Kopf auch nicht – bleiben wir also ganzheitlich!

Abschließend noch ein Zitat von Ralph Waldo Emerson: „Geh nicht dorthin, wo der Weg Dich hinführt, geh dorthin, wo es noch keinen Weg gibt, und hinterlasse eine neue Spur.“

Literatur

Arrowsmith-Young B. The woman who changed her brain. New York: Harper Collins; 2012.

Barral JP. Comprendre les messages de notre corps. Paris: Albin Michel; 2005.

Barral JP. Manipulations vasculaires avancées. Approche neuroendocrine de l'abdomen. Paris: Elsevier Masson; 2018.

Barral JP, Croibier A. Manipulations des nerfs crâniens. Paris: Elsevier; 2006.

Barral JP, Croibier A. Manipulations vasculaires viscérales. Paris: Elsevier Masson; 2009.

Barral JP, Croibier A. Nouvelle approche manipulative. Colonne cervicale. Paris: Elsevier Masson; 2017.

Becker RO, Selden G. The body electric. Electromagnetism and the foundation of life. William Morrow Paperbacks 1998.

Braverman E. Un cerveau à 100 %. Paris: Thierry Souccar; 2007.

Carter R. The human brain book. 2. Aufl. Londres DK; 2014.

Carter R, Aldridge S, Page M, Parker S. Le grand Larousse du Cerveau. Paris: Larousse; 2010.

Clervoy P. Traumatismes et blessures psychiques. Paris: Lavoisier Médecine Sciences; 2016.

Conductier G, Viola A, le Trotez A, et al. Des cils battent dans le cerveau à un tempo finement régulé. Med Sci (Paris) 2013; 29 (11): 943–5.

Damasio AR. L'erreur de Descartes. Paris: Odile Jacob; 2010.

Deshaene S. Le cerveau en action. Imagerie cérébrale fonctionnelle en psychologie cognitive. Paris: PUF; 1997.

Dougherty DD, Rauch S, Rosenbaum JF. Essentials of neuroimaging clinical practice. American Psychiatric Association Publishing; 2004.

Drake RL, Vogl AW, Mitchell AWM. Gray's Anatomie pour les étudiants. 4. Aufl. Paris: Elsevier Masson; 2020.

Duffau H. L'erreur de Broca. Exploration d'un cerveau éveillé. Paris: Pocket; 2017.

Eustache F, Desgranges B. Les nouveaux chemins de la mémoire. Paris: Le Pommier-Inserm; 2020.

Hasan MT, Althammer F, Silva da Gouveai M, et al. A fear memory engram and its plasticity in the hypothalamic oxytocin system. Neuron 2019; 103(1): 133-146.e8.

Hibert M, Charlet A. Ocytocine et émotions: du récepteur au trouble comportemental. Conférence, Collège doctoral européen, Strasbourg, 05.12.2016.

Hirsch E, Poulain B. Le cerveau en lumières. Paris: Odile Jacob; 2019.

Hirschfeld L, Leveillé JB. Neurologie du système nerveux et des organes des sens. Paris: Éditions Baillère; 1853.

Kamina P. Anatomie clinique, t. 5. 2. Aufl. Paris: Maloine; 2013.

Ludwig H, Dreha-Kulaczewski S, Bock C. Neurofluid – Deep inspiration, cilia and preloading of the astrocytes network. Preprint 15.03.2021. Doi: 10.20944/preprints202103.0365.v1.

Marlier L, Schaal B.. Familiarité et discrimination olfactive chez le nouveau-né: influence différentielle du mode d'alimentation? Enfance 1997; 1: 47–61.

Mosher CP, Wei Y, Kaminski J, et al. Cellular classes in the human brain revealed in vivo by heartbeat-related modulation of the extracellular action potential waveform. Cell Rep 2020; 30 (10). 3536-51.e6.

Paulsen F, Waschke J. Sobotta. Atlas d'anatomie humaine, Band 3. Cachan: Lavoisier; 2013.

Platzer W. Atlas de poche d'anatomie. T. 1: Appareil locomoteur. 4. Aufl. Paris: Médecine Sciences Flammarion; 2007.

Poirier P, Charpy A. Traité d'anatomie humaine. T. 3: Les organes des sens. Paris: Masson; 1912.

Testut L. Traité d'anatomie humaine. Paris: Librairie Octave Doin, Gaston Doin; 1928.

Testut L, Jacob O. Traité d'anatomie topographique. Paris: Gustave Doin Éditeur; 1922.

Tillaux P. Traité d'anartomie topographique. Paris: Éditions Asselin et Houzeau; 1903.

Register